W0086129

Dr. Michael F. Roizen | Dr. Mehmet C. Oz

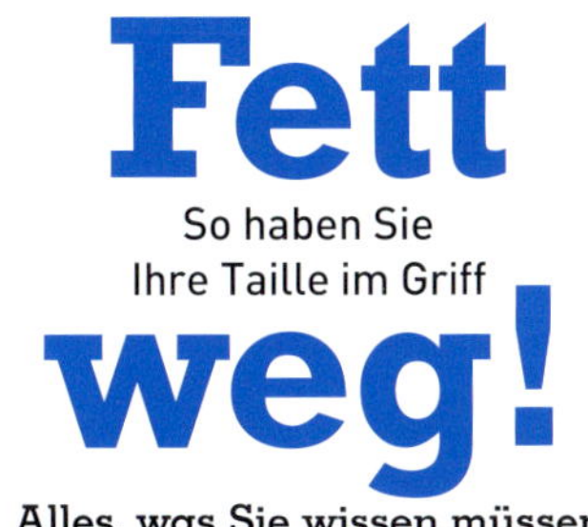

Alles, was Sie wissen müssen

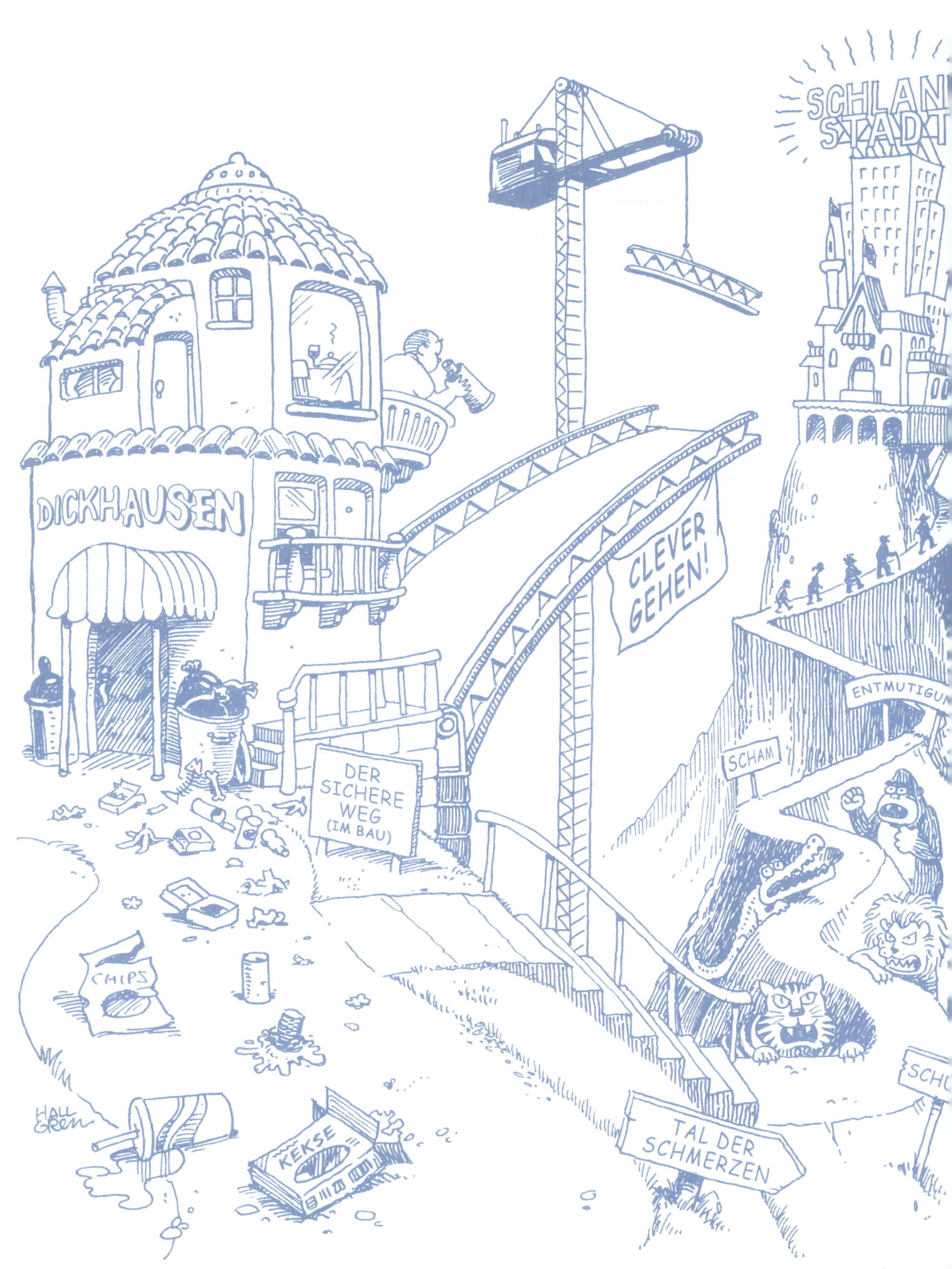
SCHLAN
STADT
DICKHAUSEN
CLEVER GEHEN!
DER SICHERE WEG (IM BAU)
ENTMUTIGUN
SCHAM
CHIPS
KEKSE
TAL DER SCHMERZEN
SCHU
HALLGREN

Dr. Michael F. Roizen | Dr. Mehmet C. Oz

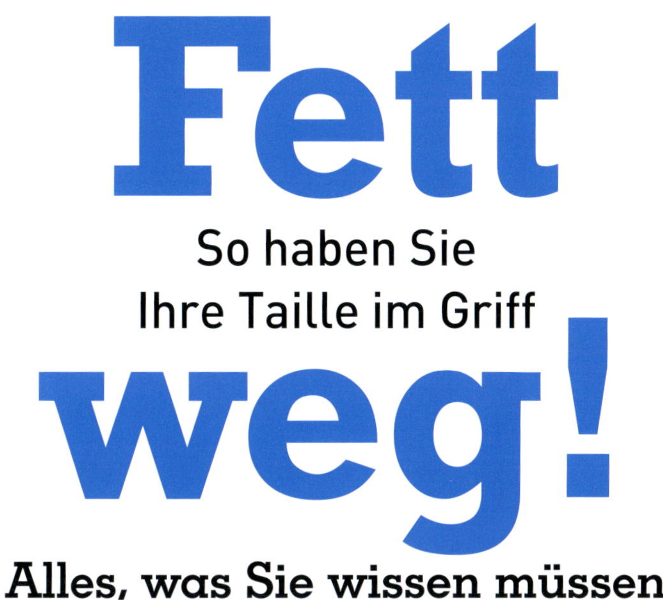

Alles, was Sie wissen müssen

Mit Ted Spiker, Lisa Oz und Craig Wynett

Illustrationen Gary Hallgren

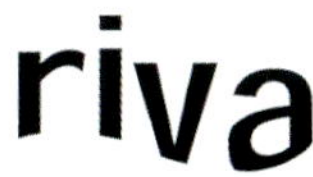

Impressum

1. Auflage 2009

Design by Ruth Lee Mui

Die amerikanische Originalausgabe erschien unter dem Titel *You on a Diet: The Owner's Manual for Waist Management*

Übersetzung: Dr. Kimiko Leibnitz
Lektorat: Ina Raki
Korrektorat: Caroline Kazianka, Maike Specht
Umschlaggestaltung: Sabine Krohberger
Layout und Satz: Agentur MCP, Holzkirchen
Druck: Mohn media Mohndruck GmbH, Gütersloh

ISBN 978-3-936994-90-2

Bibliografische Information der Deutschen Nationalbibliothek: Die Deutsche Nationalbibliothek verzeichnet diese Publikation in der Deutschen Nationalbibliografie; detaillierte bibliografische Informationen sind im Internet über http://dnb.d-nb.de abrufbar.

Für Fragen und Anregungen zum Buch:
roizenoz@rivaverlag.de

Gerne senden wir Ihnen unser Verlagsprogramm:
vp@rivaverlag.de

riva Verlag
ein Imprint der FinanzBuch Verlag GmbH
Nymphenburger Straße 86
80636 München
Tel.: 089 651285-0
Fax: 089 652096
E-Mail: info@rivaverlag.de

www.rivaverlag.de

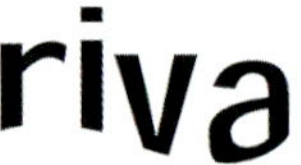

Wichtige Hinweise

Diese Veröffentlichung enthält die Meinungen und Ideen der Autoren. Sie zielt darauf ab, hilfreiches und informatives Material zu den Themen zu liefern, die in diesem Buch behandelt werden. Es wird unter der Voraussetzung verkauft, dass die Autoren und der Verlag damit keine professionellen Dienstleistungen in Bezug auf eine medizinische, gesundheitliche oder andere Art von individueller Beratung persönlich erbringen. Die Leser dieses Buches – vor allem diejenigen, die wissen, dass sie unter chronischen oder akuten gesundheitlichen Problemen leiden – sollten in jedem Falle ihren behandelnden Arzt oder einen anderen kompetenten Ansprechpartner zurate ziehen, bevor sie irgendeine der Empfehlungen in diesem Buch anwenden oder persönliche Schlussfolgerungen daraus ziehen.

Die Autoren und der Verlag übernehmen ausdrücklich keine Verantwortung für eventuelle Schäden, materielle Verluste, persönliche oder anderweitige Risiken, die als direkte oder indirekte Folge aus der Nutzung und Anwendung aller Inhalte dieses Buchs entstehen, und schließen jede diesbezügliche Inanspruchnahme aus.

Für all die Millionen Menschen,
die in der Vergangenheit eisern gefastet haben.
Auf dass sie lernen mögen,
sich in Zukunft klug zu ernähren.

Inhalt

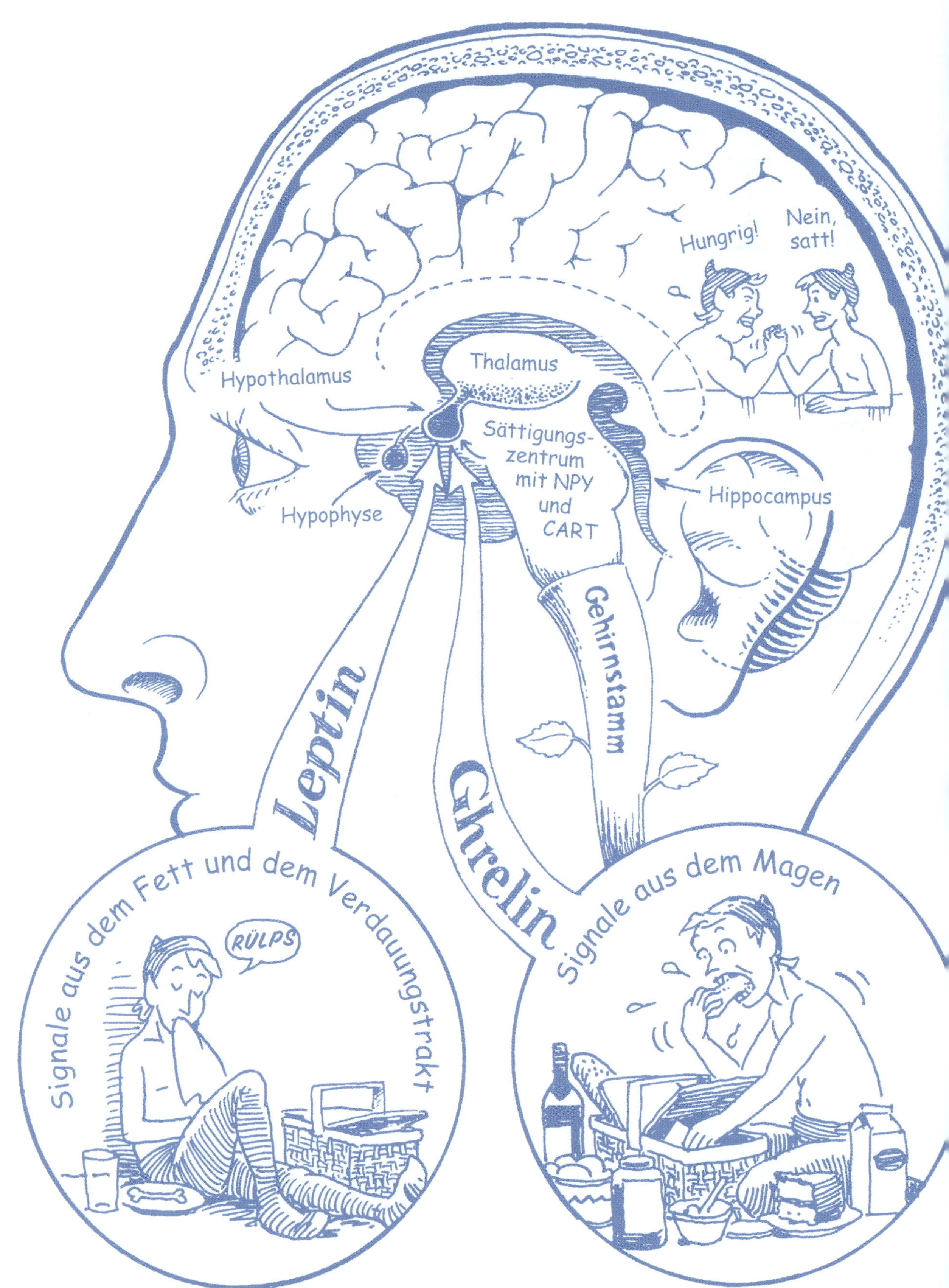

Hungrig!
Nein, satt!
Thalamus
Hypothalamus
Sättigungs-zentrum mit NPY und CART
Hypophyse
Hippocampus
Gehirnstamm
Leptin
Ghrelin
Signale aus dem Fett und dem Verdauungstrakt
RÜLPS
Signale aus dem Magen

Teil I

Taten statt (Sch)warten

Wie Ihr Körper aussehen und funktionieren sollte

Einleitung
Fett weg!
So haben Sie Ihre Taille im Griff

Schaffen Sie es mit Köpfchen statt mit Gewaltaktionen

Die meisten Diäten versprechen einfache Lösungen für gewichtige Probleme und behaupten: Wenn man einfach nur weniger isst, dann wiegt man auch weniger. Wenn also die Futterluke zu bleibt, bleibt auch das Hüftgold fern. Schwitze wie ein Sumo-Ringer beim Saunabesuch, und du wirst dünner als ein Blatt Papier. Das scheint auf den ersten Blick ziemlich einleuchtend. Aber wenn es wirklich so funktionieren würde, dann wären viele von uns nicht so füllig. Wenn es wirklich nach diesen Diätweisheiten ginge, dann wären alle, die ein Problem mit ihrem Gewicht haben, lediglich eine Horde von Vielfraßen mit Hängebäuchen und schokoverschmierten Mündern, die schlichtweg keine Lust haben, einige einfache Regeln zu befolgen.

Es könnte aber auch sein, dass die meisten Diät-Gurus einfach völlig falsch liegen. Wir glauben, Letzteres ist der Fall.

Und wissen Sie, warum? Weil die meisten Diäten Ihnen vorschreiben wollen, mit aller Gewalt die Finger von Chips, Hackbällchen und Desserts zu lassen. Die Losung dazu lautet: Das Leben ist ein ewiger erbarmungsloser Kampf zwischen Ihnen und dem Essen. Aber in diesem Szenario steht der Sieger immer schon fest – und der sind nicht Sie. Einfach deshalb, weil der Kampf gegen die Extrapfunde nicht mit roher Gewalt, Schweiß und dem alleinigen Vorsatz, eine Diät zu halten, gewonnen werden kann. Sondern er kann nur gewonnen werden mit Wissen, Köpfchen und den instinktiv richtigen Entscheidungen, die so spontan und automatisch aus Ihnen herauskommen müssen wie die treffenden Bemerkungen eines schlagfertigen Fernsehmoderators.

Wenn es ums Abnehmen geht, ist die Idee, das allein mit Willenskraft zu

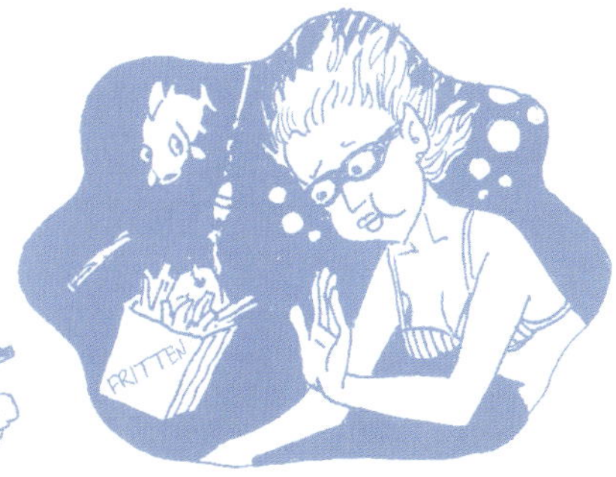

schaffen, etwa so sinnvoll wie der Versuch, auf Dauer unter Wasser zu leben, indem man einfach die Luft anhält. Eine kurze Zeit geht das scheinbar ganz gut. Aber ganz gleich, wie motiviert Sie auch wären, recht bald schon würde Ihr Körper Sie dazu zwingen, wieder an die Oberfläche zu kommen und nach Luft zu schnappen.

Und bei den meisten Diäten nötigt Ihr Körper Sie genauso zwangsläufig dazu, wieder zur Nahrung zu greifen. Ganz gleich, wie sehr Sie sich bemühen, nicht zu essen, eine geheime Macht tief in Ihnen zwingt Sie tatsächlich dazu, alle guten Vorsätze über Bord zu werfen, und macht es Ihnen so unmöglich, allein mit Willenskraft zu gewinnen. Statt also permanent mit Ihrem Taillenumfang im Clinch zu liegen, ist es an der Zeit, Ihren Körper zum Verbündeten im Kampf gegen Ihre überflüssigen Pfunde zu machen.

Um das zu erreichen, betrachten wir unseren übergewichtigen Körper so, wie ein Wissenschaftler es tun würde: Zunächst müssen wir den genauen Kern des Problems identifizieren. Erst dann können wir eine passende Therapie finden. Und wir haben gute Chancen! Denn der große Vorteil an der Sache ist heute: Wir haben das Glück, zur richtigen Zeit am richtigen Ort zu sein – denn wir leben in einer Zeit, in der Wissenschaftler gerade damit begonnen haben, das biologische Rätsel zu entschlüsseln, warum Menschen überhaupt Fett speichern und Übergewicht aufbauen. Zum ersten Mal in der Geschichte gibt es umfangreiche wissenschaftliche Belege, die den Zusammenhang zwischen Nahrung, Appetit und Sättigung erklären. Diese Belege werden Ihnen helfen, Gewichtsprobleme mit der einzig wahren Waffe gegen den Speck zu bewältigen: mit dem Wissen.

Indem wir dieses Wissen einfach und verständlich aufbereiten, geben wir Ihnen das nötige Werkzeug für eine nachhaltige Gewichtsabnahme an die Hand. Im Grunde genommen wird unser Plan Ihnen dabei helfen, den gefährlichen Jo-Jo-Effekt von Gewichtsverlust und erneuter Gewichtszunahme zu vermeiden. Wir werden Ihnen dabei helfen, Ihren Körper so zu programmieren, dass Sie einmal abgenommenes Gewicht nie wieder zulegen werden.

Über die Jahre hinweg sind viele von uns der Überzeugung aufgesessen, dass es beim Kampf gegen das Gewichtsproblem um zwei Dinge geht: um Kalorienzählen und um eiserne Disziplin. Manche glauben vielleicht, dass ihre Gewichtsprobleme einfach nur auf ihre Vorliebe für eine ordentliche Portion Lasagne mit Extrakäse zurückzuführen sind. Das eigentliche Problem ist allerdings einfach, dass die meisten von uns in etwa so viel Ahnung von der Funktionsweise ihres Körpers haben wie von den technischen Details ihres Autos. Klar, wir kennen alle wichtigen Teile und wissen ungefähr, welche Aufgaben sie erfüllen. Eine große Gefahr besteht jedoch darin, dass wir denken, die meisten Antworten bereits zu kennen. Denn wer das glaubt, hört auf, weitere wichtige Fragen zu stellen. Nämlich die nach den Systemen, die uns geradewegs in Richtung Übergewicht führen. Und die Frage, welche Funktionen eine Art Notbremse darstellen, die unnötige Kollisionen mit allgegenwärtigen Hindernissen wie leckeren Keksen und üppigen Kuchen vermeidet. Dieses Buch soll Ihnen dabei helfen, das notwendige Wissen zu erwerben.

Vor allem anderen sollen Sie lernen, dass es beim Abnehmen stets sinnvoller ist, überlegt und mit Verstand vorzugehen – statt es gewaltsam zu versuchen.

Wenn Sie unserem Plan folgen, können Sie damit rechnen, bis zu fünf Zentimeter an Taillenumfang oder eine Konfektionsgröße in zwei Wochen abzunehmen und auch danach weiter kontinuierlich Erfolge zu verbuchen. Und auch wenn dieses Ziel dasselbe ist wie bei jedem anderen Abnehmversuch: Wir glauben fest daran, dass der Weg, den Sie wählen, um zum Ziel zu gelangen, darüber entscheidet, ob Sie es schaffen werden oder nicht. Und dieser Weg sieht unserer Meinung nach folgendermaßen aus:

Teil I: Taten statt (Sch)warten

Zunächst besprechen wir die Grundprinzipien, nach denen unser Körper funktionieren sollte und wie unser Programm ihn dazu führen kann, das auch zu tun. Außerdem möchten wir Ihnen zeigen, wie die Körper unserer steinzeitlichen Vorfahren aussahen und arbeiteten. Außerdem vermitteln wir Ihnen eine Strategie zur Selbstbeurteilung, um Ihr eigenes, individuelles Körperideal herauszufinden. Wenn Sie erst einmal wissen, wohin Sie gehen, wird es Ihnen sehr viel leichter fallen, dort auch tatsächlich anzukommen.

Teil II: Rund ums Fett

Hier werden wir den Weg eines jeden Appetithäppchens nachvollziehen, und zwar von der Speisekammer bis zum stillen Örtchen – und betrachten ausgiebig alle Stationen dazwischen. Wir werden die Physiologie des Appetits erkunden und uns dann mit dem Fett beschäftigen – Sie erfahren dabei, wie wir Fett speichern, wie wir es verbrennen und wie wir es bekämpfen können. Sie werden erkennen, was für ein wahrhaft erstaunliches System der Körper ist, wenn wir ihn durch optimale Ernährung und entsprechende Bewegung in die richtige Richtung lenken.

Teil III: Verstand, Psyche und Seele

Wenn wir zu viel essen, kommt es uns häufig mehr auf das an, was wir knabbern, als auf das, was wir dabei denken. Man kann allerdings nicht über Gewichtsprobleme diskutieren, ohne biologische – ja sogar spirituelle – Mechanismen zu untersuchen, mit denen Ihre Hormone und Gefühle Sie geradewegs an ein üppiges Festbüfett treiben. Wichtiger noch: Wir zeigen Ihnen Strategien, mit denen Sie Ihre Gefühle und die dahinterliegenden biologischen Prozesse dazu bringen können, dass diese praktisch für Sie und Ihr Ziel der Gewichtsabnahme arbeiten – und nicht gegen Sie.

Teil IV: Die Fett-weg-Diät und der dazugehörige Bewegungsplan

Nachdem Sie genug über die biologische Funktionsweise Ihres Körpers erfahren haben, kommen wir zum Ernährungs- und Bewegungsplan, nach welchem Ihr Körper befähigt wird, effizienter zu essen und zu arbeiten. Ihr Körper wird zu Ihrem persönlichen Fitnessstudio, Ihre Muskulatur wird vor geschmeidiger Kraft nur so strotzen – und das alles ohne langweiliges Hantelstemmen. Und Sie werden lernen, die richtigen Entscheidungen zu treffen, wenn Sie im Supermarkt durch die Regalreihen gehen oder vor dem Schnellimbiss stehen. Der 14-Tage-Plan beinhaltet Rezepte,

Übungen und Handlungen, die Sie sich leicht aneignen können, um ein schlankeres, gesünderes Leben zu führen. Im Anhang zu diesem Buch (ab Seite 319) gehen wir auch näher auf die medizinischen Möglichkeiten ein, Gewichtsprobleme anzugehen – für die Menschen, deren Gewichtsverlust langfristig stagniert oder deren Gewicht bereits zu größeren medizinischen Problemen geführt hat.

Bei all den Darstellungen und Aussagen, die heute zum Thema Abnehmen kursieren, fällt es einem manchmal schwer zu unterscheiden, was richtig ist und was nicht. Gelegentlich hat man auch Probleme damit, sich im Alltag auf die richtigen Strategien zu besinnen. Aus diesem Grund sind wir davon überzeugt, dass das Programm selbst zwar durchaus wichtig ist, dass aber auch die Art und Weise, wie Sie es lernen – und fest in Ihr Leben integrieren –, mindestens genauso bedeutsam ist.

Wenn Sie sich mit den vier Abschnitten dieses Buches beschäftigen, werden Sie bemerken, dass wir verschiedene kleine »Zwischenstopps« eingebaut haben, an denen Sie etwas über Ihren Körper lernen können oder weitere praktische Tipps erhalten. Auf unserer Reise werden Sie fünf verschiedene Arten dieser Zwischenstopps vorfinden.

»Heureka!« oder: Momente der plötzlichen Erkenntnis

So wie Archimedes, der beim Baden das »Archimedische Prinzip« erkannte, oder wie Einstein, der plötzlich begriff, dass $E = mc^2$ ist, werden Sie an diesen Stellen tiefere Erkenntnisse gewinnen, die Ihr Vorwissen über Diäten, den Fettstoffwechsel und Ihren Körper unter Umständen in Frage stellen. Am Seitenrand finden Sie regelmäßig unseren kleinen **Heureka**-Kobold als Zeichen dafür, dass wir kurz davor stehen, einen Moment der Erkenntnis zu erleben, weil wir einen Mythos entlarven oder Ihnen etwas über Diäten erklären, was womöglich komplett dem widerspricht, was Sie bisher für wahr hielten.

Sie und Ihr Körper

In den Teilen II und III werden wir die Biologie unseres Körpers erkunden. Wir beginnen jedes Kapitel mit einer kurzen »Biologiestunde«, in der Sie erfahren, was im Körper abläuft. Also, OP-Kleidung und Einweghandschuhe an – natürlich im übertragenen Sinne: Wir nehmen Sie mit auf eine Reise, auf welcher Sie Ihre Arterien kennenlernen, Ihren Verdauungstrakt erforschen und mehr über Ihren Magen erfahren können. Wir betrachten das Fett durch das Mikroskop und sehen, wie unser Körper damit umgeht und wie es unseren Körper manipuliert. Wir sind überzeugt davon, dass Sie, wenn Sie erst einmal wissen, wie das Innere Ihres Körpers funktioniert, ganz automatisch das nötige Know-how entwickeln, um Ihr Äußeres nachhaltig zu verändern.

Die Fett-weg-Tests

Durch Fragebögen und interaktive Wissensaufgaben schaffen wir gemeinsam die Grundlage für wichtige Erkenntnisse über Ihr ideales Körpergewicht und Ihre persönlichen Essgewohnheiten.

Sie werden auch einen Test durchlaufen, in dem es um die geheimen Fettfallen geht, die zu Ihrem Gewichtsproblem beitragen könnten (probieren Sie einmal den Zungentest auf Seite 82). Gleich auf Seite 28 geht es mit dem »Fette-Fakten-Test« los.

Tipps

Nachdem wir die Biologie des menschlichen Körpers erkundet haben, um Ihnen zu zeigen, was alles aus dem Ruder laufen kann, wenn Sie die falschen Entscheidungen treffen oder ungünstige genetische Voraussetzungen haben, geben wir Ihnen sofort die Maßnahmen an die Hand, die Ihnen helfen können, Ihren Körper auf den rechten Weg zu bringen. Am Ende jedes Kapitels werden wir intelligente kurz- und langfristige Strategien herausarbeiten, die Sie auf dem Weg in ein Leben mit optimaler Ernährung und gesunder Bewegung begleiten sollen.

Die Fett-weg-Diät und der Bewegungsplan

In Teil IV (ab Seite 200) werden wir uns näher mit den konkreten und einfachen Strategien, Rezepten und Übungen befassen, die Ihnen zu Ihrem Wunschkörper verhelfen sollen – und zwar für den Rest Ihres Lebens. Alle Werkzeuge und Hilfestellungen, die Sie dafür benötigen, liefert Ihnen die vierzehntägige Diät, die so einfach ist, dass wir einen Siebentagesplan entworfen haben, den Sie zweimal durchlaufen. Unterstützt wird diese von einem garantiert hantelfreien Workout. Und das Beste daran ist, dass diese Programme wenig Zeit in Anspruch nehmen und so einfach sind, dass Sie sie sofort in Ihren Alltag einbauen können.

Wo fangen wir also an? Mit unserem ersten **Heureka!** Und das heißt: Ihr Körper möchte Sie ganz von selbst zu Ihrem Optimalgewicht führen, solange Sie ihm dabei nicht in die Quere kommen! Tatsächlich: Für fast jeden Menschen, ganz egal, welche genetische Veranlagung er hat, gilt: Alle Systeme, Organe und Vorgänge des Körpers sind von Natur aus darauf programmiert, Gewicht und Körperumfang so einzustellen, dass der Organismus optimal funktioniert. Mit den nachfolgenden Grundsätzen, die wir im Laufe des Buchs weiterentwickeln werden, möchten wir Ihnen zeigen, wie Sie genau dorthin gelangen können, ohne sich aus Frust ständig selbst mit dem Nudelholz eins überbraten zu wollen. Dies sind unsere Hauptgrundsätze auf dem Weg zum besten und gesündesten Körper, den Sie je hatten.

Geduld statt roher Gewalt

Die meisten Abnehmwilligen versuchen, dem Heißhunger auf Kekse, Käsenudeln oder Torte mit Willenskraft, Verzicht, Anstrengung und der Einstellung »Mein Dickschädel ist härter als deine Knusperkruste« beizukommen. Aber dieser Versuch kann unter Umständen schmerzhafter sein, als einen faustgroßen Nierenstein auf natürlichem Weg loszuwerden. Besser ist es, wenn Sie etwas über diejenigen Regelkreise und Vorgänge lernen, die Hunger, Sättigung, Fettspeicherung und Fettverbrennung steuern. Denn dann können Sie Ihren Körper so koordinieren, dass er Sie wie von selbst an Ihr Ziel bringt: gesund, schlank und fit zu sein. All denen, die schon einen Blick auf Teil IV geworfen haben und diesen am liebsten überspringen möchten, sei an dieser Stelle gesagt: Lernen Sie zunächst die feinen biologischen Mechanismen Ihres Körpers kennen, die Ihnen helfen, einen Körper mit Idealmaßen zu erreichen und diesen optimalen Zustand zu erhalten.

Fakt ist …

Wer abnimmt, ohne Sport zu treiben, verliert sowohl Muskelmasse als auch Fett. Wer aber zunimmt, ohne Sport zu treiben, baut nur Fett auf. Es ist nämlich für den Körper viel einfacher, Fett einzulagern, als Muskelmasse aufzubauen. Und genau deshalb ist der Jo-Jo-Effekt auch so verhängnisvoll: Nimmt man in regelmäßigen Abständen erst ab und dann wieder zu, dann erhöht sich auf Dauer der Fettanteil im Körper, weil mit jedem Gewichtsverlust Muskelmasse verschwindet, die beim Zunehmen nicht wieder aufgebaut wird.

Erfahren Sie, wie Ihr Körper denkt

Wirkliches Körper-Tuning basiert auf Wissenschaft. Es geht um nichts Geringeres als um eine Evolution: nämlich der von Hokuspokus-Wissen hin zu harten Fakten, von der Alchemie zur Chemie, von nebulösen Spekulationen hin zu korrekten wissenschaftlichen Erklärungen, wie Ihr Körper tatsächlich funktioniert. Um zu verstehen, wie die 2000 Kalorien und das ganze Fett aus einer Tüte frittierter Zwiebelringe in die Unterseite Ihres Oberarms gelangen, ist es nötig, die Funktionsweise der Hormone, Organe und Muskeln zu veranschaulichen – und zwar indem man die Vorgänge von Verdauung, Hungerempfinden, Fettspeicherung und Muskelbewegungen erklärt. Sobald Sie das Wunder der Biologie verstehen, werden Sie erkennen, warum welche Maßnahmen helfen, Ihren Körper in den Zustand zurückzuversetzen, in dem er eigentlich schon immer sein will. Es ist so ähnlich, wie wenn man einem weinenden Kleinkind helfen oder einen abgestürzten Computer wieder flottmachen will: Wenn man nicht weiß, wo das Problem liegt, kann man es nicht beheben. Kennt man aber das *Warum,* ergibt sich das *Wie* von ganz allein.

Und das *Wie* ist wichtig: Denn wenn Sie abends um halb elf die Lust auf einen Schokoriegel packt, werden wir nicht neben Ihnen sitzen und Ihr Händchen halten. Wenn Sie also gewappnet sein wollen, müssen Sie schon selbst mit dem nötigen Know-how ausgestattet sein, das Ihnen sagt, wie Ihr Körper arbeitet und was er mit dem besagten Schokoriegel anstellen wird, falls Sie sich dazu entschließen, ihn zu essen.

Sie werden alles in Frage stellen, was Sie bisher über Diäten zu wissen glaubten

Im Laufe unseres Lebens wurden wir geradezu darauf getrimmt, die Devise »viel hilft viel« zu verinnerlichen. Das macht uns glauben: Wenn 100 Kalorien weniger auf dem täglichen Ernährungsplan schon etwas bringen, so müsste man doch auf Konfektionsgröße 34 schrumpfen, wenn man gleich satte 400 Kalorien einspart! Oder noch ein Beispiel: Wenn man spazieren geht, um abzunehmen, dann müsste man während eines Marathonlaufs ja geradezu sehen können, wie die Läufer von Minute zu Minute schlanker werden. Nun, weder das eine noch das andere stimmt. Schlimmer noch, diese Vermutungen sind nicht nur falsch: Viele Diät-Mythen, die sich bis heute hartnäckig halten, *schaden* unserem Körper sogar. Nahrungsentzug zum Beispiel hemmt unseren Stoffwechsel und veranlasst den Körper dazu, Fett zu *bunkern*. Viele der Regeln, Ideen und Grundsätze zum Thema Abnehmen, denen Sie eventuell Glauben schenken – und von denen Sie annehmen, dass sie funktionieren –, sind schlichtweg falsch und können in der Vergangenheit sehr wohl zu Ihren Gewichtsproblemen beigetragen haben. Weil sie nämlich die Abwärtsspirale von Fettabnahme und -zunahme schneller vorantreiben, als sich das Vorderrad eines Radrennfahrers dreht.

Fakt ist …

Bei Männern unterstützt das Nahrungsergänzungsmittel L-Carnitin die Verbrennung von Kohlenhydraten. Dafür genügt es, eine Dosis von drei Gramm täglich einzunehmen. L-Carnitin ist außerdem auch gut für die Funktionsfähigkeit der Blutgefäße – und zwar bei Frauen ebenso wie bei Männern

Viele von uns leben heute ihre Idee zur Ernährung in einer extremen Form: Entweder sind sie besonders eisern, etwa in Form einer strikten, anstrengenden Fastenkur mit einer unerbittlich eingehaltenen, niedrigstmöglichen Kalorienzufuhr. Oder sie pfeifen auf alles und ziehen sich üppig mit Butter bestrichene Brötchen rein, als wären sie frisches Obst. Wir müssen damit aufhören, uns in Extremen zu bewegen. Finden Sie die goldene Mitte, indem Sie eine Balance erspüren und extreme Phasen des Hungerns oder der Völlerei vermeiden.

Einer der Gründe, warum die meisten sogenannten Diäten scheitern, liegt in unseren psychologischen Schwächen und in Verhaltensfehlern. Wir wollen verzweifelt dem simplen und beruhigenden Versprechen glauben, das Diäten uns so oft geben – dass A immer zu B führt. Wenn wir dann feststellen müssen, dass A (»Futtern Sie nichts anderes als Weizenkeime«) nicht zwangsläufig zu B (»Sie sind auf der Titelseite der *Vogue* zu sehen!«) führt, packen uns Frust und Wut, und wir fallen über puddinggefüllte Teigtaschen und Ähnliches her.

Bedauerlicherweise besteht zwischen dem Körper und seinem Fett keine lineare, einfache Beziehung. Stattdessen sollte man den Körper als ein Orchester begreifen. Alle seine Systeme, Organe, Muskeln, Zellen, Flüssigkeiten, Hormone und Enzyme spielen verschiedene Instrumente und erzeugen verschiedene Töne. Die Eingeweide entsprächen in diesem musikalischen Beispiel der ersten Tuba. Je nachdem, wie man die Instrumente einsetzt, kommt es zu unterschiedlichen Ergebnissen – harmonischen oder weniger harmonischen. Die einzelnen Mitspieler arbeiten unabhängig voneinander, und nur wenn sie optimal aufeinander abgestimmt sind, kann man sich an der erstaunlichen Symphonie der körpereigenen Biologie erfreuen. Als Dirigent Ihres biologischen Orchesters bestimmen Sie, wie die Instrumente interagieren – und entscheiden somit selbst über den Erfolg dieses Konzerts.

Automatisch abnehmen – das funktioniert!

Wir wollen zwar einerseits nicht, dass Sie permanent über die richtige Ernährung nachdenken, zugleich sind wir uns aber auch dessen bewusst, dass vielleicht gerade das Nicht-Nachdenken erst dazu geführt hat, dass Ihre einstmals bequeme Hose nun viel zu eng ist. Wenn Sie also nicht über die Konsequenzen nachdenken, die die Bestellung einer fußballgroßen Pizza Calzone mit sich bringt, dann werden Sie sich notgedrungen mit den folgenden zweifelhaften Vergnügen herumschlagen müssen: hohem gefährlichen LDL-Cholesterin, zu niedrigem gesunden HDL-Cholesterin, entzündeten und verstopften Arterien sowie einem erhöhten Risiko von Arterienverschleiß. Alle diese Beschwerden zusammen können zu Gedächtnisverlust, Herzerkrankungen und sogar Falten führen – und obendrein dazu, dass man Stammkunde in der XL-Abteilung von Modegeschäften wird. Wir wollen, dass Ihr Körper Sie zu den *richtigen* Entscheidungen führt – allerdings ohne dass Sie groß darüber nachdenken müssen – und damit zu den sichtbaren Ergebnissen, die Sie sich wünschen. Es wird Sie anfangs etwas Mühe kosten, alte Gewohnheiten, Vorlieben und natürlich auch Ihre Muskeln neu zu trainieren, aber dieses Programm wird Ihnen als ein lebenslanger Ernährungs-, Bewegungs- und Verhaltensplan genauso zur Routine werden wie das allabendliche Zähneputzen.

Wenn Sie nicht gerade zu den wenigen Menschen gehören, die auf militärischen Diät-Drill stehen, werden Sie in den traditionellen Diätmethoden keine langfristige Lösung finden. Denn diese laufen letztlich alle auf folgende Losungen hinaus: Willenskraft, Nahrungsentzug, einseitige Ernährung und ständig wechselnde Empfehlungen. Oder sie verweisen auf die gute alte »Schloss-an-den-Kühlschrank-Strategie«. Wenn Sie sich stattdessen an unseren Plan halten, werden Sie lernen, *nie* darüber nachzudenken, wie viel Sie essen, *nie* darüber nachzudenken, dass Sie Diät halten müssen, und sich *nie* wieder Sorgen darüber zu machen, nur ja nicht von irgendeinem strikten Diätplan abzuweichen. Sie werden sich nie wieder abmühen müssen, das Prinzip bestimmter Rezepte oder Zonen zu begreifen, und Sie werden nie wieder ein Hühnerbrustfilet grammgenau abwiegen müssen.

Taillenmanagement

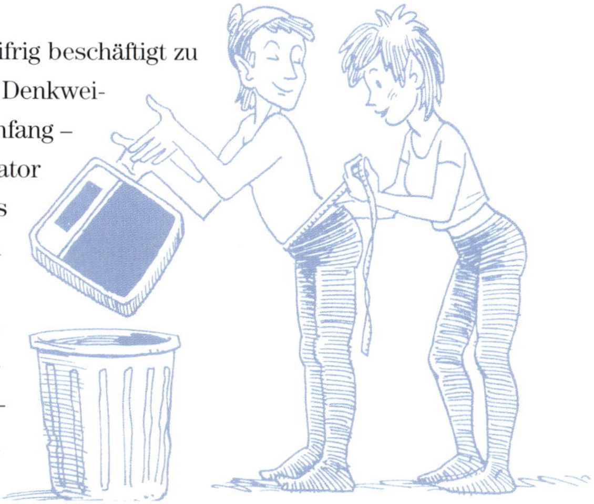

Unsere Gesellschaft scheint mit Pfunden fast genauso eifrig beschäftigt zu sein wie mit Promischeidungen. Es ist an der Zeit, diese Denkweise zu ändern: Studien haben ergeben, dass der Taillenumfang – und nicht das Gesamtgewicht – der wichtigste Indikator für ein erhöhtes oder durch Übergewicht beeinflusstes Sterblichkeitsrisiko ist. Natürlich werden Sie mit diesem Plan auch einige überflüssige Pfunde verlieren, aber wir möchten Ihre Aufmerksamkeit zuerst einmal weg vom *Gewicht* und hin zur *Taille* lenken. Hier sitzt der Bauchspeck – und dieser befindet sich nahe an vielen wichtigen Organen. Daher ist Bauchfett das gefährlichste Fett, das wir mit uns herumtragen können.

Wir werden Ihnen aber nicht nur dabei helfen, Ihre Taille durch die richtige Ernährung zu verschlanken, wir werden Ihnen auch Übungen zeigen, die Ihnen helfen, einen gesunden Taillenumfang zu erreichen und zu halten. Wir möchten aber nicht, dass Sie jetzt denken, Training sei automatisch gleichbedeutend mit Sturzbächen von Schweiß und einem Keuchen, das an einen obszönen Anrufer erinnert. Denn das wird mit unserem Training nicht der Fall sein. Sie sollten den Fokus auf das Wesentliche Ihres Körpers legen: Es geht nur darum, was im Zentrum liegt. Sie werden sich also auf solche körperlichen Aktivitäten konzentrieren, die Ihnen helfen, Ihren Taillenumfang im Griff zu behalten – das sind vor allem Walking und der gezielte Aufbau der tieferen Muskelschichten im gesamten Körper, ohne dabei übergroße Muskeln auszubilden. Wir werden Ihnen dafür einfache Übungen zeigen, mit denen Sie die gesamte tiefer liegende Muskulatur entwickeln können. Und wir zeigen Ihnen auch, wie Sie Ihren Bauch straffen, Ihre Haltung verbessern und die Muskeln in Form bringen, die dafür sorgen werden, dass Ihre Kleidung wie angegossen sitzt. Mit anderen Worten: Sie werden eine wohlgeformte Taille bekommen und damit – wie Studien gezeigt haben – nicht zuletzt auch für andere Menschen attraktiver werden.

Wir sollten bei diesem unseren Taillenmanagement aber auch den organisatorischen Teil bedenken. Wie das gemeint ist? Wir alle wissen, wie gute Manager arbeiten: Sie planen im Voraus und schaffen ein Umfeld, in dem die Mitarbeiter ihre Stärken effektiv einsetzen können; sie setzen realistische Ziele, überprüfen den Fortschritt und zwingen ihre Angestellten

Fett-weg-Test

Her mit dem Maßband!

Manche von uns sind vor zehn Jahren zum letzten Mal auf eine Waage gestiegen. Und das ist auch gut so. Für unsere Zwecke spielt es keine Rolle, wie viel Sie wiegen. Falls Sie aber Ihre Fortschritte im Laufe dieses Programms verfolgen wollen, dann nur zu – Sie können gern einen Blick darauf werfen. Sie brauchen jedoch letztendlich nur ein Maßband. Messen Sie den Umfang Ihrer Taille auf Höhe des Bauchnabels und tragen Sie diese Zahl hier ein. Je nachdem, wie bei Ihnen das Gewicht verteilt ist, müssen Sie eventuell das Band an einer anderen Stelle anlegen. Wenn Sie stark übergewichtig sind, messen Sie einfach Ihren Bauch an der Stelle mit dem größten Umfang. Und halten Sie bitte beim Messen das Band unbedingt immer horizontal.

Ihr Umfang: ______________

Der ideale Taillenumfang für Frauen liegt bei 80 Zentimetern oder darunter. Haben Sie als Frau einen Taillenumfang von 88 Zentimetern oder mehr, nehmen die Gesundheitsrisiken sogar sehr drastisch zu. Bei Männern liegt das Idealmaß unbedingt unter 94 Zentimeter. Alles was darüber liegt, schadet der Gesundheit. Die gesundheitlichen Risiken steigen ab einem Taillenumfang von 102 Zentimetern nochmals deutlich.

In diesem Buch legen wir zwar mehr Wert auf den Taillenumfang als auf das Gewicht, wir wissen aber auch, dass viele nicht in der Lage sein werden, dem Lockruf der Waage zu widerstehen. Wenn es um das tatsächliche Gewicht geht, müssen Sie aufhören, sich dabei auf eine konkrete Zahl festzulegen, etwa: »Ich möchte runter auf 59 Kilogramm.« Jeder von uns hat sein ideales »Kampfgewicht« – und nicht etwa ein spezielles Gewicht, um einen Marathon zu laufen, ein anderes Gewicht, um Fußball zu spielen, oder ein weiteres, um für ein Coverfoto zu posieren. Dieses ideale »Kampfgewicht« ist vielmehr ein Spektrum, innerhalb dessen Sie schlank und gesund leben und innerhalb dessen Sie die Risiken von altersbedingten, mit Übergewicht verbundenen Krankheiten deutlich reduzieren können. Mehr dazu erfahren Sie in Teil II.

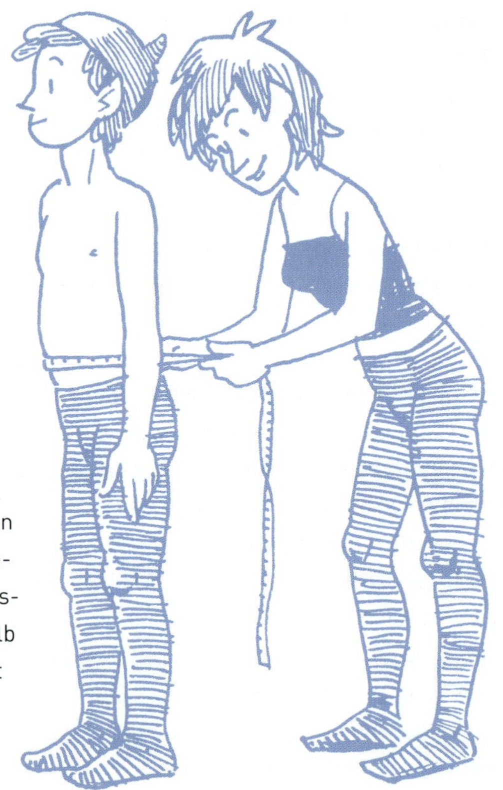

nicht zu Arbeitsabläufen, mit denen sie nicht zurechtkommen und die dazu führen, dass sie ihre sieben Sachen packen müssen. Das bedeutet für Sie: Sie können ein guter Manager Ihrer Taille werden, indem Sie dem Plan folgen, der Ihnen hilft, zum Chef Ihrer sprichwörtlichen »Körperschaft« zu werden.

Konzentrieren Sie sich auf sich selbst, aber verlassen Sie sich nicht auf sich selbst

Egal, ob Sie Politiker, Musiker, ja sogar Sportler miteinander vergleichen: Es ist offensichtlich, dass wir alle einen unterschiedlichen Körperbau haben. Ebenso unterscheiden wir uns alle durch individuelle genetische Anlagen, Grundumsätze oder hormonelle Wechselwirkungen. Dennoch gibt es einige grundsätzliche biologische Tatsachen, die für uns alle gelten, egal, ob man nun eher stämmig oder zierlich gebaut ist. Als Spezies Mensch sind wir darauf programmiert zuzunehmen, bis wir das für uns optimale Gewicht erreicht haben – und dieses dann auch zu halten. Unser Körper ist einfach darauf ausgelegt, diese Aufgabe zu erfüllen. Der entscheidende Trick ist nun, diese vorab festgelegten »Werkseinstellungen« herauszubekommen. Sobald das geschafft ist, geben wir Ihnen auch noch die entscheidenden Werkzeuge an die Hand, um diese Werkseinstellungen zurückzusetzen, damit Ihr Körper seine idealen Maße und seine optimale Form erhält.

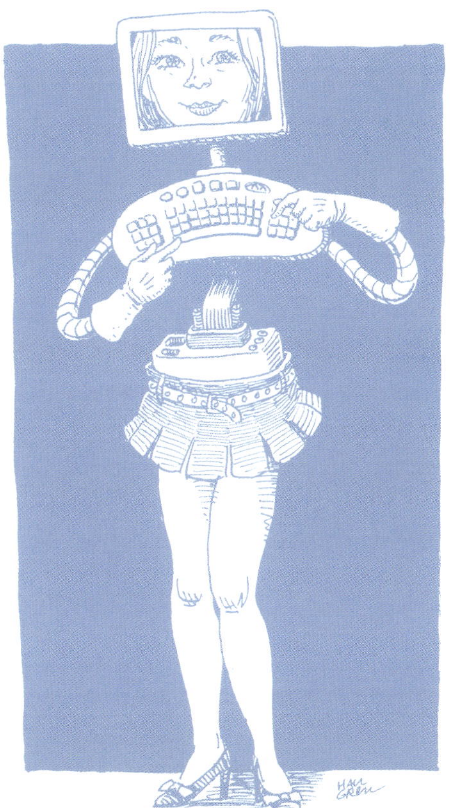

Wenngleich das alles nach einer sehr individuellen Herausforderung klingt, muss es doch kein einsamer Prozess sein. Das Leben ist ein Mannschaftsspiel: Es gibt Sportmannschaften und OP-Teams, es gibt Restaurant-Teams und Büro-Belegschaften, es gibt Tanzclubs und Schachvereine. Und wahrscheinlich haben Sie auch im Privatleben – und beim Abnehmen – das ultimative Team an Ihrer Seite: Ihre Familie und Ihre Freunde. Die erfolgreichsten Teams funktionieren alle gleich. Jeder übernimmt eine andere Rolle und trägt auf seine Weise zum Gesamterfolg bei. Es gibt vielleicht einen Spielmacher, der die meisten Punkte erzielt, aber die Mannschaft als solche kann nur dann gewinnen, wenn alle gemeinsam auf das Teamziel hinarbeiten und nicht nur die Stars der Mannschaft.

Wenn es aber um Gewichtskontrolle geht, denken viele aus unerfindlichen Gründen, sie seien ganz allein dafür verantwortlich, ihre überschüssigen Pfunde loszuwerden und ihre Gewohnheiten zu ändern. Dabei ist es sehr oft sogar der Freundes- und Familienkreis, der einen gewaltigen Beitrag zur Gewichtszunahme geleistet hat – alle um uns herum möchten scheinbar, dass wir zunehmen: Man bekommt große Portionen, stolpert dauernd in Drive-ins und Familienlokale, die eine ganze Kleinstadt ernähren könnten. Wenn man dann aber abnehmen will, scheint man die ganze Welt gegen sich zu haben: Sie schleppen Fast Food ins Haus, schlagen einen Besuch in der Eisdiele vor und knabbern Schweinekrusten, während man selbst lustlos am Blumenkohl kaut.

Hören Sie auf damit, sich vorzustellen, dass das Abnehmen ein Wettkampf zwischen Ihnen und einem ganzen Stadion voller naschender Gegner ist. Selbstverständlich müssen Sie bei der Bekämpfung eines ausufernden Taillenumfangs der Mannschaftsführer Ihres Teams sein. Aber Sie werden nur Erfolg erzielen mit guten Mitspielern, die Ihnen auf die Schulter klopfen, wenn Sie es gut gemacht haben, und Ihnen einen aufmunternden Klaps geben, wenn es mal nicht so gut lief. Ihre Startelf sollte aus Ihrem Arzt bestehen, einem Ernährungsberater, vielleicht einem Personal Trainer und so vielen Fans wie möglich. Das können Ihre Familie sein und Ihre Freunde, die Sie antreiben und unterstützen und die Ihnen notfalls auch die Schüssel mit den Süßigkeiten aus den Händen reißen können. Aber Sie sollten sich nicht ausschließlich auf andere verlassen; eine gute Idee ist es immer, einen Gleichgesinnten an der Seite zu haben, der den Weg gemeinsam mit Ihnen beschreitet und der genauso auf Ihren Zuspruch angewiesen ist, wie Sie auf seinen. In der Zeit der Umstellung sollte die schönste Belohnung nicht aus einer Schale Puddingcreme bestehen, sondern aus dem guten Gefühl, sein Know-how und seine Unterstützung mit einem Gleichgesinnten zu teilen und sich gegenseitig dabei zu helfen, einige Zentimeter an Bauchumfang zu verlieren.

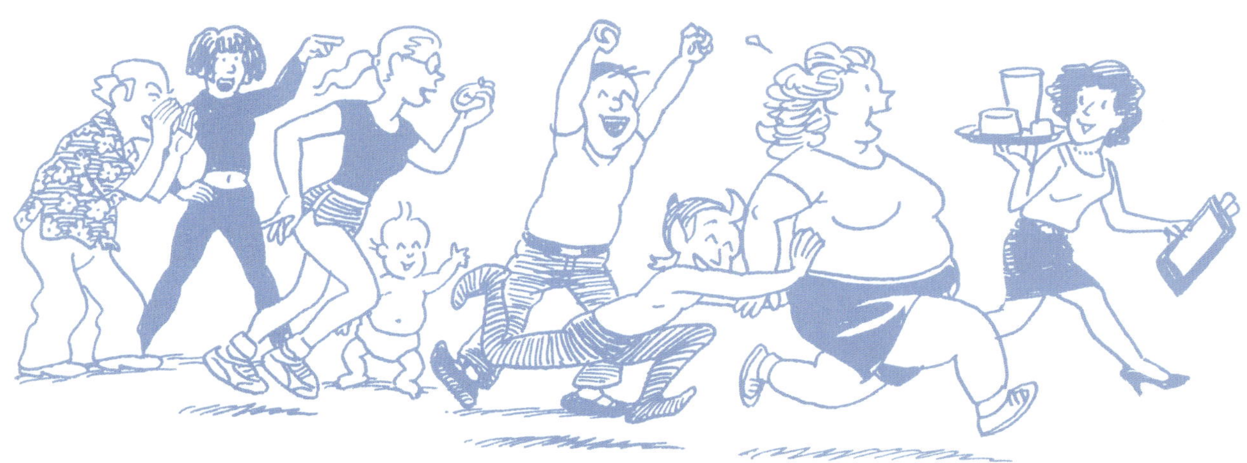

Schluss mit den Selbstvorwürfen

Die klassischen psychologischen Strategien im Umgang mit Fett sind die folgenden: Wenn man schlank ist, dann denkt man, dass beleibtere Zeitgenossen etwas falsch machen müssen, denn andernfalls wären sie ja nicht so füllig. Hat man aber das eine oder andere Pfund zu viel auf den Hüften, dann schiebt man seinem Umfeld, den Genen oder sonst irgendjemandem die Schuld dafür in die Schuhe. Wir werden nun versuchen, Schluss mit diesen Vorwürfen zu machen und mithilfe medizinischer Erkenntnisse die Legende um die Gewichtsprobleme ein für allemal zu klären. Wir möchten, dass alle Schuldzuweisungen und Vorwürfe aus der Diät verschwinden und Sie stattdessen das Abnehmen auf ein wissenschaftliches Fundament stellen.

Natürlich kann nicht jeder wie Cameron Diaz oder Brad Pitt aussehen. Um eine Vorstellung von Ihrem gesunden Gewicht, Ihrem persönlichen Taillenumfang und Ihrer idealen Körpergestalt zu erhalten, müssen Sie solche Aspekte berücksichtigen wie Knochenstruktur, Muskelmasse, Erbanlagen und Risikofaktoren, die Ihr Gewicht beeinflussen. Denn eine Tatsache, die gern unterschlagen wird, ist folgende: Es gibt krankhaft fettleibige Menschen, die unter keinerlei gesundheitlichen Risiken leiden, und zugleich gibt es wirklich dürre Zeitgenossen, die ein höheres Sterblichkeitsrisiko haben als ein Fallschirmspringer ohne Fallschirm. Es ist unser erklärtes Ziel, Sie von den gesundheitlichen Risiken des Übergewichts zu befreien, indem wir nicht nur Ihren Taillenumfang reduzieren, sondern Sie auch von den Schuldgefühlen und dem Stress befreien, die mit vergeblichen Diätversuchen einhergehen.

Nie mehr Hunger!

Wir wissen genau, wie Sie sich bei früheren Abnehmversuchen gefühlt haben. Hungrig. Um nicht zu sagen: ausgehungert. Immer drei Sekunden davon entfernt, sich über einen Riesen-eisbecher mit extra viel Soße und Schlagsahne herzumachen. Dieses Rezept fürs Abnehmen können Sie getrost in die Tonne treten. Im Grunde genommen hat Ihnen Ihr Hunger bisher nichts anderes gebracht als eine Hose, die man notfalls sogar als Tagesdecke fürs Bett benutzen könnte. Im Rahmen eines vernünftigen Ernährungs- und Trainingsplans wird es Ihr Ziel sein, niemals hungrig zu sein und niemals in einen diätbedingten Angstzustand zu verfallen, den Sie nur mithilfe eines Familienmenüs am Drive-in-Schalter lindern können. Indem Sie Ihr Hungergefühl und Ihren Nährstoffhaushalt im Gleichgewicht halten, werden Sie sich nicht mehr zu unkontrollierten Essanfällen hinreißen lassen, die zu nichts anderem führen als zu noch mehr Hüftgold.

Fehler akzeptieren

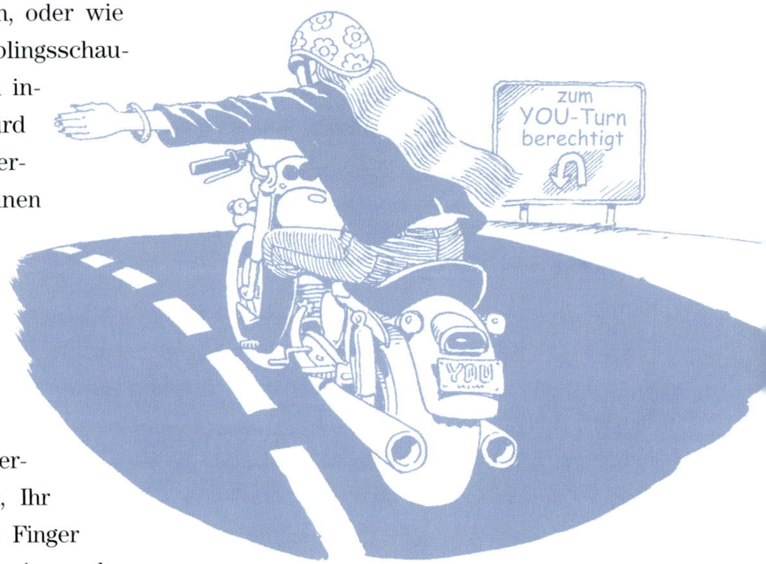

Ganz egal, wie motiviert Sie sind, wie willensstark Sie sich wähnen, oder wie sehr der Körper Ihrer Lieblingsschauspielerin Sie zum Abnehmen inspiriert. Schon sehr bald wird ein riesiger Muffin Sie in Versuchung führen und sich seinen Weg in Ihren Magen bahnen, entweder heimlich, still und leise oder aber ganz offen und exzessiv. Das ist o.k. Sie haben richtig gelesen. Das ist *o.k.*

Sie werden Augenblicke erleben, in denen Ihre Augen, Ihr Körper und Ihre vorwitzigen Finger schlichtweg nicht in der Lage sein werden, den gehaltvollen Käse-Dip zu ignorieren. Sie müssen die Vorstellung vergessen, dass Diäten *Nebenwirkungen* haben – das heißt: unerwartete negative Folgen. Stattdessen sollten Sie erkennen, dass Ernährungspläne etwas *bewirken* können – und zwar bestimmte Handlungen, Verhaltensweisen und Gefühle, die Sie als Teil des Alltags betrachten sollten. Eine dieser Wirkungen ist, dass Sie gelegentlich Dinge essen werden, die aus ernährungsphysiologischer Sicht Zigaretten gleichen; eine allein ist nicht schädlich, aber sie kann ebenso gut der Anfang eines durchaus ungesunden Suchtverhaltens sein. Deshalb geht es bei unserem Taillenmanagement auch darum, Pläne für den Fall der Fälle parat zu haben – Pläne, die Ihnen erlauben, Fehler zu machen und dann trotzdem wieder auf den rechten Weg zurückzukehren. Wir werden Ihnen zeigen, wie Sie sich wieder auf sich selbst besinnen, wenn Sie sich gelegentlich Pralinen, Törtchen oder anderen Dingen hingeben, die eindeutig schlecht für Ihre Taille sind. Auf diese Weise wird – um mit einem Bild aus dem Straßenverkehr zu sprechen – ein kleiner Blechschaden nicht gleich zu einer Massenkarambolage.

Flexibel und entspannt bleiben

Die meisten von uns hätten es gern, wenn sie eine Diät wie eine Fernbedienung benutzen könnten: Wir möchten gerne die alleinige Entscheidungsgewalt über Dinge, die in Wahrheit aber leider abhängig sind von einer Vielzahl möglicher Faktoren; angefangen bei unserer Stimmung bis hin zur Tageszeit. Die Forschung hat ergeben, dass die simpelsten Ernährungsumstellungen auch die erfolgreichsten sind: Man kann sie gemeinsam mit der Familie absolvieren, und man wird nicht regelmäßig von Heißhungerattacken überwältigt. Wenn das funktioniert, dann wird man auch gute Ergebnisse erzielen. Wenn man allerdings versucht, eine klassische Diät zu machen, so wird man sich einsamer fühlen als ein Schalke-Fan im Block der FC-Bayern-Anhänger. Und dann ist die Wahrscheinlichkeit sehr groß, dass Sie keinen Erfolg mit Ihrem Abnehmprojekt haben werden.

Dass Sie sich gut ernähren, sollte nicht dazu führen, dass Sie sich schlecht fühlen. Es sollte dazu führen, dass Sie sich stark fühlen, mehr Energie haben, besser leben, sich gesünder fühlen und jede Menge Spaß an Ihren Freizeitaktivitäten haben. Es sollte darum gehen, dass Sie essen können, ohne bei jedem Bissen in Grübelei zu verfallen. Natürlich haben wir alle unsere Gründe, zu viel oder die falschen Dinge zu essen: Stress, Langeweile, Bequemlichkeit, Sonderangebote ... Aber unser Ziel ist es nicht, dass Sie Ihre Speisen streng nach Vorschrift auswählen oder unaufhörlich mit Ihrem inneren Schweinehund kämpfen. Sie sollten lächeln – und nicht Grimassen schneiden, ächzen und stöhnen –, wenn die Zentimeter an Ihrer Taille nur so dahinschmelzen. Und Sie sollen lachen, während sich Ihre Blutfettwerte verbessern. Sie werden das alles besser verstehen, sobald wir Ihnen gezeigt haben, wie die Verbindung von Magen und Gehirn funktioniert. Und nachdem wir Ihnen erklärt haben, wie die Nährstoffe in Gehirn und Bauch unsere Denkweise bestimmen, welche Rolle die Gabel als Dirigentenstab für unser Körperorchester spielt und wie sie – falsch geführt – zu Missklängen führen kann.

Da wir kurz davor stehen loszulegen, fragen Sie sich vermutlich schon, was wir jetzt tun werden und vor allem wie. Nun, wir werden Ihnen alles geben, was Sie brauchen, um Ihren Körper zu optimieren – und zwar mit einer Reihe von eleganten und wirksamen Veränderungen, die auf harten wissenschaftlichen Fakten basieren und die Sie für den Rest Ihres Lebens begleiten werden. Oder einfacher ausgedrückt: Dieses Buch ist ein lebenslanger Begleiter auf Ihrem Weg zu einer schlankeren Taille und einer umfassenden positiven Veränderung Ihres Körpers.

Und das Beste ist: Wenn Sie unsere Vorschläge verinnerlichen und bestimmte Rituale und Abläufe in Ihren Alltag integrieren, leben Sie ganz automatisch nach den physiologischen Grundsätzen, die Sie fit und gesund halten werden. Und Sie werden das erreichen und erhalten können, wonach Sie streben: Ihren idealen Körper.

Fette Fakten: der Test

Was wissen Sie wirklich über Fett, Diäten und andere Maßnahmen zur Gewichtskontrolle?

Um herauszufinden, wie viel Sie über Ernährung wissen, sollten Sie diesen Fette-Fakten-Test machen. Er dauert nicht lange, und Sie lernen eventuell mehr über Ihren Körper und Ihren Bauch, als Sie je geahnt haben.

1. **Was ist das erste Ereignis in der Geschichte der Menschheit, das maßgeblich zur Verbreitung des Übergewichts beigetragen hat?**
   a) Die Entwicklung der Landwirtschaft.
   b) Die Verwendung von Schlagsahne im Kaffee.
   c) Die Entwicklung von mehr Schreibtischberufen.
   d) Die Entwicklung von Fast Food.

2. **Was ist der Grund dafür, dass die meisten Diäten zum Scheitern verurteilt sind?**
   a) Sie sind so angelegt, dass man sich unmöglich langfristig daran halten kann.
   b) Sie sind so kompliziert, dass man sie nur als Diplom-Mathematiker befolgen kann.
   c) Der menschliche Körper kann nur eine begrenzte Anzahl an Karottenstreifen und Selleriestangen ertragen.
   d) Dass Schoko-Erdnüsse und Kartoffelchips so lecker sind!

3. **Welche der folgenden Strategien ist für Abnehmwillige am empfehlenswertesten?**
   a) Sich einmal wöchentlich zu wiegen.
   b) Zwei bis drei kleine Mahlzeiten pro Tag einzunehmen.
   c) Täglich Nüsse zu essen.
   d) Eine Runde Abführ-Cocktails für alle!

4. Welcher der folgenden Werte hilft zu bestimmen, ob Ihr Übergewicht Gesundheitsrisiken birgt?

a) Die BH-Größe.

b) Der Blutdruck.

c) Der Cholesterinwert.

d) Die Herzfrequenz.

5. Was ist Ghrelin?

a) Der Name einer Figur aus *Harry Potter*.

b) Ein Hormon, das Sie dazu veranlasst, mehr essen zu wollen.

c) Der Name der Fettzellen am Bauch.

d) Der Botenstoff im Gehirn, der Glücksgefühle verursacht.

6. Was ist Leptin?

a) Der Name einer Figur aus der Müsliwerbung.

b) Das muskelbildende Protein, das bei der Fettverbrennung hilft.

c) Der Nährstoff im Obst, der in Verbindung mit Ballaststoffen wirksam wird.

d) Ein Fetthormon, das dem Gehirn sagt, dass der Zustand der Sättigung eingetreten ist.

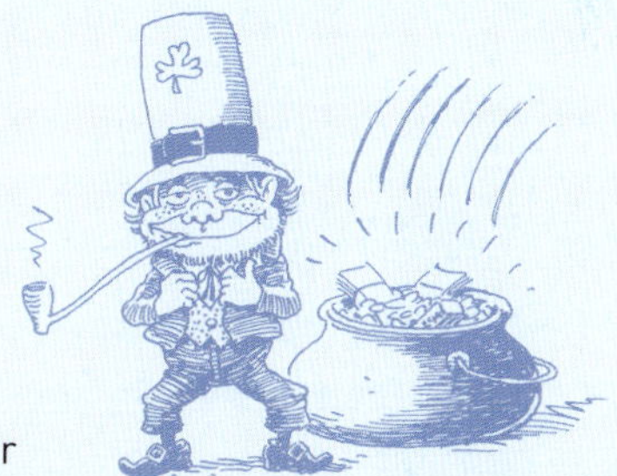

7. Welches Gewürz hat sich bei der Gewichtskontrolle als hilfreich erwiesen?

a) Zimt.

b) Thymian.

c) Oregano.

d) Gewürz? Hat das nicht was mit den Spice Girls zu tun? Und Posh war doch die, die David Beckham geheiratet hat, oder?

8. Vervollständigen Sie diesen Satz mit der Antwort, die am ehesten zutrifft. Fruktose ...

a) ... ist dafür verantwortlich, die Anzahl der Kalorien in vielen Nahrungsmitteln zu reduzieren.

b) ... führt eher dazu, dass man mehr isst.

c) ... ist für die steigende Zahl an ungesunden Transfetten in Nahrungsmitteln verantwortlich.

d) ... sorgt dafür, dass die Frühstücksflocken so lecker sind.

9. Wonach sehnt sich Ihr Körper am meisten in Ausnahmesituationen und Phasen von kurzfristiger extremer Belastung?

a) Einen großen Bogen um Nahrung zu machen.
b) Sich an Essen gütlich zu tun.
c) Knusprige Dinge zu naschen.
d) Sich in eine warme Badewanne zurückzuziehen, bis man ganz schrumpelige Fingerspitzen hat.

10. Was ist am empfehlenswertesten, um den Hunger einzudämmen?

a) Säckeweise Vollkornprodukte.
b) Eimerweise frisches Obst.
c) Literweise Diätlimonade.
d) Schachtelweise Kekse.

11. Welche der nachfolgenden Möglichkeiten ist am wenigsten gefährlich für eine langfristig schlanke Taille?

a) Eine Diät mit 1000 Kalorien pro Tag.
b) Einläufe, um das ganze Fett loszuwerden.
c) Lauftraining, um einen Marathonlauf zu bewältigen.
d) Computerspiele spielen.

12. Welches Organ ist hauptsächlich verantwortlich für den Stoffwechsel?

a) Herz.
b) Magen.
c) Leber.
d) Nieren.

13. Welcher Zustand ist verantwortlich für Gewichtszunahme bei etwa zehn bis 20 Prozent der jüngeren Frauen?

a) Vulvodynie.
b) Schilddrüsenüberfunktion.
c) Polyzystisches Ovarialsyndrom (PCOS).
d) Ich bin Mutter von sechs Kindern, also halt mal die Luft an.

14. Was sättigt im direkten Kalorienvergleich am längsten?

a) Fett.
b) Ballaststoffe.
c) Fruktose.
d) Fritten.

15. Wie lange müsste man mindestens täglich laufen, um eine optimale Taille zu erhalten?

a) 30 Minuten.

b) Zwei Stunden.

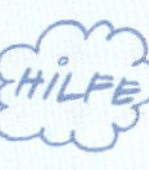

c) So lange, wie man es in seinem Alltag ermöglichen kann.

d) Egal, solange der Weg nicht immer wieder nur zum Kühlschrank führt.

16. Welchem Hauptzweck dient die Liposuktion?

a) Menschen dabei zu helfen, Gewicht zu verlieren.

b) Einige Problemzonen gezielt zu modellieren.

c) Dem einen oder anderen Promi-Arzt ein gutes Leben zu bescheren.

d) Eine weitere erfolgreiche Reality-TV-Serie zu produzieren.

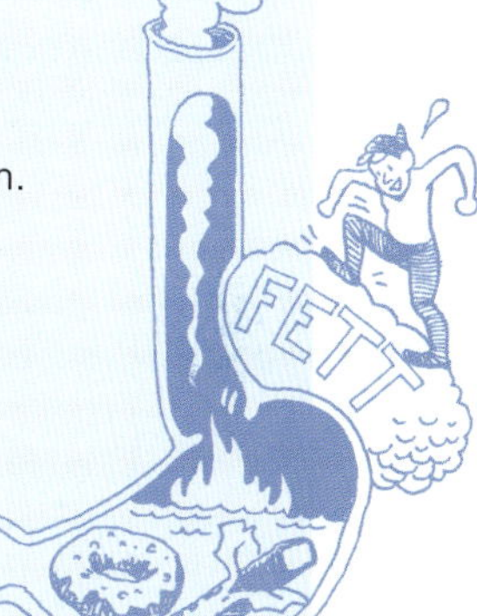

17. Was ist das Omentum?

a) Ein falsch geschriebenes Wort.

b) Der Teil des Gehirns, der die Speicherung von Fett anregt.

c) Ein Hormon, das das Hungergefühl steuert.

d) Ein Gewebe, in dem Fett gespeichert wird.

18. Was ist der optimale Taillenumfang für eine Frau aus gesundheitlicher Sicht?

a) So wenig wie möglich.

b) Maximal 80 Zentimeter.

c) Unter 88 Zentimeter.

d) Jeder, solange ich in das kleine Schwarze passe, Schätzchen!

19. Welcher Teil des Körpers, der eine Rolle bei der Gewichtszunahme spielt, funktioniert ähnlich wie das Gehirn?

a) Der Magen.

b) Das Herz.

c) Der Dünndarm.

d) Die Geschlechtsteile.

20. Was ist CCK?

a) Die ehemalige Sowjetunion.

b) Ein Hormon, das den Insulinspiegel reguliert, indem es den Blutzuckerspiegel verändert.

c) Die Parfümserie »Colonic Creations by Kelvin«.

d) Cholecystokinin, ein Hormon, das dem Gehirn signalisiert, dass es an der Zeit ist, mit dem Essen aufzuhören.

21. In welcher der folgenden Lebensphasen ist man am stärksten von Gewichtszunahme bedroht?

a) In Phasen mit allgemein geringer Willensstärke.
b) In kurzen Phasen von starkem Stress.
c) In langen Phasen von niedrigem Stress.
d) In Phasen mit üppigen Dessertplatten.

22. Was ist der Duodenal-Switch?

a) Ein wirkungsvoller operativer Eingriff zur Gewichtsreduktion.
b) Ein Darmtransplantat.
c) Eine neue Band aus Seattle.
d) Ein Mechanismus, der den Darm von Toxinen säubert.

23. Welche der folgenden Stoffe kann auf medizinische Weise beim Abnehmen helfen?

a) Aspirin.
b) Beta-Blocker.
c) Statine.
d) Antidepressiva.

24. Welche Aktivität hilft am besten, die Taille stets gut im Griff zu haben?

a) Sit-ups.
b) Herz-Kreislauf-Training wie etwa das Laufen.
c) Training gegen einen Widerstand, zum Beispiel Gewichtheben.
d) Alle zwei Wochen nackt Salsa zu tanzen.

25. Was ist die schlimmste Nebenwirkung, wenn man abnimmt?

a) Steigendes Risiko für Schokoladenentzug.
b) Steigendes Risiko für Muskel- und Gelenkschmerzen.
c) Steigendes Risiko für einen Jo-Jo-Effekt.
d) Steigendes Risiko für astronomisch hohe Rechnungen für maßgeschneiderte Kleidung.

Die Antworten

1. a) Die Entwicklung der Landwirtschaft führte dazu, dass Menschen fortan auf die Nahrung zugreifen konnten, die sie wollten – statt auf diejenige, die sie tatsächlich brauchten.
2. a) Die meisten Diäten ändern nichts an Ihren Denk- und Essgewohnheiten, sodass Sie genauso sicher wieder mit der Diät aufhören, wie Sie damit angefangen haben.
3. c) Eine Handvoll Nüsse zu essen hat sich als hilfreich erwiesen, da man auf diese Weise satt bleibt, während das Auslassen von Mahlzeiten als kontraproduktiv gilt, weil der Körper in einen Fettspar-/Überlebensmodus übergeht, wenn er nicht genügend Kalorien erhält.
4. b) Von den genannten Risiken ist hoher Blutdruck der wichtigste Indikator für Gesundheitsrisiken, die mit Übergewicht in Zusammenhang stehen.
5. b) Ghrelin veranlasst Sie dazu, mehr essen zu wollen.
6. d) Mit Leptin bleibt man satt.
7. a) Zimt vergrößert die Insulinempfindlichkeit, was dabei hilft, das Sättigungsgefühl im Gehirn zu steigern (und zugleich den Blutzuckerspiegel und den Cholesterinspiegel zu senken).
8. b) Fruktose, so wie zum Beispiel in Maissirup, beeindruckt Ihre Hungerhormone nicht sonderlich. Man hat also das Gefühl, nicht satt zu sein, und folglich isst man mehr.
9. a) Extremer Stress oder Belastungen, die zum Beispiel bei einem Autounfall oder – körperlich – selbst beim Sport entstehen, schalten tatsächlich erst einmal den Hunger aus. Dagegen kann chronischer Stress wie permanenter beruflicher Termindruck oder Familienprobleme dazu führen, dass man Heißhunger auf Kohlenhydrate entwickelt, die gute Laune machen.
10. a) Vollkornprodukte sind randvoll mit sättigenden Ballaststoffen.
11. d) Computerspiele helfen wirklich, weil man dabei beschäftigt bleibt und schlichtweg nicht zum Essen kommt. Eine Marathonvorbereitung ist wegen der Risiken für die Gelenke eigentlich schlecht für den Körper, und für die meisten Menschen sind 1000 Kalorien pro Tag eine gefährlich niedrige Kalorienzufuhr. Müssen wir die Einzelheiten eines Einlaufs wirklich näher erörtern?
12. c) Die Leber ist zuständig für die meisten Stoffwechselfunktionen.
13. c) PCOS ist bei mindestens zehn Prozent aller Frauen unter 50 für eine Gewichtszunahme verantwortlich. Es wird in Fachkreisen auch als Androgen-Überschuss bezeichnet. Androgen ist ein männliches Hormon.
14. b) Ballaststoffe sättigen. Eine Tasse Haferflocken am Morgen hat sich als Mittel gegen nachmittägliche Hungerattacken bestens bewährt.

15. a) Täglich mindestens 30 Minuten walken – am Stück oder in Intervallen.
16. b) Liposuktion kann bestenfalls eingesetzt werden, um Problemzonen zu modellieren, nicht aber, um große Fettpolster zu entfernen.
17. d) Um den Magen herum liegt das Omentum – ein Fettgewebe, das den umliegenden Organen Schaden zufügen kann.
18. b) Maximal 80 Zentimeter sind ideal, ab 88 Zentimetern Taillenumfang wird es für Frauen problematisch: Das Risiko für gewichtsbedingte Krankheiten steigt enorm.
19. c) Der Dünndarm hat mit über 100 Millionen Neuronen eine Dichte an Nervenbahnen, die der des Gehirns recht ähnlich ist.
20. d) CCK ist ein Stoff, der vom Verdauungstrakt aus dem Gehirn direkt oder indirekt signalisiert, dass man satt ist.
21. c) Chronischer Stress bewirkt, dass der Körper mehr Fett speichert.
22. a) Ein Duodenal-Switch ist eine von mehreren chirurgischen Maßnahmen für Menschen mit krankhafter Fettleibigkeit.
23. d) Es hat sich gezeigt, dass das Antidepressivum Bupropion helfen kann, Hungerattacken zu kontrollieren, und zu maximal sieben Prozent Gewichtsverlust führen kann. Andere Antidepressiva wie trizyklische Antidepressiva oder selektive Serotonin-Wiederaufnahmehemmer (SSRIs) werden ebenfalls mit Gewichtszunahme in Verbindung gebracht.
24. c) Wenn man durch etwas Hanteltraining Muskelmasse aufbaut, hilft diese Muskelmasse dem Körper, den ganzen Tag über mehr Fett zu verbrennen.
25. c) Der Jo-Jo-Effekt hat nicht nur körperliche Auswirkungen, weil man schlussendlich mehr zunimmt, als man ursprünglich abgenommen hat. Er hat auch einen negativen psychologischen Effekt.

Die Auswertung

Für jede richtige Antwort erhalten Sie einen Punkt.

20 und mehr Punkte: Glückwunsch, Doktor! Sie kennen sich bestens mit dem menschlichen Körper aus.
11 bis 19 Punkte: Sie liegen im Durchschnitt, was Ihr Wissen zum Körper angeht. Aber der Durchschnittsbürger ist auch übergewichtig, also ist das möglicherweise doch nicht optimal. Vielleicht sollten Sie weiterlesen.
10 oder weniger Punkte: Keine Sorge, Sie werden in Kürze die ultimativen Kurse zur »Biologie« sowie zur »Geschichte und Anatomie des Fetts« besuchen – und damit sind Sie auf dem besten Weg, Ihren Körper nachhaltig zu verändern.

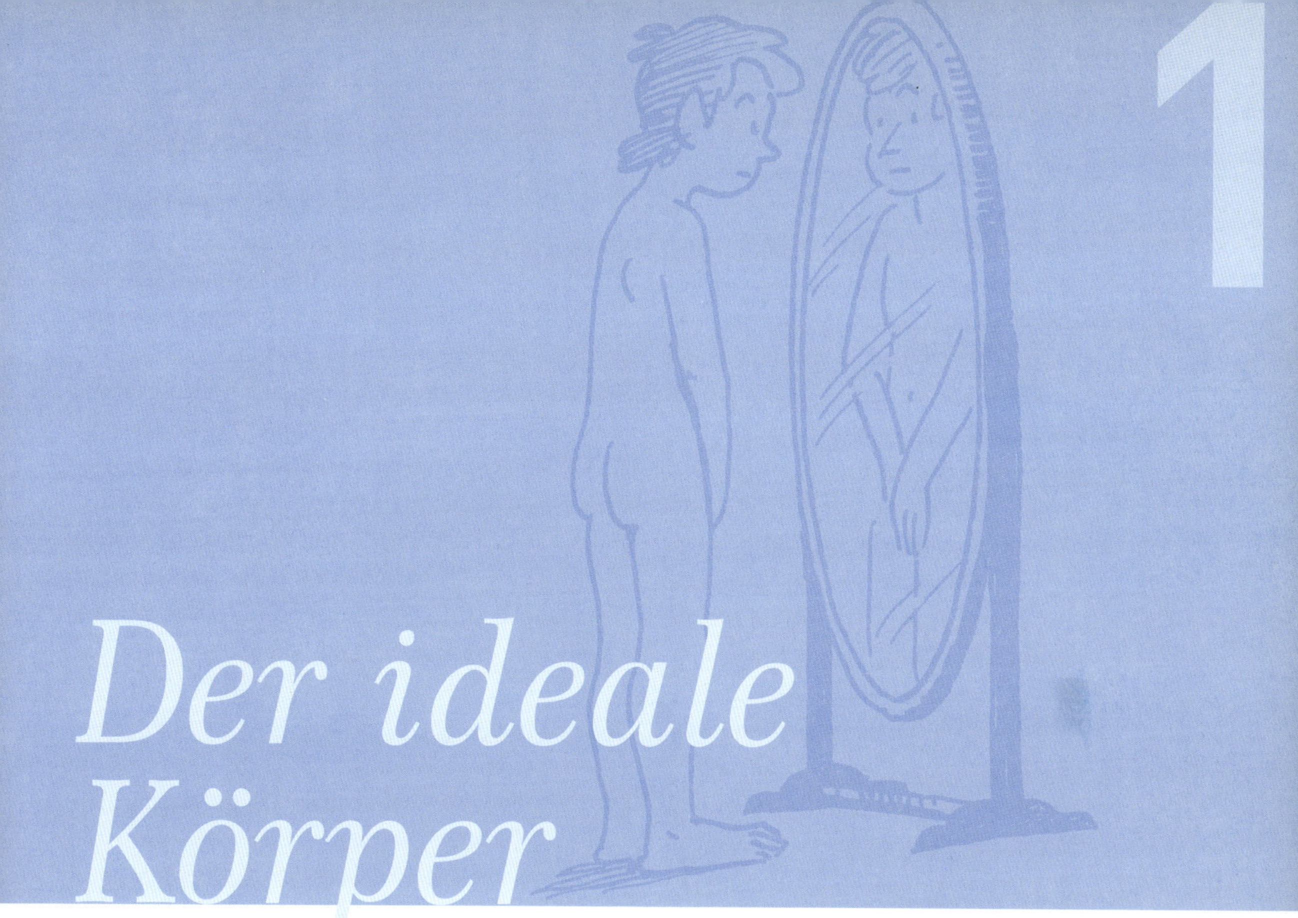

Der ideale Körper

Wie Ihr Körper eigentlich aussehen sollte

Diät-Mythen

- Unser Körper braucht kein Fett.
- Fast Food ist für die meisten Gewichtsprobleme verantwortlich.
- Diäten sind immer anstrengend.

Die meisten übergewichtigen Menschen fragen nicht: »Kann ich noch extra Schlagsahne haben?«, sondern: »Warum kann ich nicht abnehmen?« Sie denken vielleicht, dass Sie die Antwort auf diese Frage kennen, nämlich: starke Abhängigkeit von Pfannkuchen. Die tatsächliche Antwort ist allerdings biologischer Natur: In Wahrheit sind wir darauf programmiert, eine gewisse Menge Fett zu speichern.

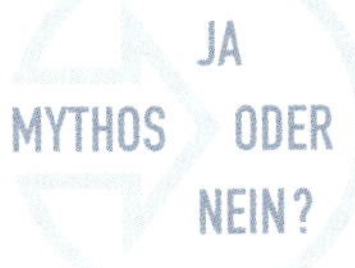

Unser Körper verfügt über mehr Mechanismen zum Zunehmen als zum Abnehmen. Wie wir gleich sehen werden, hat uns diese Eigenschaft in der Vergangenheit gute Dienste geleistet. Inzwischen jedoch haben wir die Mechanismen unterwandert, die uns beim Abnehmen helfen, und jene verstärkt, die dafür sorgen, dass wir zunehmen – dadurch haben wir unsere Anatomie negativ beeinflusst und unsere Körper in regelrechte Fettspeichermaschinen verwandelt. Eines unserer Ziele wird es sein, unseren Organismus so umzuprogrammieren, dass die internen Systeme so funktionieren können wie zu der Zeit, als der gefährlichste Feind, mit dem wir es zu tun hatten, ein heranstürmendes Gnu war – und nicht das gemeine belegte Brötchen.

Unsere Vorfahren haben überlebt, indem sie Gewicht zugenommen und gespeichert haben, um die alljährlich wiederkehrenden Nahrungsengpässe zu überstehen. Das hat dazu geführt, dass unsere Körper grundsätzlich dazu neigen, Fett zu speichern und Gewicht zuzulegen. Tendenzen, denen man mit reiner Willenskraft kaum beikommen kann. Um nachzuvollziehen, wie aus unseren ursprünglich muskulösen Körpern schlaffe Figuren wurden, werfen wir einmal einen Blick auf den Körper des Steinzeitmannes und der Steinzeitfrau: Sie sahen aus wie typische Superhelden – muskulös, schlank, athletisch und jederzeit imstande, mit einem Satz auf ein wutschnaubendes Wildschwein zu springen.

Als wir uns weiterentwickelten, schufen wir uns immer neue Strategien und Verhaltensmuster, um auch dann zu überleben, wenn Dürreperioden oder das nachlassende Sehvermögen das Jagen und Sammeln schwierig machten. Wir lernten, uns immer neu an Gegebenheiten anzupassen, und wir lernten zu essen. In der frühen Menschheitsgeschichte bestand unsere Ernährung aus Früchten, Nüssen, Gemüse, Wurzeln und Wildbret – aus überwiegend kalorienarmen Nahrungsmitteln also. Das heißt nicht, dass unsere Vorfahren nicht gern aßen. Sie nahmen Zucker über Früchte auf und schlemmten sogar, wenn ihnen eine vorzeitliche Leckerei in die Hände fiel – Honigwaben etwa. Der Unterschied zwischen ihren Leckerbissen und den unseren? Ganz einfach: Sie fanden nur selten welche. Wenn sie sich einen neuen Büffelleder-Anzug besorgten, kamen sie nicht wie zufällig jedes Mal an einer Eisdiele vorbei und gönnten sich eine 900-Kalorien-Zuckerbombe. Obendrein muss man noch bedenken, dass sie auf ihrer Futtersuche lange Strecken gehen, sich an Wild heranpirschen und es dann auch noch jagen mussten. Kurz: Es war viel Arbeit, an Nahrung heranzukommen. Und so verbrannten die Menschen damals auf natürlichem Wege die meisten aufgenommenen Kalorien wieder durch körperliche Aktivitäten wie Jagen und Sammeln. Wir müssen heute höchstens noch die Milchtüte im Kühlschrank beiseiteschieben, um an die abgepackte Wurst zu kommen.

Der Schwergewichtskampf: Veranlagung kontra Umwelt

Es sagt sich so einfach, dass persönliche Entscheidungen und mangelnde Willensstärke für Gewichtsprobleme verantwortlich sind. Und es ist ein Argument, das schlanke Menschen gern und häufig vorbringen. Aber damit ist nicht erklärt, warum nach zwei Jahren 95 Prozent der Menschen, die über 22 Kilogramm abgenommen haben, diese wieder zugenommen haben. Diese Menschen hatten eine Menge Willensstärke, als es ums Abnehmen ging! Dann aber nahmen sie wieder zu. Forscher argumentieren, dass Fettleibigkeit mehr als jede andere Eigenschaft – mit Ausnahme der Körpergröße – auf genetische Veranlagung zurückzuführen ist, mindestens 50 Prozent der Fälle von Fettleibigkeit weisen eindeutig genetische Ursachen auf. Allerdings: Selbst wenn Ihre Gene Sie für ein Leben in Größe XXL vorgesehen haben, heißt das noch lange nicht, dass Sie keine Kontrolle über Ihren Körper haben. Wenn Sie die verhaltensspezifischen und biologischen Änderungen vornehmen, die wir in diesem Buch skizzieren, dann werden Sie in der Lage sein, gesund zu bleiben und die schädlichen Nebenwirkungen von Übergewicht, wie etwa Diabetes, hoher Blutdruck (Hypertonie) und Arterienverstopfung, zu vermeiden. Auch wenn es zehn Prozent aller Übergewichtigen genetisch bedingt wohl niemals vergönnt sein wird, eine Karriere als Supermodel zu starten, liegt das größere Risiko bei dieser genetischen Disposition nicht im Gewicht selbst, sondern in der Risikoneigung, die mit Fettleibigkeit in Verbindung steht. Ein Problem, das für Übergewicht verantwortlich sein kann, ist beispielsweise Leptin-Insuffizienz. Leptin ist ein Hormon, das mit dem Sättigungsgefühl in Zusammenhang steht. Wir werden im nächsten Kapitel näher darauf eingehen (siehe ab Seite 47). Menschen, die entweder kein Leptin produzieren oder deren Organismus die Leptin-Signale blockiert, werden normalerweise krankhaft fettleibig. In diesem Fall ist das Problem mit an Sicherheit grenzender Wahrscheinlichkeit genetisch bedingt. Menschen mit dieser Abweichung machen jedoch nur einen kleinen Teil aller Übergewichtigen aus.

Wenn Sie leicht übergewichtig sind und einfach gern zehn, 15 oder 20 Kilogramm abnehmen möchten, dann ist Ihr Problem wahrscheinlich nicht genetisch bedingt. Nur wenn Sie 45 Kilogramm Übergewicht haben, würden die meisten Ärzte in Erwägung ziehen, Sie auf entsprechende Erbanlagen hin zu untersuchen. Dennoch ist das Beispiel mit dem Leptin nur die Spitze des wissenschaftlichen Eisbergs, was den Zusammenhang von genetischer Veranlagung und Fettleibigkeit betrifft. In Zukunft werden sich immer mehr pharmazeutische Konzerne in den Kampf gegen die Fettleibigkeit einklinken und sich dabei auf die genetischen Gründe für Gewichtszunahme konzentrieren. Das heißt, sie werden Medikamente auf den Markt bringen, die an den genetischen, biochemischen Ursachen für Übergewicht ansetzen. Doch ungeachtet dessen liegt die Hauptverantwortung für Ihre Gewichtskontrolle immer noch bei Ihnen. Sie selbst müssen Ihre Umgebung und Ihre Verhaltensweisen so optimieren, dass Ihre Veranlagung für und nicht gegen Sie arbeitet.

Weil Salz und Zucker Mangelware waren, taten sich unsere Vorfahren an Getreidekörnern, Gemüse und Fleisch gütlich – und das aus gutem Grund. Das Fleisch lieferte Protein, Vitamine, Mineralstoffe und Fettsäuren, die ihnen dabei halfen, bei Kräften zu bleiben und ein größeres Gehirn zu entwickeln, während ihre anderen Nahrungsmittel Nährstoffe wie Glukose enthielten, einen einfachen Zucker, der in Obst und den komplexen Kohlenhydraten von Pflanzen vorkommt. Die Glukose benötigten unsere Vorfahren wiederum, um zu gedeihen und stets ausreichend Energie für ihre täglichen Arbeiten und Streifzüge zu haben. Und natürlich war das Essen immer frisch, es gab keine Dosen oder Kühlschränke, die zweifellos praktisch sind, um etwa Snacks für Fußballabende zu lagern oder gegen 23 Uhr noch einmal aufzustehen und sich mit einer Schüssel Knabbergebäck zu vergnügen.

Ein weiterer Unterschied bestand darin, dass das Fleisch, das unsere Vorfahren aßen, nicht mit dem Fleisch vergleichbar ist, das wir heute kennen. Ihres war fettarm und proteinreich – unseres dagegen stammt von Kühen, die mit viel Mais gemästet werden, um aus ihnen später immer dickere, leckerere Steaks zu produzieren. Selbst die Büffel, aus deren Fleisch man heute in den USA Burger herstellt, werden mit Mais gefüttert. Echtes Wildbret hat etwa vier Prozent Fett, während das meiste Rindfleisch, das heute kommerziell erhältlich ist, neunmal mehr Fett enthält. Die Theorie hinter proteinlastigen Diäten wie der Atkins-Diät ist, dass Eiweiß die Nahrungsaufnahme ganz allgemein verringert, wodurch man automatisch auch seine Kalorienaufnahme reduziert. Der Haken an der Sache ist, dass Proteine in Fleisch oder Speck, die vor gesättigten Fetten triefen, nicht vergleichbar sind mit »gesünderen« Proteinen, die zum Beispiel in Huhn oder Fisch enthalten sind.

Fakt ist …

Der Unterschied zwischen fettleibigen und schlanken Menschen besteht nicht in der Anzahl ihrer Fettzellen, sondern in deren Größe. Man produziert nicht mehr Fettzellen, je korpulenter man wird; man hat dieselbe Anzahl an Fettzellen, die man schon als Jugendlicher hatte. Der einzige Unterschied ist, dass die Fettkügelchen innerhalb jeder Zelle wachsen, wenn mehr Fett gespeichert wird. Übrigens funktionieren Muskeln auf dieselbe Weise: Es entstehen nicht mehr Muskelzellen, sie werden nur größer.

Das Ergebnis: Unsere urzeitlichen Vorfahren konnten jedes Mal essen, wenn sie etwas ernten oder fangen konnten, und nahmen dennoch nicht zu.

Die Lektion: Unsere Vorfahren dachten nie so über das Essen nach, wie wir es heute tun – und ihre Körper waren damals bestens in Form. Und wir? Wir sind von Ernährung besessener als Promi-Reporter von der Designer-Garderobe der Stars, und trotzdem haben unsere Körper oft die Beschaffenheit von Pudding.

Dennoch können wir Fast Food und Waffelhörnchen nicht für alle unsere Gewichtsprobleme verantwortlich machen. Der Anfang vom Ende begann in einer Ära, in der es noch kein McDonald's gab, nämlich vor über 10 000 Jahren. Zu der Zeit, als die Menschen anfingen, Landwirtschaft zu betreiben.

JA
MYTHOS ODER
NEIN?

Die Entwicklung der Landwirtschaft erlaubte uns enorme Fortschritte, aber wir mussten einen hohen Preis dafür zahlen. Sie schonte nicht nur das Leben zahlreicher Mammuts, sondern stellte auch sicher, dass Menschen immer einen beständigen Nahrungsvorrat hatten – durchaus ein Vorteil in Zeiten der Hungersnot, allerdings ein enormer Nachteil in der heutigen Zeit der All-You-Can-Eat-Buffets. Aufgrund konstant verfügbarer Nahrungsquellen begannen die Menschen sesshaft zu werden, ihre Ansiedlungen wurden größer und wuchsen zusammen. Die durchschnittliche Lebenserwartung nahm zu – dank der Abschaffung der Extremsportart Tigerjagd sowie der verbesserten Hygienebedingungen und der sich entwickelnden Medizin. Aber die Landwirtschaft brachte im Laufe ihrer Entwicklung auch einige Nachteile für die Menschen mit sich: mehr bakterielle Infektionen, schlechtere Zähne, die davon herrührten, dass man verarbeiteten Zucker aß. Die Nahrung unserer Vorfahren änderte sich, statt Gemüse und Fleisch aßen sie nun mehr Getreide von Bauernhöfen, und dadurch erhielten sie nicht mehr den vielfältigen Mix aus gesunden Proteinen und Mikronährstoffen, den sie vorher zu sich genommen hatten.

Der Beginn der Landwirtschaft leitete einen soziologischen Wandel ein, der unsere Lebensweise – und nicht zuletzt unsere Ernährungsweise – von Grund auf änderte und uns noch bis heute beeinflusst. Wir konnten unser Essen jetzt selbst herstellen, also konnten wir nun das produzieren, was wir wollten, und nicht unbedingt das, was wir brauchten. Statt Nahrung zu produzieren, die sowohl gut für unseren Körper war als auch für unseren Gaumen, fingen wir an, Essen zu produzieren, das schmackhaft und billig war, dafür aber schlecht für unsere schlanken Hüften.

Fakt ist ...

Während des islamischen Fastenmonats Ramadan essen die Menschen nur nach Sonnenuntergang, das heißt also, sie nehmen ihre Kalorien nachts zu sich. Ob sie dabei zu- oder abnehmen? Das wurde wohl noch nicht überprüft. Es gibt aber Einzelfallstudien von Ärzten, die Arbeiter bei der Nachtschicht beobachtet haben. Die Ergebnisse dieser Studien lassen vermuten, dass Menschen, die ihre Gesamttageszufuhr von 2000 Kalorien in einer einzigen Mahlzeit zu sich nehmen, stärker zunehmen als jene, die diese Kalorienzufuhr auf drei Mahlzeiten verteilen. Warum? Weil bei diesen Einmal-Essern der Modus »Angst vorm Verhungern« aktiviert wird. Und dies führt dazu, dass der Körper Fett speichert, statt es zu verbrennen.

Es ist nicht unser Ziel, Sie davon zu überzeugen, wieder wie die Höhlenmenschen zu leben Auch geht es nicht darum, Sie zur Werbe-Ikone einer Jeansmarke zu machen, und Sie müssen auch nicht so dünn sein, dass Sie – für den unwahrscheinlichen Fall, dass Sie sich gerade in Haft befinden – zwischen zwei Gitterstäben hindurchpassen. Wir sollten uns jedoch bewusst machen, dass wir in einer Welt leben, in der wir über einen freien Willen verfügen, in der es aber leider auch eine gewaltige Fülle an süßen und knusprigen Versuchungen gibt. Aus biologischer Sicht will unser Körper, dass wir uns richtig ernähren. Aber Höhlenmenschen hatten keine übellaunigen Vorgesetzten und keine Abgabetermine für Jahresberichte! In unserer heutigen Gesellschaft wird unser biologisches Bedürfnis nach dem richtigen Gewicht und der richtigen Ernährung oft durch vielerlei Stressfaktoren oder auch durch appetitlich zubereitete Leckereien ausgeschaltet. Und dies hat zur Folge, dass viele Ernährungsentscheidungen nun nicht mehr biologischen Notwendigkeiten folgen, sondern psychologische Reaktionen sind. Wir werden versuchen, Ihnen zu erklären, wie Sie Ihren Körper umprogrammieren können, sodass er wieder genau so funktioniert, wie er sollte – damit Sie wieder essen, um sich zu nähren und sich zu stärken, statt sich zu trösten oder Frust abzubauen. Es geht bei der Gewichtskontrolle nicht darum, für den Rest des Lebens Brokkoli zu knabbern. Es geht darum, sich und seinem Körper etwas beizubringen über die Art und Weise, wie unsere Vorfahren einst aßen: natürlich und ungezwungen.

Fett-weg-Tipps

Automatisieren Sie Ihr Essverhalten.

MYTHOS JA ODER NEIN?

Wenn Ihr Fett-weg-Plan zur Kontrolle des Taillenumfanges funktionieren soll – das heißt: für Ihr gesamtes Leben funktionieren soll –, dann muss es für Sie genauso selbstverständlich werden, das Richtige zu essen, wie es das für unsere Vorfahren war. Dieses Ziel ist nicht so unerreichbar, wie es auf den ersten Blick erscheinen mag. Betrachten wir einmal eine Studie aus dem *Journal of the American Medical Association.* Zwei Testgruppen bekamen zwei verschiedene Ernährungspläne. Die erste Gruppe unterzog sich einer Diät, die reich war an bekömmlichen Nahrungsmitteln wie etwa Vollkornprodukten, Obst, Gemüse, Nüssen und Olivenöl, also Nahrungsmitteln, die für die Mittelmeerregion typisch sind. Die zweite Gruppe erhielt keine besonderen Vorgaben in Bezug auf die Nahrungsmittel, die sie essen sollte – die Teilnehmer wurden aber dazu angehalten, nur bestimmte Prozentsätze von Fett, Kohlenhydraten und Eiweiß täglich zu sich zu nehmen. Mit anderen Worten: Sie mussten intensiv darüber nachdenken, welche Lebensmittel in welcher Menge und in welcher Kombination sie essen durften – während die Teilnehmer der ersten Gruppe lediglich einige allgemeine Richtlinien dazu bekommen hatten, an welche Nahrungsmittel sie sich halten sollten.

Beiden Gruppen wurden keine Vorschriften darüber gemacht, wie viel sie insgesamt essen sollten; sie sollten sich lediglich von ihrem Hunger- beziehungsweise von ihrem Sättigungsgefühl leiten lassen. Und was geschah, als sie das taten? Die Mitglieder der ersten Gruppe – nennen wir sie die Gruppe »Gutes Essen« – nahmen völlig mühelos weniger Kalorien zu sich, verloren an Taillenumfang und Gewicht.

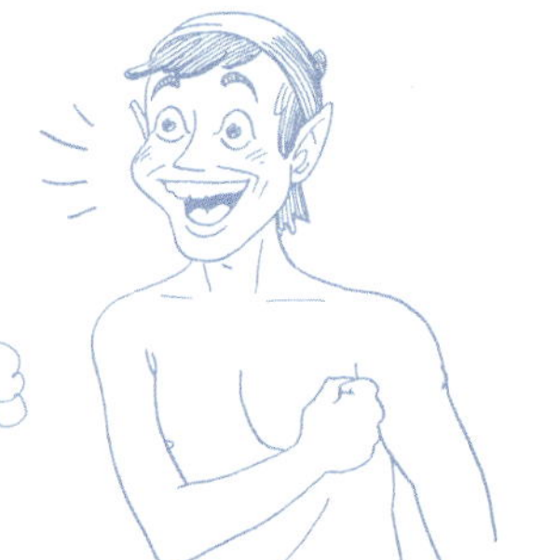

Heureka! Der entscheidende Punkt ist: Ohne sich dessen bewusst zu sein, aßen die Menschen in der Gruppe mit dem guten Essen nur solche Lebensmittel, die sie praktisch wie von selbst satt machten, sodass sich ihre Körper automatisch auf ihr »Kampfgewicht« einpendelten.

- Die Gruppe »Gutes Essen« aß bedeutend mehr Ballaststoffe als die Kontrollgruppe (32 g im Vergleich zu 17 g).
- Die Gruppe »Gutes Essen« aß größere Mengen von gesunden Omega-3-Fettsäuren in Form von Oliven, Fisch und Nüssen (vor allem Walnüsse). Diese Fette tragen dazu bei, den Pegel der Hormone zu erhöhen, die für das Sättigungsgefühl zuständig sind.
- Die Gruppe »Gutes Essen« aß doppelt so viel Obst und Gemüse wie vorher.

Die Teilnehmer in der Gruppe »Gutes Essen« aßen also alle die Nahrungsmittel, die wir Ihnen auch in diesem Buch empfehlen, sie machten sich wegen der Kalorien nicht verrückt und ermöglichten es ihren Körpern, das zu tun, wofür sie von Natur aus bestimmt sind: die Hormone zu regulieren, die für Hungergefühl und Sättigung zuständig sind. Mehr dazu erfahren Sie in Kapitel 2 (ab Seite 47).

Essen Sie genug.

Wenn unsere Vorfahren keine Nahrung fanden und lange Zeit ohne Essen zurechtkommen mussten, fungierten ihre Körper wie ein Lebensretter, indem sie Fett speicherten, um auf eine womöglich länger andauernde Hungersnot vorbereitet zu sein. Dasselbe System funktioniert auch heute noch.

Heureka! Wenn Sie versuchen, eine sogenannte Nulldiät zu machen, oder über längere Zeit zu wenig Kalorien zu sich nehmen, registriert Ihr Gehirn diese Notsituation und sendet ein SOS-Signal durch den ganzen Körper. Dieser glaubt nun, es drohe eine Hungersnot, und fängt prompt damit an, Fett zu speichern. Deshalb nehmen Menschen, die sich extremen Fastenkuren oder Diäten mit äußerst niedriger Kalorienzufuhr unterziehen, nicht wie erwartet ab. Gemäß dem natürlichen Schutzmechanismus wird das Fett im Körper eingelagert. Um Gewicht zu verlieren, muss man den Körper also davon abhalten, in den Modus »Angst vorm Verhungern« zu schalten. Und das geht nur auf eine Weise: indem Sie ausreichend oft essen. Das geschieht mit regelmäßigen, bekömmlichen Mahlzeiten und passenden Snacks.

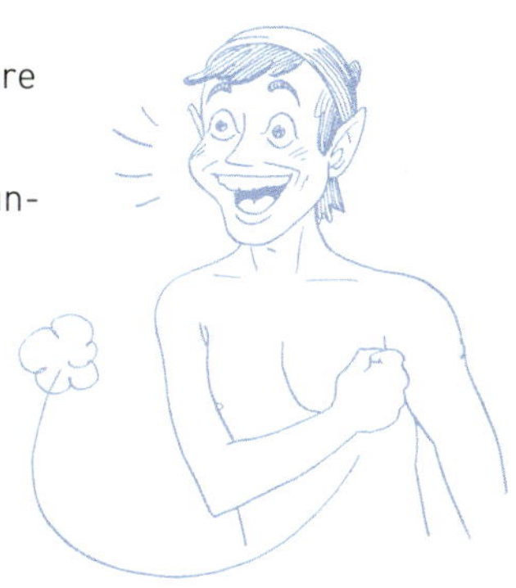

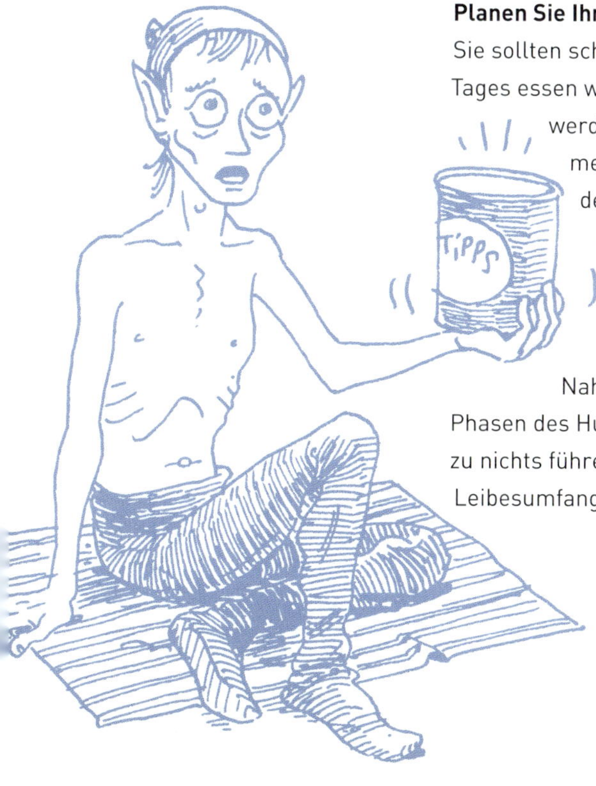

Planen Sie Ihre Mahlzeiten.

Sie sollten schon am Morgen wissen, was Sie im Laufe des Tages essen werden – und vor allem wann. Auf diese Weise werden Sie jene Extremsituationen vermeiden, die meist eintreten, wenn man Mahlzeiten auslässt – denn oft hungert man zunächst und schlingt später dann umso mehr in sich hinein. Unsere 14-Tage-Diät (in Kapitel 12) wird Ihnen zeigen, wie Sie Ihre Mahlzeiten planen können, damit Sie Ihrem Körper regelmäßig Nahrung zuführen. So vermeiden Sie extreme Phasen des Hungerns und anschließenden Überessens, die zu nichts führen als zu Gewichtszunahme und größerem Leibesumfang.

Fett-weg-Test

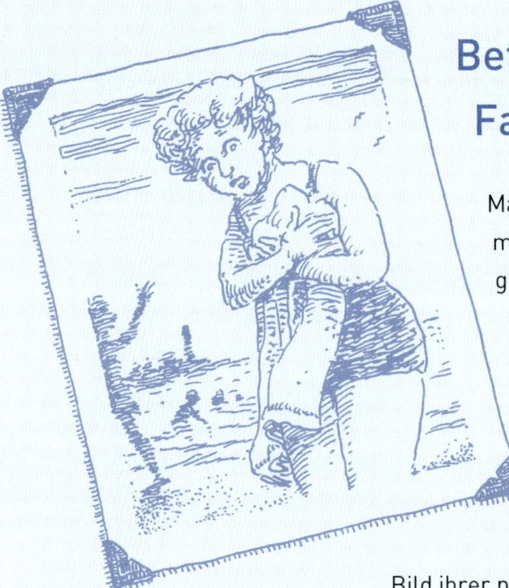

Betreiben Sie Familienforschung

Manche Menschen behaupten, ihre Familie neige zu schweren Knochen oder großen Fettzellen. Manche berichten auch über einen quasi »familiär bedingten« gesegneten Appetit. Andere wiederum hört man sagen, dass in ihrer Familie einfach schon immer gern viel Bier getrunken wurde. Wenn Sie erst im Erwachsenenalter zugenommen haben, dürften Sie ein recht genaues Bild ihrer persönlichen Idealmaße erhalten, wenn Sie sich einfach einmal daran erinnern, wie Sie mit 18 (Frauen) oder 21 (Männer) ausgesehen haben; eine Zeit, in der Ihr Körper aus Sicht des Stoffwechsels am effizientesten arbeitete und in der Sie wahrscheinlich noch nicht 60 Stunden pro Woche auf einem Bürostuhl festsaßen.

Die meisten Menschen bauen im Alter zwischen 21 und 60 Jahren Übergewicht auf. Wenn Sie also überprüfen, wie Sie mit 18 oder 21 ausgesehen haben, werden Sie eine gute, wenn auch nicht unbedingt wissenschaftlich fundierte Vorstellung davon erhalten, wie Sie eigentlich aussehen sollten. Zumindest erhalten Sie auf diese Weise eine grobe Skizze für Ihre weitere Marschroute. Wenn Sie sich noch daran erinnern, können Sie notieren, welchen Taillenumfang oder welche Konfektionsgröße Sie mit 18 hatten. Aber wichtiger ist, dass Sie sich Ihre damalige Körperform ins Gedächtnis rufen. Fragen Sie auch Ihre Eltern nach deren Körperform, als diese 18 Jahre jung waren, oder suchen Sie alte Fotos Ihrer Eltern hervor. Auch diese Informationen verraten einiges darüber, wie Sie idealerweise aussehen könnten.

Stellen Sie sich vor den Spiegel. Nackt. Und ohne den Bauch einzuziehen.

Für manche von Ihnen mag diese Übung kein größeres Problem darstellen, aber für die meisten von uns ist der Gedanke daran so unangenehm wie der, in einem Billigflieger zu sitzen. Wir wollen Sie trotzdem dazu auffordern. Nicht etwa, um Voyeuren in Ihrer Nachbarschaft einen Gefallen zu tun, sondern aus zwei anderen Gründen.

Zunächst einmal möchten wir, dass Sie erkennen, dass es uns darum geht, ein gesundes Gewicht zu erreichen. Keine Modelmaße, kein Federgewicht, sondern ein *gesundes* Gewicht. Und wir glauben, das bedeutet auch, dass Sie sich an die Tatsache gewöhnen müssen, dass nicht jede Frau federleicht ist und dass nicht jeder Mann einen Adoniskörper hat. Ihre Wunschvorstellungen decken sich möglicherweise nicht *genau* mit Ihren körperlichen Voraussetzungen. Wir sagen nicht, dass Sie es hinnehmen müssen, dass Ihr Bauch aussieht wie ein Bierfass. Wir möchten vielmehr, dass Sie etwas für Ihre Gesundheit tun – und damit ist sowohl die körperliche als auch die emotionale Gesundheit gemeint.

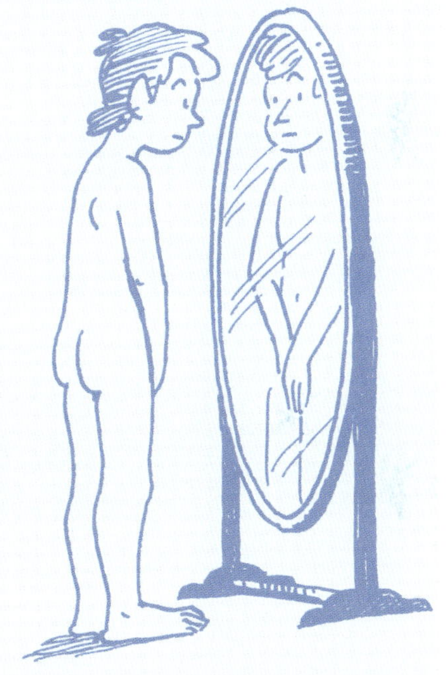

Zweitens möchten wir, dass Sie einen Blick auf Ihren Körper werfen. Anschließend zeichnen Sie die Silhouette Ihrer Körperform sowohl von der Seite als auch frontal auf ein Blatt Papier. Bitten Sie Ihren Partner oder einen guten Freund darum, einen Blick auf Ihre Skizze zu werfen und Ihnen – ganz ehrlich – zu sagen, ob dieses Bild tatsächlich Ihrem Körper entspricht. Dies dient nur dazu sicherzustellen, dass Sie ein realistisches Selbstbild von sich haben. Menschen mit Essstörungen haben beispielsweise meist ein sehr verzerrtes Bild von ihrem Äußeren, und das macht es ihnen sehr schwierig, wieder ein gesundes Gewicht zu erlangen. Möglicherweise ist dies das erste Mal, dass Sie in Worte fassen und mit einem anderen Menschen darüber sprechen müssen, wie Ihr Körper tatsächlich aussieht. Und das ist ein entscheidender Schritt.

Teil II

Die Biologie des Fetts

Der Weg der Nahrung:
Warum der Körper danach verlangt.
Wie wir sie speichern,
und wie wir sie verbrennen.

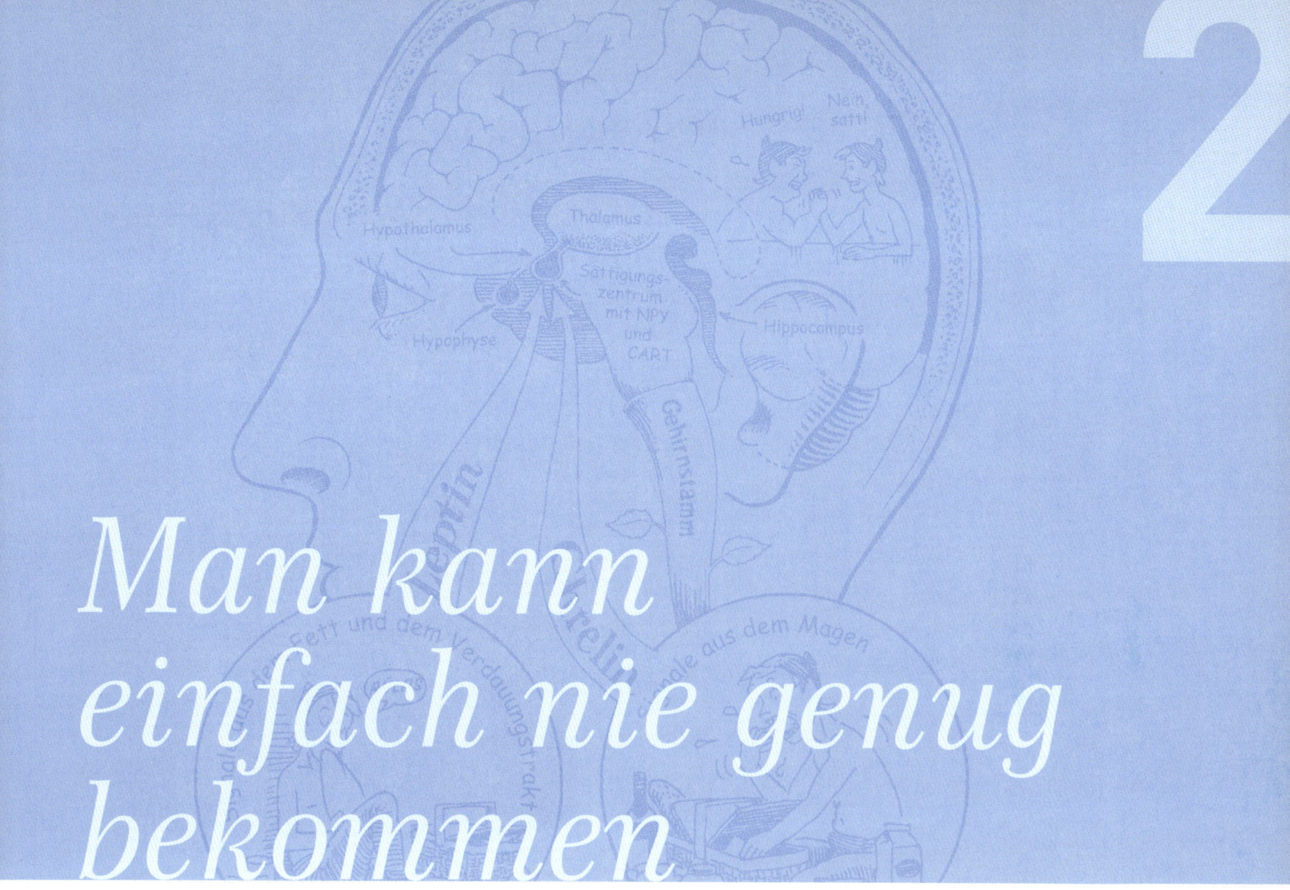

2

Man kann einfach nie genug bekommen

Die wissenschaftliche Erklärung für Appetit

Diät-Mythen

- Das Hungergefühl hängt von dem ab, was im Magen passiert.
- Die größte Herausforderung beim Abnehmen ist die mangelnde Willenskraft.
- Solange man fettarmes Essen zu sich nimmt, wird man nicht dick.

Etwa so wie der obligatorische iPod-Stöpsel im Ohr ist Fett zu einem festen Bestandteil unseres Lebens geworden. Wir sehen es *überall.* Wir sehen es eingezwängt in Abendkleider oder, wie es über Gürtel quillt. Wir können regelmäßig beobachten, wie diverse Promis – stets verfolgt von Paparazzi – es zunehmen, abnehmen und wieder zunehmen. Und wenn wir es ertragen können, uns sechs harte Sekunden lang nackt vor den Spiegel zu stellen, werden die meisten von uns feststellen, dass auch sie nicht überall knackig und wohlgeformt sind, sondern ebenfalls schlaffe Körperstellen haben. Man müsste also annehmen, dass wir in etwa so viel über Fett wissen wie über Angelina Jolies Privatleben. Aber das tun wir eben leider nicht.

Natürlich wissen wir, wie es aussieht, wie es sich anfühlt, und dass es so schlecht für unsere Gesundheit sein kann wie ein Messer in der Brust. Aber nur wenige von uns wissen wirklich, wie Fett aus biologischer Sicht funktioniert – wie aus dem luftig-lockeren Sahnetörtchen das wabbelige Etwas an unseren Oberschenkeln wird oder wieso unser hagerer Nachbar jederzeit spielend ein riesiges Menü verschlingen kann, während wir uns schon aufgedunsen fühlen, wenn wir auch nur an einen Karottensalat denken.

In diesem Kapitel (sowie im gesamten zweiten Teil dieses Buchs) werden wir Ihnen den Weg aufzeigen, auf dem unsere Nahrung durch unseren Körper reist – von dem Moment an, in dem unser Körper uns signalisiert, dass er Hunger hat. Wir werden dann betrachten, wie sich Fett an unseren Hüften festsetzt, und schließlich werden wir uns damit befassen, wie man dasselbe Fett zu nichts zerschmelzen lassen kann. Wo beginnen wir nun unsere Reise? Natürlich mit dem Appetit. Es gibt zwei Arten von Appetit: Die eine wird ausgelöst durch körpereigene Botenstoffe, die hungrig machen. Die andere durch emotionale Fallstricke, die uns zum Essen verleiten.

In diesem Kapitel werden wir zunächst die körperlichen Signale näher unter die Lupe nehmen. Denn wenn Sie die biologischen Ursachen von Hunger und Sättigung erst einmal verstehen und zu kontrollieren gelernt haben, wird Ihnen das auch dabei helfen, einen gesunden Ernährungsplan zu verinnerlichen. (Die psychologischen und emotionalen Aspekte des Appetits werden wir in Teil III, ab Seite 165 näher beleuchten.) Wenn Ihnen erst einmal bewusst geworden ist, dass diese Mechanismen einen viel stärkeren Einfluss auf Ihre Essgewohnheiten haben als zum Beispiel Ihr Geschmacksempfinden, dann werden Sie nicht nur in der Lage sein, Ihr Verhalten und Ihre Einstellungen auf den Prüfstand zu stellen, sondern Sie werden auch jene biologischen Anpassungen besser nachvollziehen können, die Sie benötigen, um Ihr persönliches Idealgewicht zu erreichen und zu halten.

Ganz besonders wichtig: Es gibt ein untrügliches Zeichen, das Ihnen verraten wird, ob Sie eine leistungsstarke Nahrungsverarbeitungsmaschine geworden sind. Sie müssen nur herausbekommen, ob Sie selbst die Kontrolle über Ihr Gewicht haben – und sicherstellen, dass Ihnen eine Tüte Gummibärchen nicht das Heft aus der Hand nehmen kann. Dies ist das Zeichen, das Ihnen signalisieren wird, dass Sie zum Kapitän auf dem Dampfer »Taillenmanagement« geworden sind, ohne viel dafür getan zu haben. Und es ist das Zeichen dafür, dass Sie schlussendlich Ihre Biologie so umprogrammiert haben, dass Ihr Körper Nahrung als ein Mittel begreift, wel-

Fett ist nicht gleich Fett

Natürlich mögen nur die wenigsten Menschen Körperfett, vor allem natürlich diejenigen, die eine Menge davon mit sich herumzutragen haben. Aber trotz seiner potenziellen Gefahren ist Fett grundsätzlich gut und nützlich. Ja, Sie haben richtig gelesen! Abgesehen davon, dass dadurch so mancher Zeitgenosse in der Winterzeit zum gefragten Nikolaus-Mimen wird, unterstützt Fett auch verschiedene Zellfunktionen und dient zudem als Isolationsschicht. Das meiste Fett ist großflächig im gesamten Körper verteilt, teilweise auch in größeren Mengen, und wartet nur darauf, verbrannt zu werden. Aber es gibt auch noch eine andere Form von Fett: Es nennt sich braunes Fett und umgibt normalerweise den Nacken sowie die Blutgefäße. Und es hat trotz seines Namens rein gar nichts damit zu tun, wie häufig man sich Schokolade genehmigt. Dieses braune Fett nimmt vor allem bei Menschen zu, die im Winter viel im Freien arbeiten, quasi als körpereigene Extra-Schutzschicht gegen die Kälte. Und es isoliert unsere lebenswichtigen Organe. Als Erwachsener verfügt man nur noch über geringe Menge braunen Fetts, aber bei Säuglingen macht es etwa ein Drittel des gesamten Körperfetts aus. Gerade Babys müssen ja besonders warm gehalten werden. Was unterscheidet nun braunes Fett von herkömmlichem Fett?

Heureka! Braunes Fett *lebt.* Es verfügt wie jedes andere Organ über Nervenfasern und hat auch Leptin-Rezeptoren. Wenn der Hormonspiegel steigt, wird das braune Fett als Energiequelle verwendet und verbrannt. Das ist eine wichtige Erkenntnis, denn es zeigt, dass man mit dem richtigen Leptinspiegel dieses Fett sofort loswerden kann. Und es steht auch symbolisch dafür, dass Fett eigentlich etwas Gutes ist – wenn es mengenmäßig nicht überhandnimmt.

ches Sie gesund erhält und Ihnen zu einem so langen Leben verhilft, dass Sie das Ende Ihrer Lieblingsserie im Fernsehen garantiert noch erleben werden.

Welches Zeichen das ist? Das Gefühl der Zufriedenheit.

Während Sie einen Prozess durchlaufen, an dessen Anfang Sie noch *ständig* ans Abnehmen denken, an dessen Ende Sie jedoch *gar nicht mehr* daran denken werden, programmieren Sie zugleich Ihren Körper so um, dass Ihr Essverhalten nicht mehr von Ihren Augen, Ihrer Zunge oder Ihren übereifrigen Fingern bestimmt wird.

Heureka! Stattdessen werden die verschiedenen Botenstoffe in Körper und Gehirn die Kontrolle übernehmen.

Indem Sie auf die Signale Ihres Körpers achten, ermöglichen Sie es ihm, so zu arbeiten, wie er eigentlich sollte, und zwar so, dass Sie niemals Hunger leiden, niemals bis zum absoluten Völlegefühl essen und niemals zwischen diesen beiden Extremen hin- und herschwanken werden. Stattdessen werden Sie ein wenig hungrig werden, Sie werden ausreichend essen und dann rechtzeitig aufhören. Sie werden angenehm satt sein – und zufrieden.

Wie funktioniert Appetit?

MYTHOS JA ODER NEIN?

Man könnte annehmen, der erste Punkt, über den wir reden, wenn es um die Rolle des Appetits für den Fettstoffwechsel geht, sei genau der, den wir gern unter einem Hemd in Übergröße verstecken. Aber um die Mechanismen des Appetits zu verstehen, müssen wir viel höher reisen – an den Ort in unserem Körper, der möglicherweise am wenigsten Fett enthält: Im Gehirn findet man den Hypothalamus, eine zentrale Schaltzentrale für den gesamten Organismus. Der Hypothalamus kontrolliert eine Menge biologischer Funktionen, unter anderem die Körpertemperatur, den Stoffwechsel und den Sexualtrieb. Der Hypothalamus (siehe Abbildung auf der rechten Seite) befindet sich in der Mitte des Gehirns und koordiniert die Verhaltensweisen, die im weiteren Sinne mit dem Appetit zu tun haben. Der Hypothalamus steuert nicht nur den Appetit auf Nahrung, sondern er reguliert auch das Durstgefühl – und sogar die sexuelle Lust. Auf den ersten Blick scheint es also der Magen zu sein, der knurrt, oder die Lenden, die ziehen, als stünden sie unter Strom – tatsächlich ist es aber das Gehirn, das diese Signale aussendet, um zu verstehen zu geben, dass man Lust auf eine Quiche oder einen Quickie hat. Zumindest ist uns eine Person bekannt, die ihr Essproblem in den Griff bekam, indem sie regelmäßigen, monogamen, gesunden Sex praktizierte. Immer wenn die Lust auf Sex befriedigt war, hatte auch die Lust auf Essen erheblich nachgelassen.

Fakt ist …

Mit zunehmendem Alter verringern sich die Leptin-Rezeptoren im Hypothalamus – das bedeutet, man erhält weniger Sättigungssignale, isst infolgedessen mehr und nimmt deshalb leichter zu.

Im Hypothalamus befindet sich ein Sättigungszentrum, das den Appetit reguliert. Es wird von zwei Neuropeptiden kontrolliert, die einander im Gleichgewicht halten, indem sie verschiedene Botenstoffe produzieren (siehe Abbildung auf Seite 52).

- Die Botenstoffe, die Sättigung signalisieren, werden von CART gesteuert (die Abkürzung für Cocaine-Amphetamine Regulatory Transcript, zu Deutsch: Kokain- und Amphetamin-reguliertes Transkript). In diesem System stimulieren Kokain und Amphetamin die Ausschüttung des einen Neuropeptids. CART regt den umliegenden Hypothalamus zu gesteigertem Stoffwechsel an, sorgt dafür, dass der Appetit reduziert und die Insulinausschüttung verstärkt wird. Dadurch wird Nahrungsenergie an die Muskeln geliefert, statt dass sie in Form von Fett eingelagert wird.
- Die Appetit-Botenstoffe werden vom Protein NPY (die genaue Bezeichnung lautet: Neuropeptid Y) gesteuert. NPY hat den gegenteiligen Effekt auf den Hypothalamus: Es hemmt den Stoffwechsel und steigert den Appetit.

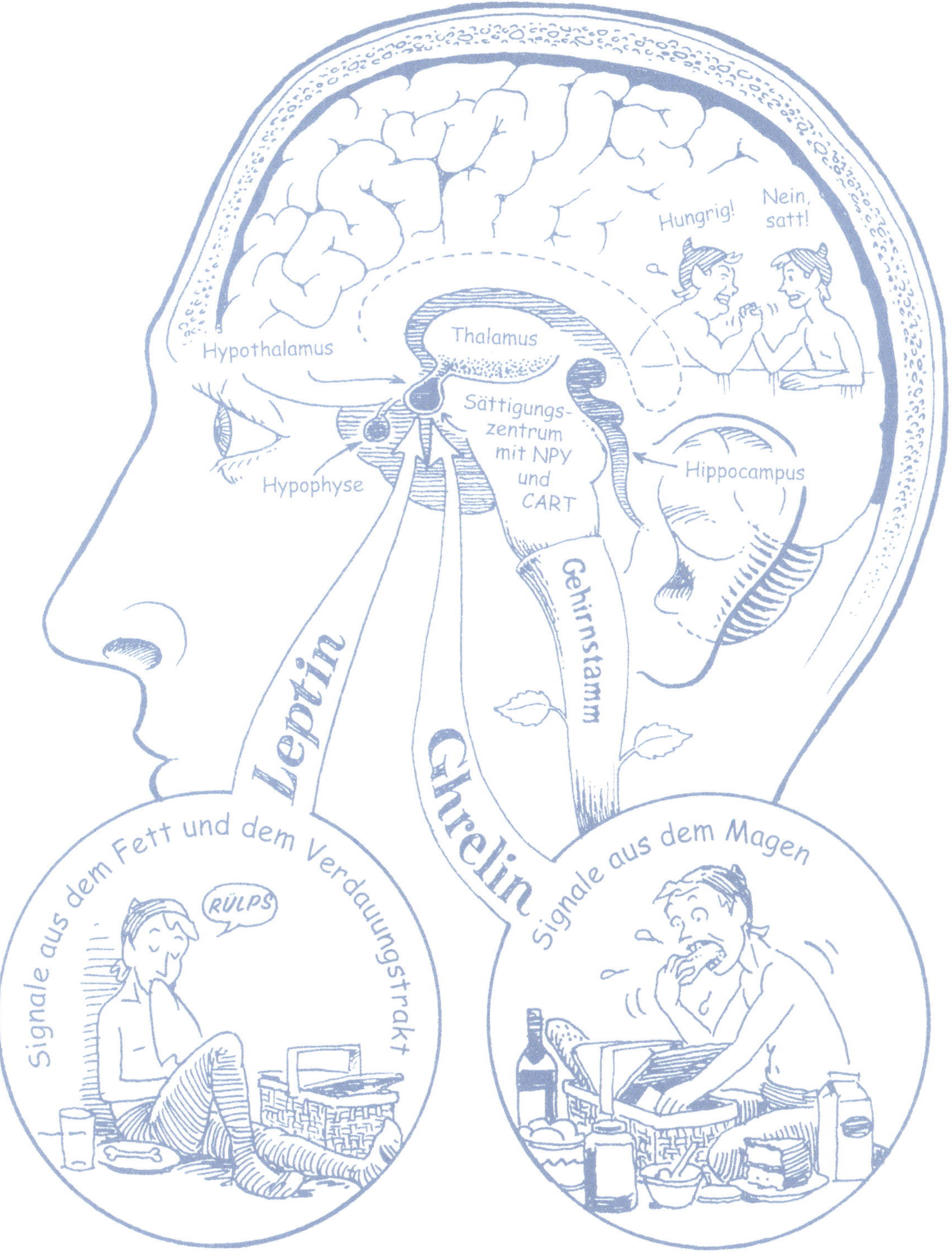

Der Kampf ums Essen

Im Hypothalamus regulieren bestimmte Botenstoffe das Hunger- und das Sättigungsgefühl. Das Hormon Leptin wandert ins Sättigungszentrum und bewirkt, dass man sich satt und zufrieden fühlt. Das Hormon Ghrelin sorgt hingegen dafür, dass man bei jeder Mahlzeit mehr essen, verschlingen und vertilgen will.

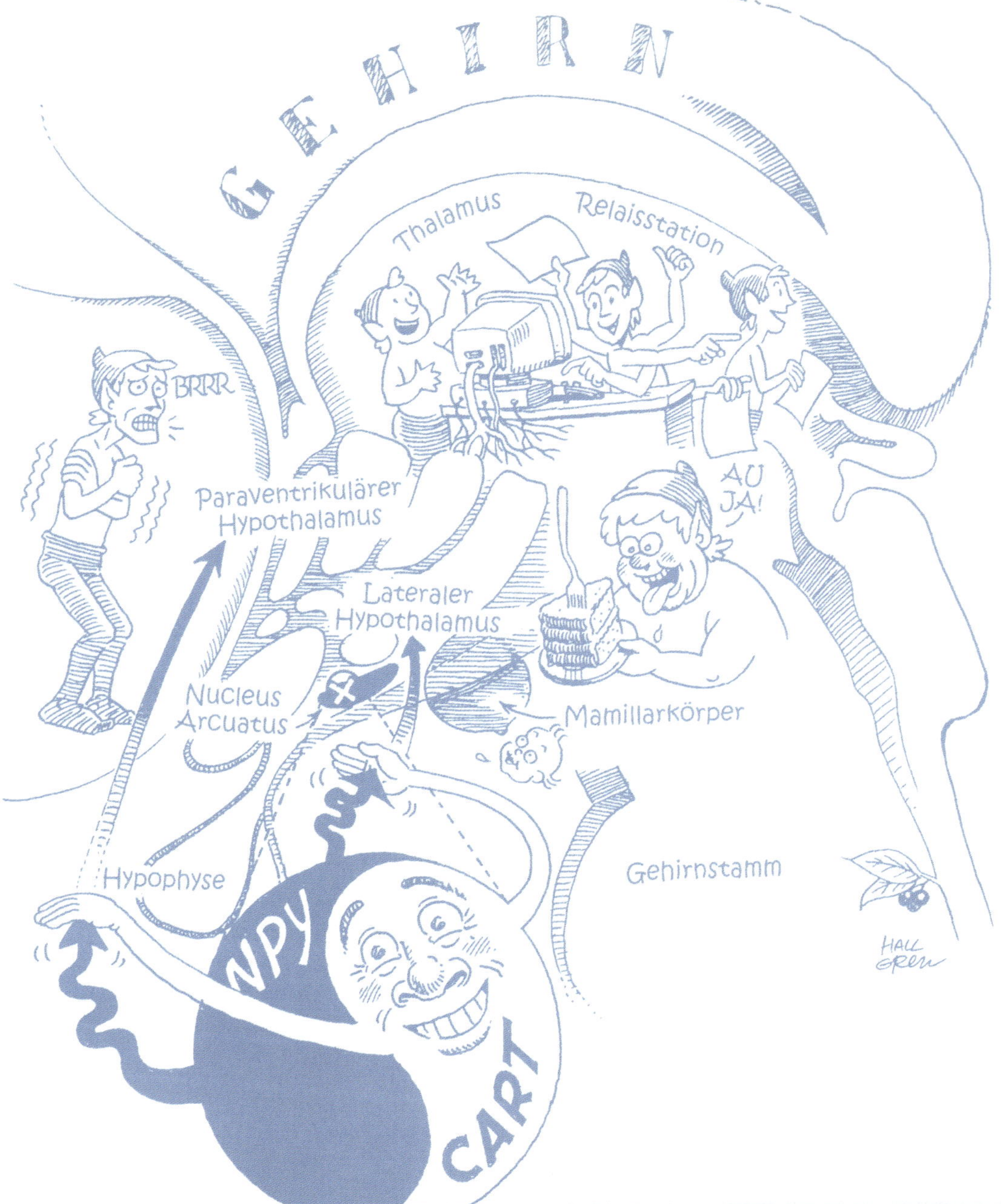

Chemische Reaktion

Wenn wir den Hypothalamus näher betrachten, so sehen wir unten einen kleinen Kern, in dem NPY und CART wie Yin und Yang um die Vorherrschaft streiten, wer von ihnen im Gehirn die Biochemie des Hungers kontrollieren darf. Beide Proteine wandern auch zu anderen Kernen im Hypothalamus. NPY führt dazu, dass unsere Körpertemperatur sinkt und unser Stoffwechsel herunterfährt, wenn wir uns hungrig fühlen. CART hat einen gegenteiligen Effekt. Der nahe gelegene Mamillarkörper ist Teil unseres limbischen Systems, in dem unsere Erinnerungen und Emotionen gespeichert sind – genau die richtige Kombination, um Lust auf ein bestimmtes Essen zu bekommen. Der Thalamus ist die körpereigene Relaisstation und sendet auf Grundlage der Wünsche, die vom Hungerzentrum ausgesandt werden, schnell entsprechende Befehle durchs Gehirn.

Stellen Sie sich diese zwei steuernden Protein-Gegenspieler wie die Trainer in einem Spiel oder einer Sportart vor, die Angriff und Verteidigung beinhaltet, zum Beispiel Fußball, Dame oder das obskure Dating-Verhalten mancher Teenager: Die Offensive versucht immer voranzuschreiten, Punkte zu sammeln und anzugreifen, während die Defensive angestrengt versucht, ihren Bereich zu schützen.

Die von NPY gecoachten Appetit-Botenstoffe übernehmen die Rolle des Angreifers. Sie wollen so viele Punkte sammeln wie möglich, und deshalb feuern sie jene Signale ab, die der Körper benötigt, um zuzulegen: mehr Essen, mehr Kalorien, mehr Pommes. Die biologische Botschaft: dem Hungertod durch Nahrungsaufnahme vorbeugen. In der Zwischenzeit übernehmen die (von CART gecoachten) Sättigungshormone die Rolle der Verteidigung, wie ein Torhüter, die hintere Reihe der Figuren beim Damespiel oder ein fürsorglicher Elternteil. Sie senden dem Gehirn Botschaften, die ihm mitteilen, dass wir satt sind, um uns davor zu bewahren, eine Bratwurst nach der anderen zu verschlingen. Und woher wissen wir, wie diese Steuermechanismen funktionieren? In erster Linie, weil wir uns Extremfälle ansehen und beispielsweise beobachten, was passiert, wenn die Steuerzentrale im Hypothalamus vollständig abgeschaltet ist – oder auf Hochtouren läuft. In Tierversuchen können wir sehen, dass eine Ratte, deren Appetit-Mechanismus zerstört ist, schlichtweg vergisst zu essen. Die daraus folgende schwere Magersucht entzieht dem Körper jede Energie und alle Nährstoffe, sodass er immer stärker verfällt. Ratten jedoch,

Fakt ist …

CART (das Cocaine-Amphetamine Regulatory Transcript) ist der Grund dafür, dass Kokainabhängige nicht zunehmen. Kokain und Amphetamine stimulieren die Produktion des appetitzügelnden Proteins und wirken auf zweifache Weise: Sie dämmen den Hunger ein und steigern den Grundumsatz. Es ist noch nicht klar, ob CART die Basis für eine medikamentöse Behandlung von Übergewicht sein kann. Derzeit untersuchen Forscher die neurologischen Wirkungen der beiden genannten Drogen auf den Appetit, um zu sehen, ob sie zu langfristigen pharmakologischen Lösungen in Sachen Gewichtsverlust führen können – natürlich ohne die gefährlichen Nebenwirkungen illegaler Drogen. Der Körper besitzt übrigens spezielle Rezeptoren für Marihuana. Wenn diese aktiviert werden, kann das Leptin nicht mehr optimal wirken. Leptin ist ein Hormon, dessen Name von dem griechischen Wort »leptos« abstammt, was so viel wie »schlank« oder »dünn« heißt. Wenn dessen Wirkung beeinträchtigt wird, wird das Signal für die Sättigung gehemmt. Das ist auch der Hauptgrund dafür, dass Haschischraucher so oft Heißhunger verspüren. In diesem Bereich liegt auch ein vielversprechender neuer Ansatz zur Entwicklung von Medikamenten zur Gewichtsreduktion. Wenn wir wissen, wie die Droge das Gen ausschaltet, das Leptin produziert, können wir vielleicht herausfinden, wie man es wieder anschaltet – und so das Leptin und damit auch das Sättigungsgefühl auf einem hohen Level halten. Ein Mittel wurde bereits getestet und hat zu ersten guten Ergebnissen geführt. Das könnte der Start für eine neue Generation von intelligenten Medikamenten zur Gewichtsreduktion sein, die auf hormoneller Basis funktionieren.

deren Appetit-Mechanismus überreizt wird, denken an nichts anderes mehr als an Futter. Und diese Ratten fressen sich im wahrsten Sinne des Wortes zu Tode – hinweggerafft von Krankheiten wie Diabetes, Bluthochdruck und Arthritis, die allesamt durch zu viel Fett hervorgerufen werden.

In einem perfekt abgestimmten System ergänzen sich Angriff und Verteidigung also stets: Sie erhalten die Nahrungsmittel, die Sie benötigen, und hören umgehend auf zu essen, sobald der Sättigungszustand erreicht ist. Bedauerlicherweise können viele Faktoren dieses System ins Ungleichgewicht bringen (wir werden eine Reihe davon in Kürze besprechen). Aber diese Hindernisse sind nicht unüberwindbar. Es liegt viel Trost und auch Motivation in der Tatsache, dass der Körper grundsätzlich will, dass man seine Ziele erreicht. Ihr Körper möchte nicht schwerer sein, als ihm von Natur aus vorbestimmt ist. Und schon gar nicht möchte Ihr Körper zentnerweise überschüssiges Fett mit sich herumtragen. Werfen wir noch einmal einen Blick auf die Ratten, die im Tierversuch künstlich fettleibig gemacht wurden. Sobald man ihnen gestattete, völlig ungezwungen Nahrung aufzunehmen, kehrten sie zu ihrem natürlichen Normalgewicht zurück. *Sie essen so, wie sie von Natur aus essen sollen, ohne darüber nachzudenken.* Das Gleiche gilt für die ausgehungerten Ratten. Sobald sie wieder essen durften, schlangen sie nicht etwa alles auf einmal in sich hinein und wurden daraufhin zu schwer, sondern sie aßen normal weiter und kehrten ganz wie von selbst zu ihrem ursprünglichen Gewicht zurück. Aus jahrelanger Forschungsarbeit wissen wir, dass das Verhalten von Ratten ein ziemlich guter Indikator dafür ist, was Menschen unter denselben Bedingungen tun würden. Beziehungsweise, was Menschen tun würden, wenn sie allein von ihren biologischen Trieben geleitet würden. Eine Ratte regt sich nicht über Stress zu Hause oder in der Arbeit auf – wir Menschen aber schon. Und deshalb ist die Kontrolle des emotionalen Faktors beim Essen im Rahmen eines effektiven Taillenmanagements von so großer Bedeutung. Mehr dazu erfahren Sie in Teil III (ab Seite 165).

Heureka! Erlaubt man Körper und Gehirn, die Kontrolle des Essverhaltens ganz unbewusst zu übernehmen, dann nähert man sich automatisch seinem idealen Kampfgewicht. Dies lässt sich bewerkstelligen, indem man seine körpereigene Verteidigung gut trainiert, die auf ganz natürliche Weise das Gegenstück zum Appetit-Angriff bildet. Wenn Ihnen dies gelingt, gewinnen Sie in Zukunft das Diätspiel jedes Mal – ganz egal, über wie viel Willenskraft Sie verfügen.

Auch wenn das beim Fußball oder Scrabble nicht immer genauso abläuft: Wenn Sie in Ihrem Körper Angriff und Verteidigung gegeneinander antreten lassen, kann es sein, dass die »Appetit-Stürmer« nur noch etwas aggressiver angreifen, sobald sie Gegenwind wittern. Und leider ist es schlichtweg einfacher, die Tüte Chips in sich hineinzuschaufeln, als sie anderen zu überlassen.

Wie man den Hunger an- und abschaltet

Der Körper reguliert die Nahrungsaufnahme nicht dadurch, dass er den Mund fest versiegelt, sondern er reguliert die Nahrungsaufnahme ganz natürlich durch den Austausch von Substanzen, die durch das Gehirn gesteuert werden. Auch wenn die Forschung noch nicht alle Hormone entdeckt hat, die mit Hunger und Übergewicht in Verbindung stehen, so gibt es doch ausreichend Belege dafür, dass zwei bestimmte Hormone besonders großen Einfluss auf unser Hunger- und Sättigungsgefühl haben.

Leptin und die liebe Lust: das Hormon der Befriedigung

Bei Sumo-Champions können einige Extrapfunde durchaus von Vorteil sein. Und überhaupt wird Fett oft ein wenig unfair behandelt. Es muss leider oft als Sündenbock herhalten und wird meist recht stiefmütterlich behandelt. In den meisten herkömmlichen Diätspielen bekommt es ganz automatisch den schwarzen Peter zugeschoben. Aber Fett produziert ein chemisches Signal im Blut, das uns mitteilt, dass wir aufhören sollten zu essen. Von Mutter Natur ist also eigentlich vorgesehen, dass sich das Fett selbst reguliert. Probleme gibt es nur dann, wenn wir uns über unser internes Überwachungssystem hinwegsetzen und uns immer weiter mit allerlei Zeug vollstopfen, obwohl wir schon lange nicht mehr hungrig sind. Ihr Körper weiß sehr genau, wann er genug hat, und unter natürlichen Umständen hält er Sie davon ab, mehr zu essen als nötig. Wie dämmt nun das Fett den Appetit ein? Durch einen der wichtigsten Botenstoffe im Prozess der Gewichtsreduktion: Leptin. Dieser Botenstoff wird von gespeichertem Fett abgesondert. Wenn Leptin so funktionieren kann, wie von der Natur vorgesehen, dann dient es als doppelte Speerspitze im Kampf gegen das Fett. Es schaltet das Hungergefühl ab *und* regt zusätzlich Ihren Organismus dazu an, mehr Kalorien zu verbrennen – und zwar durch die Stimulierung von CART.

Fakt ist …

Neuropeptid Y (NPY) ist ein Stresshormon, das mit heftigem oder ständigem Stress zunimmt. Das ist der Grund dafür, warum manche Menschen in chronisch-stressigen Situationen zunehmen. Testosteron, das männliche Geschlechtshormon, scheint die Ausschüttung von NPY zu stimulieren, während das weibliche Geschlechtshormon Östrogen unterschiedliche Wirkungen zu haben scheint – je nachdem, in welcher Phase des weiblichen Zyklus man sich gerade befindet.

Aber unsere Körper sind nicht immer perfekt, und Leptin funktioniert auch nicht immer so, wie es sollte. Studien haben gezeigt, dass der Appetit von Mäusen wie erwartet abnahm, als man ihnen Leptin verabreichte. Bei Menschen zeigte sich eine andere Wirkung: Zwar verloren Testpersonen anfangs Gewicht, aber dann geschah etwas Seltsames: Sie überwanden den Leptin-Schub und nahmen ab einem gewissen Punkt nicht weiter ab. Das weist daraufhin, dass der menschliche Körper die Fähigkeit hat, sich über die eigentlich eindeutige Botschaft von Leptin (»Dein Tank ist voll!«) hinwegzusetzen. Wie? Wenn Leptin Ihre Verteidigung – also die Sättigungshormone – anweist, aktiv zu werden, um Sie gegen herumliegende Bonbons zu schützen, dann erwidert das Lustzentrum im Gehirn prompt: »Bonbons? Immer her damit!« Dieser Drang des Lustzentrums, auf den wir in Teil III (ab Seite 165) noch ausführlicher eingehen werden, kann die Botschaften des Leptins (dass man satt ist) überstimmen. Dies nennt sich Leptin-Resistenz. Es gibt auch noch eine andere Form von Leptin-Resistenz, die so aussieht, dass die Zellen schlichtweg aufhören, die Botschaften des Leptins anzunehmen. Die meisten krankhaft fettleibigen Menschen haben übrigens hohe Leptin-Spiegel; es ist nur so, dass sie an der zweiten Form der Leptin-Resistenz leiden – ihre Zellen erhalten also keine Leptin-Signale mehr oder sie reagieren nicht darauf.

Das bedeutet aber noch lange nicht, dass in diesem Wettlauf der Botenstoffe das Leptin automatisch immer den Kürzeren zieht.

Heureka! Die entscheidende Herausforderung ist es, dem Leptin optimale Arbeitsbedingungen zu bieten, damit es seine Aufgabe erledigen kann – sodass das Gehirn nach weniger Essen verlangt. Eine Möglichkeit, das zu tun: 30 Minuten pro Tag walken und etwas Muskelmasse aufbauen. Diese Sportarten sind auch Bestandteile unseres Bewegungsplans in Teil IV (ab Seite 200). Wenn man ein wenig an Gewicht verliert, werden die Zellen empfindlicher und reagieren besser auf Leptin.

Ghrelin klingt wie Gremlin: das Hormon des Hungers

Magen und Darmtrakt leisten mehr, als lediglich Nahrung aufzubewahren und mittels Aufstoßen mitunter Geräusche zu produzieren, die man auf einer Richterskala messen könnte. Wenn der Magen leer ist, senden sie ein quirliges kleines Hormon namens Ghrelin aus. Falls also einmal Ihr Magen knurrt, dann ist es in Wahrheit dieses Gremlin von einem Hormon, das gerade dabei ist, einen offensiven Vormarsch zu koordinieren; es sendet verzweifelt Nachrichten aus, die Ihnen sagen sollen, dass es jetzt gilt, Punkte zu erzielen und Tore zu schießen. Und dass Sie dem Magen-Darm-Takt umgehend jede Menge Hotdogs zuführen sollen. Indem es NPY stimuliert, bewirkt Ghrelin, dass der Mensch essen will.

Heureka! Und um dem Ganzen die Krone aufzusetzen: Wenn man versucht abzunehmen, indem man auf Nahrung verzichtet, steigt das Ghrelin an und sendet nur noch mehr Hungersignale aus. Es setzt sich kurzerhand über Ihre Willensstärke hinweg und startet chemische Reaktionen, die Ihnen schließlich gar keine andere Wahl lassen, als zum Wurstbrot zu greifen. Des Weiteren regt Ghrelin auch die Ausschüttung von Wachstumshormonen an. Wenn man also dem Ghrelin-Pegel erlaubt anzusteigen, dann handelt man sich zugleich eine Flut von Wachstumshormonen ein. Und Wachstumshormone bewirken leider nicht nur ein Wachstum in die Höhe, sondern auch in die Breite.

Fakt ist …

Wissenschaftler haben eher zufällig herausgefunden, wie Ghrelin funktioniert: Bei Magenverkleinerungen entfernten Ärzte den Teil des Magens, in dem Ghrelin produziert wird. Sie erkannten, dass nicht nur der kleinere Magen, sondern auch die verminderte Ghrelin-Produktion dafür verantwortlich war, dass die operierten Patienten weniger aßen. Das Signal »Immer nur rein damit!« war ausgeschaltet, das Sättigungszentrum konnte wieder seiner natürlichen Aufgabe nachkommen.

Der Magen schüttet Ghrelin etwa im 30-Minuten-Takt aus und sendet auf diese Weise subtile chemische Impulse ans Gehirn – beinahe wie unbewusste biologische Suggestivbotschaften: Käsekuchen, Käsekuchen, Käsekuchen … Wenn man wirklich Hunger hat oder Diät hält, kommen diese Botschaften schneller – etwa alle 20 Minuten – und werden obendrein immer stärker. Auf diese Weise ist schnell ein hormonelles Trommelfeuer erreicht, das uns nur immer dringender signalisiert, dass der Körper Nahrung will. Nach einer gewissen Zeit des Fastens kann der Körper diese Botschaften schließlich nicht mehr ignorieren. Das ist der Grund, warum Schokokekse und Kartoffelchips regelmäßig über die Willenskraft triumphieren, und das ist auch der Grund, warum Abnehmen durch Nahrungsverzicht nie funktionieren wird.

Heureka! Es ist unmöglich, den Kampf gegen die biologische Beschaffenheit des Körpers zu gewinnen. Der hormonbedingte Teufelskreis endet erst, wenn man isst; sobald sich der Magen füllt, sinkt der Ghrelin-Spiegel, was wiederum bewirkt, dass auch der Appetit abnimmt. Wenn Sie also der Meinung sind, es sei Ihre Aufgabe, sich der Biologie mit aller Gewalt zu widersetzen, werden Sie diese Schlacht jedes Mal verlieren. Wenn es Ihnen allerdings gelingt, Ihren Körper so umzuprogrammieren, dass die Ghrelin-Kobolde schließlich verstummen, dann haben Sie eine echte Chance, den Hunger zu besiegen und die Kontrolle über Ihr Gewicht zu erlangen.

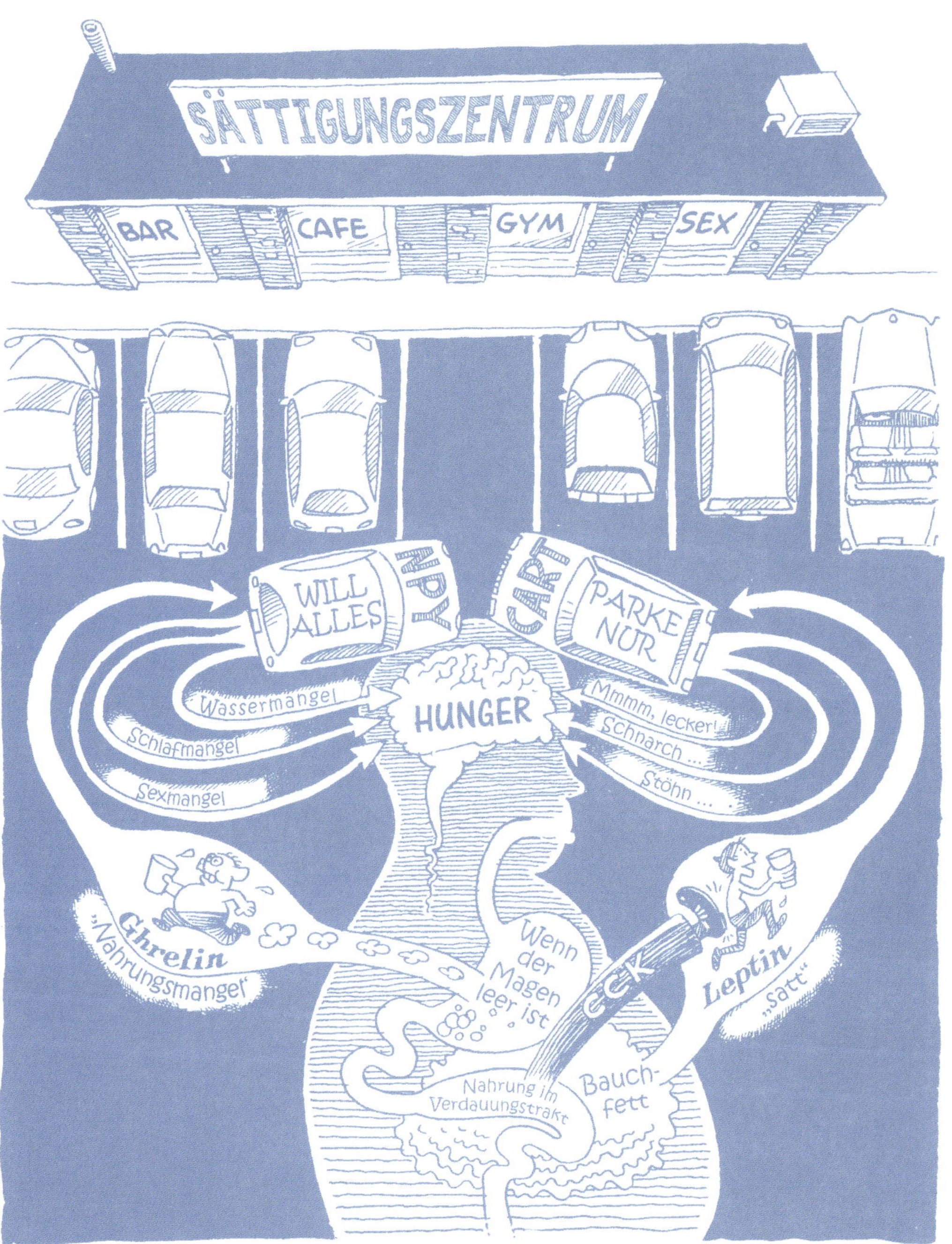

In der Zwickmühle

Das Sättigungszentrum wartet darauf, von NPY abgeschaltet oder von CART stimuliert zu werden. Je nachdem, welcher der beiden Rezeptoren zuerst andockt, verspürt man das Bedürfnis, mehr zu essen oder nicht. Umgekehrt werden diese beiden Proteine durch Wasser-, Schlaf- und Sexentzug beeinflusst. Außerdem werden sie durch das Ghrelin aus dem Magen beeinflusst, das einerseits das hungrig machende NPY anregt und andererseits das Leptin aus dem Fett. Leptin wird zusätzlich durch ein Hormon namens CCK stimuliert, das nach einer Mahlzeit im Verdauungstrakt freigesetzt wird.

Der erbitterte Kampf: Ghrelin gegen Leptin

Kommen wir noch einmal zurück zum Prinzip von Angriff und Verteidigung. Der natürliche Zustand in Ihrem Körper ist ein permanentes Geben und Nehmen zwischen Hunger- und Sättigungshormonen – also zwischen Ghrelin und Leptin – die ihrerseits abwechselnd NPY und CART beeinflussen. Es ist ein permanentes Wechselspiel zwischen dem einen Impuls, der sagt: »Eine große Salamipizza mit Extrakäse bitte!«, und dem anderen Impuls, der sagt: »Keine weiteren Passagiere mehr, dieser Bauch ist voll.«

Bei der Schlacht ums Essen sind die Kontrahenten also nicht Willensstärke und knusprige Waffeln; der Kampf wird vielmehr zwischen den widerstreitenden Botenstoffen ausgefochten, die im Gehirn produziert werden. Das NPY ist der Schurke: Es ermuntert Sie dazu, Büffets zu plündern, treibt Sie zum Vorratsschrank und verleitet Sie zum Konsum von Fertigessen, während CART Ihr Schutzengel in Sachen Ernährung ist: Er aktiviert eine Reihe von Verbündeten, um Sie satt und zufrieden zu halten und süße oder fette Lebensmittel mit Missachtung zu strafen. Stellen Sie sich das am besten so vor, dass die zwei Substanzen NPY und CART beide in dieselbe Parklücke fahren möchten – jene chemische Parklücke, die in letzter Instanz darüber entscheidet, ob Sie etwas essen oder nicht (siehe Abbildung auf der linken Seite). Beide kommen gleichzeitig herangebraust und möchten schnell diese Lücke belegen. Nur einer von beiden – entweder NPY oder CART – kann es schaffen und sendet dann das alles entscheidende Signal ans Gehirn, das wiederum die Hormone in Gang setzt, die das Gefühl vermitteln, man sei entweder hungrig oder satt.

Es gibt aber einen entscheidenden Unterschied: Das Ghrelin arbeitet kurzfristig und sendet zweimal in der Stunde Hungersignale aus, das Leptin dagegen arbeitet langfristig. Wenn es nun also gelingt, den Leptin-Spiegel hoch zu halten, hat man eine größere Chance, Hunger und Appetit im Griff zu behalten. Ist das nicht wunderbar? Leptin kann das Ghrelin auf lange Sicht austricksen, sodass man nicht das Gefühl hat, man müsse alle paar Minuten alles in der Nähe befindliche Essbare in sich hineinstopfen. Wenn man sich also darauf konzentriert, wie man seinen Leptin-Spiegel – und wichtiger noch: die Wirkungen des Leptins – durch eine größere Leptin-Empfindlichkeit beeinflussen kann, dann hilft das Gehirn mittels CART dabei, den Hunger zu kontrollieren.

Manchmal scheint es so, als habe man nicht viel Einfluss auf die chemischen Reaktionen, die in den Blutbahnen oder im Gehirn ablaufen. Aber genau so, wie man Cholesterin oder Blutdruck kontrollieren kann, indem man sein Essverhalten entsprechend anpasst, genau so kann man das Sättigungszentrum im Gehirn kontrollieren. Wie? Ganz einfach ebenfalls durch eine clevere Auswahl an Lebensmitteln.

Auf körperlicher Ebene verhalten sich Lebensmittel wie Drogen: Sie sind fremde Substanzen, die in den Organismus gelangen und eine große Zahl der natürlichen chemischen Prozesse beeinflussen, die innerhalb des Körpers ablaufen. Wenn der Körper Nahrung erhält, verändern sich diese chemischen Reaktionen und plötzlich werden andere Botschaften durch das gesamte System gesandt – die ihrerseits wiederum einige Dinge anschalten und andere ab. Zwar gibt Ihr Körper die eigentlichen internen Befehle, aber Sie können den Grundtenor und die Richtung dieser Befehle durch die Nahrung, die Sie ihm zuführen, wesentlich mitbestimmen. Wenn Sie sich für die richtigen Nahrungsmittel – etwa Nüsse – entscheiden, sorgen Ihre Hormone ganz von selbst dafür, dass Sie satt bleiben. Nehmen Sie aber die falschen Nahrungsmittel zu sich – wie etwa Haushaltszucker –, dann spielt Ihr Körper hormonell gesehen verrückt, und das führt nur zu einem Ergebnis: dass Sie in Zukunft den Gürtel ein Loch weiter stellen müssen.

Ein besonderer Feind Ihres Körpers ist Fruktose, die sich in großen Mengen in Glukose-Fruktose-Sirup (HFCS) findet. Es handelt sich hierbei um einen Süßstoff, der in vielen verarbeiteten Nahrungsmitteln enthalten ist. Und so funktioniert's:

Heureka! Wenn man Kalorien aus gesunden Quellen zu sich nimmt, schalten diese das Bedürfnis nach Essen aus, indem sie die Produktion von NPY unterdrücken oder indem sie mehr CART produzieren. Aber Fruktose – die zum Beispiel in Süßstoffen für Limonaden und Salatdressings enthalten ist – wird von unserem Gehirn nicht als normales Essen betrachtet.

Weil unser Gehirn die Fruktose, die in Tausenden von künstlich gesüßten Nahrungsmitteln enthalten ist, nicht als überschüssige Kalorien oder als NPY-hemmenden Stoff wahrnehmen kann, will der Körper, dass Sie immer weiter essen. Das bedeutet, dass selbst fettarme Nahrungsmittel extrem schlechte Auswirkungen auf den Kalorienhaushalt oder den Appetit haben können – wenn sie nämlich Maissirup beziehungsweise Fruktose enthalten. 1960 war die Ernährung in Amerika praktisch frei von Süßstoffen wie High Fructose Corn Syrup (HFCS, Glukose-Fruktose-Sirup). Doch mittlerweile konsumiert jeder US-Bürger im Jahresdurchschnitt 28,5 Kilogramm davon (das macht immerhin satte 128 000 Kalorien im Jahr!).

Diese Entwicklung trägt natürlich enorm zur allgemeinen Gewichtszunahme bei, da die Fruktose im HFCS die Hungersignale nicht ausschaltet. Lebensmittel mit viel Fruktose – die sogar häufig ausdrücklich als zucker- oder fettarm verkauft werden – machen nicht nur hungrig, sondern verhindern auch, dass Ihr Appetit abgeschaltet wird. Außerdem enthält auch Fruktose selbst schon reichlich Kalorien: Auf diese Weise erhalten Sie also auch nach dem Verzehr von zwei Packungen fruktosehaltiger, kalorienreicher Kekse immer noch das Signal, hungrig zu sein.

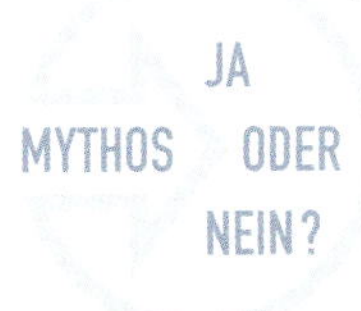

Fett-weg-Tipps

Überwinden Sie den Zutatenschock

Betrachten Sie die Zutatenlisten auf Lebensmittelpackungen genauso aufmerksam, wie Sie den Börsen- oder Sportteil Ihrer Tageszeitung lesen. Vermeiden Sie Nahrungsmittel, deren Zutatenliste eine der folgenden Inhaltsstoffe unter den ersten fünf Zutaten aufführt:

- Einfache Zucker
- Angereichertes, gebleichtes oder raffiniertes Mehl (das bedeutet nämlich, dass dieses Mehl keine Nährstoffe mehr enthält)
- HFCS (Glukose-Fruktose-Sirup)

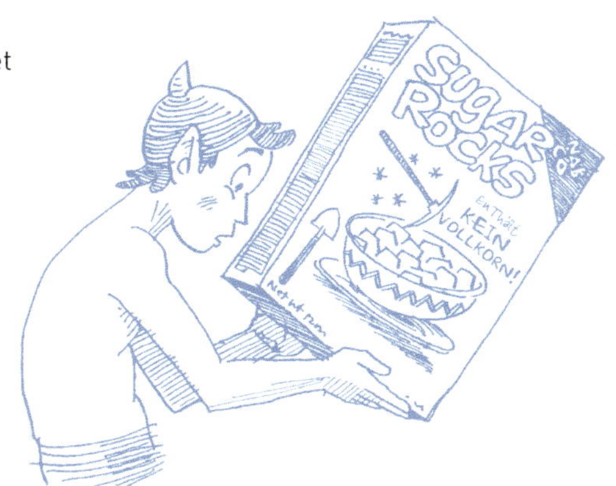

Wenn man dem Körper diese Stoffe zuführt, dann ist das in etwa so, als wenn man ein Mobiltelefon in ein Glas Wasser taucht. Es kommt zu einem hormonellen Kurzschluss im System, und dem Körper werden widersprüchliche Botschaften über das soeben aufgenommene Essen übermittelt. Heutzutage beträgt der jährliche Pro-Kopf-Verbrauch von Zucker 68 Kilogramm – im Jahre 1700 waren es im Schnitt nur 3,4 Kilogramm. Wir essen also heute im Durchschnitt zwanzigmal so viel! Wenn körperlich gesunde, leicht übergewichtige Menschen Zucker essen, speichern sie im Schnitt fünf Prozent als sofortigen Energielieferanten für später, verarbeiten 60 Prozent im Stoffwechsel und satte 35 Prozent speichern sie als Fett, das später in Energie umgewandelt werden kann. Haben Sie eine Vorstellung davon, wo die Hälfte des Zuckers, den wir täglich konsumieren, herkommt? Aus Maissirup in Nahrungsmitteln wie Limonaden oder Salatdressings, die als fettfrei angepriesen werden.

Wählen Sie ungesättigt statt gesättigt

Mahlzeiten, die viele gesättigte Fette enthalten, produzieren niedrigere Spiegel von Leptin als fettärmere Mahlzeiten mit genau derselben Kalorienmenge. Das bedeutet, dass man sein Sättigungsgefühl steigern und sein Hungergefühl verringern kann, indem man gesättigte Fette vermeidet, die in fettreichen Fleischprodukten, vielen Backwaren und Vollmilchprodukten enthalten sind.

Verwechseln Sie Durst nicht mit Hunger

Einige Menschen essen tatsächlich immer nur dann, wenn ihre Sättigungszentren Aufmerksamkeit verlangen. Aber manchmal verlangen diese Appetitzentren gar nicht etwas, was den Magen füllen soll, sondern vielmehr etwas, was den Durst stillt. Durst kann von Hormonen im Verdauungstrakt ausgelöst werden oder er kann auch eine chemische Reaktion auf Nahrung sein: Durch die Aufnahme bestimmter Speisen wird das Blut dicker, und der Körper erkennt, dass es verdünnt werden muss. Eine hervorragende Art, um der hormonellen Reaktion auf die Nahrungsaufnahme zu begegnen, ist, das entstehende Durstgefühl mit einem Getränk zu stillen, das nicht – wie etwa Limonade oder Alkohol – unnötige leere Kalorien enthält. Es interessiert Ihr Durstzentrum nämlich nicht im Geringsten, ob es kalorienfreies Wasser oder einen kalorienreichen Drink erhält.

Heureka! Wenn man sich hungrig fühlt, sollte man zuerst ein oder zwei Gläser Wasser trinken, um festzustellen, ob der Körper vielleicht nur Flüssigkeit möchte.

Vermeiden Sie die Alkoholfalle

Wenn Sie abnehmen möchten, sollten Sie übermäßigen Alkoholkonsum meiden – nicht nur wegen der Kalorien, die im Alkohol stecken, sondern auch, weil Sie durch den Alkohol beschwingt womöglich insgesamt mehr Kalorien aufnehmen. Alkohol senkt nämlich alle möglichen Hemmschwellen, und deshalb neigt man unter seinem Einfluss auch dazu, mehr zu essen, als man eigentlich will. Beschränkt man sich beispielsweise auf ein Glas Wein pro Tag, wirkt sich das positiv auf die Arterien aus, man isst wahrscheinlich weniger – aber selbst dieses eine Glas kann Ihr Taillenmanagement negativ beeinflussen, da Alkohol die Bildung von Leptin hemmt.

Achten Sie auf Kohlenhydrate

Wenn man extrem kohlenhydratreiche Kost zu sich nimmt, steigt NPY an, und das wiederum macht hungrig. Deshalb sollten Sie es so einrichten, dass Ihre Nahrung zu weniger als 50 Prozent aus Kohlenhydraten besteht. Achten Sie außerdem darauf, dass die meisten Ihrer Kohlenhydrate komplex sind, bevorzugen Sie also Vollkornprodukte oder Gemüse.

Bleiben Sie satt und zufrieden

Ganz egal, welche Maßnahmen Sie ergreifen, um Ihre Taille in den Griff zu bekommen, versuchen Sie grundsätzlich, stets satt und zufrieden zu bleiben – und zwar idealerweise nicht, indem Sie sich auf einen doppelten Cheeseburger stürzen, sondern indem Sie geschützten, gesunden, monogamen Sex praktizieren. Sex und Hunger werden beide durch den Botenstoff NPY reguliert. Es wurde schon mehrfach beobachtet, dass gesunder Sex dabei helfen kann, die Nahrungsaufnahme zu kontrollieren; indem man ein Appetitzentrum befriedigt, scheint man das andere gleich mit zufriedenzustellen.

Behalten Sie Ihre Hormonschwankungen im Griff

Es wird Zeiten geben, in denen Sie Ihren Hormonpegel nicht immer im Griff haben, und zwar vor allem dann, wenn das Ghrelin die Oberhand über das Leptin gewinnt und man sich hungriger fühlt als ein Löwe. Erstellen Sie eine Notfallliste mit Lebensmitteln, die Sie satt machen, wenn sie von solchen Heißhunger-Attacken heimgesucht werden – das kann Gemüsesaft sein, eine Handvoll Nüsse, Obststücke, klein geschnittenes Gemüse oder ein wenig Avocadocreme.

3

Das Lexikon der Nahrungsaufnahme

Wie die Nahrung durch den Körper reist

Diät-Mythen

- Fett wird zu Fett, Eiweiß wird zu Muskeln, und Kohlenhydrate verwandeln sich in Energie.
- Die Nahrungsmenge im Magen bestimmt, wann wir satt sind.
- Der schnelle Energieschub aus Zucker hilft, den Hunger zu bekämpfen.

Sobald das Gehirn den Befehl »Essen!« gibt, essen Sie tatsächlich erst einmal. Vielleicht schlingen Sie. Vielleicht knabbern Sie nur. Und dann denken Sie wahrscheinlich nicht weiter an die üppige Portion Nudeln mit Käse, bis deren Nachwirkungen auf Ihren Oberschenkeln wieder sichtbar werden. Aber zwischen Mund und Schenkeln liegt ein wahrhaft erstaunliches Verdauungssystem – ein System, das je nach Einzelfall darüber entscheidet, ob Nahrung verbrannt oder gespeichert wird. Oder aber ob sie aus dem Körper herauskatapultiert wird wie ein pöbelnder Schüler aus dem Klassenzimmer.

Sie kennen nun die biochemischen Gründe dafür, wieso Sie Nahrung aufnehmen. Jetzt ist es an der Zeit, die biologischen Vorgänge zu erkunden, die ablaufen, nachdem die diversen Lebensmittel erst einmal in Ihren Körper gelangt sind. In diesem Kapitel werden wir besprechen, was am Anfang des Verdauungsprozesses vor sich geht. Im nächsten Kapitel betrachten wir dann die Wechselwirkungen zwischen der aufgenommenen Nahrung und weiteren Organen, die an der Verdauung beteiligt sind.

Ihre Verdauungsautobahn: die Auffahrt

Was auch immer auf Ihre Verdauungsautobahn (also in Ihren Magen-Darm-Trakt) gelangen will, muss zunächst an Ihrer physiologischen Mautstation vorbei: Ihrem Mund. Die – ernährungsphysiologisch gesehen – dicken Schlitten dürfen dabei auf der Überholspur bleiben, denn sie liefern die Kraft, Energie, Ausdauer und Stärke, die Sie benötigen, um Ihr Leben zu bewältigen. Auch schädliche (wenn auch leider ziemlich leckere) Nahrungsmittel dürfen passieren, allerdings bleibt der dicke Schaden, den sie unterwegs verursachen, leider sprichwörtlich an Ihnen hängen. Im Laufe ihrer Reise ziehen die Nahrung und alle ihre Ernährungsbestandteile (also auch die Giftstoffe) an den verschiedenen Organen vorbei, bremsen bei Serpentinen, geben wieder Gas, verbinden sich mit anderen Nährstoffen und werden teilweise von der Darmpolizei wegen nährstofftechnischer Ordnungswidrigkeiten aus dem Verkehr gezogen (siehe Abbildung auf der rechten Seite).

Auf jeder Reise gelangt die Nahrung an eine symbolische Straßengabelung mit drei verschiedenen Abzweigen:

- Entweder wird sie aufgespalten und von Blutstrom und Leber aufgenommen, um als Energie verbraucht zu werden.
- Oder sie wird aufgespalten und als Fett gespeichert.
- Oder sie wird als Abfall betrachtet und der Recyclinganlage der Natur zugeführt, wandert also geradewegs in die Toilette.

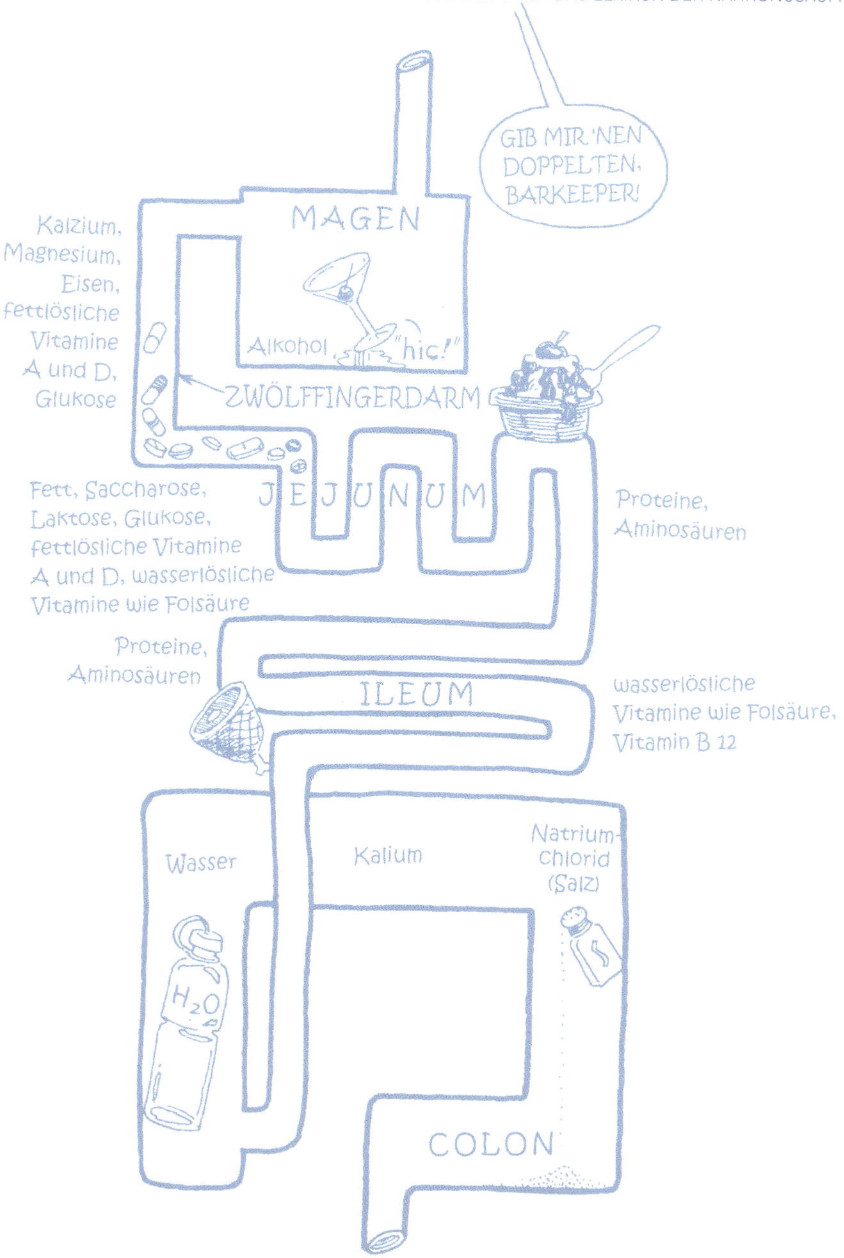

Der Weg alles Vergänglichen

Die Nahrung macht im Verdauungsprozess an mehreren Stationen halt und deshalb kann eine Erkrankung dieser Bereiche bei einem Menschen Nährstoffmängel verursachen und beim anderen nicht, selbst wenn beide sich völlig gleich ernähren. Die Nährstoffe aus unseren Lebensmitteln und Nahrungsergänzungsmitteln werden nicht alle an ein- und derselben Stelle verarbeitet und absorbiert, sondern an verschiedenen Haltestellen, die über den gesamten Magen-Darm-Trakt verteilt sind. In der Abbildung oben sehen Sie die Haltestellen, an denen jeweils unterschiedliche Nährstoffe aufgenommen werden.

Fakt ist ...

Der Mensch verfügt im Durchschnitt über etwa 10 000 Geschmacksknospen. Diese weisen eine zwiebelförmige Struktur auf und erneuern sich etwa alle drei bis zehn Tage. Dieser Prozess verlangsamt sich jedoch mit zunehmendem Alter. Ältere Menschen haben oft nur noch etwa 5000 Geschmacksknospen.

Und so funktioniert das System: Bevor auch nur ein Bissen die Mautstelle erreicht, aktiviert Ihr Körper sein Radargerät, um Sie wissen zu lassen, dass Essen auf dem Weg ist. Dieser Radar wird ausgelöst durch Signale wie den Anblick, den Geruch und teilweise sogar schon durch den bloßen Gedanken an eine Vorspeise aus gebratenem Käse, die das Wasser im Mund zusammenlaufen lassen. Als Antwort auf diese sensorische Information sondern die Speicheldrüsen Enzyme ab, die schon im Mund beginnen, die Nahrung aufzuspalten; als kleinen Willkommensgruß fängt auch der Magen umgehend an, Magensäure zu produzieren, was dem Körper ebenfalls dabei hilft, sich auf den Verdauungsprozess vorzubereiten.

Unterschätzen Sie keinesfalls die Rolle, die Ihre Zunge im Verdauungsprozess spielt. In grauer Vorzeit verließ sich der Mensch auf seine Zunge (und Nase), um zu überleben: Wenn etwas gut schmeckte, konnte er es relativ gefahrlos essen. Wenn es aber wie Dinosaurierdung schmeckte, dann war es vermutlich schädlich oder giftig.

Wir machen heute in etwa dasselbe, wenn auch ein wenig anders. Da unser Körper sich bei der Informationsverarbeitung ebenfalls auf seine Sinne verlässt, nutzen wir unsere Zunge, um Informationen über die Nahrung zu erhalten. Diese Informationen werden an das Gehirn weitergeleitet, und daraufhin sendet das Gehirn Botschaften an die Hand, die die Gabel hält. Und diese Nachrichten lauten: weiteressen oder aufhören. Welcher Art diese Botschaften sind, wird zum einen von den fünf Geschmacksrichtungen beeinflusst, die wir schmecken können: süß, sauer, salzig, bitter und *umami*, was so viel bedeutet wie fleischig, herzhaft, wohlschmeckend – und in etwa die typische Geschmacksqualität von proteinreichen Nahrungsmitteln wie einem saftigen Rindersteak beschreibt. Darüber hinaus spielt auch eine Rolle, was wir riechen. Einige Forscher behaupten sogar, dass unser Geschmacksempfinden zu 75 Prozent vom Geruch der jeweiligen Nahrungsmittel bestimmt wird. Und wie hängt das mit dem Wachstum unseres Taillenumfangs zusammen? Zunächst einmal das Offensichtliche: Je mehr man ausgerechnet diejenigen

Fakt ist ...

Vielleicht hatte man früher doch recht: Einst übten junge Ärzte Kritik an ihren älteren Kollegen, die ihren Patienten B_{12}-Injektionen verabreichten. Der Erfolg dieser Maßnahme beruhe ihrer Meinung nach lediglich auf einem Placebo-Effekt. Vermutlich leiden aber fast 40 Prozent der amerikanischen Bevölkerung an einem Mangel an Vitamin B_{12}.

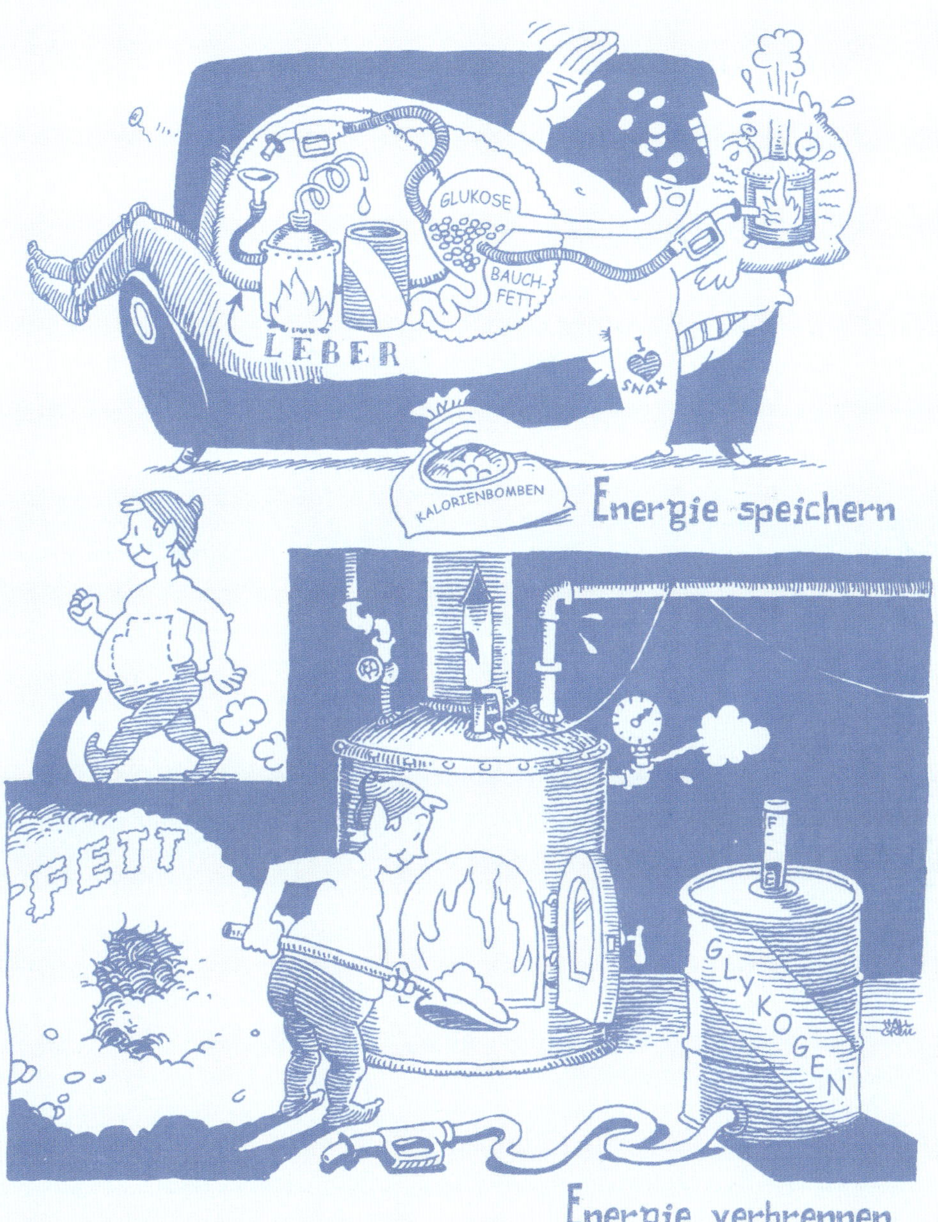

Verbrennung auf Raten

Wenn man sich den Bauch vollschlägt, speichert die Leber überschüssigen Zucker in Form von Glykogen, das nichts anderes darstellt als eine Energiereserve, auf die wir im Notfall schnell zugreifen können, ohne etwas essen zu müssen. Sind die Glykogenspeicher erst einmal voll, speichern wir die überschüssige Energie aus Eisbechern und Erdnussflips in Form von Fett. Um nun also Fett loszuwerden, müssen wir zunächst das gesamte Glykogen aufbrauchen, was nach etwa einer halben Stunde Sport der Fall ist. Erst dann fängt der Körper automatisch an, Fett zu verbrennen.

Fett-weg-Tipps

Schalten Sie den Verdauungsprozess runter, und zwar vor den Mahlzeiten. Nimmt man vor dem Essen eine kleine Menge an gesundem Fett zu sich, gaukelt man dem Körper vor, schon satt zu sein, und schlägt so seinem Hormonsystem ein Schnippchen. Essen Sie etwa 20 Minuten vor einer Mahlzeit ungefähr 70 Kalorien an gesundem Fett, zum Beispiel sechs Walnüsse, zwölf Mandeln oder 20 Erdnüsse. So stimulieren Sie die Produktion von CCK (siehe Seite 74). Dieses schickt ein Sättigungssignal an das Gehirn und verhindert, dass sich der Magen zu schnell leert, wodurch das Sättigungsgefühl auch noch länger vorhält. Bis zur Freisetzung von CCK und zur Reduktion von Ghrelin vergehen etwa 20 Minuten, benötigt werden dafür etwa 65 Kalorien in Form von Fett.
Dieser kleine Trick gibt Ihnen die Chance, sich in Ruhe an den Tisch zu setzen und ausschließlich aus Lust am Genuss zu essen – nicht getrieben vom Hunger. Mit anderen Worten: Sie werden deutlich weniger essen. Fatalerweise sind nämlich viele Menschen schon mit dem Essen fertig, bevor ihr Sättigungsgefühl einsetzt, und arbeiten dadurch unwissentlich gegen ihre eigenen Hormone an. Genau aus diesem Grund ist es auch sinnvoll, langsam zu essen. Wer sein Essen schnell hinunterschlingt, gibt schlichtweg seinen Sättigungshormonen nicht genügend Zeit, ihre Arbeit zu tun.
Setzen Sie frühzeitig Ballaststoffe ein. Viele von uns verbinden mit Ballaststoffen in erster Linie mehr Gesundheit und längere Toilettensitzungen. Aber Ballaststoffe wirken auch als natürliche Verkehrshindernisse auf der Verdauungsautobahn und verlangsamen dadurch den Verdauungsprozess. Technisch gesehen funktionieren Ballaststoffe, indem sie den Nahrungstransport über die Ileozäkalklappe verzögern, wodurch der Magen länger gefüllt bleibt. Das Ergebnis: ein höheres Sättigungsgefühl und ein Anstieg der appetitzügelnden Signale. Grundsätzlich sollten Sie täglich etwa 30 Gramm Ballaststoffe aufnehmen – besonders wirkungsvoll sind sie, wenn man sie relativ früh am Tag zu sich nimmt. Studien haben gezeigt: Wer Ballaststoffe schon zum Frühstück isst, hat am Nachmittag weniger Hunger – zu der Zeit also, in der das Bedürfnis nach Süßigkeiten und anderen Snacks besonders groß ist. Hervorragende Ballaststoffquellen für das Frühstück sind Haferflocken, Müsli, Vollkornprodukte und Obst. Sie werden feststellen, dass die Frühstücksvorschläge in unserem Ernährungsplan (siehe Teil IV, ab Seite 200) sehr ballaststoffreich sind. Sie reichen vom Vollkornbrot bis zum Eiweiß-Omelett mit Gemüse. Und auch die vorgeschlagenen vormittäglichen Snacks, zum Beispiel Äpfel, enthalten viele Ballaststoffe.
Ballaststoffe halten nicht nur den Blutzuckerspiegel im Zaum und senken den Insulinspiegel, sie reduzieren auch die Kalorienaufnahme – und zwar in einem Zeitraum von maximal 18 Stunden pro Tag. Nehmen Sie zunächst ein bis zwei Gramm natürliche Ballaststoffe in Form von Lebensmitteln, aber auch Kapseln oder Ähnlichem vor den Mahlzeiten und vor dem Schlafengehen ein und steigern Sie sich langsam auf bis zu fünf Gramm. Wer gleich mit einer hohen Dosis beginnt, produziert in null Komma nichts mehr Gas als ein Biokraftwerk. Das Nahrungsergänzungsmittel Konjakwurzel scheint ebenfalls eine sehr positive Wirkung zu haben. Testpersonen, die eine

Stunde vor den Mahlzeiten ein Gramm davon zu sich nahmen, verloren in acht Wochen etwa drei Kilogramm.

Verwenden Sie kleinere Teller. Große Portionen sind einer der hinterhältigsten Feinde unseres Magens: Studien haben gezeigt, dass man bis zu einem Drittel mehr isst, wenn das Essen (noch dazu ungesundes Essen) in großen statt in kleinen Portionen angeboten wird. Gewaltige Popcorn-Tüten, wagenradgroße Teller und 2-Liter-Becher haben dazu geführt, dass wir uns in Sachen Sättigungsgefühl nicht mehr von unserem wirklichen Hunger leiten lassen, sondern von der vorhandenen Nahrungsmenge. Es ist einfach, hier etwas zu verändern: Für den Anfang genügt es, Teller mit einem Durchmesser von etwa 23 Zentimetern zu benutzen. Diese vermitteln einen realistischeren visuellen und psychologischen Eindruck davon, nach welcher Nahrungsmenge unser Appetit bereits wahrnehmbar gestillt ist. Tatsächlich haben Studien gezeigt, dass optische Anhaltspunkte besonders wichtig für unser Sättigungsgefühl sind. Viele Menschen hören erst auf zu essen, wenn ihr Teller leer ist – ganz gleich, wie groß der Teller und die Portion darauf auch sein mögen. Aus diesem Grund sollten Sie auch nie direkt aus der Packung oder der Schachtel essen.

Lassen Sie sich Zeit. Magenknurren regt den Appetit an, aber das Knurren sagt Ihnen nicht wirklich, wie hungrig Sie sind oder wie viel Sie essen sollen. Deshalb ist die Nahrungsmenge auch ein so wichtiger Faktor. Ihr Instinkt sagt Ihnen zwar in diesem Moment, dass Sie etwas essen sollen – aber eben nicht, dass es gleich eine Wagenladung Pommes sein muss. Wenn Sie jetzt schnell eine große Portion hinunterschlingen, wird Sie das keineswegs davon abhalten, einige Stunden später wieder etwas essen zu wollen. Sie sollten sich also Zeit lassen und dem CCK die Möglichkeit geben, seine Arbeit zu verrichten; nachdem Sie eine Handvoll Nüsse gegessen haben, warten Sie zunächst, was passiert. Es dauert etwa 20 Minuten, bis die Lust aufs Essen abnimmt.

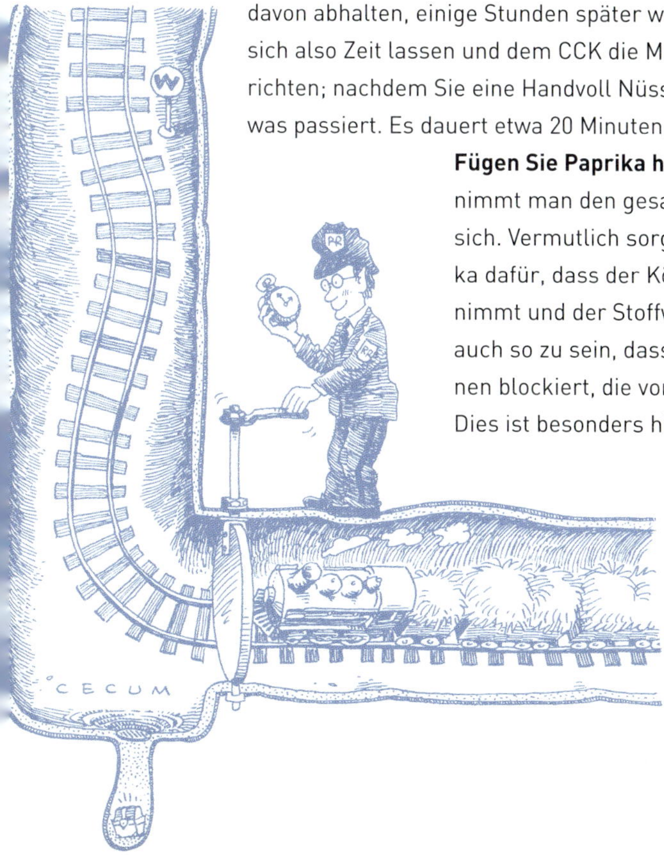

Fügen Sie Paprika hinzu. Isst man morgens rote Paprika, nimmt man den gesamten Tag über weniger Nahrung zu sich. Vermutlich sorgt der Inhaltsstoff Capsaicin in der Paprika dafür, dass der Körper insgesamt weniger Kalorien aufnimmt und der Stoffwechsel angeregt wird. Es scheint aber auch so zu sein, dass Capsaicin die sensorischen Informationen blockiert, die vom Darm zum Gehirn gesendet werden. Dies ist besonders hilfreich, wenn man beispielsweise aufgrund einer fettarmen Ernährung selbst nicht genügend natürliche Appetitzügler freisetzt. Capsaicin wirkt, indem es körpereigene Hungersignale blockiert – oder zumindest reduziert. Geben Sie also rote Paprika in Ihr morgendliches Eiweiß-Omelett.

Fett-weg-Test
Sind Sie ein Überschmecker?

Geschmäcker sind bekanntlich verschieden, und was der eine mag, das mundet dem anderen womöglich gar nicht. Ihre genetisch vorbestimmten Geschmacksvorlieben spielen unter Umständen aber auch eine äußerst wichtige Rolle für Ihr Taillenmanagement. Dabei gibt es zwei mögliche Fehlentwicklungen: Entweder Sie erhalten einige wichtige Nährstoffe nicht in ausreichender Menge. Oder aber Ihr Drang nach Süßem ist so stark, dass Sie einen ganzen Kuchen in Windeseile allein verputzen können.
Sollten Sie ein Überschmecker sein, dann neigen Sie vermutlich dazu, zu wenig Obst und Gemüse zu essen, weil Sie deren Geschmack als bitter wahrnehmen; dadurch fehlen Ihnen aber wichtige Nährstoffe, und so erhöht sich über kurz oder lang Ihr Risiko für Krankheiten und Darmpolypen. In diesem Fall sollten Sie Ihre Ernährung mit einem Multivitaminpräparat ergänzen, um diesen Mangel auszugleichen. Und Sie sollten versuchen, andere Speisen – wie Salate und Desserts – mit Obst und Gemüse aufzupeppen. Oder gönnen Sie sich eine Extraportion Gemüse in Form eines schmackhaften Brotaufstrichs (Tomatensoße bietet viele Kombinationsmöglichkeiten).
Sind Sie hingegen ein Unterschmecker, dann neigen Sie eher dazu, (zu viele) Süßigkeiten zu essen, weil Sie einen intensiveren Geschmack benötigen, um zufriedengestellt und satt zu werden. Übrigens: Einige Forscher behaupten, dass etwa 25 Prozent von uns Überschmecker sind und 25 Prozent Unterschmecker, alle anderen befinden sich irgendwo dazwischen. Zu welcher Gruppe gehören Sie?

- **Der Saccharin-Test:** Mischen Sie eine Tüte Saccharin (Süßstoff) mit 200 ml Wasser. Nun probieren Sie diese Mischung. Möglicherweise nehmen Sie sowohl bittere als auch süße Geschmackskomponenten wahr, in diesem Fall gilt es herauszufinden, was länger anhält. Dominiert der süße Anteil, bedeutet das, dass Sie möglicherweise ein Unterschmecker sind; wenn bitter überwiegt, sind Sie wahrscheinlich ein Überschmecker. Geht die Sache unentschieden aus, gehören Sie zu denen, die zu keiner der beiden Gruppen eindeutig gehören, also keine Panik. Sicherheitshalber sollten Sie den Test mehrmals wiederholen, um eventuelle Schwankungen zu berücksichtigen.
- **Die blaue Zunge:** Wischen Sie einige Tropfen blaue Lebensmittelfarbe auf Ihre Zunge und beobachten Sie die kleinen Kreise rosafarbenen Gewebes, die sich auf der Zunge abzeichnen. Das sind Ihre Papillen. Nehmen Sie dann ein Stück Papier mit einem 4 Millimeter großen Loch zur Hand (ideal ist die Ringbuchlochung in Ihrem Terminkalender) und legen Sie es auf Ihre Zunge. Verwenden Sie ein Vergrößerungsglas und zählen Sie die kleinen rosa Punkte innerhalb des ausgestanzten Kreises. Falls Sie weniger als fünf Punkte zählen können, dann bedeutet das, dass Sie ein Unterschmecker sind; bei über 30 Papillen sind Sie vermutlich ein Überschmecker.

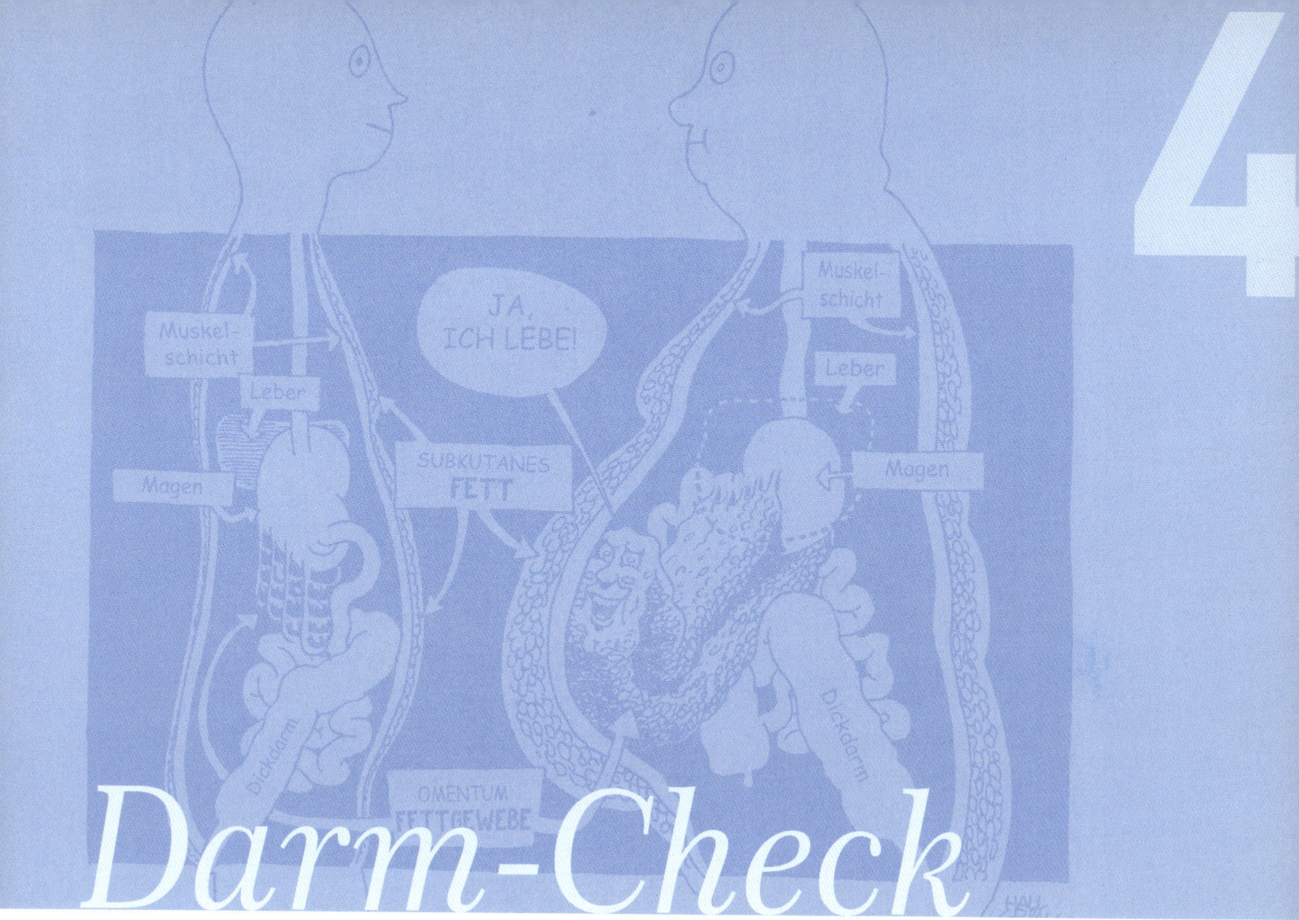

4 Darm-Check

Die gefährlichen Entzündungsschlachten im Bauch

Diät-Mythen

- Der Magen ist der Ort, an dem das Bauchfett gespeichert wird.
- Bei Diäten geht es meist nur ums Kalorienzählen.
- Das Gehirn ist der einzige Körperteil, der emotional auf Essen anspricht.

Wir alle kennen die täglichen Scharmützel im Kampf gegen das Übergewicht. Immer heißt es: Mensch gegen Sahnesauce, Mensch gegen Dessertwagen. Und der Titelkampf: Der Mensch gegen seine 15 Jahre alten Jeans. Das heißt aber nicht, dass alle diese Kämpfe um die Pfunde am Esstisch oder vor dem Kleiderschrank stattfinden. In Wahrheit ist es vielmehr so, dass jedes Mal, wenn Sie etwas essen oder trinken, Millionen winzig kleiner Feuergefechte in Ihrem Verdauungstrakt ausbrechen – und das sind die eigentlich entscheidenden Schlachten in Ihrem persönlichen Kreuzzug gegen das Übergewicht. Tief in Ihren Eingeweiden verborgen existieren bestimmte Zellen und Botenstoffe, die auf Nahrungsmittel mit zwei Möglichkeiten reagieren: Sie betrachten sie entweder als Freund oder als Feind.

Im Laufe unserer Reise durch die zweite Hälfte unseres Verdauungssystems werden wir diese Gefechte genauer beleuchten und herausfinden, wie sie unseren Taillenumfang beeinflussen. Tatsache ist: Unser Körper entscheidet über Freundschaften oder Feindschaften nicht danach, wie viele Kalorien ein bestimmtes Lebensmittel hat, wie fett es ist oder wie nett die Werbung dafür ist. Während der verschiedenen Phasen der Verdauung untersucht unser Körper alle eintreffenden Nährstoffe einzig und allein darauf, welche Wirkung sie auf entzündliche Prozesse haben; entzündungsfördernde Stoffe werden als feindlich eingestuft, entzündungshemmende Stoffe gelten dagegen als Verbündete.

Wir sprechen hier allerdings nicht von jenen Entzündungen, die Ihren Bauch auf die Größe eines Ballons anschwellen lassen, oder die Art von Entzündung, die bei einer Arthrose die Gelenke befällt. Wir sprechen von einer chemisch bedingten Entzündungsreaktion, die sich im Blutstrom ereignet und die eine der maßgeblichen Ursachen für eine Gewichtszunahme darstellt. Dieser Prozess ist vergleichbar mit dem Verrosten von Metall. So wie Stahl rostet, wenn er Sauerstoff ausgesetzt wird, so setzen (sauerstoff-)freie Radikale einen Entzündungsprozess in Gang, indem sie sich auf dem Weg durch unseren Blutstrom auf unschuldige Passanten stürzen.

Die Medizin kennt viele unterschiedliche Arten von Entzündungen. Manche werden durch unsere Ernährungsgewohnheiten beeinflusst. Entzündungsprozesse können nicht nur durch Lebensmittelallergien ausgelöst werden, sondern es gibt auch allgemeine Entzündungen, die den ganzen Körper in Mitleidenschaft ziehen. Die Ursache dieser Ganzkörper-Entzündungen liegt in spezifischen Reaktionen der Leber auf gesättigte Fette und Transfette beziehungsweise in den Reaktionen des Bauchfetts und des gesamten Organismus auf Giftstoffe. Diese entstehen zum Beispiel durch das Rauchen oder durch Stress. Umgekehrt können diese entzündlichen Prozesse ihrerseits Bluthochdruck, einen hohen Cholesterinspiegel sowie eine erhöhte Insulinresistenz verursachen – und diese negativen Folgewirkungen wiederum können in den Arterien zu weiteren Entzündungen führen und in letzter Konsequenz Herzerkrankungen auslösen (mehr dazu im nächsten Kapitel, ab Seite 111).

Jetzt sehen wir uns zunächst an, wie Entzündungen auf der Ebene der Verdauung entstehen. Im nächsten Kapitel geht es dann darum, wie es zu allgemeinen Entzündungsprozessen im gesamten Körper kommt.

Wie tolerant sind Sie?

Der Magen-Darm-Trakt enthält über 100 Millionen Nervenzellen, und deshalb machen sich Schmerzen in diesem Bereich in der Regel sehr schnell bemerkbar. Wie stark man allerdings ein solches Unwohlsein im Darm wahrnimmt, hängt sehr von der genetischen Veranlagung ab, dabei besonders von der Empfindlichkeit gegenüber bestimmten Nahrungsmitteln. Denn davon wird bestimmt, wie man die Wirkung dieser »Verdauungslandminen« empfindet. Obwohl es auch einige pharmazeutische Lösungen gibt, um mit Verdauungsexplosionen fertig zu werden, sollten wir uns auch mit den Nahrungsmitteln beschäftigen, die einen entzündungshemmenden Effekt haben und die man deshalb gezielt zur Bekämpfung der lokalen Krisenherde einsetzen kann (siehe Tipps ab Seite 107). Als Folge der Entzündungsbrände im Rahmen der Verdauung ziehen sich Ihre Eingeweide entweder stark zusammen oder dehnen sich extrem aus – beides verursacht Schmerzen, die durch den Nervus vagus weitergeleitet werden. Manche nehmen diese Darmbewegungen gut wahr, andere weniger – und deshalb bemerken nicht alle diesen körperlichen Hinweis auf eine Nahrungsunverträglichkeit. Hier nun einige der häufigen Krisensituationen im Verdauungstrakt, die mit solchen Unverträglichkeiten zusammenhängen:

- **Enzymmangel:** Wenn es den Verdauungsorganen an Enzymen fehlt, um bestimmte Nahrungsmittel wie Milch, Getreide oder Bohnen im Stoffwechsel zu verarbeiten, bleibt die Nahrung unverdaut und dient stattdessen den gefräßigen Bakterien Ihres Darmes als Nahrung. Das Ergebnis: Der Darm bläht sich auf wie ein Heißluftballon. Die bekannteste Störung dieser Art ist die Laktose-Intoleranz (bei der Milchprodukte für den Magen-Darm-Trakt unverträglich sind), dicht gefolgt von einer Allergie gegen das Protein Gluten aus Weizen (und leider auch aus Roggen und Gerste – aus Ernährungssicht die besseren Alternativen zu Weizen). Wenn also das Enzym Laktase fehlt, erreicht der Milchzucker (Laktose) den Darm unverarbeitet, mit der Folge, dass die Darmbakterien sich mit großem Appetit darauf stürzen und ihn selbst verarbeiten. Und dabei entsteht leider eine Menge Gas.

- **Allgemeine Erkrankungen des Verdauungstraktes:** Probleme wie beispielsweise ein Reizdarm, der Symptome wie Durchfall und Bauchschmerzen verursacht, werden durch empfindliche Nerven verursacht und führen zu einer Entzündung der Darmwände. Wir alle produzieren ungefähr dieselbe Menge Gas pro Tag (insgesamt etwa ein Liter), aber manchen von uns verursacht dies mehr Unbehagen als anderen.

- **Psychologische Reaktionen:** Abneigungen gegenüber bestimmten Nahrungsmitteln können sich entwickeln, wenn man sich zum Beispiel einmal beim Garnelenessen gründlich den Magen verdorben hat. Eine psychologische Reaktion darauf wäre, dass man künftig Garnelen mit den schmerzhaften Nachwirkungen in Verbindung bringt und diese fortan meidet.

Daneben gibt es auch eine Reihe noch ernsthafterer Probleme wie Infektionen oder Parasiten (mit Würmern kann man sehr wirkungsvoll Gewicht verlieren – aber von einer solchen »Diät« wird dringend abgeraten) sowie einige aggressive und sogar tödlich verlaufende allergische Reaktionen auf Nahrungsmittel. Tatsache ist, dass wir möglicherweise alle die eine oder andere Lebensmittelunverträglichkeit haben, ohne dass wir es überhaupt wissen. Wir müssen also anfangen auf das zu hören, was uns unser Dünndarm in puncto Essen mitzuteilen versucht. Wenn man erst einmal erkannt hat, dass ein allgemeines Unwohlsein von bestimmten Nahrungsmitteln verursacht werden kann, die man nicht verträgt, kann man diese vom Speiseplan streichen beziehungsweise ersetzen oder sie zumindest reduzieren.

Entzündeter Darm: Feuergefechte im Verdauungstrakt

Auf Verdauungsebene können Nahrungsmittel aufgrund von Allergien, Bakterien oder anderen Giftstoffen zu einer Entzündung der Darmwand führen. Nahrung, die entzündliche Reaktionen im Darm anregt, hat eine ähnliche Wirkung wie eine Granate, die man im Verdauungstrakt zündet (siehe Abbildung Seite 93). Als Antwort auf die Granate, die bereits Schaden verursacht hat, zündet der Körper seinerseits weitere Granaten, und es kommt zu einem regelrechten Verdauungskrieg. Die Folge: Je mehr Entzündungen sich in unseren Eingeweiden entwickeln, desto mehr Giftstoffe können auch in unseren Blutstrom gelangen.

Während dieses Schusswechsels in der Verdauungszone nimmt der Körper plötzlich einen Eindringling wahr und schickt einen Spezialtrupp los, um den Bösewicht aus dem Verkehr zu ziehen. Der Trupp besteht aus Mastzellen und Leukozyten, das sind Zellen, die sich auf die fremden Elemente stürzen und gleichzeitig im gesamten Körper einen Alarm und somit eine allgemeine Immunreaktion auslösen. Nahrungsmittel, die nicht den natürlichen Bedürfnissen des Körpers entsprechen, werden als Eindringlinge betrachtet. Deshalb greifen die Leukozyten diese Lebensmittel an und rufen ihre Kollegen von der Immunabwehr zur Hilfe. Dies führt dazu, dass letzten Endes der ganze Körper gegen diese Nahrungsmittel zu Felde zieht, wobei leider auch Unschuldige zu Schaden kommen – und dadurch gelangt schließlich die Entzündung in die Blutbahn und kann sich verbreiten. Wenn man seinem Körper also ständig ungesundes Essen zuführt, dann hat das in etwa denselben Effekt wie eine chronische Infektion, die eine Immunreaktion auslöst, welche dann wiederum zu einer Entzündung führt.

Fakt ist …

Haben Sie den Eindruck, dass es stärker riecht, wenn Ihnen ein Wind entfleucht, als das bei anderen Menschen der Fall ist? Hier der Grund dafür: Stellen Sie sich Ihren Körper als Kühlschrank vor. Wenn Sie Nahrungsmittel eine Weile darin liegen lassen, werden sie schließlich einen üblen Geruch entwickeln. Auch in Ihrem Körper werden schwefelreiche Nahrungsmittel wie Eier, Fleisch, Bier, Bohnen und Blumenkohl von Bakterien zersetzt, um Schwefelwasserstoff freizusetzen. Und dabei entsteht ein Aroma, das selbst einen ausgewachsenen Bären umhaut. Die ideale Lösung wäre, solche Nahrungsmittel grundsätzlich zu meiden, aber wenn die Darmwinde weiterhin sehr übel riechen, bekämpft man das Problem am besten mit grünem Blattgemüse und probiotischen Kulturen (Laktobazillus GG oder Bifidus Regularis), die so wirken wie Natron, das man in den Kühlschrank stellt, um Gerüche zu reduzieren. Es gibt spezielle Mittel, die bei Blähungen nach dem Verzehr von Bohnen manchmal wirken, aber es hilft oft schon, wenn man die Bohnen vor dem Zubereiten eine Zeit lang einweicht.

Fakt ist …

Probiotische Kulturen wie Laktobazillus GG oder Bifidus Regularis reichern die Flora des Dünndarms mit gesunden Bakterien an, vor allem nachdem man Antibiotika zu sich genommen hat. Die förderlichen Bakterien halten die gefährlichen in Schach – was bedeutet, dass sie dazu beitragen können, Unwohlsein und Blähungen zu reduzieren; außerdem verringern sie das Risiko eines entzündungsbedingten Ungleichgewichts im Darm.

Eines der Ziele unseres Körpers ist es, unsere Gehirnzellen ständig mit Glukose zu versorgen, damit sie ordentlich funktionieren können. Entzündungen im Körper verhindern allerdings, dass Zucker in ausreichender Menge ins Gehirn gelangt, und das führt dazu, dass man mehr Glukose zu sich nehmen will und deshalb der Appetit auf zuckerhaltiges Essen steigt – was aber nur die Entzündung neu anfacht und den ganzen Kreislauf von vorn beginnen lässt.

Sicher ist es wichtig, unser Körperfett nachhaltig zu reduzieren. Aber wir sollten zugleich auch versuchen, die entzündlichen Reaktionen unseres Körpers in den Griff zu bekommen, denn nur so können wir den möglichen gesundheitsschädlichen Nebenwirkungen unseres zu hohen Taillenumfangs effektiv zu Leibe rücken. Die Neigung zu Entzündungen ist teilweise genetisch bedingt, das heißt, sie ist bei manchen Menschen stärker, bei anderen weniger stark ausgeprägt. Besonders gefährdet sind jedoch Raucher. Am wichtigsten ist aber zu wissen, dass der Prozess der Gewichtszunahme sehr oft mit Entzündungen einhergeht.

Heureka! Wenn Sie die entzündlichen Reaktionen in Ihrem Körper reduzieren können, dann werden sich auch Gewicht und Taillenumfang reduzieren.

Je mehr Entzündungen Sie in sich tragen, desto weniger effizient kann Ihr Körper die Kalorien aus Ihrer Nahrung verarbeiten und desto schlechter fühlen Sie sich. Je schlechter Sie sich fühlen, desto mehr schlechtes Essen werden Sie konsumieren, um sich wieder besser zu fühlen. Je mehr schlechtes Essen Sie zu sich nehmen, desto schlechter kann Ihr Körper auf die alltäglichen Stressfaktoren reagieren und desto mehr Entzündungen werden sich entwickeln. Und je mehr Entzündungen Sie mit sich herumtragen, desto höher wird Ihr Risiko für die folgenden Krankheiten und Beschwerden:

- Diabetes
- hoher Blutdruck
- schlechte Cholesterinwerte
- weitere körperliche Prozesse, die dazu beitragen, Ihren Taillenumfang zu vergrößern und Ihre Gesundheit zu verschlechtern

Einfach ausgedrückt: Durch Entzündungen altert Ihr Körper schneller, weil dadurch die Arterien an Elastizität verlieren und das Risiko für Arteriosklerose (das »Verrosten« der

Fakt ist ...

Das Gas im Magen-Darm-Trakt entsteht zu 20 Prozent aus der Luft, die wir schlucken, und zu 80 Prozent bei der Zersetzung der Nahrungsmittel durch die Bakterien in unserem Darm. Diese Bakterien verdauen Zucker, Ballaststoffe oder – wenn man unter einer Laktoseunverträglichkeit leidet – auch Milch. Das Ergebnis dieses Prozesses ist eine Menge Gas, das aus Kohlendioxid, Stickstoff und – brennbarem – Methan besteht. Weniger Luft schluckt man, indem man verschiedene Dinge vermeidet: Zigaretten, Kaugummi und mit Kohlensäure versetzte Getränke. Und indem man langsamer isst und trinkt.

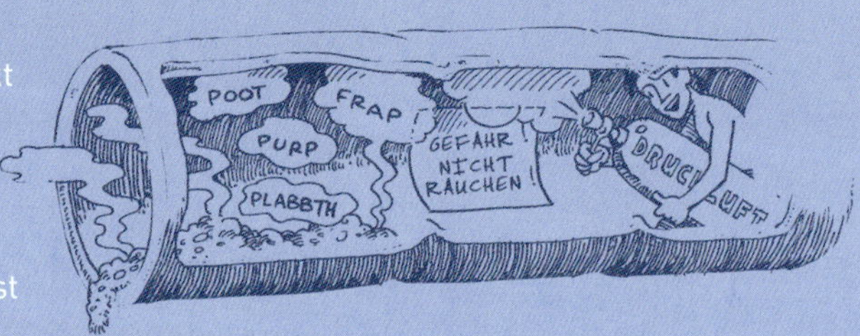

Blutgefäße) steigt. Entzündungen erhöhen auch die Wahrscheinlichkeit, dass Ihre DNS Schaden nimmt und einzelne Zellen zu Krebszellen mutieren. Und schließlich steigt auch das Risiko, an anderen Infektionen zu erkranken. Je mehr Entzündungswächter dauerhaft mit Ihren Arterien beschäftigt sind, desto mehr fehlen an anderen Stellen im Körper – und dadurch wächst das Risiko, dass das Immunsystem sich früher oder später gegen sich selbst richtet und eine Autoimmunerkrankung verursacht, bei der das eigene Gewebe angegriffen wird, wie das bei einigen Formen von rheumatischer Arthritis oder bei Schilddrüsenfehlfunktionen der Fall ist.

Entzündungen setzen Ihren Körper unter Stress. Entzündungen machen Ihren Körper dick. Und Fettleibigkeit ist keine Krankheit, die von Donuts und überbackenen Nudeln ausgelöst wird. Sie wird von Entzündungen verursacht.

JA MYTHOS ODER NEIN?

Auf unserer weiteren Reise durch den Verdauungstrakt werden wir an drei wichtigen Stationen haltmachen, um zu sehen, wie Nahrungsmittel auf Entzündungen wirken und wie diese Entzündungen auf den Fettstoffwechsel wirken:

Ihre Hauptstraße des Essens: der Dünndarm. Dieses etwa 6,6 Meter lange Organ dient als zweites Gehirn. Es entscheidet darüber, welche Nahrungsmittel für den Körper verträglich sind und welche dazu führen können, dass der Körper rebelliert wie eine Horde Sechstklässler in einer Vertretungsstunde.

Ihr Fett-Parkplatz: das Omentum. Das Omentum (siehe auch Seite 96) umgibt den Magen und dient als Hauptspeicher für einen Teil des überschüssigen Fettes (in einigen schlimmen

Was haben Bauch- und Kopfweh gemeinsam?

Es kann durchaus vorkommen, dass das unbehagliche Gefühl in Ihrem Bauch gar nicht im Inneren verursacht wird – sondern von außen kommt. Ein Wissenschaftler hat vor einiger Zeit behauptet, er habe etwas entdeckt, das er »Enge-Hosen-Syndrom« nennt. Schmerzen im Bauch, die zwei bis drei Stunden nach einer Mahlzeit anhalten. Die Ursache? Genau: Die Hosen sind zu eng. Nach Angaben des Forschers war bei einigen Menschen der Umfang des Hosenbunds bis zu 7,5 Zentimeter kleiner als der Bauchumfang! Es ist eigenartig, aber dasselbe Phänomen findet sich auch bei Männern und ihrer Hemdgröße. Zwei Drittel aller Männer kaufen Hemden mit einer so geringen Kragenweite, dass Kopfschmerzen und Sehstörungen auftreten – und sogar der Blutfluss ins Gehirn gestört sein kann.

Fällen auch für das gesamte überschüssige Fett), das man täglich zu sich nimmt. Idealerweise ist dieser Parkplatz leer. Bei einem satten Gewichtszuwachs allerdings ähnelt der Bauch einem vierstöckigen Parkhaus, das hoffnungslos überfüllt mit Wohnmobilen ist. Was Sie in diesem Zusammenhang unbedingt wissen sollten: Das Omentum fungiert als ultimativer körpereigener Stressanzeiger.

Heureka! Wie wir gleich erklären werden, weist ein fülliger Bauch auf ein hohes Maß an unzureichend verarbeitetem chronischem Stress hin – und der wiederum verursacht chronische Entzündungen.

Das Postverteilzentrum: die Leber. Die Leber ist das zweitschwerste Organ im Körper. Das größte ist die Haut, die doppelt so schwer wie die Leber ist. Außerdem ist die Leber die zentrale Stoffwechselmaschine des Körpers. Sie funktioniert in etwa so wie eine Postzentrale, die alles, was hereinkommt – also Nährstoffe und Toxine –, annimmt, sortiert, entsprechend bearbeitet, also zum Beispiel entgiftet, um alles dann an die verschiedenen Bestimmungsorte des Körpers weiterzuleiten, wo es in Form von Energie verbraucht wird.

Diese drei Organe spielen zwar verschiedene Rollen für die Verdauung, aber ihre Arbeit greift auch ineinander. Zusammenfassend lässt sich sagen: Der Dünndarm beginnt mit der Verarbeitung der Nahrung und das Omentum hilft bei ihrer Speicherung. Entzündungsreaktionen finden sowohl im Dünndarm als auch im Omentum statt, aber die große Schlacht tobt schließlich in der Leber, wo die wichtigste aller entzündlichen Reaktionen stattfindet. Und genau diese bewirkt, dass man Fett speichert – und dadurch in den zweifelhaften Genuss aller unangenehmen Nebenwirkungen kommt, die Übergewicht mit sich bringt.

Fakt ist …

Schon normales Fett verhält sich wie ein Organ, aber das Omentum stellt alles in den Schatten: Omentum-Fett ist besser durchblutet als jede andere Form von Fett und kann sich in Windeseile mobilisieren, um die Leber mit Nährstoffen zu versorgen.

Fakt ist …

Etwa zehn Prozent aller Amerikaner haben regelrechte Fettlebern, weil sie mit der Verarbeitung all des Fettes nicht mehr nachkommen, das ihnen der Darm und das Omentum permanent liefern. Das kann zu einer Fibrose führen, die die Leberfunktion einschränkt, und mit der Zeit sogar zu einer gefährlichen Leberzirrhose. Meist bleibt es jedoch bei weniger schlimmen Folgen.

Natürlich sind wir uns darüber im Klaren, dass die Physiologie des Verdauungstrakts nicht immer eine schöne Sache ist. Trotzdem befassen wir uns damit. Denn indem Sie verstehen, wie die Nahrung durch Ihr Verdauungssystem reist, werden Sie erkennen, welche Nahrungsmittel Ihnen dabei helfen können, die schädlichen Entzündungsprozesse zu reduzieren, die Ihren Bauchumfang immer wieder anwachsen lassen. So unterzeichnen Sie einen Friedensvertrag mit Ihrer Verdauung, der den Krieg um Ihre Taille beenden kann.

Informationsbeschaffung

Oft wird behauptet, dass Frauen mit dem Herzen denken und Männer mit einem deutlich tiefer liegenden Körperteil. Aber streng anatomisch betrachtet, ist das Organ, das dem Gehirn am ähnlichsten ist, weder das, das bei einer Mondscheinserenade höherschlägt, noch das, das sich beim Anblick eines Dessouskatalogs regt. Sondern es ist dasjenige, das sich wie eine Python durch den Bauchraum schlängelt.

Vom rein physiologischen Standpunkt aus fungiert der Dünndarm wie ein zweites Gehirn. Er verfügt über mehr Neuronen als jedes andere Organ mit Ausnahme des Gehirns. Tatsächlich sind es ebenso viele wie im Rückenmark. Und auch die physikalische Struktur des Dünndarms ähnelt der des Gehirns am stärksten. Hinzu kommt, dass der Dünndarm gleich nach dem Gehirn die größte Bandbreite an Emotionen wahrnimmt. In diesem Fall zeigen sich die Gefühle allerdings in Form von Unwohlsein und Problemen im Magen-Darm-Bereich. Das Gehirn reagiert mit Gefühlen auf bestimmte äußere Handlungen: Man empfindet Liebe, wenn der Partner einem die Hand hält, man wird wütend, wenn er ein Jubiläum vergisst, oder ist peinlich berührt, wenn er bei einem Sieg seiner Mannschaft völlig außer sich gerät.

Der Dünndarm reagiert auf die Nahrung, die ihm zugeführt wird – und zwar abhängig davon, ob sie einen entzündungsauslösenden oder -hemmenden Effekt hat. Die Zusammensetzung der Nahrung entscheidet darüber, ob der Dünndarm leichten Ärger empfindet (eine kleine Blähung), Wut (jede Menge Flatulenzen), Sturheit (Verstopfung) oder einen regelrechten Wutanfall erleidet (Durchfall).

JA MYTHOS ODER NEIN?

Natürlich entscheiden Sie, was Sie essen, aber Ihr Dünndarm funktioniert wie ein Undercover-Agent. Er sammelt permanent Informationen über alle Nährstoffe und Toxine, die in den Körper gelangen.

Der Verzögerungsfaktor beim Abnehmen

Wir stellen uns gern vor, dass unsere Körper wie Autos funktionieren: Ein Tritt auf das Gaspedal, und schon geht es schneller, ein kurzes Tippen auf die Bremse, und wir werden langsamer. Der menschliche Stoffwechsel funktioniert aber leider etwas anders. Wir nehmen nicht unbedingt in dem Tempo zu oder ab, in dem wir uns das wünschen. Wenn im menschlichen Körper Entzündungen toben, arbeitet er weniger effizient, weil er Energie benötigt und Kalorien dafür verbrennt, die Entzündungen zu bekämpfen – selbst während man zunimmt. Wenn man nun seine Ernährung umstellt und damit die Entzündungen verringert, wird der Körper wieder effizienter und verbrennt eventuell weniger Kalorien, als aufgenommen werden. Mit anderen Worten: Obwohl (oder gerade weil) wir uns gesund ernähren und die Nahrungsmittel besser für den Stoffwechsel nutzbar machen, kann es eine Weile dauern, bis ein Abnehmeffekt einsetzt. Dafür sinken jedoch die gewichtsbedingten Gesundheitsrisiken sofort, auch wenn das Gewicht zunächst zu stagnieren scheint.

Ihr Dünndarm fühlt und denkt. Und er übernimmt im Rahmen der körpereigenen Nahrungsverarbeitung eine entscheidende Aufgabe: Er leitet Sie bei allen Entscheidungen, die *Sie* zum Thema Essen fällen, indem er Ihnen mitteilt, welche Nahrungsmittel Ihrem Körper entsprechen und welche nicht. Wie er das macht? Allein indem er diese Nahrungsmittel absorbiert. Die aufnahmefähige Oberfläche Ihres Dünndarms ist aufgrund all ihrer ziehharmonikaartigen Winkel und Falten jedoch viel größer, als seine Gesamtlänge vermuten lässt. Mit anderen Worten: Die Fläche, die Nahrungsmittel absorbiert, ist nicht nur sechseinhalb Meter lang, sondern mehr als sechs Kilometer. Kein Wunder also, dass wir unsere Nahrung so gründlich absorbieren. Ist die Dünndarmwand allerdings entzündet, etwa durch eine Lebensmittelallergie oder eine Unverträglichkeit, dann reduziert sich – durch die Schwellung und Vergiftung der funktionalen Oberflächenzellen – diese absorbierfähige Oberfläche von etwa zwei Millionen Quadratzentimetern auf nur etwa 2000. Und wenn der Darm die Nährstoffe nicht absorbieren kann, treten Symptome wie Magenreizungen und Durchfall auf. Jeder kennt diese plötzlichen darmspezifischen Krisen.

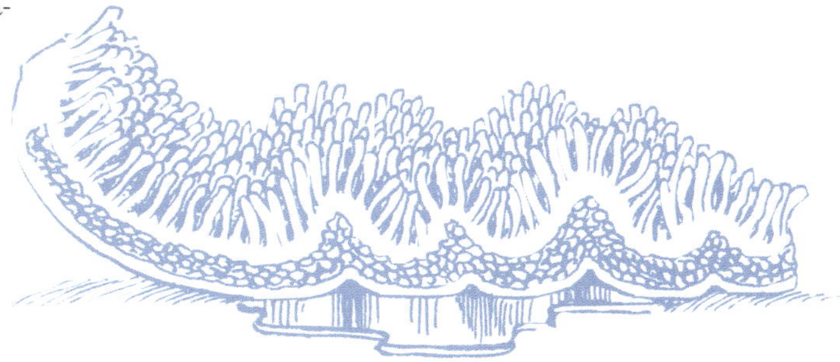

Aber die Gefühlswelt unseres Darms beeinflusst uns auch auf eine Weise, die wir normalerweise nicht direkt mit der Ernährung in Verbindung bringen. Wenn wir uns kraftlos fühlen wie eine ausgelaugte Batterie, dann kann das nämlich auch daran liegen, dass unser Darm uns etwas mitteilen will, und zwar, dass wir die falsche Nahrung zu uns nehmen. Rein physiologisch betrachtet, haben wir alle den gleichen Verdauungstrakt – genau so, wie auch alle Menschen dieselbe grundlegende Gehirnstruktur haben. Aber ebenso wie nicht alle unsere Gehirne nach einem einheitlichen Muster arbeiten, nur weil sie die gleichen Bestandteile aufweisen, funktionieren auch unsere Eingeweide nicht gleich, sondern von Mensch zu Mensch unterschiedlich.

Fakt ist …

Sie haben vielleicht auch schon gehört, dass manche Prominente Darmspülungen vornehmen lassen, die oft als eine Art Geheimwaffe beim Abnehmen angepriesen werden. Und so funktioniert's: Man bekommt rektal einen Schlauch in den Enddarm (Kolon) eingeführt. Dort hinein wird eine Lösung gepumpt, und man muss sich etwas drehen, um den Enddarm auszuspülen. Dann wird die Flüssigkeit wieder abgesaugt. Zweck dieser Prozedur soll sein, Giftstoffe auszuspülen und die Darmflora quasi »neu hochzufahren«.
Zwar wird man bei einer Darmspülung einigen Ballast los, aber auch viel Geld, das man sich sparen könnte. Denn der Enddarm ist nur durchlässig für Wasser, das er absorbiert. Eine solche Spülung führt also nicht zum Gewichtsverlust. Und auch für eine gründliche Darmreinigung und Entgiftung reicht es vollkommen, wenn man hin und wieder einen Fastentag einlegt.

Heureka! Unsere Verdauungstrakte sind so individuell wie unser Lächeln, unser Fingerabdruck, unsere politischen Ansichten und unsere persönlichen Vorlieben. Ein bestimmtes Nahrungsmittel kann bei einem Menschen bewirken, dass er sich euphorisch und energiegeladen fühlt, ein anderer hingegen wird dadurch so lethargisch wie eine Marionette, der man die Fäden durchgeschnitten hat.

Anatomisch gesehen ist die Darmwand so tough wie Clint Eastwood. Mit einer derart starken Infrastruktur schützt sich unser Körper gegen die Billion Bakterien, die sich ständig in unserem Darm aufhalten und die vom Blutstrom ferngehalten werden müssen. Die meisten dieser Bakterien sind hilfreich, allerdings sind mindestens 500 dieser Bakterienarten potenziell tödlich. Aber es müssen andererseits ja auch Nährstoffe durch die Darmwand dringen können, um so in den Blutstrom und zu den Zellen unserer Organe und Muskeln zu gelangen, wo sie als Energielieferanten benötigt werden. Ein Beispiel, wie diese Durchdringung funktioniert, liefert die Galle, die die Sicherheitsmechanismen der Darmwand unterwandert, sodass Fette in den Blutstrom gelangen. Es ist bis heute eines der großen Geheimnisse der Anatomie, wie diese

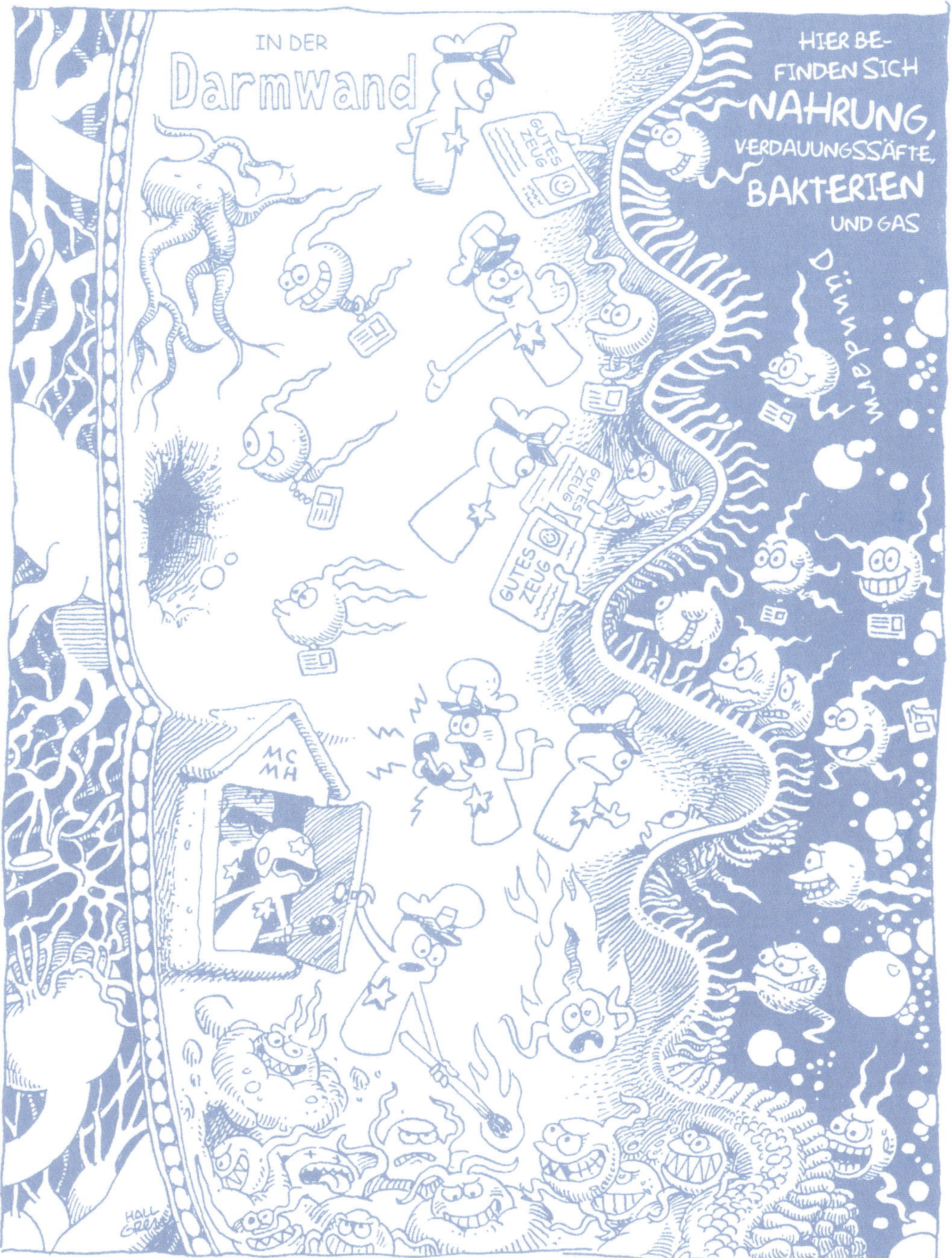

Innerer Konflikt

Nahrung und Toxine versuchen ständig, die Grenze unserer Darmwand zu überwinden. Gute Nahrungsmittel dürfen passieren, um uns mit Nährstoffen zu versorgen, aber Angreifer stimulieren eine aggressive Reaktion der Immunzellen. Die daraus entstehende Entzündung verursacht Blähungen, Flatulenzen und Bauchkrämpfe.

Fakt ist …

Hunderten Kräutern und Ergänzungsmitteln wird nachgesagt, sie seien hilfreich bei der Gewichtsabnahme, aber in den meisten Fällen liegen keine wissenschaftlichen Untersuchungen vor, die diese Behauptungen untermauern würden. Auch unterliegen diese Zusatzstoffe nicht der Kontrolle der Gesundheitsbehörden, sodass es durchaus Bedenken wegen ihrer Sicherheit geben kann. Wie beispielsweise im Fall des Mittels Ephedra (Meerträubel-Extrakt), das zwar durch seine adrenalinartige Wirkung den Appetit dämpft, dafür aber das Risiko von Herzinfarkten vergrößert. Nachfolgend einige gebräuchliche Kräuterheilmittel – und warum man nicht allzu viel von ihnen erwarten sollte:

- Kalzium: Stand einige Zeit in dem Ruf, die Gewichtsreduktion zu beschleunigen. Studien haben gezeigt, dass Menschen mit niedrigem Kalziumspiegel leichter zunehmen und häufiger übergewichtig sind. Allerdings war in diesen Studien eine Kontrollgruppe von Probanden, die einen höheren Kalziumspiegel aufwiesen, gleichzeitig auf eine kurzfristige, kalorienreduzierte Diät gesetzt. Und damit war ihr Gewichtsverlust so vorhersehbar wie die Rede eines Oscar-Preisträgers.
- Bitterorange: Funktioniert ähnlich wie Ephedra, eine Substanz, auf deren Grundlage bestimmte Medikamente wirken. Bitterorange hat also auch dieselben Nebenwirkungen, zum Beispiel beschleunigten Herzschlag, Beklemmungsgefühle und hohen Blutdruck.
- Chitosan: Eine umstrittene Substanz, die das Abnehmen erleichtern soll. Wird aus den Schalen von Krustentieren gewonnen. Es soll die Fettaufnahme im Körper blockieren. Leider konnte bislang keine Studie belegen, dass Chitosan tatsächlich zu einem Gewichtsverlust führt.

Auswahl funktioniert – welche Stoffe also im Darm zurückgehalten werden und welche in den Blutstrom übertreten dürfen. Was wir aber sagen können, ist, dass dieser Prozess ein Teil der Entzündungsschlacht ist, die sich täglich im Körper abspielt. Für uns besonders wichtig ist aber die Erkenntnis: Wenn die Darmwand entzündet ist, öffnet dies einigen ungebetenen Gästen Tür und Tor.

Im Grunde ist es so, dass fremde Bakterien im Darm leben und permanent versuchen, in den Blutstrom zu gelangen, um sich zu vermehren und Chaos zu verursachen, aber sie werden an der Darmwand von einer körpereigenen Grenzschutztruppe bekämpft. Der Magen-Darm-Trakt, aber vor allem der Darm, ist einer der drei Körperbereiche, die mit der Außenwelt interagieren, die anderen beiden Bereiche sind die Haut und die Lunge. Im Dünndarm übernehmen die Mastzellen und die Leukozyten, die ein Teil des Immunsystems sind, die Rolle der Darm-Grenzschutztruppe und bekämpfen Eindringlinge.

Nahrungsmittel, die in den Dünndarm gelangen und durch die Darmwand transportiert werden sollen, werden zunächst von dieser Grenzkontrolle angehalten und auf die enthaltenen Nährstoffe hin untersucht. Alles, was im übertragenen Sinn einen gültigen Pass hat – also vom Körper als benötigte und verträgliche Nahrung identifiziert wird –, kann passieren. Scheint die Nahrung aber unverträglich oder enthält sie Toxine, dann reagiert die Darmbrigade, indem sie noch mehr Mastzellen herbeiruft und im Darm die bereits erwähnten Granaten zündet. Genau hier beginnt die Entzündungsschlacht. Das Ergebnis: Schmerzen, Blähungen, Übelkeit oder allgemeines Unwohlsein.

Wenn Milch Probleme bereitet

Viele Milchallergiker haben das Gefühl, dass sich ihr Darm dauerhaft in einem Zustand befindet, der dem einer Waschmaschine im Spülwaschgang stark ähnelt. Das hilft dagegen:

- Beim Backen und Kochen kann man Milch durch die gleiche Menge Wasser, Saft, Sojamilch oder Reismilch ersetzen.
- Vorsicht vor versteckten Milchbestandteilen. In manchen Tunfischkonserven und anderen, scheinbar milchfreien Produkten ist Casein enthalten, ein Milcheiweiß.
- Informieren Sie im Restaurant das Personal über Ihre Allergie. Viele Restaurants verfeinern gegrillte Steaks und andere Lebensmittel mit Butter, um den Geschmack zu intensivieren. Nachdem die Butter geschmolzen ist, ist sie für den Gast nicht mehr sichtbar, falls er Allergiker ist, wahrscheinlich aber später spürbar.
- Manche Zutaten scheinen Milchbestandteile zu enthalten, tun es aber nicht. Folgende Dinge kann man trotz Laktoseunverträglichkeit getrost essen: Kakaobutter, Weinsteinbackpulver und Kalziumlaktat.

Übrigens: Menschen nichteuropäischer Herkunft leiden häufiger als andere unter einer Laktoseunverträglichkeit. Das ist nur ein weiteres Beispiel dafür, wie unsere Gene – und keineswegs unsere Willenskraft – darüber entscheiden, welche Lebensmittel wir essen sollten und welche nicht.

Warum ist das so entscheidend? Zum einen wegen der hier entstehenden entzündlichen Reaktionen, aber auch wegen der Auswirkungen, die dies auf Ihre Essgefühle hat. Ihr Dünndarm ist sozusagen Ihr zweites Gehirn. Allein 95 Prozent des körpereigenen Hormons Serotonin, das für gute Laune verantwortlich ist, befindet sich in Ihrem Darm. Wie man sich fühlt, beeinflusst daher unbewusst, wie man sich ernährt – und die Ernährung beeinflusst umgekehrt, wie man sich fühlt. Wenn das, was man isst, dazu führt, dass man sich schlecht fühlt, dann therapiert man sich selbst mit Nahrung, die zwar kurzfristig stimmungsaufhellend wirkt, langfristig aber dazu beiträgt, dass man neue Entzündungen entwickelt und an Gewicht zulegt. Früher oder später ist man dann in einem Teufelskreis gefangen, in dem man sich schlecht fühlt und noch schlechter ernährt. Und so entsteht schlussendlich eine chemische Stressreaktion, auf die der Körper wiederum reagiert, indem er immer mehr Fettdepots anlegt.

Fakt ist ...

Etwa 2,5 Prozent aller Menschen leiden an einer Milchallergie, einer der am häufigsten vorkommenden Nahrungsmittelallergien. Während Allergien gegenüber Milchprodukten oft im Laufe des Lebens nachlassen oder verschwinden, ist das bei der Erdnussallergie (die leider viel häufiger tödlich verläuft) nicht der Fall. Im Übrigen scheint es so, dass Allergien umso häufiger auftreten, je früher im Leben man den entsprechenden Nahrungsmitteln ausgesetzt war.

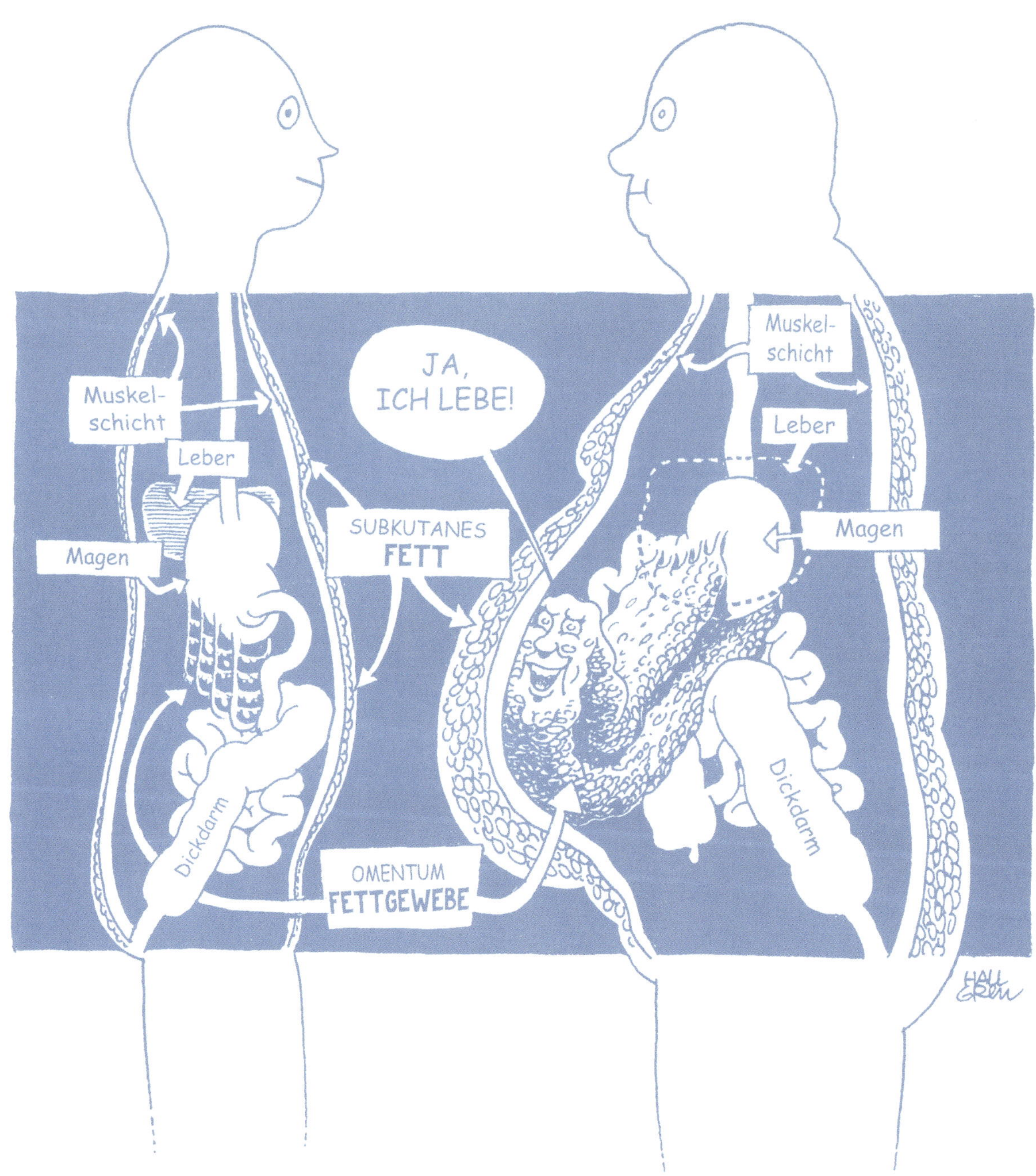

Zeigt her eure Bäuche

Fett muss nicht unbedingt direkt unter der Haut liegen. Tief unter den Muskeln hängt das Omentum vom Magen herab wie eine Strumpfhose von einem Kleiderbügel. Wenn wir Fett speichern, breitet sich das Omentum immer weiter aus und beschert uns den gefürchteten Bierbauch.

Wie der Bauch Stress speichert

Wer feststellen will, wie gestresst er wirklich ist, sollte einmal einen Blick auf seinen Bauch werfen: Je größer dessen Umfang, desto größer ist oft der Stress.

Wie wir bereits festgestellt haben, gibt es entlang unserer Darmautobahn einen Parkplatz für das Fett: das Omentum (siehe ab Seite 88). Dieses Gewebe sieht aus wie eine Strumpfhose, die über einem Kleiderbügel hängt (der Magen ist der Bügel). Aber das hängt davon ab, wie viele Kalorien Sie speichern (siehe Abbildung auf der linken Seite). Bei einem Menschen mit wenig Omentum-Bauchfett sieht der Magen aus, als hätte er Nylonstrümpfe an, die ein wenig herunterhängen – dünn, durchsichtig, mit einer netzartigen Struktur. Aber bei einem Menschen mit viel Omentum-Bauchfett sieht der Bügel so aus, als würde eine dicke Thermohose darauf hängen – die eingelagerten Fettklumpen sind so groß, dass kein Netzgewebe mehr erkennbar ist. Zwar können sich Zellen in der Leber in Fettzellen verwandeln, aber das Dickerwerden hat damit zu tun, dass die bestehenden Zellen wachsen. Wenn man also Körperfett zulegt, bekommt man nicht mehr Fettzellen, sondern nur mehr Fett pro Zelle.

Fakt ist …

Die meisten unserer Körperteile sind flexibel genug, um verschiedene Energiequellen nutzen zu können. Nur zwei Organe brauchen direkten Zugang zu Zucker: das Gehirn und die Hoden. Die Frage ist, was uns das über die evolutionäre Entwicklung des Menschen verrät …

Wie der Bauch aussieht, hat sicher auch mit der genetischen Veranlagung zu tun. Aber der persönliche Lebensstil – auch im Hinblick auf Stress – spielt oft eine erheblich größere. Und so wirkt der Stress auf die Figur: Geschichtlich gesehen kennt die Menschheit zwei Arten von Stress. Die erste Art ist der unmittelbare »Ich-mach-mir-in-den-Lendenschurz«-Stress. Mit anderen Worten: die Angst vor dem Säbelzahntiger, der einen als Abendessen auserkoren hat und aus diesem Grund zu Leibe rückt. In dieser Kampf- oder Fluchtsituation produziert der Körper den Neurotransmitter Norepinephrin (auch Noradrenalin genannt), welcher Herzschlag und Atmung erhöht und den 50-Meter-Sprint in die Wohnhöhle ermöglicht. In solchen Augenblicken denkt man sicher zuallerletzt an ein nettes Grillfest über dem Steinzeit-Lagerfeuer – also sackt der Hungerspiegel auf null ab. Das liegt daran, dass der Körper das Peptid NPY (siehe ab Seite 50) in Phasen von akutem Stress unterdrückt. Deshalb mindert übrigens auch Sport den Appetit, denn der Körper empfindet die anspruchsvolle Bewegung so, als stünde man unter akutem Stress. Ein hoher Stresspegel arbeitet also zugunsten der Taille: Er verringert den Appetit und beschleunigt den Stoffwechsel.

Die zweite Form von Stress, mit der der Steinzeitmensch konfrontiert war, war der dauerhafte Überlebenskampf. Während die Flucht vor dem Säbelzahntiger höchstens 40 Sekunden dauerte, war die Sorge unserer Vorfahren um die tägliche Nahrungsbeschaffung eine permanen-

Fakt ist …

Etwa 95 Prozent des Serotonins in unserem Körper befinden sich in unseren Eingeweiden. Im zentralen Nervensystem sind es dagegen nur etwa zwei bis drei Prozent. Wichtig: Serotonin hilft dabei, Depressionen im Gehirn zu kontrollieren.

te, und ihre Körper mussten einen Weg finden, mit diesem chronischen Stress fertig zu werden. Kam es zu einer Hungersnot, dann beschafften sie sich so viele Kalorien, wie sie nur konnten, und ihr Stoffwechsel fuhr herunter, um so viel Energie wie möglich zu sparen. Wir haben es heute zwar nicht mehr mit Hungersnöten zu tun, aber auch bei uns gibt es viele Formen von chronischem Stress, die dazu führen, dass wir Kalorien in uns hineinstopfen und dann unseren Stoffwechsel herunterfahren.

Heureka! Unsere Körper reagieren auf chronischen Stress, indem sie – einem uralten Überlebensmechanismus folgend – überschüssige Energie speichern. Diese Extrakalorien werden im Omentum gespeichert (unserem Bauchfett-Depot), auf das wir in Notzeiten zurückgreifen können. Die Leber, die Schaltzentrale für den Energiekreislauf im Körper, hat einen unmittelbaren Zugang zu diesem Bauchfett – ganz im Gegensatz zu den Cellulitis verursachenden Fettansammlungen auf der Rückseite unserer Schenkel.

Unter Stress setzt der menschliche Körper große Mengen Steroide in Form des Hormons Cortisol frei. Nach akuten Stresssituationen – wie das erwähnte Zusammentreffen mit dem Säbelzahntiger oder im heutigen Leben auch ein Autounfall – werden diese Steroide nach kurzer Zeit wieder abgebaut. Ist man aber chronisch gestresst – wie früher bei einer anhaltenden Dürrekatastrophe oder heute in einem belastenden Job –, dann braucht der Körper einen Mechanismus, um mit dem dauerhaft hohen Cortisolspiegel zurechtzukommen. Die Lösung: Das Omentum besitzt Rezeptoren, die sich an diesen Steroiden festsetzen und sie aus dem Blutstrom ziehen. Bedauerlicherweise reduziert dies nicht unbedingt den Stress, den man empfindet. Die Steroide verbessern aber die Fähigkeit des Omentums zur Fettspeicherung erheblich. Und auf diese Weise wird das Bauchfett und infolgedessen auch der Taillenumfang zu einem der besten Indikatoren dafür, wie

Fakt ist …

Der Zusatzstoff Olestra ist ein umstrittener synthetischer Fettersatzstoff. Olestra sieht aus wie Fett, verhält sich wie Fett und schmeckt auch so. Aber es ist keins und wird auch nicht wie Fett absorbiert. Und genau aus diesem Grund wird Olestra in einigen Lebensmitteln verwendet, um den Fett- und Kaloriengehalt zu senken. Das Problem ist nur, dass Olestra dem Stuhl die Beschaffenheit von Tee verleiht und dem Körper wertvolle fettlösliche Vitamine, vor allem Karotinoide, entzieht. Wer also gern olestrahaltige Chips isst, sollte immer auch ausreichend gelbe und grüne Gemüsesorten zu sich nehmen.

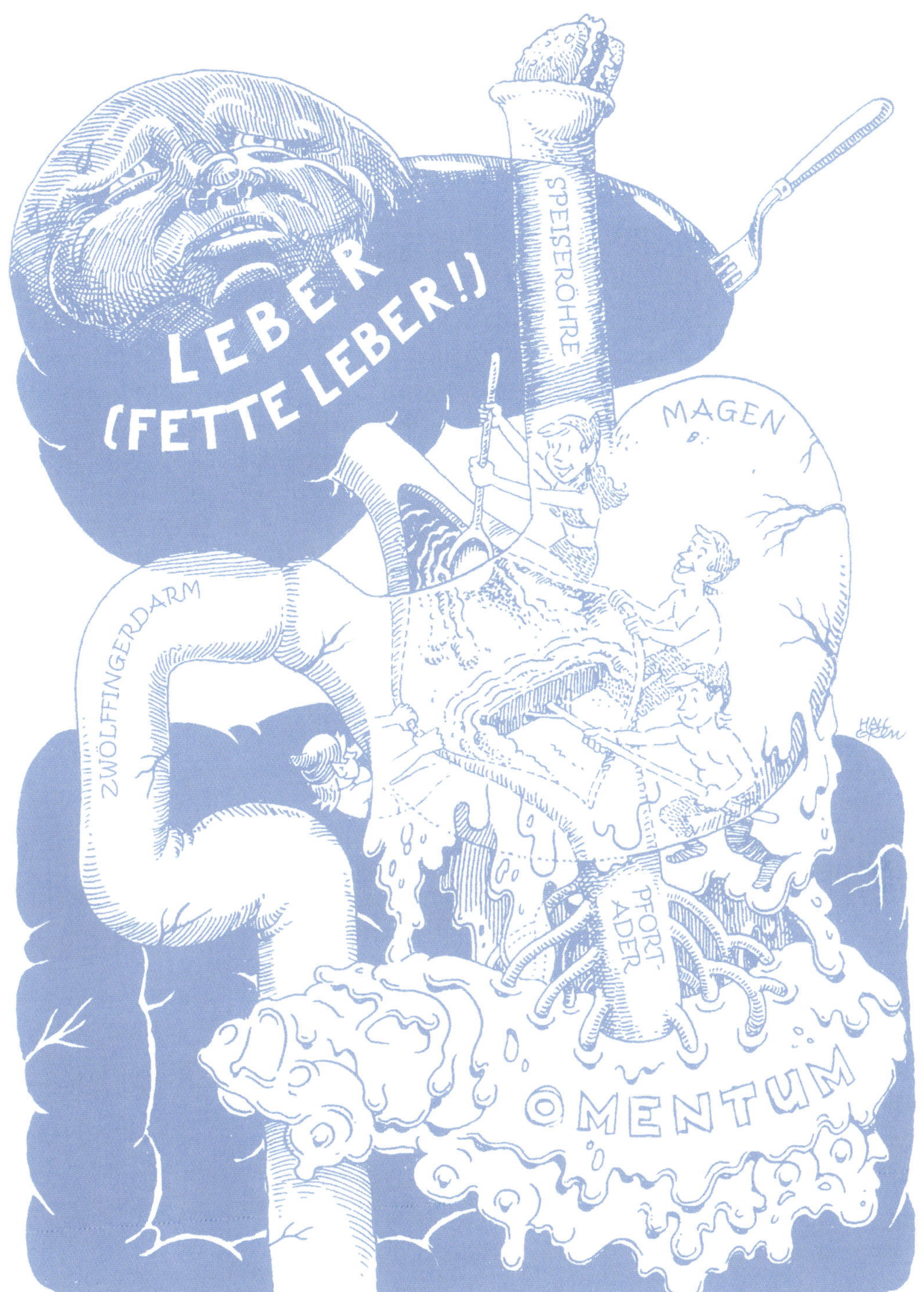

Giftmülldeponie

Alle Nährstoffe, die wir über den Darm absorbieren, passieren die Leber über die Pfortader. Überschüssiges Fett und entzündungsfördernde Substanzen, die im Omentum deponiert sind, können von dort auch direkt in die Leber gelangen. Und das kann dazu führen, dass toxische Proteine freigesetzt werden.

gut man wirklich mit Stress umgeht – ganz egal, was uns das Gehirn diesbezüglich weismachen will. Die Aufnahme der Stress-Steroide wirft den Körper aus Sicht des Stoffwechsels völlig aus der Bahn, denn sie führt dazu, dass das Bauchfett insulinresistent wird. Das wiederum bewirkt, dass Zucker nicht mehr ausreichend von den Zellen absorbiert und entsprechend zur Energiegewinnung verwendet werden kann. Die Folgen davon:

- Der Blutzucker erhöht sich chronisch, was wiederum das Gewebe schädigt,
- das Omentum überlädt sich mit entzündungsfördernden Substanzen, die das empfindliche Gleichgewicht der Hormone beeinträchtigen,
- schließlich pumpt das Omentum hyperdynamisches Fett direkt in die Leber; mit der Folge, dass die Leber noch mehr entzündungsfördernde Substanzen produziert.

Der Kampf gegen die Entzündung

Die Leber – das wichtigste Organ in unserem Stoffwechsel – wird vom Darm mit Blut und Nährstoffen versorgt. Was sie nicht mag, sind Transfette, die zum Beispiel in einer großen Portion Pommes enthalten sind. Die Leber braucht ganz andere Nährstoffe: Protein aus Fleisch, Kohlenhydrate aus Brötchen und Brot, Lykopen aus Tomaten oder Kalzium aus Milchprodukten. Die Leber schuftet rund um die Uhr, nach Mitternacht verarbeitet sie noch unseren letzten Snack – und um 6.00 Uhr morgens schon wieder den ersten Kaffee. Die Leber kann durch Anbindung an verschiedene Proteine beinahe jede beliebige Chemikalie im Körper in einen anderen nützlichen Stoff umwandeln, mit dem unser Körper etwas anfangen kann.

Und so kommt es also, dass die arme überarbeitete Leber über die Pfortader, die sie vom Darm her mit Blut versorgt, auch all die toxischen Transfette geliefert bekommt, die sich dort und im Omentum tummeln. Sobald der Darm diese Fette auf die Reise schickt, versucht die Leber diese als Nährstoffe für den Stoffwechsel nutzbar zu machen. Aber in einer Verteidigungsreaktion werden gleichzeitig zusätzliche entzündungsfördernde Stoffe freigesetzt. Stellen wir uns unsere Verdauung wie eine Schnellstraße vor, die durch eine Stadt führt. Dort gibt es ein Wohnheim voller randalierender, aggressiver Mitbürger, die Entzündungsreaktionen entfachen, während in einem anderen Haus eine gemeinnützige Hilfsorganisation sitzt, die die Entzündungen wieder stillt und überhaupt im ganzen Körper gute Taten vollbringt.

Fakt ist …

Vorstudien bei Tieren zeigen, dass allein der Duft von Grapefruit-Öl den Appetit und das Körpergewicht verringern kann. Ratten, die dem Duft dreimal pro Woche für jeweils 15 Minuten ausgesetzt waren, erfuhren den Effekt am eigenen Leibe. Die Ursache ist noch ungeklärt, möglicherweise wirkt das Grapefruit-Öl positiv auf die Leberenzyme. Grapefruit-Öl bekommt man im Fachhandel, in Apotheken und im Internet. Und zusätzlich können Sie ja auch noch einige Grapefruits essen.

Infiziert und aufgebläht

Es stimmt zwar einerseits, dass vom Kopf bis zu den Zehenspitzen alles an Ihnen zu Ihrer Person gehört. Andererseits aber gehören nur zehn Prozent der Zellen an und in Ihrem Körper eigentlich wirklich zu Ihnen. Der Rest sind Mikroben, die auf Ihrer Haut und in Ihren Körperöffnungen leben, vor allem in Ihrem Darm. Diese Mikroben, die in Ihrem Darm leben, liefern Ihnen die Enzyme, die Sie benötigen, um die Ballaststoffe in Obst und Gemüse zu verdauen, die sonst Ihr System unverdaut durchlaufen würden. Sie lesen richtig. Ohne die Bakterien und Viren in Ihrem Darm wäre die Warnung auf dem Lebensmitteletikett, dass ein Bissen 100 Kalorien entspricht, eine maßlose Übertreibung. In Versuchen hatten spezielle Labormäuse, die keinen Keimen ausgesetzt waren, 60 Prozent weniger Körpergewicht als gewöhnliche Mäuse, obwohl sie 30 Prozent mehr fraßen als ihre Artgenossen. Faszinierend ist jedoch, dass gewöhnliche Darmbakterien Proteine blockieren, die normalerweise den Körper davon abhalten würden, Fett zu speichern. Mit der Folge, dass die infizierten Mäuse im Durchschnitt mehr Bauchfett haben.

Was haben also ein paar dickliche Mäuse mit der Fettleibigkeit bei Menschen zu tun? Es hat sich gezeigt, dass Menschen in Indien, die sich mit einem bestimmten Geflügelvirus infiziert hatten, etwa 15 Kilogramm mehr wogen als nichtinfizierte Menschen. Wichtiger noch, sie hatten niedrigere Cholesterin- und Triglyzeridspiegel – also genau das Gegenteil von dem, was wir normalerweise mit Übergewicht in Verbindung bringen. Warum? Möglicherweise, weil diese Keime im Darm auch Cholesterin verarbeiten, sodass weniger davon absorbiert wird. In einer amerikanischen Studie wurde dieses Virus bei 30 Prozent aller fettleibigen Testpersonen entdeckt – allerdings nur bei elf Prozent der schlankeren Menschen, die teilweise deutlich weniger wogen. Bei Zwillingspaaren, bei denen nur einer infiziert war, zeigte sich, dass der infizierte Zwilling zwei Prozent mehr Körperfett hatte, und das, obwohl beide die gleichen Gene haben.

Nach unserem heutigen Kenntnisstand haben Fett- und Immunzellen eine Menge Gemeinsamkeiten. Fettzellen können Bakterien umschließen und Hormone absondern, die das Immunsystem anregen, wodurch sich möglicherweise erklärt, warum Fettleibigkeit eine Entzündungsreaktion hervorruft und zu erhöhtem C-reaktiven Protein führt, was ein so genannter Entzündungsmarker ist. Wie findet man nun aber heraus, ob das eigene Übergewicht von Viren und Keimen verursacht wird? Wenn Ihre Cholesterin- und Triglyzeridspiegel niedrig sind, Ihr C-reaktives Protein aber erhöht, dann könnte sich ein spezieller Test lohnen, den einige Hersteller auch für den Hausgebrauch anbieten. Ein positives Ergebnis verringert zwar vielleicht Ihre Schuldgefühle, noch aber hat die Wissenschaft auf diesem Gebiet noch nicht alle Fragen geklärt und deshalb gibt es auch noch keine Therapie für infektiös bedingtes Übergewicht. Zumindest vorläufig ist also eine andere Herangehensweise gefragt.

Wenn man nun Nahrungsmittel zu sich nimmt, welche die Leber dazu stimulieren, die aggressive Substanz – die auch Nuklearfaktor Kappa B oder NF-Kappa B genannt wird – freizusetzen, dann tritt man damit eine Ereigniskette los, in deren Folge eine Entzündung im Körper entfacht und der Glukosetransport in die Zellen verhindert wird (wodurch Hunger entsteht). Gelangt Glukose ins Zellinnere, stoppt sie den Hunger (und zwar im Sättigungszentrum des Gehirns). Der Trick ist nun, Nahrungsmittel zu essen, die den Entzündungsaufruhr stoppen – oder zumindest die Freisetzung der gemeinnützigen Substanzen zu stimulieren, die einen entzündungshemmenden Effekt haben (siehe Abbildung Seite 103). Sie werden PPARs genannt. Diese Abkürzung steht für Peroxisom Proliferator Aktivierte Rezeptoren, aber nennen wir sie spaßeshalber einfach Prima Potente Abdominale Regulatoren. Es gibt einen Grund, warum PPARs so wirkungsvoll sind: Sind sie einmal aktiviert, verringern sie nicht nur den Glukose- und den Insulinspiegel,

Hilfe in Sicht

Der Begriff »fettfrei« kann sich sowohl auf Marathonläufer als auch Teenie-Popstars beziehen. Im Zusammenhang mit Nahrungsmitteln sollte man allerdings skeptisch werden. Und zwar, weil diese entweder wie Pappe schmecken oder aber mit einer Menge Zucker angereichert sind, um das Fett geschmacklich zu ersetzen – wodurch »fettfreies« Essen gefährlicher sein kann als ein Sonntagsfahrer auf der Überholspur. Viele Lebensmittelhersteller möchten dem Konsumenten am liebsten die sprichwörtliche eierlegende Wollmilchsau bieten: lecker schmeckendes Essen, das keine dickmachenden Zutaten enthält. Eine Substanz, die das vielleicht ermöglichen könnte und dadurch eventuell unsere Ernährungsweise revolutionieren wird, heißt Z-trim – ein natürlicher, kalorienfreier Fettersatz, der aus den Fasern von Pflanzen wie Hafer, Soja, Reis und Gerste hergestellt wird. Zwar gibt es noch keine klinischen Tests über die Wirkung dieser Substanz bei der Gewichtsabnahme, aber es spricht einiges dafür, dass sie die aufgenommene Fettmenge pro Mahlzeit um 25 bis 50 Prozent reduzieren kann. Speisen, die damit zubereitet werden, haben all die geschmacklichen Vorteile von Fett (besserer Geschmack, cremiger, bessere Konsistenz), allerdings deutlich weniger Kalorien. Z-trim kann ganz normal zum Kochen verwenden werden, und wegen seines hohen Ballaststoffgehalts blockiert es möglicherweise auch das für das Hungergefühl zuständige Ghrelin. Die Kehrseite der Medaille ist allerdings, dass man durch die Verwendung von Z-trim auch die Vorteile der gesunden Fette und Öle verliert, die in etlichen Nahrungsmitteln enthalten sind, so etwa die fettlöslichen Vitamine A, D, E und K. Unsere Testesser berichteten jedenfalls, dass Nahrungsmittel, die mit Z-trim zubereitet wurden, sich geschmacklich nicht von Essen mit normalem Fettgehalt unterscheiden, und das genügt uns vorläufig, um zu hoffen, dass fettfrei nicht auf ewig gleichbedeutend sein muss mit zuckerreich oder fad.

sondern sie reduzieren auch die Cholesterin- und Entzündungswerte. Auch wenn die genetische Veranlagung für den PPAR-Pegel unterschiedlich sein kann, sind PPARs keinesfalls Selbstzünder; sie müssen mit der richtigen Nahrung aktiviert werden, um zu funktionieren.

Betrachtet man PPAR und NF-Kappa B auf Zellebene, kann man auch gut erkennen, wie sie uns für Fettleibigkeit empfänglich machen. Jede menschliche Zelle wird von DNS-Strängen verwaltet, welche die Baupläne für alle künftigen Zellteilungen beinhalten. Wenn nun die DNS mutiert, sind unsere Zellen nicht mehr in der Lage, sich schnell und präzise zu vermehren, weshalb unser Körper altert. Und was führt dazu, dass unsere DNS mutiert? Genau – die körpereigenen Entzündungsreaktionen, die ihrerseits wiederum Oxidation verursachen (das »Verrosten« des Körpers, Sie erinnern sich?). Wie das abläuft, haben wir ja eben geklärt – NF-Kappa B steigt an, gleichzeitig steht aber nicht genug PPAR zur Verfügung, um die Brandherde zu löschen. Wie aber können wir diese Kettenreaktion von Mutation, Oxidation und Entzündung aufhalten? Indem wir Nahrungsmittel essen, die antioxidierende und entzündungshemmende Eigenschaften haben – und die wir im Rahmen unseres Taillenmanagement-Plans auf Seite 107 noch eingehend besprechen werden. Diese Nahrungsmittel sind vor allem für Abnehmwillige im fortgeschrittenen Alter hilfreich, die nicht in der Lage sind, Sport zu treiben oder ihren Stress effizient in den Griff zu bekommen.

Dies ist eine der Hauptschlachten, die Sie gewinnen müssen: Entzündungen eindämmen und Fettspeicher reduzieren, indem Sie die beiden genannten Substanzen und ihre Verbündeten regulieren. Anders gesagt, um den Rüpeln der Organisation NF-Kappa B beizukommen, müssen Sie es schaffen, die Arbeit der gemeinnützigen PPARs in Ihrem gesamten Körper zu optimieren.

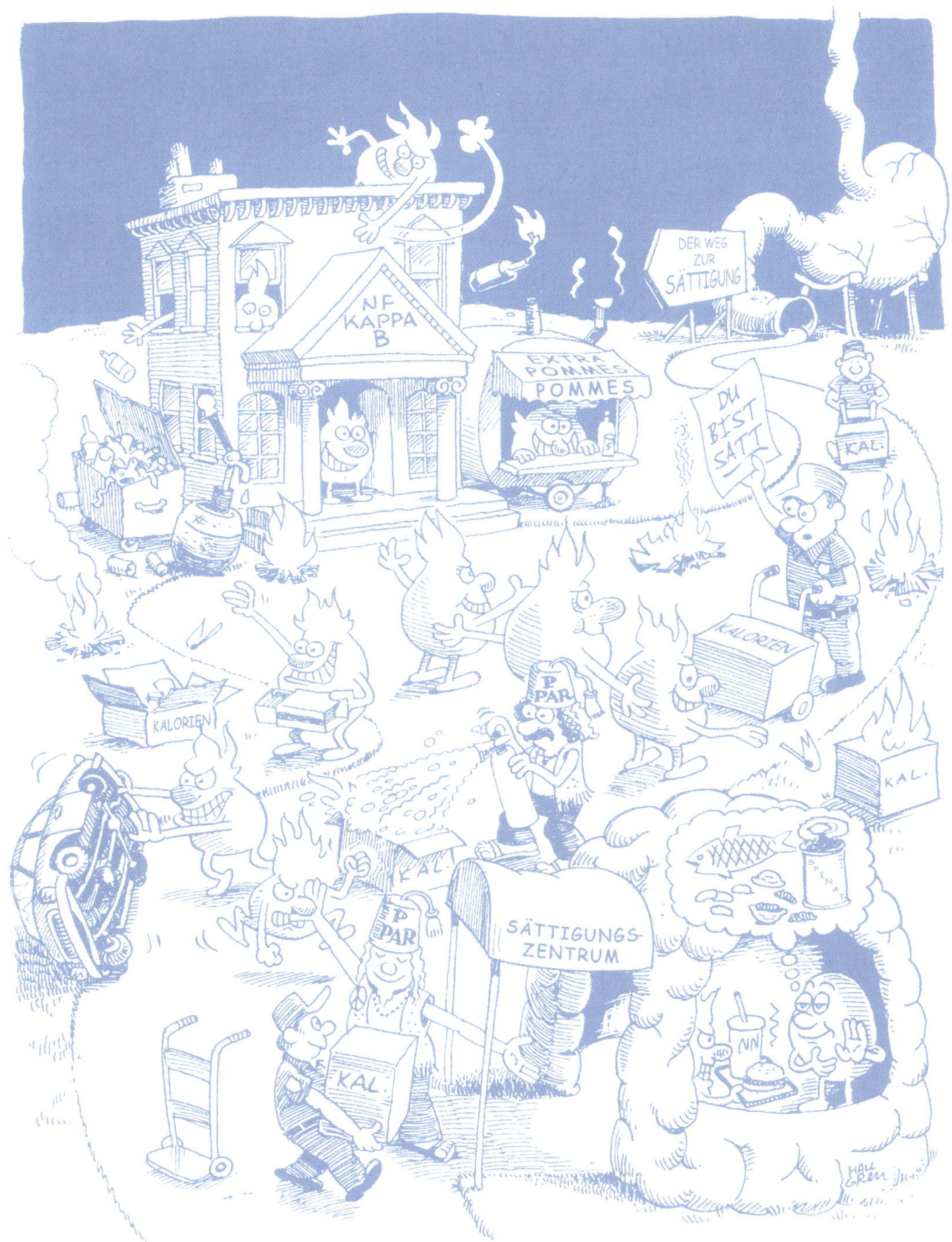

Die Party ist vorbei

Nahrungsmittel, die die Leber erreichen, können zwei Wirkungen haben. Sie stimulieren entweder Proteine, die sich wie betrunkene Randalierer benehmen und Entzündungen verursachen (NF-Kappa B), oder aber beruhigende Rezeptoren (PPARs), die Brandherde löschen. Selbst wenn man doch einmal zu viel gegessen hat, fallen die negativen Wirkungen deutlich geringer aus, solange die PPARs die Oberhand behalten.

Seltsame Gründe, dick zu sein

Die meisten Menschen nehmen an, Übergewicht sei lediglich die Folge von zu viel Essen und zu wenig Bewegung. Studien zeigen aber, dass auch andere Einflussgrößen bei der Entstehung von Fettleibigkeit eine Rolle spielen können. So zum Beispiel das, was man sich unter die Arme sprüht, oder auch das Alter Ihrer Mutter zum Zeitpunkt Ihrer Geburt. Hier einige der etwas ungewöhnlicheren Umstände, die offenbar mit Fettleibigkeit in Zusammenhang gebracht werden können:

- **Deodorants:** Einige Deos enthalten Stoffe, die den normalen Stoffwechsel stören, wodurch die Wahrscheinlichkeit steigt, dass man Gewicht zulegt. Wir empfehlen zwar nicht, künftig die Finger von Deos zu lassen und ihre Mitfahrer im Aufzug zu quälen. Allerdings sollten Sie aluminiumhaltige Deodorants meiden und auf Sprays verzichten, die polychlorierte Biphenyle enthalten.

- **Die Temperatur:** Klimaanlagen im Sommer und Heizungen im Winter tragen vielleicht zum allgemeinen Wohlbefinden bei, aber sie machen auch dicker. In einem kalten Zimmer beispielsweise muss der Körper eine höhere Stoffwechselleistung erbringen, um die Körpertemperatur aufrechtzuerhalten (in einem warmen Zimmer muss er sie herunterregeln). Durch diesen Aufwand wird der Stoffwechsel angekurbelt. Man kann dies leicht herbeiführen, indem man die Raumtemperatur im Winter reduziert, im Sommer dagegen erhöht.

- **Mit dem Rauchen aufhören:** Lesen Sie unsere Ansicht zu Nikotin auf Seite 329 im Anhang A.

- **Ihre Mutter:** Einige Studien gelangen zu dem Schluss, dass Sie wahrscheinlich umso dicker sind, je älter Ihre Mutter war, als sie Sie zur Welt gebracht hat. Zwar hat man keinerlei Einfluss auf die Familienplanung der eigenen Eltern – wenn die Mutter allerdings zum Zeitpunkt der eigenen Geburt schon älter war, gibt das zumindest einen Hinweis darauf, dass man vielleicht etwas stärker auf seine Taille achten sollte.

- **Ihr Partner:** Andere Studien legen den Schluss nahe, dass füllige Menschen dazu neigen, sich ebenfalls übergewichtige Partner zu suchen – und das wiederum vergrößert die Wahrscheinlichkeit, dass auch der Nachwuchs nicht eben schlank sein wird. Wir betreiben hier zwar keine Partnerschaftsberatung, möchten an dieser Stelle aber darauf hinweisen, dass die Frittenbude wohl nicht unbedingt der beste Ort für die Partnersuche ist.

Die Stressreaktion: Wie sich alles zusammenfügt

Heute erleben wir keine Dürreperioden oder Hungersnöte mehr, aber wir leiden trotzdem an hohem chronischem Stress – ganz gleich, ob dieser nun in Gestalt eines immensen Arbeitspensums, einer Beziehungskrise oder ellenlanger To-do-Listen daherkommt. Und unsere Körper reagieren genauso darauf, wie die Körper unserer Vorfahren es einst taten. Das Problem ist nur, dass uns Unmengen von Nahrung zur Verfügung stehen. Chronischer Stress löst eine jahrtau-

MEHR KALORIEN IM UMLAUF
FRUST-
ESSEN!
HUNGER
BAUCHSPEICHELDRÜSE PRODUZIERT MEHR INSULIN
SCHAFFT INSULINRESISTENZ
FETT WIRD IN LEBER GEPUMPT
MEHR FETT IM OMENTUM GESPEICHERT
STRESS
STEROIDE
ADRENALIN
ANTRIEB

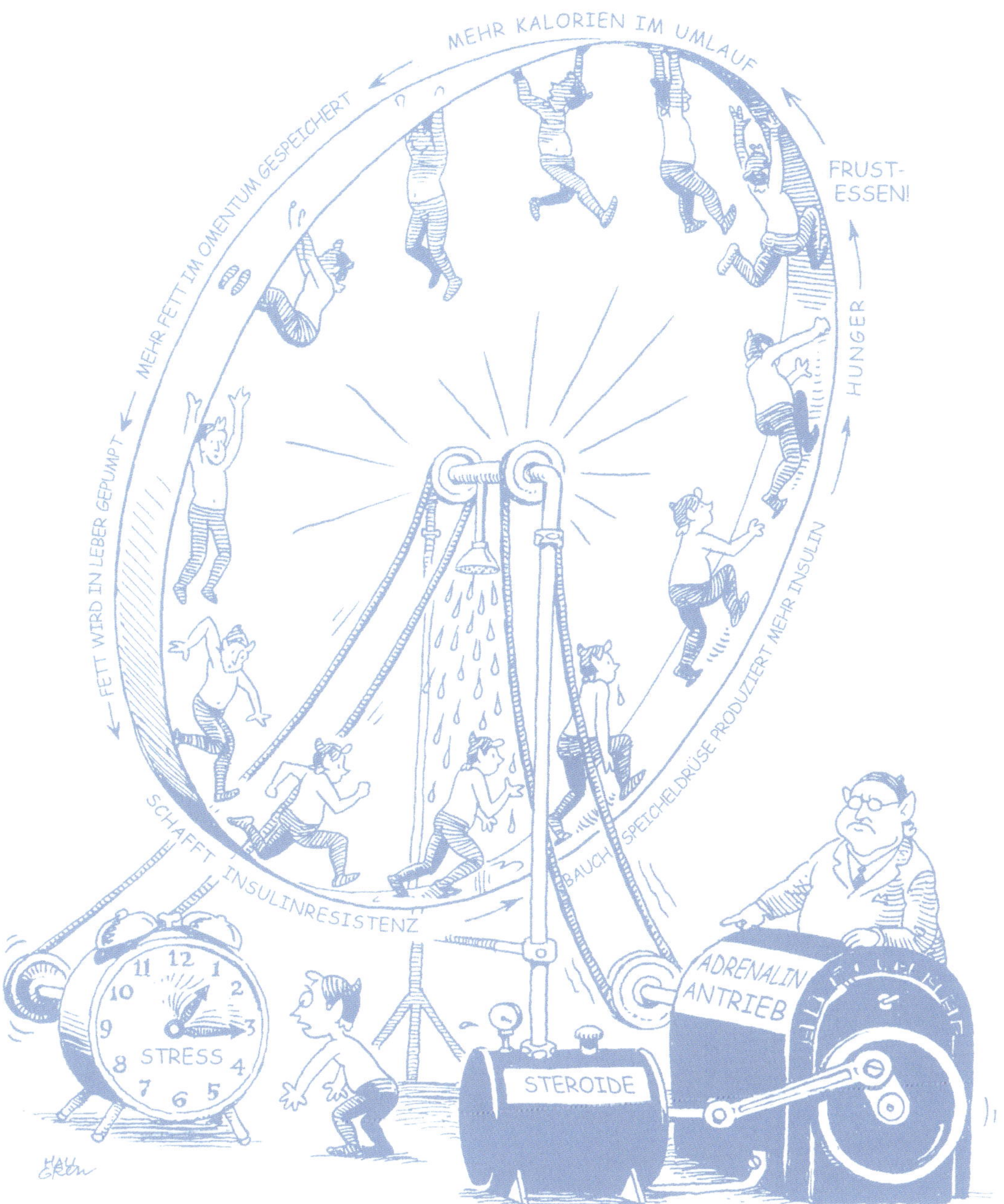

Der Stresskreislauf

Stress beeinflusst das Gewicht, indem er Hormone über das normale Maß ansteigen lässt, was zu Hunger und zur Speicherung von Fett führt. Das wiederum verursacht Entzündungen, die schließlich zu noch mehr Stress führen – und so setzt sich der Kreislauf fort.

Gibt es überhaupt schlechte Nahrungsmittel?

Nicht nur Fast-Food-Ketten werden sich möglicherweise hinter die These stellen, dass es so etwas wie gute oder schlechte Nahrungsmittel überhaupt nicht gibt, sondern dass einzig und allein die Menge der aufgenommenen Nahrung ausschlaggebend sei. So mancher Ernährungsberater, Ökotrophologe, Arzt und Lebensmittelhersteller behauptet genau dasselbe. Unsere Forschung veranlasst uns aber dazu, hier höflich, aber bestimmt zu widersprechen. Gute, gesunde Nahrungsmittel machen satt, reduzieren die entzündlichen Prozesse im Körper, verursachen keinen Jo-Jo-Effekt, sind nährstoffreich und halten jung. Schlechte Nahrungsmittel machen hungriger, steigern die Entzündungsreaktionen im Körper, machen träge, erhöhen die Wahrscheinlichkeit des Jo-Jo-Effekts, enthalten weniger Nährstoffe und beschleunigen den Alterungsprozess. Letzten Endes ist es so: Wenn man Pommes isst – ganz gleich, ob es nun zwei einzelne dünne Kartoffelstifte sind oder zwei Tüten –, nimmt man Kalorien auf, die zwar gut schmecken, aber in etwa so viel Nährwert haben wie Sperrholz. In unseren Worten: Schlechte Nahrungsmittel machen dick, mit guten Nahrungsmitteln aber gelingt das Taillenmanagement mühelos. Denn diese helfen, satt zu bleiben, sodass man nie wieder das Bedürfnis bekommt, sich mit nährstoffarmem, kalorienreichem Junkfood vollzustopfen. Und genau das sollte Ihr Ziel sein.

sendealte Reaktion aus, die sich im Horten von Kalorien und der Speicherung von Fett ausdrückt und die dafür sorgt, dass unsere Omentum-Speichereinheit beständig wächst. Und hier gerät der Fettkreislauf außer Kontrolle:

- Wenn man unter chronischem Stress leidet, dann steigert der Körper seine Produktion von Steroiden und Insulin, was wiederum …
- zu gesteigertem Appetit führt, was wiederum …
- die Chance vergrößert, dass man sich dem Frustessen mithilfe kalorienreicher Süßigkeiten und fetthaltiger Speisen hingibt, was wiederum …
- dazu führt, dass man mehr Fett speichert, vor allem im Omentum, was wiederum …
- dafür sorgt, dass mehr Fett und entzündungsfördernde Substanzen in die Leber gepumpt werden, was wiederum …
- Insulinresistenz verursacht, was wiederum …
- die Bauchspeicheldrüse dazu veranlasst, zum Ausgleich dieses scheinbaren Mangels mehr Insulin abzusondern, was wiederum …
- dazu führt, dass man einen Bärenhunger entwickelt, was wiederum …
- den Kreislauf erneut in Gang setzt, weil man dann nämlich wieder anfängt, aus Stress zu essen – und daraufhin wieder überfordert ist, weil man dauernd isst.

Interessant ist, dass sich mit wachsender Fettspeicherung im Omentum die Wirkung reduziert, die Stress aufs Gehirn ausübt. So beruhigt der Körper seinen Menschen und versichert ihm, dass er für Hungerperioden bestens gerüstet ist. Deshalb ist das Omentum-Fett – also der Bauchspeck – nicht nur entscheidend für Ihre Konfektionsgröße, sondern auch ein sehr hilfreicher Indikator für Ihren ganz persönlichen Stresspegel.

Fett-weg-Tipps

Lassen Sie das Essen die Schlacht bestreiten. Ihre beste Waffe im Kampf gegen den Speck ist weder ein Tae-Bo-Video noch ein Staubsauger, mit dem Sie sich Ihr Fett selbst absaugen können. Die beste Waffe ist Essen. Gutes Essen. Essen, das die Entzündungen reduziert. Gegen Entzündungen, die Fettleibigkeit verursachen, hilft nur eines: Nahrungsmittel mit Nährstoffen, die entweder einen direkt entzündungshemmenden beziehungsweise antioxidativen Effekt haben oder die wirken, indem sie die guten PPARs stimulieren und die Randale der Jungs aus dem NF-Kappa-B-Haus eindämmen. Antioxidantien geben Nahrungsmitteln oft einen eigenen Geschmack, einen speziellen Geruch oder eine unverwechselbare Farbe. Wer sich also entzündungshemmend ernährt, erhält einen äußerst positiven Nebeneffekt in Form eines geschmacksintensiveren und farbenfrohen Speiseplans. Unsere Nahrungsmittel sollten grundsätzlich voller Geschmack sein. Man kann ihre Aromen zusätzlich verstärken, indem man zwei verschiedene Nahrungsquellen kombiniert. Man könnte also eine Tomatensauce mit kleinen Stücken sonnengetrockneter Tomaten verfeinern oder getrocknete Äpfel ins Apfelmus geben, um den Geschmack zu intensivieren.
Nachfolgend eine Liste von Nährstoffen, die einen antioxidativen und entzündungshemmenden Effekt haben, dazu die von uns empfohlene Dosierung. Diese werden Ihnen vielleicht nicht gleich zu einem 100-Kilogramm-Gewichtsverlust verhelfen, aber sie haben eine entzündungshemmende Wirkung. Und das wird Ihnen unabhängig von Ihrem Gewicht dabei helfen, insgesamt gesünder zu leben.

Entzündungshemmende Substanzen:

- **Omega-3-Fettsäuren:** Omega-3-Fettsäuren, die in Fischölen vorkommen, scheinen die Aktivität der entzündungshemmenden PPARs zu verbessern. Wir empfehlen die Aufnahme von ausreichend Omega-3-Fettsäuren, indem Sie entweder dreimal pro Woche 113 Gramm Fisch essen oder täglich eine Fischölkapsel (2 g) einnehmen oder eine Handvoll Walnüsse essen (28 g). Übrigens wirken gesättigte Fette entzündungsfördernd und Transfette torpedieren die Wirkung von Omega-3-Fettsäuren.

- **Grüner Tee:** Es gibt Hinweise darauf, dass die Catechine im grünen Tee sowohl die Aufspaltung von Fetten als auch die Produktion von NF-Kappa B blockiert. In einer Studie zeigte sich, dass sich bei einem täglichen Konsum von drei Tassen grünem Tee das Körpergewicht und der Taillenumfang der Probanden in drei Monaten um fünf Prozent reduzierte. Darüber hinaus regt grüner Tee den Stoffwechsel an. Übrigens enthalten außer den reinen Kräutertees offenbar alle Teesorten Substanzen, die den Stoffwechsel ankurbeln.

Substanzen, von denen wir annehmen, dass sie entzündungshemmend sind:

- **Bier (in Maßen, Sportsfreund!):** Die bitteren Inhaltsstoffe des Bieres, die vom enthaltenen Hopfen herrühren, scheinen laut der Ergebnisse von Tierversuchen PPARs zu aktivieren. Mehr als ein Glas täglich sollte es aber nicht werden. Abgesehen von allen anderen Risikofaktoren neigen Menschen mit einem hohen Alkoholkonsum (mehr als ein Liter Bier oder drei Gläser Wein oder drei Gläschen Whiskey täglich) auch dazu, mehr Bauchfett zuzulegen.

- **Kurkuma:** Eine ingwerartige Pflanze mit dem aktiven Inhaltsstoff Curcumin. Kurkuma scheint die Produktion der entzündungshemmenden PPARs zu erhöhen. Peppen Sie Ihr Essen ruhig mit einer Prise dieses Gewürzes auf. Aber Vorsicht mit der Dosis – wenn Sie zu viel davon erwischen, schmeckt das ganze Gericht nach Senf.

- **Jojoba-Bohnen (eigentlich sind es Samen):** Es hat sich gezeigt, dass Jojoba-Bohnen den Organismus äußerst positiv beeinflussen, indem sie zum Beispiel den Anteil des guten Cholesterins anheben und den Leptinspiegel erhöhen, was wiederum den Hunger dämpft. Als Nahrungsergänzungsmittel scheint Jojoba-Extrakt gute Arbeit bei der Stimulierung von CCK zu leisten. Für die meisten Menschen genügt eine Dosis von etwa 2,5 bis 5 g (50 mg pro Kilogramm Körpergewicht).

Die Hauptzutaten

Man kann davon ausgehen, dass die folgenden Substanzen und Zutaten einen entzündungshemmenden Effekt auf den Körper haben, auch wenn ihre Wirkung nicht in allen Fällen wissenschaftlich bewiesen ist:

Substanz	enthalten in
Isovlavone	Sojabohnen, allen Sojaprodukten
Lignane	Leinsamen, Leinsamenöl, Vollkorngetreide wie Roggen
Polyphenole	Tee, Obst, Gemüse
Glucosinolate	Kreuzblütengewächsen wie Brokkoli und Blumenkohl sowie Grünkohl
Carnosol	Rosmarin
Resveratrol	Rotwein, Trauben, rotem Traubensaft
Kakao	Bitterschokolade
Quercetin	Kohl, Spinat, Knoblauch

Trinken Sie Kaffee. Abgesehen vom Koffein im Kaffee, welches selbst schon antioxidative Eigenschaften hat, ist Kaffee außerdem randvoll mit Polyphenolen und daher ein hervorragendes kalorienarmes Getränk gegen Heißhunger. Um unerwünschte Nebenwirkungen zu vermeiden, kann man auf die entkoffeinierte Version zurückgreifen. Eine weitere gute Quelle für Antioxidantien sind Bananen, die aber weit weniger davon enthalten als Kaffee.

Gehen Sie nach dem Ausschlussprinzip vor. Wenn Sie nachhaltig etwas daran ändern wollen, wie Ihr Körper Nahrung verarbeitet, Fett speichert und Ihr Wohlbefinden beeinflusst, ist zunächst etwas Ursachenforschung notwendig: Sie sollten herausfinden, welche Nahrungsmittel Ihrem Magen-Darm-Trakt möglicherweise Probleme verursachen, ganz gleich wie subtil die Symptome auch sein mögen. Der beste Weg zu diesem Ziel ist das Ausschlussprinzip. Gehen Sie folgendermaßen vor: Streichen Sie nacheinander eine bestimmte Nahrungsmittelgruppe mindestens drei Tage lang von Ihrem Speiseplan. Nicht immer werden Sie sofort eine Wirkung spüren: Manchmal dauert es auch zwei Wochen oder länger, bis sich ein Effekt einstellt. In dieser Zeit sollten Sie sich möglichst sorgfältig Notizen über Ihre allgemeine Befindlichkeit machen: Fühlen Sie sich energiegeladen oder matt, sind Sie müde, heiter oder betrübt? Und wie sieht es mit dem Stuhlgang aus? Dokumentieren Sie möglichst genau, wann Sie auf welche Lebensmittel verzichten und wann Sie sie wieder in Ihren Ernährungsplan aufnehmen – auf diese Weise können Sie besser nachvollziehen, welche Veränderungen dazu führen, dass Sie sich besser oder schlechter fühlen.
Wir empfehlen, die Nahrungsmittel in folgender Reihenfolge wegzulassen: Getreideprodukte (Weizen, Roggen, Gerste und Hafer), Milchprodukte, stark verarbeitete Kohlenhydrate (besonders Zucker), gesättigte Fette und Transfette – und schließlich künstliche Farbstoffe (die man kaum wirklich meiden kann, weil sie überall enthalten sind). Dieses Experiment wird Ihnen nicht nur helfen, die Störenfriede Ihrer Verdauung endlich ausfindig zu machen, es hat auch einen weiteren positiven Effekt: Indem Sie einige Lebensmittel für einige Tage ganz meiden, gewöhnen Sie Ihren Körper ganz nebenbei daran, mit kleineren Mengen dieser Produkte auszukommen.

Bewegen Sie sich nach einem üppigen Mahl. Wenn die Augen wieder einmal größer waren als der Magen, dann lassen Sie Ihren Körper ein bisschen für sich arbeiten. Bleiben Sie noch einige Stunden wach und unternehmen Sie einen mindestens 30-minütigen Spaziergang, damit der Körper die aufgenommene Nahrung aufspaltet und in Energie umwandelt, statt sie als Fett zu speichern. Sind die Kalorien erst einmal im Magen, ist es keine gute Idee, sie durch absichtlich herbeigeführtes Übergeben wieder herauszubefördern. Diese Methode kann Ihren Magen schädigen, zu Verätzungen der Speiseröhre führen und bei regelmäßigem Einsatz außerdem die Zähne angreifen. Essen Sie auch keine Süßigkeiten, nachdem Sie sich den Bauch vollgeschlagen haben, denn dadurch schießt nur das Insulin nach oben, was dazu beiträgt, dass sich überschüssige Kalorien in Form von Bauchspeck festsetzen.

Erkennen Sie Ihr »Lieblingsgift«. Große Mengen an Zucker verursachen Entzündungen. Man kann diesen Effekt reduzieren, indem man stattdessen Süßstoffe verwendet. Nahrungsmittel mit einem hohen Zuckergehalt verursachen nicht nur einen plötzlichen Anstieg des Blutzuckers, sie enthalten auch viele Kalorien, die sich in Form von Fett anlagern, wenn sie nicht verbrannt und in Energie umgewandelt werden. Einige Süßstoffe sind zwar kalorienreduziert oder sogar kalorienfrei, aber es gibt auch eine Kehrseite: Süßstoffe, etwa in Diät-Limonaden oder Diät-Lebensmitteln, werden vom Gehirn nicht erkannt. Für die Sättigungszentren im Gehirn sind sie praktisch unsichtbar und werden nicht als echte Lebensmittel anerkannt. Das wiederum hat zur Folge, dass man immer noch Appetit hat, den man mit noch mehr Essen befriedigen will. Es gibt kaum eindeutige Beweise für die Wirkungen dieser Süßstoffe – weder was die Gesundheit betrifft, noch was die Gewichtsabnahme angeht –, aber eins ist sicher: Der Steinzeitmensch hat sie garantiert nicht verwendet. Künstliche Süßstoffe enthalten vielleicht weniger Kalorien, verursachen dafür aber Nebenwirkungen wie Verdauungsprobleme und Kopfschmerzen. Wenn Ihnen das Abnehmen mit Süßstoffen schwerfällt oder Sie sich dabei unwohl fühlen, dann lassen Sie sie weg, selbst wenn sie deutlich weniger Kalorien enthalten als herkömmliche Zuckerarten. Es gibt keine eindeutigen Daten darüber, welche Süßstoffe am wirkungsvollsten sind, aber wir bewerten sie folgendermaßen:

Süßstoff	allgemein bekannt	Das Kleingedruckte
Sucralose (Splenda)	Wurde 1976 entdeckt, fand aber viele Jahre lang keine große Verbreitung; 500 Mal süßer als Saccharose, wird im Körperfett gespeichert, eignet sich zum Backen und hat keinerlei Einfluss auf den Blutzuckerspiegel.	Hierzu gibt es die wenigsten Forschungsergebnisse, es spricht aber wohl grundsätzlich zunächst nichts gegen diesen Stoff. Wir können noch keine Angaben zu den Nebenwirkungen dieses Süßstoffs machen, weil er noch nicht lange in großem Umfang in Gebrauch ist, aber bisher sieht es gut aus – und er scheint sich auch zum Kochen zu eignen.
Aspartam (NutraSweet)	Markteinführung 1981; zahlreiche Studien haben nachteilige Wirkungen auf die Gesundheit ermittelt, aber diese Studien sind teilweise nur bedingt aussagekräftig und nicht unbedingt repräsentativ.	Wurde eingehend erforscht und hat sich bisher als brauchbar erwiesen. Aber dieser Süßstoff verweilt auch am längsten im Körper und kann außerdem nicht erhitzt werden, weil er sich dann in Formaldehyd verwandelt. Es wird außerdem angenommen, dass Aspartam im Gehirn die Aufnahme bestimmter Vitamine, Antioxidantien und des Minerals Magnesium hemmen soll.
Saccharin	Gibt es seit Anfang des 20. Jahrhunderts; es gibt zwar einige Studien, die Gesundheitsrisiken nahe legen, diese weisen aber systematische Mängel auf.	Scheint einer der bewährtesten Süßstoffe zu sein und noch dazu der einzige, zu dem es langfristige Auswertungen gibt, selbst wenn nicht alle davon positiv ausfallen. Ein Beispiel: Wenn man mehr als 80 0,3-Liter-Dosen mit Saccharin gesüßte Limonade täglich konsumiert, vergrößert sich das Risiko von Blasenkrebs – aber das muss man auch erst einmal schaffen!
Agavennektar	Eine extrem süße, natürliche Substanz.	Probieren Sie's. Er hat zwar sehr viele Kalorien, aber man braucht erheblich weniger Agavennektar als herkömmlichen Zucker, um dieselbe Süße zu erreichen. Ist im Internethandel erhältlich.
Stevia	Ein extrem kalorienarmes, natürliches Gewächs mit bescheidenem Geschmack; außerdem scheint Stevia mehreren Studien zufolge bei Männern die Anzahl der Spermien reduziert zu haben.	Nein, danke. Angesichts des Geschmacks und der möglichen Nebenwirkungen können wir auf diesen Süßstoff gut verzichten.

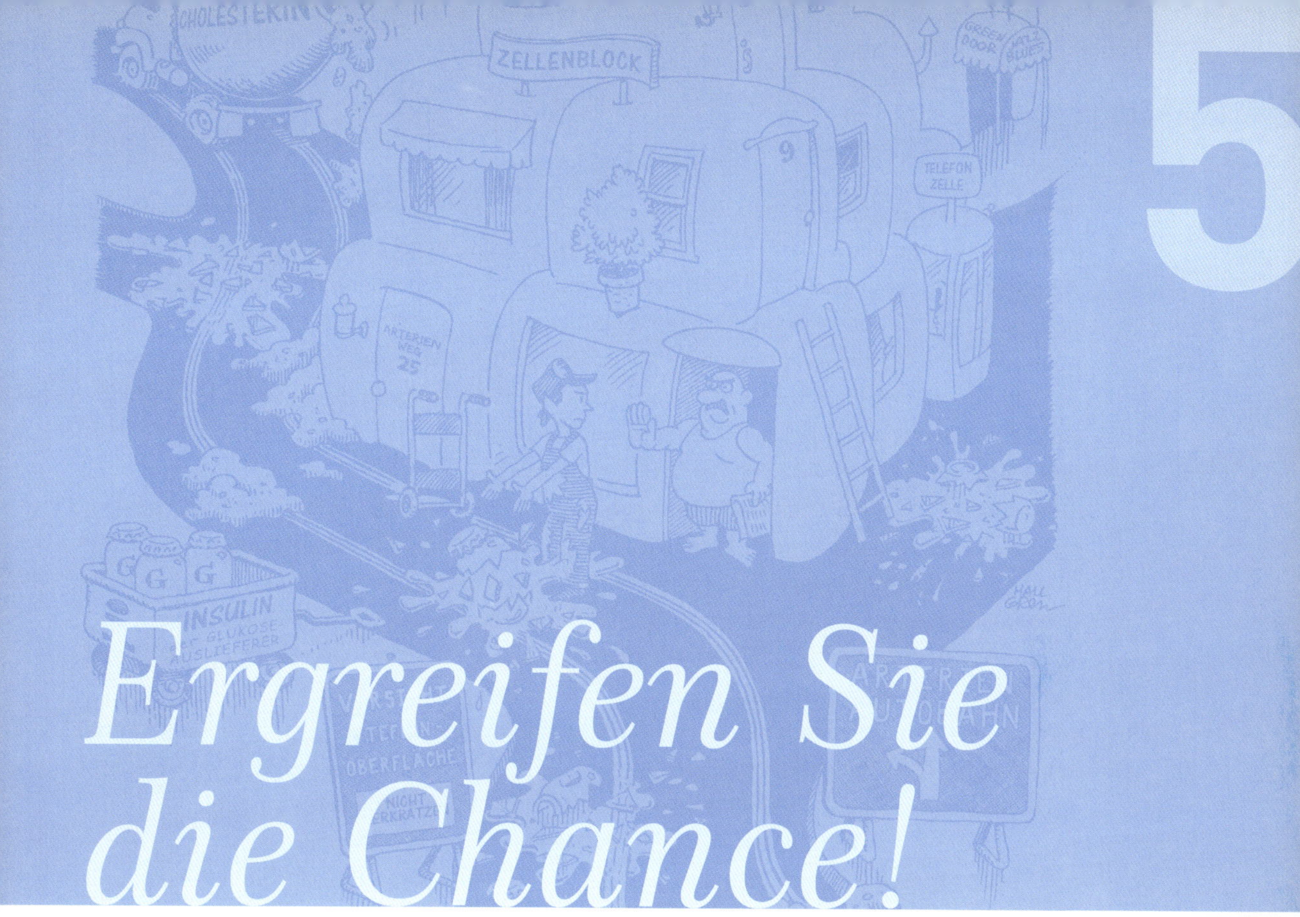

5

Ergreifen Sie die Chance!

Warum Körperfett die Gesundheit ruiniert – und was Sie dagegen tun können

Diät-Mythen

- Dünne Menschen sind grundsätzlich gesünder als dicke.
- Fett ist Fett. Jede Form von Fett ist gleichermaßen schädlich.
- Der ideale Blutdruck liegt auf jeden Fall unter 140 zu 90.

Es spielt keine Rolle, ob man lediglich einige Zentimeter Taillenumfang loswerden möchte oder ob man versucht, aus seinem Waschbärbauch einen Waschbrettbauch zu machen. An einer Tatsache kommt man nicht vorbei: Körperfett ist allgegenwärtig. Man sieht es, wenn man sich anzieht, sich wäscht, sich morgens für den Tag fertig macht. Man spürt es, wenn man sich hinsetzt, Treppen steigt und sich nach vorn beugt, um die letzten Kuchenkrümel vom Teller zu klauben. Für Menschen, die sich ihr Leben lang mit ihrem Gewicht herumgeplagt haben, ist das eigene Körperfett belastender als Geldsorgen, Beziehungsprobleme oder eine Darmspiegelung ohne Narkose.

So weit das Auge reicht, überall Fett. Auch die Gedanken kreisen ständig darum. Es legt sich um Hals und Arme. Es hängt vom Bauch, wackelt am Po und vibriert bei Tanzwettbewerben. Aber wissen Sie was? Immer, wenn es wirklich darauf ankäme, denken wir nicht im Geringsten daran: Wir schaufeln mittags Berge von Nahrung in uns hinein und schon beim Abendessen tun wir genau dasselbe wieder. Weil uns offenbar die damit verbundenen Gesundheitsrisiken weit weniger bewusst sind als das Doppelkinn im Spiegel.

Nachdem unsere Reise durch den Verdauungstrakt abgeschlossen ist, wissen Sie nun, wie Fett gespeichert wird. Jetzt ist es an der Zeit herauszufinden, was das überschüssige gespeicherte Fett Ihnen antun kann – Ihrem Herzen, Ihren Arterien, Ihrem gesamten Körper.

JA
MYTHOS ODER
NEIN?

Die meisten von uns gehen davon aus, dass man spargeldünn sein muss, um gesund zu sein. Die Wahrheit aber ist, dass etliche der so genannten schlanken Menschen weit weniger fit und gesund sind als viele so genannte dicke Menschen.

Heureka! Tatsächlich: Wer dick ist, aber nur wenige Gesundheitsrisiken aufweist, ist deutlich besser dran als ein schlanker Zeitgenosse mit vielen Risikofaktoren. Das ist aber kein Grund, gleich eine weitere Runde Schmalzgebäck zu bestellen. Selbst bei ansonsten absolut identischen Werten ist der Übergewichtige in jedem Fall stärker von Herzinfarkten, Schlaganfällen und Diabetes bedroht als der Schlanke. Dennoch möchten wir, dass Sie aufhören, Ihre Gewichtssituation immer nur in Pfunden und Kilos zu bewerten. Viel lieber wäre uns, wenn Sie sich ein wenig über jene Faktoren Gedanken machen würden, auf die es wirklich ankommt – vor allem, wenn Sie an Ihren Partner, Ihre Kinder, Eltern und Freunde denken. Der wahre Zustand Ihres Körpers lässt sich nicht auf Ihrer Körperwaage ablesen oder daran, wie oft man Ihnen auf der Straße hinterherpfeift. Der wahre Zustand Ihres Körpers ergibt sich aus Ihrem Taillenumfang – und aus dem, was das Fett in Ihrem Blut und Ihren Arterien anrichtet.

Die Sache mit dem Körperfett

Viele halten es folgendermaßen mit ihrer Gesundheit: Solange der Schmerz nicht stark genug ist, um einen Notarzt zu rufen, hält man ihn aus und schreibt das Unwohlsein der allgemeinen Erschöpfung, dem Stress, dem Alter oder der Packung Vanilleeis zu, über die man sich am gestrigen Fernsehabend hergemacht hat. Das Problem bei dieser Einstellung: Das Leben wird womöglich stärker vom Fernsehprogramm bestimmt als von den Bedürfnissen des eigenen Körpers. Bei vielen Übergewichtigen zeigen die Extrapfunde Nebenwirkungen wie Antriebslosigkeit oder fehlendes Selbstwertgefühl. Aber viele der Risikofaktoren, die mit Übergewicht einhergehen, haben keine so einfach wahrnehmbaren Symptome. Das bedeutet, um festzustellen, ob Ihr Übergewicht möglicherweise sogar lebensbedrohliche Ausmaße angenommen hat, müsste man erst einmal Ihr Inneres genau unter die Lupe nehmen und feststellen, wie die grundsätzlichen Abläufe in Ihrem Körper funktionieren.

Mit dem Fett auf Ihren Hüften sind Sie bestens vertraut – aber es befindet sich auch einiges davon in Ihrem Blut. Wenn man Ihnen ein Röhrchen Blut abnehmen und es eine Weile stehen lassen würde, dann könnten Sie eine Substanz sehen, die sich – ähnlich wie Schlagsahne – auf der Oberfläche absetzt. Das ist Fett. Wie ist es dorthin gelangt? Es wird über Ihren Darm absorbiert. Aber die eigentliche Schlüsselfigur im Spiel um das Fett ist das Omentum, das Bauchfett (siehe ab Seite 88). Und warum sollten wir uns Gedanken über ein Organ mit einem so seltsamen Namen machen? Weil das Omentum Fett speichert, das schnell in die Leber transportiert werden kann, was bedeutet, dass es das schlechte Cholesterin und den Triglyzeridspiegel ansteigen lassen kann. Und weil es gleichzeitig Insulin aus dem Kreislauf zieht, wodurch der Blutzucker steigt. Und das bedeutet, dass sich auf Dauer immer mehr von diesem sahneartigen Fett im Omentum festsetzt und Ihre Organe in große Gefahr bringt.

Fett ist praktisch wie eine Immobilie: Die Lage ist alles. Wir alle haben drei verschiedene Arten von Fett: das Fett in unserem Blutkreislauf (Triglyzeride genannt), subkutanes Fett (das direkt unter der Hautoberfläche liegt) und das Omentum-Fett. Eine vierte Sorte Fett nehmen wir mit dem Essen auf. Im Kapitel 3 (ab Seite 63) haben Sie erfahren, dass das Omentum ein Fettgewebe ist, das den Magen umgibt, sich also im Bauchinneren *unter* den Muskeln befindet. Deshalb können männliche Bierbäuche durchaus steinhart sein; das Fett liegt unter den Muskeln.

Weil dieses Omentum-Fett in unmittelbarer Nähe der Organe liegt, ist es deren beliebtester Energielieferant. Warum auch zur Tankstelle am anderen Ende der Stadt fahren, wenn es eine direkt um die Ecke gibt? Stellen Sie sich das Omentum-Fett wie einen rücksichtslosen LKW auf einer dicht befahrenen Autobahn vor – es drängelt den Magen zur Seite, schiebt andere Organe weg und beansprucht den ganzen Raum für sich (siehe Abbildung auf der rechten Seite).

Besonders interessant und auch motivierend ist die Tatsache, dass sich physiologische Veränderungen am Omentum sofort auch durch Veränderungen am Körper bemerkbar machen. Mit anderen Worten: Sobald der Körper wahrnimmt, dass man Fett verliert, bewegen sich die entscheidenden Werte wie Cholesterin, Blutdruck, Blutzucker in eine gesunde Richtung. Und das schon nach wenigen Tagen – noch bevor man Ihnen den Gewichtsverlust äußerlich ansieht.

Ebenfalls wichtig: Das Fett, das aus dem Omentum freigesetzt wird, wandert schnell und kontinuierlich zur Leber – ganz im Gegensatz zu dem geduldigeren Fett an den Oberschenkeln, das sich nicht so schnell mobilisieren lässt. Das verarbeitete Material wird dann in die Arterien verfrachtet, wo es zu Gesundheitsrisiken wie hohem (schlechtem) LDL-Cholesterin führt. Ein anderes Problem mit dem Omentum-Fett ist, dass es nur sehr wenig Adiponektin absondert. Dies ist ein stress- und entzündungshemmender Botenstoff, der in Verbindung mit dem Hormon Leptin steht, welches den Hunger eindämmt. Außerdem produziert das Adiponektin eine Substanz, die Entzündungsreaktionen verringert. Je mehr Omentum-Fett Sie also haben, desto weniger fettregulierendes Adiponektin werden Sie auch produzieren. Menschen mit einem niedrigen Adiponektin-Spiegel neigen grundsätzlich zu einem stärkeren Fettansatz am Bauch, zu hohem Blutdruck, einem hohen Cholesterinspiegel und anderen Risikofaktoren, die mit Herzkranzgefäß-Erkrankungen in Zusammenhang gebracht werden.

Und damit wäre auch erklärt, weshalb das Fett an den Oberschenkeln für Ihre Gesundheit weit weniger problematisch ist als das Fett am Omentum, selbst wenn beides Ihrer Bikinifigur schadet. Oder genauer gesagt, warum Omentum-Fett – welches besonders bei einer Figur mit der klassischen »Apfelform« vorhanden ist – gefährlicher ist als subkutanes Fett, also das Fett an Gesäß und Oberschenkeln, das für die »Birnenform« verantwortlich ist. Subkutanes Fett spielt bei der Versorgung Ihrer lebenswichtigen Organe mit Nährstoffen nämlich keine besondere Rolle und kann deshalb auch Ihre Blutwerte nicht maßgeblich beeinflussen.

Zusammenfassend kann man also sagen: Je näher Ihre Taille dem Idealmaß kommt, desto gesünder werden Ihre Blutgefäße und Ihr Immunsystem sein. Je gesünder Blutgefäße und Immunsystem sind, desto länger – und besser – werden Sie leben. Und desto mehr Energie werden Sie an jedem neuen Tag Ihres Lebens haben.

Fakt ist …

Neuere Studien haben gezeigt, dass Kaffee keinen Bluthochdruck verursacht – koffeinhaltige Limonaden und Diätgetränke aber sehr wohl. Der Grund? Vielleicht ist es der Maissirup oder das Karamell, die für diesen Unterschied verantwortlich sind. Daran sollte man denken, wenn man Koffein als mögliches Mittel zur Gewichtsreduktion einsetzen will.

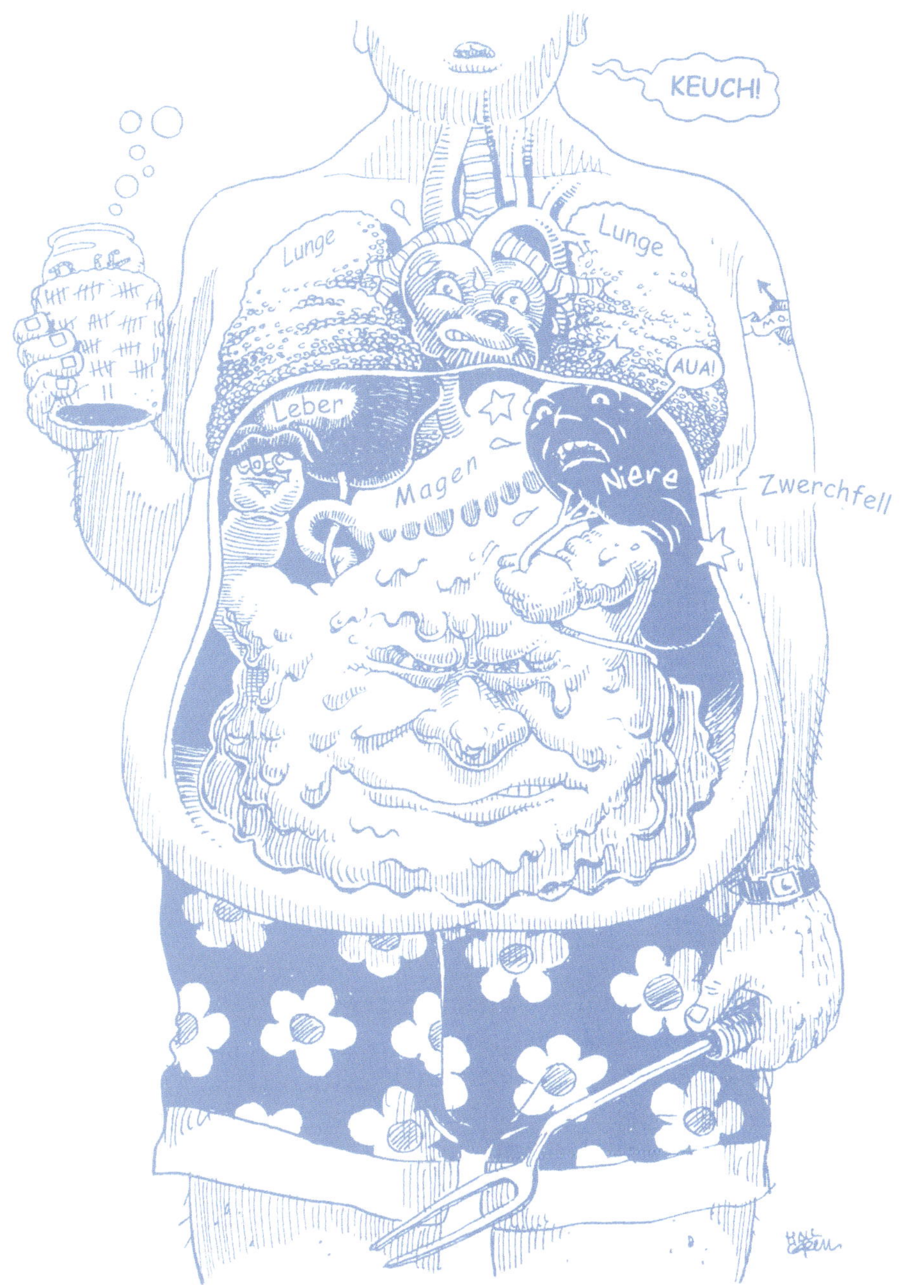

Der Rüpel im Bauch

Das Omentum schiebt rücksichtslos die benachbarten Organe aus dem Weg. Das Zwerchfell wird gedehnt, und die Lunge wird verdrängt, was die Atmung erschwert. Als Abwehrmaßnahme gegen die Bedrängnis sondern die gequetschten Nieren und ihre Blutgefäße Hormone ab, die den Blutdruck erhöhen.

Der Weg zur Gesundheit

Bevor wir uns damit befassen, was in Ihren Blutgefäßen vor sich geht, müssen Sie zunächst erst einmal wissen, wie diese aufgebaut sind. Das ist wichtig, um zu verstehen, welche Belastungen man seinen Blutgefäßen zumuten kann und welche nicht.

Alle Adern bestehen grundsätzlich aus drei Schichten (siehe Abbildung auf der rechten Seite) und sind die Hochgeschwindigkeitsstraßen Ihres Körpers. Sie transportieren in Windeseile Blut durch den gesamten Körper und beliefern alle Organe mit den nötigen Nährstoffen.

Innere Schicht: Die innerste Schicht der Blutgefäße (die Intima) kommt in Kontakt mit dem Blut; sie ist antihaftbeschichtet wie eine Teflonpfanne, damit das Blut leicht hindurchfließen kann. Diese normalerweise sehr glatte Schicht dient außerdem dazu, die muskuläre mittlere Schicht (die Media) zu schützen, und ist für biochemische Angriffe besonders anfällig.

Mittlere Schicht: Die mittlere Schicht Ihrer Blutgefäße (die Media) unterstützt die gesamte Gefäßstruktur, indem sie ein wenig wie eine Hand funktioniert, die einen Schlauch zusammendrückt. Wenn man depressiv verstimmt oder ängstlich ist, kann sich diese Muskelschicht zusammenziehen und den Gefäßinnenraum verringern, durch den das Blut normalerweise fließt (das Lumen). Aber sie hat auch einen Vorteil; sie kann durch Erweiterung die Spannung reduzieren (die Hand, die den Schlauch loslässt) und so den Gefäßinnenraum vergrößern, um mehr Bewegungsspielraum für das Blut zu schaffen – was besonders wichtig ist, wenn man zum Beispiel Sport treibt. Nach der Erweiterung können mehr rote Blutkörperchen, Sauerstoff und andere Nährstoffe zu den Organen und Muskeln befördert werden. In solchen Momenten würden wir förmlich platzen vor Energie, wenn diese Schicht immer noch genauso funktionieren würde wie damals, als wir noch neun Jahre alt waren.

Äußere Schicht: Die äußere Schicht (die Adventitia) grenzt das Blutgefäß vom Rest des Körpers ab wie eine Wurstpelle und hält es von außen zusammen.

Unter normalen Bedingungen ist die innere Schicht mit sehr sensiblen Zellen ausgekleidet, und das Blut fließt ungehindert. Stellen Sie sich eine Struktur vor wie eine Badezimmerwand, die aus einzelnen Fliesen besteht, die eng nebeneinanderstehen, nur getrennt von winzigen Fugen. Zusammengehalten werden die Fliesen von Mörtel – und auch im Blutgefäß gibt es feste Verbindungsnähte, die die Zellen miteinander verbinden.

Diese Blutgefäßwand ist so lange stabil, bis etwas des Weges kommt und anfängt, die Nahtstellen zwischen den glatten Zellen anzugreifen. Die größte Gefahr für die Fliesen geht von hohem Blutdruck aus, der die Gefäßwände wie ein Vorschlaghammer zerlegt. Aber es gibt auch eine Menge anderer kleiner Spitzhacken, die die Beschichtung der Blutgefäße beschädigen können: Cholesterin, Nikotin, hoher Blutzucker, Stress, Wut und etwa 40 weitere Risikofaktoren, die in erster Linie von Ihrer persönlichen Lebensführung abhängen. Alle diese kleinen Übeltäter beschädigen die Wand und verursachen kleine Schäden in der Intima der Blutgefäße. Und diese Verletzungen lösen wiederum einen anatomischen Startschuss aus. Damit ist das Wettrennen um die Zerstörung – und Reparatur – Ihrer Blutgefäße eröffnet (siehe Abbildung Seite 119 und 120).

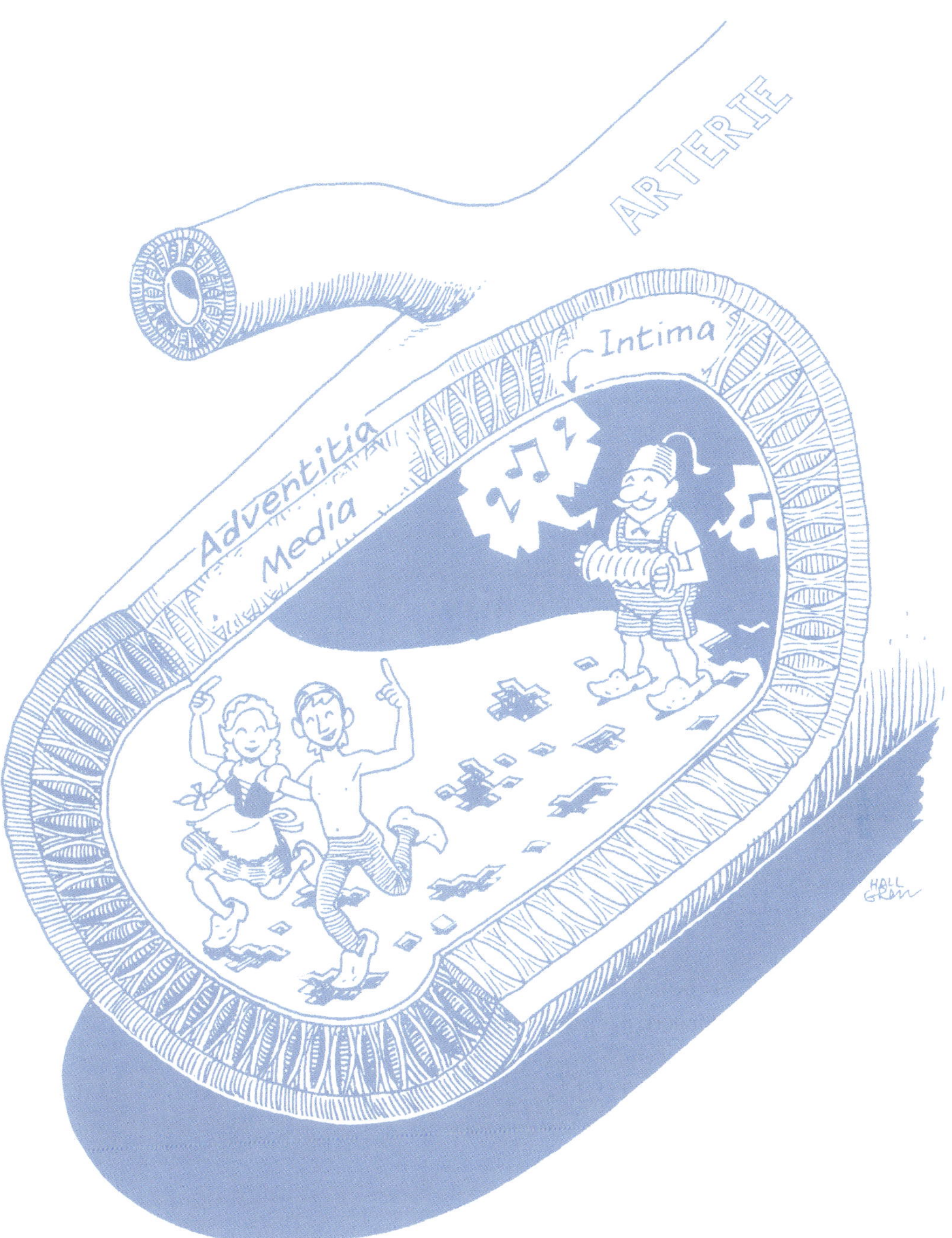

Auf der Durchreise

Blutgefäße haben drei Schichten: Die innere hilft dem Blut dabei, sich durch das Gefäß zu bewegen (Intima), die äußere (Adventitia) schützt es von außen. Zwischen diesen beiden liegt eine mittlere Muskelschicht (Media). Schäden an der inneren, kachelartig aufgebauten Schicht verursachen immer auch Schäden an der empfindlichen mittleren Schicht.

Wie Fett wirkt

Jahrelang waren Sie es gewohnt, die Einschätzung Ihrer Gesundheit vom Zeiger Ihrer Waage abhängig zu machen. Was Sie allerdings viel dringender benötigen, ist eine Spritze in den Händen eines Fachkundigen, der Ihnen etwas Blut abnimmt. Einige einfache Bluttests genügen, um festzustellen, mit welchen Grundeinstellungen Ihr Organismus derzeit läuft. Und um Sie mit allen Informationen auszustatten, die Sie benötigen, um Ihren Körper wieder auf die ursprünglichen Werkseinstellungen zurückzusetzen.

Blutdruck: Heute gibt es überall Blutdruckmessgeräte: in der Apotheke, im Fitnessstudio oder im Einkaufszentrum. Und das ist auch gut so. Im Grunde genommen ist es sogar hervorragend, weil Sie Ihren Blutdruck – Ihr wichtigstes Lebenszeichen – regelmäßig kontrollieren sollten, sorgfältiger als ein Reporter die neuesten Nachrichten recherchiert. Hoher Blutdruck ist immer noch der entscheidende Auslöser für Herzinfarkte, Schlaganfälle, Herzversagen, Nierenversagen und Impotenz. Die meisten Laboruntersuchungen liefern uns die Werte der verschiedenen Substanzen im Blut, der Blutdruck jedoch zeigt an, wie das Blut durch den Körper reist. Blutdruck bezieht sich schlicht und ergreifend auf den Druck, den das Blut auf die Gefäßwände ausübt, wenn es hindurchströmt. Es werden zwei Werte gemessen. Der systolische Druck gibt an, welcher Druck ausgeübt wird, wenn sich das Herz zusammenzieht. Dies ist der obere Wert. Der diastolische Druck zeigt, wie viel Druck auf die Gefäße ausgeübt wird, wenn sich das Herz entspannt.

Wenn der Druck des durchfließenden Blutes zu hoch ist, entstehen kleine Schäden in der glatten Innenseite der Gefäße (siehe Abbildung Seite 117), welche sich allmählich zu regelrechten Löchern in der Fliesenwand ausweiten, die zu einer Kettenreaktion von Abdichtung, zerstörerischer Entzündung und Verklumpung führen. Stellen Sie sich vor, Sie würden auf Bongo-Trommeln schlagen. Wenn Sie die Bongos mit den Fingern bearbeiten, bleiben die Instrumente intakt. Aber wenn sie mit zwei Baseballschlägern darauf einschlagen, verkürzt sich die Lebensdauer der Trommeln drastisch. Das Ziel bezüglich des Blutdrucks lautet deshalb: Ihre Gefäßwände mit einem schönen, gleichmäßigen Rhythmus verwöhnen – das Blut soll nur leicht dagegenklopfen, nicht dagegen hämmern. Übrigens schwankt der Blutdruck im Tagesverlauf auch noch. Optimal ist es, wenn es gelingt, ihn auf einem gleichmäßig stabilen Niveau zu halten.

Natürlich gibt es eine ganze Reihe von Faktoren, die Ihren Blutdruck theoretisch ansteigen lassen können wie eine Rakete. Dazu gehören Stress, große Mengen Natrium im Blut, ein Mangel an Kalzium oder Kalium durch zu wenig Obst und Gemüse und unzureichende körperliche Aktivität. Sicher ist aber, dass Übergewicht direkt zu hohem Blutdruck führt. Das passiert unter anderem dann, wenn das Bauchfett Druck auf die Nieren ausübt und diese in ihrer Leistung massiv beeinträchtigt, was sie durch einen höheren Blutdruck zu kompensieren versuchen. Die Nieren sind die Blutdruck-Regulatoren unseres Körpers.

Glücklicherweise kann man den Blutdruck schnell und erheblich reduzieren, indem man sein Gewicht reduziert. Nimmt man nur zehn Prozent von dem Gewicht ab, das man seit

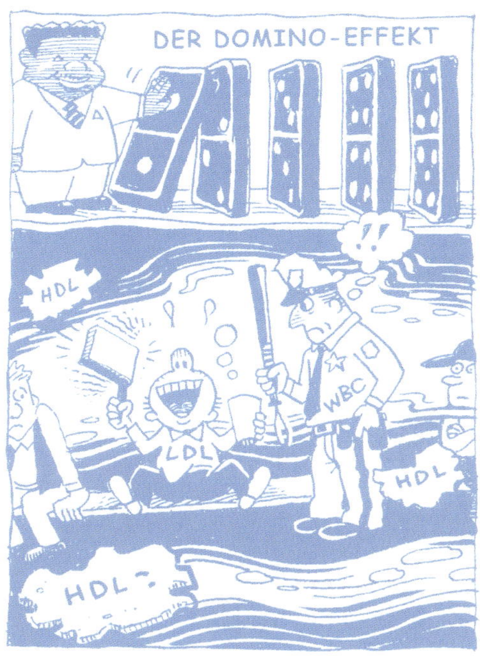

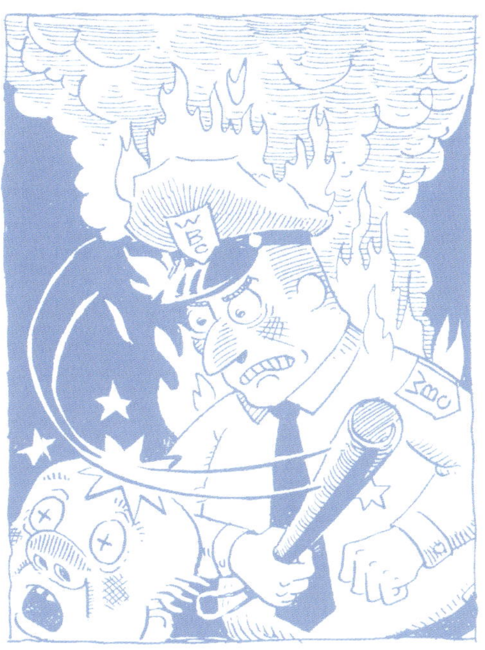

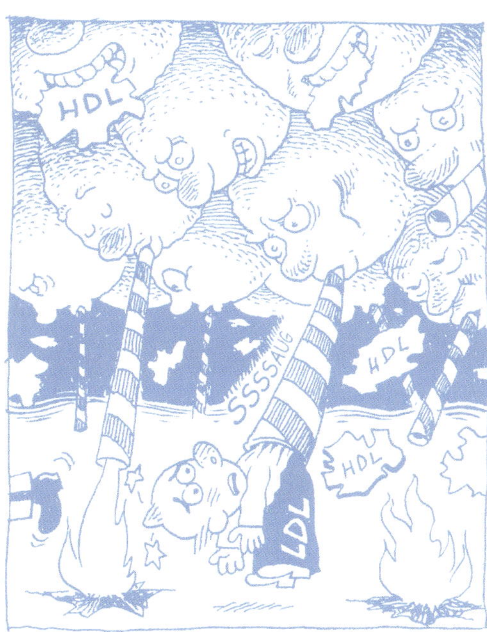

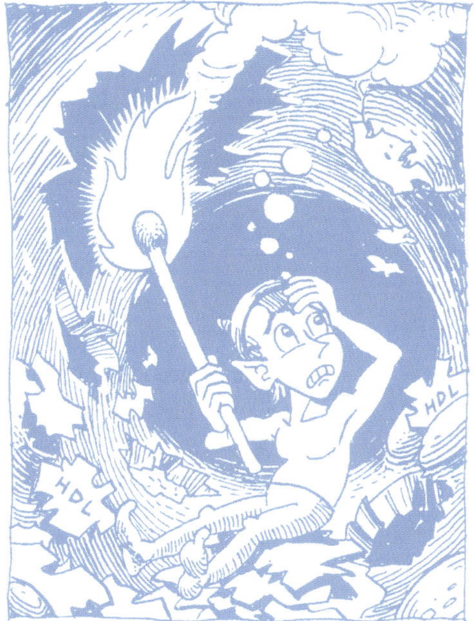

Verstopfung der Blutgefäße

Das schlechte LDL-Cholesterin regt die weißen Blutkörperchen zum Angriff an, und daraufhin werden die Streithähne in die Gefäßwände gezogen. Das daraus entstehende toxische Umfeld schafft raue Stellen, die mit Blutplättchen und Blutgerinnseln versiegelt werden, welche schließlich einen Verschluss des gesamten Blutgefäßes verursachen – einen Herzinfarkt.

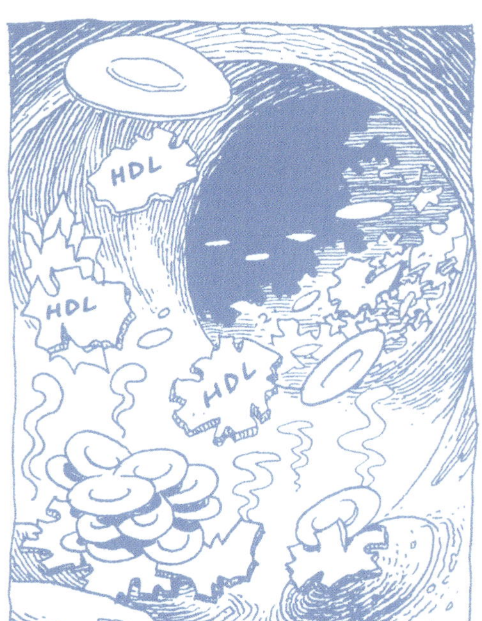
HDL
HDL
HDL

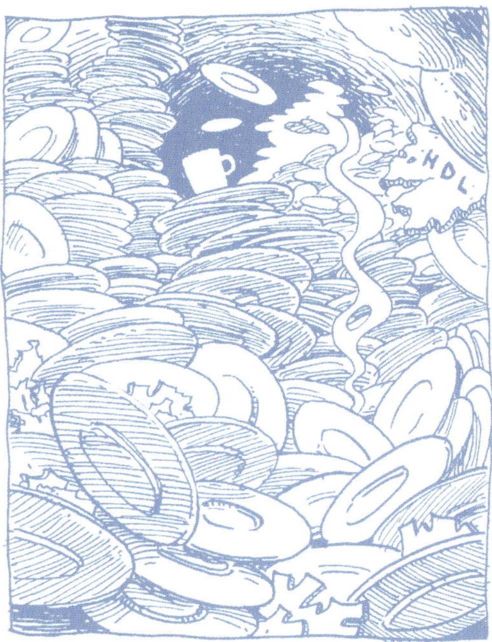
HDL

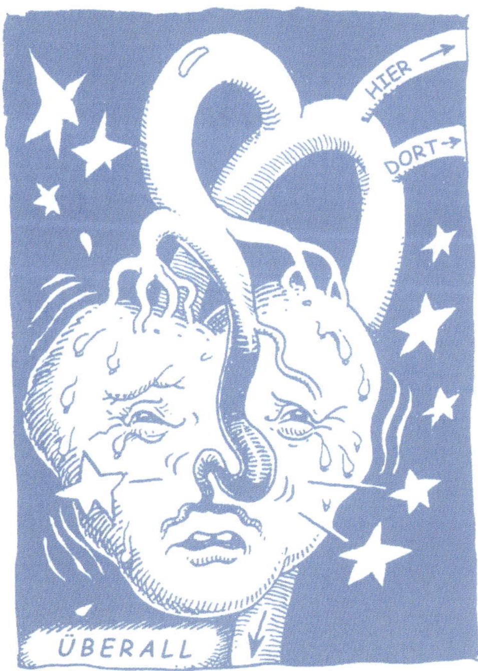
HIER →
DORT →
ÜBERALL

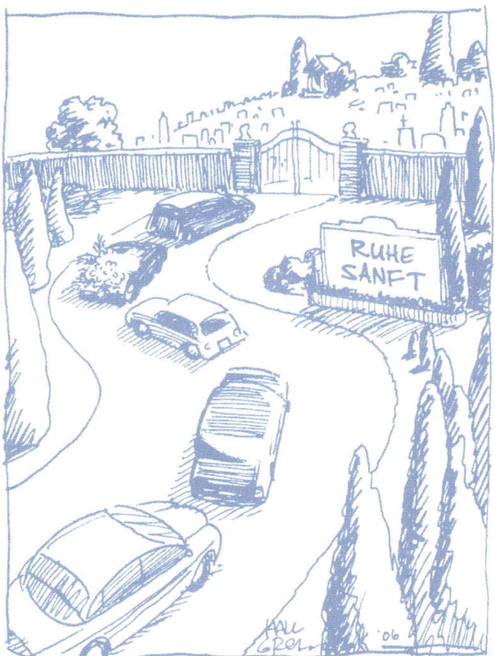
RUHE SANFT

Super HDL: die Cholesterinsenker der Zukunft

In einem norditalienischen Dorf am Gardasee weisen die Einwohner allesamt niedrige HDL-Werte auf. Mit einem derart niedrigen Spiegel des schützenden, cholesterinhaltigen Proteins sollten sie, laut gültiger medizinischer Lehre, durchgehend an Herzgefäßerkrankungen sterben. Sie tun es aber nicht. Vielmehr stellte sich heraus, dass die Dorfbewohner eine extrem aktive Form von HDL (in Fachkreisen Apo-1a-Milano genannt) besitzen, das wie ein Spezialrohrreiniger für Blutgefäße wirkt und Ablagerungen in den Gefäßen einfach wegspült – und somit einen reibungslosen Blutfluss ermöglicht. Diese Fallstudie lässt erahnen, wie künftige Generationen von cholesterinsenkenden Medikamenten aussehen könnten: Statt den LDL-Spiegel zu senken, erhöhen sie vielmehr die Aktivität des HDL, und dadurch wird das schädliche LDL besser abgebaut.

seinem 18. Lebensjahr zugenommen hat – das wären also zum Beispiel bei 18 Kilogramm Gesamtzunahme gerade mal 1,8 Kilogramm –, kann man seinen Blutdruck um 7 mmHg (systolisch) beziehungsweise um 4 mmHg (diastolisch) senken. Die Botschaft ist eindeutig: schlankere Taille, niedrigerer Blutdruck.

Cholesterin: Wenn man das Wort Cholesterin hört, denkt man automatisch an Eier, Herzinfarkte und jede Menge ärztlicher Anweisungen. Aber Cholesterin ist auch ein Teil unseres körpereigenen Gefäß-Flickzeugs. Eigentlich soll es uns also helfen, aber manches passiert eben anders als ursprünglich geplant.

Zurück zu den kleinen Schadstellen in Ihrer Gefäßwand. Ob es nun hoher Blutdruck, Nikotin oder zu viel Knabberzeug war, das die Wand beschädigt hat, Ihr Organismus reagiert umgehend, weil er nicht will, dass die mittlere Muskelschicht des Gefäßes mit Blut in Berührung kommt. Also engagiert der Körper einen Handwerker, der die Ausbrüche mit Fugenmasse abdichten und so den Schaden in der inneren Wand beheben soll. Und diese Fugenmasse besteht aus Cholesterin. Aber nicht aus irgendeinem.

Der Handwerker, nennen wir ihn einmal Albert, bringt zwei Dinge mit: einen Eimer mit Fugenmasse und einen Spachtel. Die Masse ist das schlechte Cholesterin, das aus Lipoproteinen geringer Dichte (LDL) besteht. Mit anderen Worten, die Masse ist voluminös, bleibt nicht kleben, und wenn sie an die Gefäßwand geschmiert wird, fliegen überall überschüssige Cholesterinbestandteile herum. Falls also Ihr LDL-Pegel aufgrund Ihrer Ernährung oder Veranlagung zu hoch ist und die Innenwand eines Ihrer Blutgefäße beschädigt wird, dann sieht Albert rot und knallt immer mehr von der Fugenmasse auf die Wand. Vergeblich versucht er, den Schaden mit schlechtem Cholesterin zu reparieren – und trägt dabei Unmengen schlechten Materials auf.

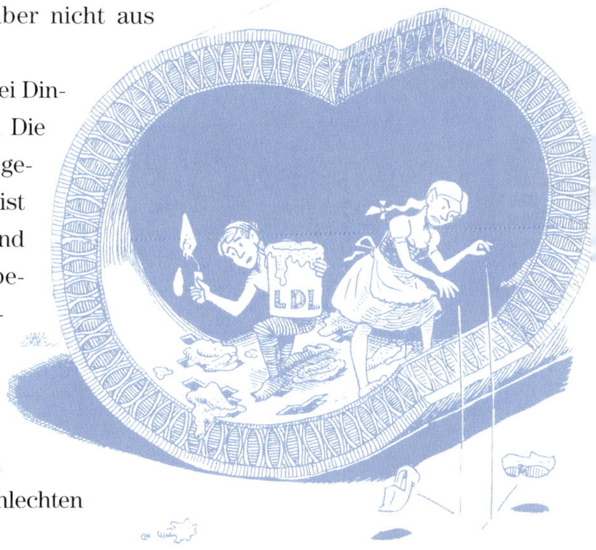

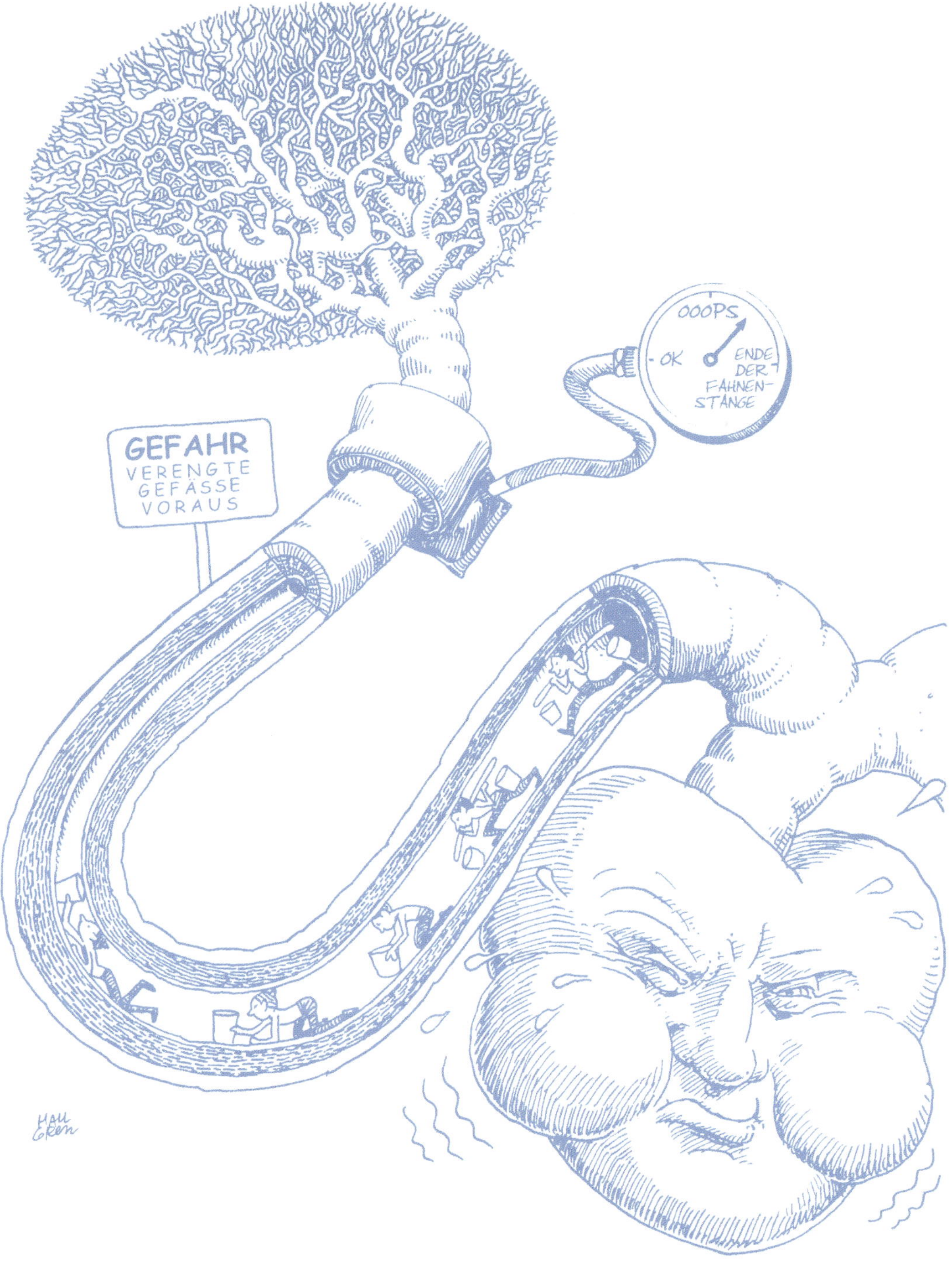

Heftig unter Druck

Unter Bluthochdruck ziehen sich die Arterien so stark zusammen, dass das Herz das Blut kaum noch transportieren kann. Um dies auszugleichen, wird das Herz dick wie ein muskelstrotzender Gewichtheber. Dadurch wird es aber zugleich auch steif und unbeweglich und kann sich nicht mehr richtig entspannen. Wenn es sich aber nicht entspannen kann, kann das Blut nicht mehr ungehindert durch die Gefäße fließen, und der daraus resultierende hohe Blutdruck schädigt die Gefäße.

Aber werfen wir nun einmal einen Blick in Alberts Werkzeugkasten. Hier findet sich auch eine erstklassige Fugenmasse in Form von Cholesterin, das auf High-Density Lipoproteinen basiert, das gesunde HDL-Cholesterin. Diese Masse ist dicht und wirkungsvoll, und während die Schadstellen repariert werden, trägt der Spachtel zugleich die alte, unbrauchbare Fugenmasse ab.

Also: Wenn in Ihrem Körper zu viel von der LDL-Masse ist, weil Sie erblich vorbelastet sind oder sich falsch ernährt haben, und nicht genug von der höherwertigen HDL-Masse, weil Sie nicht genügend richtige Nahrungsmittel zu sich nehmen, sich nicht ausreichend bewegen oder zu wenig weibliche Hormone haben, dann kann es zu einer Kettenreaktion kommen, die im schlimmsten Fall dazu führt, dass Ihr Herz nicht mehr mitspielt. Diese Kettenreaktion nennen wir den »Fat's-Domino«-Effekt.

Dominostein 1: Zu viel schlechtes Cholesterin bedeutet nicht nur, dass man zu viel Müll (Ablagerungen) in seinen Arterien hat. Es bedeutet auch, dass LDL-Cholesterin in die mittlere Gefäßschicht gelangt. Hier verhält sich das miese Cholesterin dummerweise wie ein betrunkener Fan in der gegnerischen Fankurve: Es bringt sein Umfeld dazu, viel feindseliger zu reagieren als üblich. Die Anwesenheit von LDL-Cholesterin in der mittleren Schicht stimuliert das Immunsystem dazu, weiße Blutkörperchen herbeizurufen, die versuchen, das schlechte Cholesterin auszugleichen und zu beruhigen.

Dominostein 2: Diese weißen Blutkörperchen wiederum schütten einige ihrer giftigen Inhalte aus, die normalerweise Infektionen bekämpfen – und das ruft eine allgemeine Entzündungsreaktion hervor.

Dominostein 3: Die giftigen Inhaltsstoffe und das Cholesterin werden von Fresszellen aufgenommen, die in den Gefäßwänden große, blasenartige Flächen ausbilden. Sie werden auch Schaumzellen genannt – und um die Gefäßoberfläche aufzurauen, vergrößern sie sogar noch die bestehenden Fugenmassenablagerungen.

Dominostein 4: Der Körper registriert, dass etwas nicht stimmt, und reagiert darauf mit noch mehr Entzündungsreaktionen. Nun entstehen Aufwölbungen und Schlaglöcher in der Wand – oft an der Stelle, an der der ursprüngliche Schaden war und die noch geschwächt ist, bevor sich eine schützende Narbe über der gefährlichen Ablagerung bilden konnte. Der nächste Dominostein fällt, wenn diese Ablagerung einreißt und dann plötzlich in die Mitte des Blutgefäßes hineinragt.

Dominostein 5: Diese schlecht gearbeiteten Reparaturstellen in der Wand ziehen klebrige Blutplättchen an, welche in den Gefäßen Klümpchen bilden, so genannte Gerinnsel. Normalerweise sind die Blutplättchen nützlich. Sie tragen zur Wundheilung bei, indem sie Schorf bilden. Aber wenn sie diese misslungenen Reparaturstellen in der Gefäßwand erreichen, docken sie kurzerhand an der gereizten, entzündeten Ablagerung an und bilden einen großen Klumpen. Und das lockt zusätzlich Gerinnselproteine in diesen Bereich, die dazu dienen, die Plättchen an einem bestimmten Ort festzuzementieren.

Dominostein 6: Diese ganze Masse türmt sich immer schneller auf, und die Innenseiten der Gefäße entzünden sich derart, dass schließlich die Blutplättchen und die Gerinnsel das gesamte Gefäß ausfüllen.

Heureka! Bis es dazu kommt, dass die Ablagerungen im Gefäß einreißen und es verstopfen, vergehen nicht immer Jahrzehnte – sondern oft nur Minuten. Und man kann auch sofort etwas gegen dieses Risiko unternehmen, indem man seine Ernährung entsprechend umstellt.

Dominostein 7: Das Blut kann nicht mehr durch das Gefäß fließen und das Herz wird nicht ausreichend versorgt.

Game over: Am Ende dieser Kettenreaktion steht ein Herzinfarkt. Oder abhängig davon, wo der beschriebene Prozess stattfindet, auch ein Schlaganfall, Gedächtnisverlust, Impotenz, Hautalterung beziehungsweise eine Vielzahl anderer gesundheitlicher Probleme, die ebenfalls durch Durchblutungsstörungen verursacht werden.

Wie man sieht, ist es nicht das Cholesterin im Allgemeinen, das schlecht ist. Das Problem ist vielmehr, dass die Balance nicht stimmt, dass man also zu viel schlechtes oder nicht genügend gutes Cholesterin hat, um den Prozess abzuwenden, noch bevor er einsetzt. Nur allein den Blutdruck und den Blutzucker zu senken, genügt also nicht, um Schäden an der Gefäßwand von Anfang an zu verhindern.

Unsere Cholesterinwerte werden zwar auch von unserer Veranlagung bestimmt, aber es sind vor allem ausreichend Bewegung und gesunde Ernährung, die darüber entscheiden, ob Albert die richtige Menge und die richtige Art von Spachtelmasse mitbringt und ob er die Spachtel schnell genug einsetzen kann, um eine sauber reparierte Wand zu hinterlassen.

Blutzucker: Ja, ja, wir wissen es: Sie haben keinen Diabetes, und deshalb würden Sie normalerweise den Gedanken an Blutzucker ganz schnell wieder verdrängen. Aber das wäre ein Fehler. Denn auch ein zu hoher Blutzuckerspiegel kann Ihre Gefäße beschädigen. Sie glauben vielleicht, dass Ihr Blutzuckerspiegel normal ist, aber Ihr Hausarzt misst Ihre Blutwerte üblicherweise, wenn Sie nüchtern sind. Viel wichtiger ist aber, dass Sie zu jeder Tageszeit »normale« Werte haben, in nüchternem Zustand (maximal 100 Milligramm pro Deziliter, abgekürzt 100 mg/dl) genauso wie nach den Mahlzeiten (maximal 140 mg/dl). Warum? Weil es durchaus sein kann, dass selbst ein ansonsten normaler Blutzuckerspiegel im Laufe des Tages mit der Nahrungsaufnahme erheblich steigt. Studien haben gezeigt, dass bei Männern mit einem Taillenumfang von mehr als 102 Zentimetern das Risiko, an Diabetes zu erkranken, mehr als zehnmal so hoch ist wie bei Männern, die einen Taillenumfang von weniger als 94 Zentimetern aufweisen. Bei Frauen sieht es ganz ähnlich aus: Ab einem Taillenumfang von 88 Zentimetern ist das Diabetes-Risiko drastisch erhöht. Die genaueste Methode herauszufinden, ob man an Diabetes leidet, ist, den Blutzucker in nüchternem Zustand zu messen und dann zwei Stunden später noch einmal, nachdem man 75 Gramm Zucker zu sich genommen hat – so sieht man besonders deutlich, wie der Körper den Zucker verarbeitet.

Viele Menschen denken, Diabetes beruhe ausschließlich auf genetischer Veranlagung, und natürlich wäre es eine feine Sache, Tante Trude für den eigenen Gesundheitszustand verantwortlich machen zu können, aber so funktioniert die Sache leider nicht. Denn für die Entste-

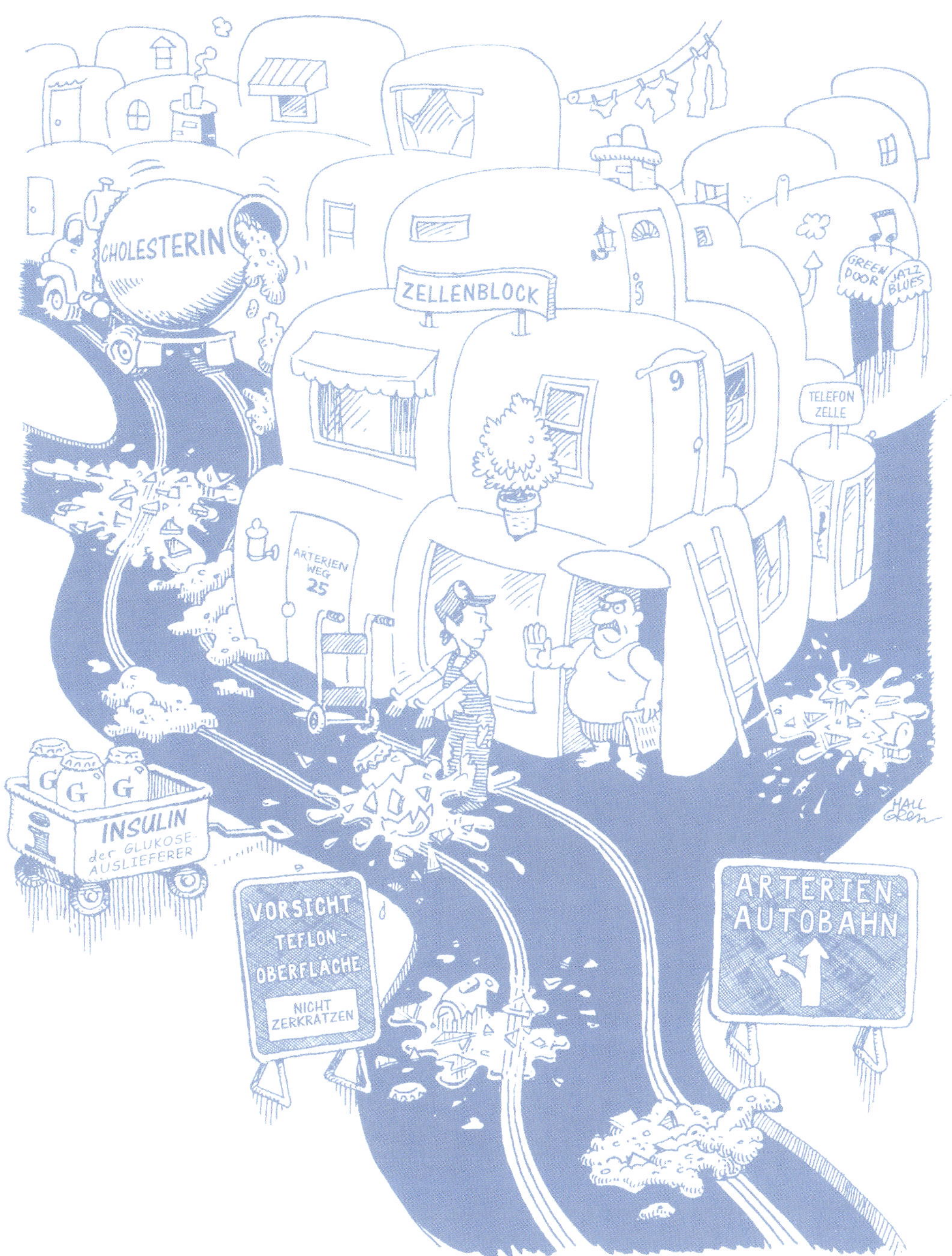

Abgeblitzt

Die wachsende Resistenz gegen die Wirkung des Insulins verhindert zunehmend, dass Glukose (Zucker) in die Zellen gelangen kann. Dies zwingt die überschüssige Glukose dazu, in den Blutgefäßen zu bleiben, wo sie wie Schutt wirkt, der die teflonartige Beschichtung der glatten Innenflächen angreift. Zusätzlich rollen noch schwere Cholesterin-LKWs umher und verschütten Müll, der unsere Blutbahnen ebenfalls beschädigt.

hung und Entwicklung von Diabetes Typ 2 (Typ 1 ist die juvenile Form) ist das Umfeld, also Ihre Lebens- und Ernährungsgewohnheiten, ein viel wichtigerer Faktor als die Gene.

Es stimmt zwar schon, dass Diabetes Typ 2 eine genetisch bedingte Erkrankung ist. Das heißt, wenn bei eineiigen Zwillingspaaren ein Zwilling an Diabetes Typ 2 erkrankt, dann trägt der andere ebenfalls die Anlagen dafür in sich. Und es ist auch eine schwerwiegende Erkrankung: Mit Diabetes altert man pro Lebensjahr um anderthalb Jahre. Wenn man im Alter von 30 Jahren daran erkrankt, dann ist man an seinem 60. Geburtstag nicht wirklich 60. In Wahrheit hat man die Vitalität und die Gesundheitsrisiken eines 75-Jährigen.

Und zwar aus folgendem Grund (siehe Abbildung Seite 125): Das Insulin im Blut nimmt normalerweise den Zucker auf und transportiert ihn in die Zellen. Aber bei Menschen mit Diabetes Typ 2 wird der Transport des Zuckers in die Muskel- und Fettzellen blockiert. Das bedeutet: Zucker im Kaffee ist zwar eine feine Sache, aber im Blut greift er die Gefäßwände an, indem er die Fugen zwischen den Zellen schwächt, die die innere Teflonbeschichtung der Gefäße bilden. Auf diese Weise entstehen letztlich Löcher in diesen Fugen. Zucker verhält sich auf Ernährungsebene ungefähr so wie Kokain: Er bewirkt, dass sich der Insulinspiegel überschlägt und dass die Proteine im Körper nicht mehr effektiv arbeiten können.

Omentum-Fett trägt zu Diabetes Typ 2 bei, indem es verhindert, dass das Insulin die Glukose ordnungsgemäß transportiert und an die Zellen ausliefert. Schon ein übergewichtsbedingter Taillenumfang von über 88 Zentimetern bei Frauen beziehungsweise 102 Zentimetern bei Männern reicht aus, um den Körper ein ganzes Stück weniger insulinempfindlich werden zu lassen. Die Insulinrezeptoren an den Zellen erkennen das Insulin nicht mehr richtig, und deshalb können weder das Insulin noch die Glukose ins Zellinnere gelangen. Die Folge: Die Glukose treibt weiterhin im Blut. Obendrein ist das Omentum-Fett auf einem richtigen »Ego-Trip«. Eine Studie hat gezeigt, dass das Omentum-Fett ein Viertel des Insulins, das die Blutbahn erreicht, selbst verbraucht – wodurch es zu Insulin-Engpässen und dadurch zu einem verschlechterten Glukosetransport kommen kann.

Fakt ist …

Bei einigen Menschen tritt als früher Hinweis auf eine Insulinresistenz ein dicker, brauner, samtartiger Hautfleck am Nacken auf. Dieses Symptom – Akanthosis Nigricans genannt – ist ein frühes Zeichen für das metabolische Syndrom, das mit hohem Blutdruck sowie erhöhten Blutfett- und Blutzuckerwerten in Verbindung steht.

Also bleibt Ihr Blutzuckerspiegel hoch, weil der Zucker nicht in ausreichendem Maße in die Zellen gelangt und nicht ordnungsgemäß aufgespaltet wird. Und das bedeutet, dass der Zucker weiterhin im Blut herumhängt wie ein Halbwüchsiger, der die Schule schwänzt und mit seiner so gewonnenen Freizeit nichts Gutes anfängt.

Was bedeutet das also? Nun, wenn man zu viel Zucker im Blut hat, ist das so, als wenn es auf einen kleinen Teich stark herunterregnet – ein Überlaufen kann alles beschädigen, was sich in der Nähe befindet. Und das kann ein zu hoher Blutzucker verursachen:

- Er schädigt die Verbindungen zwischen den glatten endothelialen Zellen, die die Gefäße auskleiden, wodurch die teflonartige Beschichtung anfälliger für Brüche wird.
- Er verursacht hohen Blutdruck mit.
- Er führt dazu, dass weiße Blutkörperchen aufhören, Infektionen zu bekämpfen – mit der Folge, dass das Immunsystem geschwächt wird.
- Er kann einen chemischen Vorgang in den roten Blutkörperchen auslösen, die Sauerstoff transportieren, der dazu führt, dass sie sich stärker an den Sauerstoff klammern. So gelangt zu wenig Sauerstoff in das Gewebe. Wenn das passiert, klammert sich die Glukose wie ein neugeborenes Äffchen an alles, was sie findet – am wahrscheinlichsten an Proteine in Blut und Gewebe. Diese Proteine lagern sich dann im Gewebe ab, was zur Entwicklung von grauem Star, zu Gelenkveränderungen und Lungenproblemen führt.
- Er kann eine Nervenreaktion auslösen, die dazu führt, dass die Nerven anschwellen, einen Überdruck entwickeln und ihre Funktionsfähigkeit verlieren – meist in den Körperteilen, die am weitesten vom Gehirn entfernt sind, also in den Händen und Füßen.
- Er kann einen Schalter in den kleinen Blutgefäßen ausschalten. Normalerweise reguliert der Körper den Fluss der Nährstoffe in die kleinen Blutgefäße von selbst. Dieser Zufluss funktioniert wie eine Art Notversorgung, sodass selbst dann, wenn es in den großen Gefäßen zu Problemen kommt, die kleinen Gefäße noch versorgt werden. Aber ein hoher Glukosespiegel schaltet diese automatische Regulierung aus – und lässt schon einen nur leicht erhöhten Blutdruck eine größere Anzahl an Ausbrüchen und Rissen in die Zellverbindungen in den kleineren Blutgefäßen schlagen. Das ist in etwa so, also würde man jemanden darum bitten, mit einem Vorschlaghammer die Arbeit zu verrichten, für die man normalerweise Uhrmacherwerkzeug verwendet; es kommt also zu mehr und erheblich größeren Schäden.

Fakt ist …

Mononatriumglutamat (kurz: Glutamat), der Zusatz, der in vielen chinesischen Lebensmitteln vorkommt, trägt möglicherweise stark dazu bei, das Stoffwechselsystem des Körpers durcheinanderzubringen. Glutamat wird verwendet, um die Glutaminrezeptoren im Gehirn zu überreizen, ja regelrecht zu vergiften, damit Salz und Süßes stärker wahrgenommen werden. Der Nachteil? Dies führt eventuell dazu, dass wir mehr essen und dass sich der Insulinspiegel erhöht.

Aber hier kommt der Clou: Wenn man wirklich will, kann man seine Gene in den Griff bekommen. Um den Blutzuckerspiegel niedrig zu halten, muss man lediglich Nahrungsmittel vermeiden, die viel einfachen Zucker, Transfette und gesättigte Fette enthalten. Und wenn man zusätzlich pro Woche etwa 1000 Kalorien mittels Bewegung verbrennt – das entspricht etwa 30 Minuten Walking pro Tag oder dreimal pro Woche 20 Minuten Training nach dem Programm in diesem Buch (siehe Seite 213) – dann reagieren die Muskeln deutlich empfindlicher auf Insulin und der Zucker kann seine Arbeit in den Zellen wieder ordnungsgemäß verrichten, statt Chaos im Blutstrom zu verursachen. Ein wenig Bewegung bewirkt also viel.

Arterielle Entzündungen: Wenn wir an das Thema Gefäßschädigungen denken, dann kommt uns meist zuerst die bereits erläuterte mechanische Verstopfung in den Sinn: der Haufen Müll, der den Blutfluss blockiert wie ein Zitronenkern den Strohhalm. Wenn es auf der Autobahn einen Unfall gibt, kann der Verkehr nicht fließen. Aber das ist nur ein Mechanismus, um den Blutfluss zum Erliegen zu bringen. Einen anderen Mechanismus kennen wir aber auch schon: die Entzündung. Normalerweise stellt man sich vor, dass bei Entzündungen im Körper etwas nach *außen* hin anschwillt – wie bei einem verstauchten Knöchel, einer Zahnfleischentzündung oder bei dem Veilchen, das man sich bei einer Kneipenschlägerei um zwei Uhr morgens eingefangen hat. Aber bei Gefäßentzündungen gehen die Schwellungen nach *innen*. Als Folge der Verklumpungs- beziehungsweise Gerinnungsreaktion, die mit dem LDL-Cholesterin einhergeht, kommt es zu einer Entzündung in der mittleren Gefäßschicht. Wenn diese mittlere Schicht anschwillt, drückt sie auf die innere Schicht, weil die äußere sehr stabil ist und nicht nachgibt. Dieser Druck auf die innere Schicht reduziert natürlich den Innendurchmesser des Gefäßes, sodass weniger Blut hindurchfließen kann – der Effekt ist etwa so, als ob man etwas durch einen dünneren Strohhalm trinkt, das man vorher in großen Zügen direkt aus dem Glas getrunken hat.

Man kann das Risiko potenzieller Herz-Kreislauf-Erkrankungen auch bestimmen, indem man die Substanzen im Blut misst, die bei Entzündungen entstehen. C-reaktives Protein (CRP) ist eine solche Chemikalie. Ein erhöhter CRP-Wert weist auf eine entzündliche Reaktion irgendwo im Körper hin, ob es nun ein Schnupfen oder eine Zahnfleischentzündung ist. Ist der Wert hoch, steigt das Risiko einer Herzerkrankung, denn jede weitere größere Entzündung im Körper verschlimmert auch die Entzündungen in den Blutgefäßen.

Fett: die anderen Hauptrisiken

Es ist nicht unsere Absicht, Sie mit langatmigen Statistiken über Gesundheitsrisiken zu erschlagen. Aber um dem gesamten Thema gerecht zu werden, muss man sich vor Augen führen, dass eine zu große Leibesfülle ein Risikofaktor ist, der tatsächlich den gesamten Körper betrifft. Selbst wenn einige Ihrer Blutwerte absolut makellos sind, heißt das noch lange nicht, dass Sie nicht mit gewissen Risiken rechnen müssten. Übergewicht oder Fettleibigkeit führen zu folgenden Problemen:

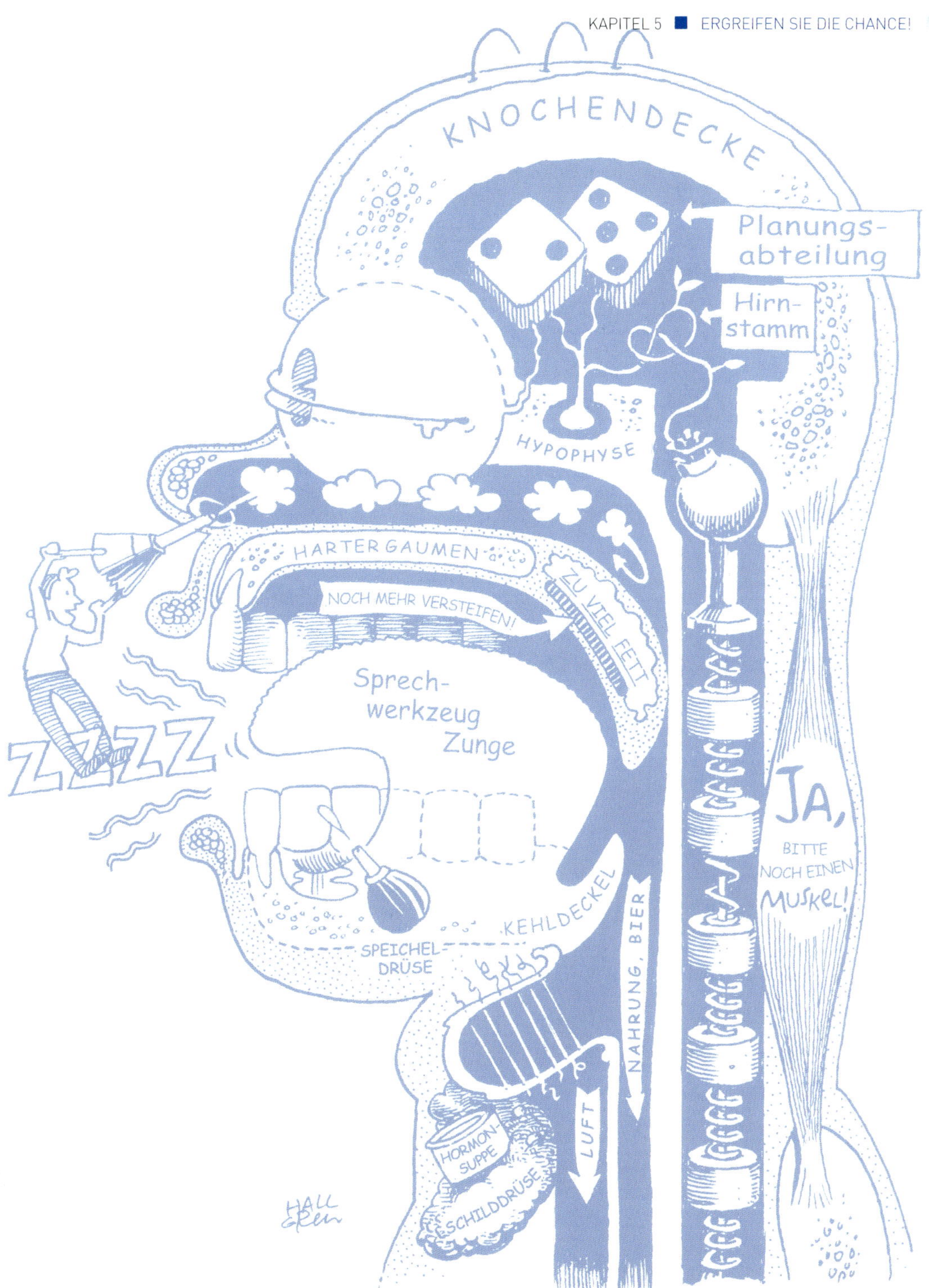

Der Flaschenhals

Fett im Hals trägt zu Schlafapnoe bei. In diesem Zustand wird die Luftzufuhr im Schlaf unterbrochen und die Atmung kann nachts immer wieder bis zu zehn Sekunden aussetzen.

Höheres Krebsrisiko: Die Entzündung, die vom Omentum-Fett herrührt, verursacht auch eine Dysfunktion in dem System, das Sie normalerweise vor Krebs schützt. Es gibt tatsächlich einen direkten Zusammenhang zwischen Taillenumfang und einem erhöhten Risiko für hormonbedingte Tumoren wie Brustkrebs bei Frauen und Prostatakrebs bei Männern. Fett enthält ein Enzym namens Aromatase, das adrenale Hormone in eine langfristig wirksame Form von Östrogen umwandelt, die ein erhöhtes Brustkrebsrisiko verursachen kann.

Höheres Risiko für Schlafapnoe: Bei einer Schlafapnoe wird der Schlaf durch Atemstillstände gestört. Was das mit einem zu üppigen Bauchumfang zu tun hat? Fett um die Taille geht in der Regel einher mit einem großen Halsumfang, und der wiederum kann Ihre Atmung behindern. Problematisch wird es ab einem Halsumfang von 43 Zentimetern. In der harmlosen Form – äußerlich am Schnarchen erkennbar – gelangt immer noch ausreichend Luft durch den Hals, erzeugt dabei aber ein sägendes Geräusch, das die Lärmschutzbestimmungen verletzt, permanente Gehörschäden und Eheprobleme auslösen kann. In manchen Fällen verschlimmert sich diese Verengung, sodass bis zu zehn Sekunden lang keine Luft mehr in die Lunge gelangt (siehe Abbildung Seite 129). Zum Glück wacht man in der Regel auf, bevor man erstickt. Wenn man älter wird, erschlafft das Gewebe am Hals und um die Mandeln sammelt sich Fett an. Wenn man schläft und die Muskeln sich völlig entspannen, fällt dieses Gewebe zusammen, sodass der Rachenraum sogar noch enger wird.

Schlafapnoe verhindert, dass man in die tiefe, erholsame REM-Schlafphase eintritt. Das führt wiederum dazu, dass man nachts häufig aufwacht, zu wenig schläft und sich tagsüber matt fühlt. Das bemerkt man selbst oft gar nicht wirklich – fragen Sie ruhig mal Ihren Partner, ob dieser etwas bemerkt hat. Sehr wahrscheinlich entwickelt man auch hohen Blutdruck, der dadurch entsteht, dass sich die Lungen während des Atemstillstands mit Kohlendioxid füllen. Und, das ist die bittere Ironie an der Sache, man wird deshalb wahrscheinlich auch noch dicker. Das liegt daran, dass Schlafapnoe wie eine Massenkarambolage wirkt – ein Unfall führt zum nächsten. Der Schlafmangel macht müde, schlapp, kraftlos. Also hat man das Gefühl, man müsste mehr essen. Man isst Dinge, die schnell Energie liefern, wahrscheinlich also stark zucker- und fetthaltig sind. Und schon nimmt man zu. Dies führt wiederum zu Schlafapnoe – und so setzt sich der Kreislauf fort. Insofern ist es ein guter Anreiz für die Einhaltung eines gesunden Ernährungsplans zu wissen, dass die meisten Menschen zuerst im Gesicht und am Hals abnehmen; mit einer Taillenreduktion von nur einigen Zentimetern erzielt man im Rahmen unseres Programms recht schnell eine 30-prozentige Reduktion der Schlafprobleme.

Höheres Risiko für Gelenkprobleme: Die Gelenke sind zwar stark, aber auch nicht unendlich belastbar. Sie halten eine Menge aus, aber irgendwann ist Schluss. Ihre Knie gehören zu den stärksten Gelenken im Körper, weil sie Ihr ganzes Gewicht tragen und enormen Druck abfedern können. Aber sie sind auch anfällig für Verschleißerscheinungen, insbesondere wenn sie eine deutlich schwerere Last tragen müssen als die, für die sie ursprünglich ausgelegt sind. Nimmt man fünf Kilogramm Körpergewicht zu, dann fühlt sich das für die Knie beim Gehen an, als wären es 15 Kilogramm. Wenn man Treppen steigt, fühlen sich fünf Kilogramm Fett für Ihre Knie an wie 35 Kilogramm Zusatzgewicht. Und genau dieser Umstand macht Sie anfälliger für gelenkspezifische Leiden wie Arthrose, die entsteht, wenn der Knorpel in den Gelenken durch eine zu schwere Last abgenutzt und beschädigt wird.

Wer sein Bauchfett und seinen Taillenumfang reduziert, senkt also automatisch auch das Risiko in vielen gesundheitlichen Bereichen. Und teilweise sogar ganz erheblich!

Heureka! Wenn übergewichtige Menschen (mit einem Durchschnittsgewicht von 100 Kilogramm) etwa 7,5 Prozent ihres Körpergewichts verlieren (das entspricht beim angegebenen Gewicht etwa 7,5 Kilogramm oder zehn Zentimeter Taillenumfang), verbessern sie ihre HDL- und LDL-Cholesterinwerte, ihren Blutdruck und ihre Blutzuckerwerte um sage und schreibe 20 Prozent. Die folgenden Maßnahmen sollen Ihnen dabei helfen, Ihre Ziele zu erreichen: den Taillenumfang zu optimieren und Risikofaktoren zu verringern.

Fett-weg-Tipps

Sie sollten die Fette kennen. Fette in Nahrungsmitteln sind ähnlich wie Vorgesetzte, es gibt zwei Sorten: die, die Ihnen nur Gutes wollen, und die, die Sie leiden sehen wollen. Ihren Cholesterinspiegel sowie Ihren Taillenumfang können Sie noch am ehesten positiv beeinflussen, wenn Sie darauf achten, welche Fette Sie aus Ihrem Leben und Ihrem Darm verbannen. Vor allem müssen Sie gesättigte Fette und Transfette meiden: Eine Portion bei einem Essen sollte nicht mehr als insgesamt vier Gramm dieser beiden Bösewichte enthalten. Diese sind vor allem in Nahrungsmitteln enthalten, die wir am ehesten mit langfristiger Gewichtszunahme und Gefäßverengung in Verbindung bringen. Im Grunde zählen zu den schlechten Fetten alle diejenigen, die bei Raumtemperatur eine feste Form haben: tierisches Fett, Butter, Margarine und Schmalz. Transfette enthalten vernetzte Wasserstoffbrückenbindungen, die sie bei Raumtemperatur stabil machen. Die Aufnahme von Transfetten führt zu anormalen Cholesterinwerten (das gute Cholesterin nimmt ab und das schlechte nimmt zu) sowie zu mehr Entzündungen und Schädigungen in den Gefäßwänden, wodurch die bereits beschriebenen Blutgerinnsel häufiger auftreten können. Transfette waren ursprünglich als Kerzenwachs entwickelt worden, der Markt dafür brach allerdings mit dem Einzug der Elektrizität weg. Transfette haben den Vorteil, dass

Gute Fette (die jung halten), erleichtern Albert die Spachtelarbeit	Schlechte Fette (die alt machen), verursachen die Verstopfungen, machen Albert die Spachtelei zur Qual
Einfach ungesättigte Fettsäuren. Sie kommen in zwei Varianten daher: Omega-3-Fettsäuren und Omega-6-Fettsäuren, etwa in Form von Fisch (3s) und Nussölen (3s und 6s). Es hat sich gezeigt, dass die Omega-3-Fettsäuren die Gefäß- und Gehirnfunktionen verbessern. Sie kommen in Olivenöl, Rapsöl, Fischölen, Leinsamenöl, Avocados und Nüssen (vor allem Walnüssen) vor. Es hat sich ebenfalls erwiesen, dass sie Blutdruck und Blutfettwerte reduzieren, wenn sie anstelle von Kohlenhydraten verwendet werden. **Fazit:** 30 bis 40 Prozent der aufgenommenen Fette sollten einfache ungesättigte Fettsäuren enthalten.	**Transfette.** Diese Fettsorte enthält gehärtetes Pflanzenöl. Dies ist die schlimmste Art von Fett und wird alle Ihre Bemühungen beim Abnehmen untergraben. Transfettsäuren gibt es in allen möglichen Lebensmitteln, vor allem in denen, die sehr lange haltbar sind. Das reicht von gebuttertem Popcorn bis zu Keksen, Chips und Margarine. **Fazit:** Verzichten Sie darauf. Vermeiden Sie sie genau so, wie Sie die Autobahn unmittelbar vor den Feiertagen meiden.
Mehrfach ungesättigte Fettsäuren. Ähneln stark den einfach ungesättigten, nur dass sie mehr als eine ungesättigte Verbindung enthalten. Sie sind normalerweise in Pflanzenölen und Sesamöl enthalten. Sie können die Gefäß- und Gehirnleistung verbessern und tragen zu einem anhaltenden Sättigungsgefühl bei. **Fazit:** 20 bis 40 Prozent Ihrer verwendeten Fette sollten mehrfach ungesättigte Fettsäuren enthalten.	**Gesättigte Fettsäuren.** Sind in Fleisch und Milchprodukten enthalten und verursachen Gewichtszunahme und Gefäßverstopfung. **Fazit:** Beschränken Sie sich bei den gesättigten Fetten auf magere Quellen wie Rinderlende und fettarme Milchprodukte. Versuchen Sie, weniger als vier Gramm gesättigtes Fett pro Portion zu sich zu nehmen. Nicht mehr als 20 Gramm, oder weniger als 30 Prozent des Tagesbedarfs, sollten von gesättigten und/oder Transfetten stammen.

sie lange haltbar sind; der durchschnittliche Lebensmittelhersteller würde sicher liebend gern Lebensmittel mit gesunden Fetten herstellen, wenn sie genauso lange haltbar wären wie die ungesunden Fette. Gute Fette sind hingegen alle diejenigen, die bei Raumtemperatur flüssig sind, aber zähflüssig werden, wenn sie erkalten, so wie beispielsweise Olivenöl. Sie helfen uns dabei, den HDL-Spiegel zu erhöhen und die schädlichen Gefäßablagerungen zu entfernen. Weitaus wichtiger als die Kalorien im Fett ist, wie die enthaltenen Fettsäuren die Zellfunktionen, die Gefäßfunktionen und Entzündungsreaktionen beeinflussen.

Anmerkung: Die besten Öle für den alltäglichen Genuss und die Zubereitung von Nahrungsmitteln zu Hause sind natives Olivenöl, extra oder kalt gepresstes Rapsöl aus biologischem Anbau. Zum Kochen können Sie auch Sesam- oder Erdnussöl verwenden, weil bei diesen Sorten der Siedepunkt, also die Temperatur, ab der das Fett anbrennt, relativ hoch ist. Wenn man diesen Siedepunkt überschreitet, entwickelt sich ein angebrannter, verkohlter Geschmack. Überhitzte Öle werden leicht ranzig und können auch giftige Stoffe entwickeln, wodurch man den Hauptvorteil dieser normalerweise gesunden Lebensmittel verliert. Besser ist es auch, wenn man das Essen brät und nicht das Öl. Sie sollten also das Öl nicht direkt in der Pfanne erhitzen. Stattdessen sollten Sie das Essen zuerst im Öl wenden und es erst dann in die Pfanne legen, weil auf diese Weise das Öl nicht überhitzt wird.

Hier die Siedepunkte von einigen der gebräuchlichsten gesunden Öle:

Naturbelassenes Rapsöl: 107 °C
Naturbelassenes Sonnenblumenöl: 107 °C
Natives Olivenöl extra: 160 °C
Natives Olivenöl: 215 °C
Sesamöl: 210 °C
Traubenkernöl: 215 °C
Raffiniertes Erdnussöl: 232 °C
Halb raffiniertes Sesamöl: 232 °C

Alles wegputzen. Es gibt immer mehr Anhaltspunkte, die beweisen, dass ein Leben ohne Gefäßverstopfung in direktem Zusammenhang steht mit einer ausreichenden Versorgung an HDL. Indem man sein HDL erhöht, vergrößert man die Menge an gesundem Cholesterin, das zur Verfügung steht, um das schlechte Cholesterin zu entfernen. Es hat sich gezeigt, dass unter anderem folgende Maßnahmen das HDL wirkungsvoll erhöhen:

- Gesunde Fette verzehren, wie sie in Olivenöl, Fisch, Avocados und Walnüssen vorkommen.
- Mindestens 30 Minuten pro Tag walken oder eine andere Form von Bewegung durchführen. Nein: Es sind keine Ausreden erlaubt.
- Niacin einnehmen, viermal täglich 100 mg. Normales und nicht verschreibungspflichtiges Niacin ist viel günstiger als verschreibungspflichtiges, und die Mittel, bei denen der Wirkstoff

verzögert freigesetzt wird, scheinen einen zusätzlichen positiven Effekt zu haben. Bitte auch nicht zu viel davon einnehmen: Bevor Sie sich für eine höhere Dosierung entscheiden, sollte Ihr Arzt unbedingt Ihre Leberfunktion kontrollieren, um sicherzustellen, dass es nicht zu einer Überdosierung und Vergiftungsreaktionen kommt, die gelegentlich auftreten können. Um Hitzewallungen zu vermeiden, sollte man eine halbe Stunde vor dem Niacin eine Aspirintablette einnehmen und das Niacin wenn möglich vor dem Schlafengehen einnehmen. Noch einmal: Erhöhen Sie die Dosis nicht ohne Absprache mit Ihrem Arzt und klären Sie vor der Niacin-Einnahme mit ihm ab, ob Ihre Leber einwandfrei arbeitet.

- Vitamin B_5 einnehmen (Pantothensäure). Wir empfehlen eine Dosis von 300 mg täglich, um das negative LDL zu verringern und das HDL zu erhöhen; bisher sind keine Nebenwirkungen einer Einnahme von Vitamin B_5 bekannt.
- Jeden Abend ein alkoholisches Getränk zu sich nehmen. Der Versuch, das HDL zu erhöhen, sollte für Sie natürlich kein Anlass sein, mit dem Trinken anzufangen. Wenn Sie aber Alkohol trinken und sich wirklich nur auf ein Glas beschränken, dann kann das durchaus eine gewisse positive Wirkung haben.
- Anstelle von Kohlenhydraten lieber Proteine oder einfach gesättigte Fette zu sich nehmen. Neuere Forschungsergebnisse zeigen, dass dies den Blutdruck reduzieren und die Blutfettwerte beeinflussen kann.

Nehmen Sie ein Mittel ein. Wenn es eine Wunderpille gäbe, mit der man Fett bekämpfen und Leben retten könnte, dann hätte die Pharmaindustrie alle Konkurrenten, angefangen bei den Herstellern von Personenwaagen bis hin zu den Diätbuchautoren, in kürzester Zeit in den Ruin getrieben. Es gibt keine Pille, die das alles vermag (mehr zu medikamentösen Behandlungsmethoden im Anhang, ab Seite 319). Aber das bedeutet nicht, dass man Medikamente nicht einsetzen kann, um seine Gesundheit zu verbessern und Herz-Kreislauf-bezogene Risikofaktoren zu reduzieren. Unsere Empfehlung, und damit das, was einer Wunderpille am nächsten kommt: zwei niedrig dosierte Aspirin pro Tag (in den USA insgesamt 162 mg Acetylsalicylsäure). Laut entsprechender Studien sind bei dieser geringen Dosierungserhöhung von 81 auf 162 mg Acetylsalicylsäure keine Magenprobleme zu erwarten – aber dafür ergibt sich für Herzinfarkte und ischämische Hirninfarkte eine nochmals gesteigerte Risikoreduktion von 13 Prozent (81 mg) auf 36 Prozent (162 mg) . Aspirin sorgt dafür, dass die Blutplättchen weniger klebrig sind, und reduziert die Entzündungen, die den Innendurchmesser der Blutgefäße verengen. Es hat sich gezeigt, dass Aspirin den Alterungsprozess von Gefäßen und Immunsystem reduziert – und damit auch die Risiken für Herzinfarkte und Schlaganfälle, Impotenz, Darm-, After- und Speiseröhrenkrebs sowie möglicherweise auch für Brust- und Prostatakrebs. Um Nebenwirkungen in Form von Magenbeschwerden zu vermeiden, sollten Sie vor und nach der Tabletteneinnahme ein halbes Glas Wasser trinken. Wichtig! Bevor Sie jedoch zur regelmäßigen Einnahme mit Aspirin oder Acetylsalicylsäure übergehen, fragen Sie unbedingt Ihren Arzt, wenn Sie schon einmal starke Blutungen hatten, Blutverdünner einnehmen oder Extremsportarten betreiben, ob das die richtige vorbeugende Maßnahme für Sie ist.

Kontrollieren Sie regelmäßig Ihre Werte: Lesen sollten Sie nicht nur den neuesten Krimischmöker oder das Horoskop in der Tageszeitung. Beim regelmäßigen Kontrollieren und Ablesen der Messwerte geht es darum, die eigenen Blutwerte zu überprüfen. Statt Ihren Erfolg an der Anzeige der Waage festzumachen, liegt die wahre Bemessung – und Überprüfung – Ihres Erfolgs darin, das Risiko einer Herz-Kreislauf-Erkrankung zu reduzieren. Dies lässt sich anhand der folgenden Blutwerte feststellen:

Blutdruck: Der optimale Wert liegt bei 115/76. Der Blutdruck kann schwanken, also sollten Sie ihn morgens, mittags und abends im Rahmen einer alltäglichen Routine überprüfen. Allerdings sollten Sie nach jeder Sporteinheit etwa 30 Minuten damit warten, da der Blutdruck direkt nach sportlicher Betätigung zwangsläufig höher sein wird. Nehmen Sie von den drei Tageswerten den Durchschnitt, um einen Basiswert zu erhalten. Danach sollten Sie den Blutdruck jeden Monat überprüfen, um seine Entwicklung zu kontrollieren. Wenn Ihr Blutdruck zu hoch ist, können Sie ihn auch täglich überprüfen.

Lipidprofil-Blutanalyse: Sie sollten umgehend einen solchen Test machen lassen, um Ihren aktuellen Status festzustellen. Danach lassen Sie Ihr Blut alle zwei Jahre untersuchen, damit Sie und Ihr Arzt Veränderungen beobachten und entsprechende Anpassungen in der Ernährung und in einer eventuellen medikamentösen Behandlung vornehmen können.

(Gutes) HDL-Cholesterin: Sie sind im grünen Bereich, wenn Ihr HDL-Wert über 40 mg/dl liegt. Aber wie bei Basketballspielern gilt: je höher, desto besser. Wenn Ihr HDL-Wert über 100 mg/dl liegt, dann ist die Wahrscheinlichkeit eines Herzinfarkts oder Schlaganfalls, der durch ungenügende Blutversorgung bedingt ist, geringer als die Wahrscheinlichkeit, dass ein Hollywoodstar unerkannt durch ein Provinznest spaziert. Auch dabei gibt es Ausnahmen, allerdings extrem selten. In diesen Fällen kann das HDL im Körper nicht richtig arbeiten. Ansonsten wird in der gesamten medizinischen Fachliteratur kein einziger Fall beschrieben, in dem jemand mit einem HDL-Wert von über 100 mg/dl einen Herzinfarkt oder einen Schlaganfall erlitten hat.

(Schlechtes) LDL-Cholesterin: Sie haben ein geringes Risiko, wenn Ihr LDL-Wert unter 100 mg/dl liegt. Die Forschung hat übrigens gezeigt, dass für Frauen aller Altersstufen sowie für Männer über 65 Jahre der LDL-Wert nicht annähernd so wichtig ist wie der HDL-Wert. Frauen sowie Männer über 65 sollten sich also keine Gedanken um ihren LDL-Wert machen, es sei denn, sie haben gleichzeitig einen zu niedrigen HDL-Wert.

Blutzuckerwert in nüchternem Zustand: unter 100 mg/dl.

C-reaktives Protein: Unter 1 mg/dl.

Treiben Sie Sport. Muskeln spielen nicht nur für Bodybuilder und Türsteher eine wichtige Rolle. Jeder profitiert von etwas mehr Muskelmasse. Tatsächlich tragen Muskeln dazu bei, den Blutzuckerwert zu senken. Je mehr Muskeln man hat, umso mehr erhöht man seine Fähigkeit, Insulin aufzunehmen, beziehungsweise den Vorgang, bei dem das Insulin die Glukose in die Zellen transportiert. Wenn man Muskelmasse gewinnt und gleichzeitig Gewicht verliert, ändert man die chemische Zusammensetzung der Zellmembrane mit der Folge, dass im gesamten Körper mehr Glukose absorbiert wird und diese nicht im Blut bleibt. Und Muskelmasse gewinnt man mithilfe von Krafttraining (mehr zum Thema Workout ab Seite 213).

Schränken Sie Ihren Zuckerkonsum ein. Ein wichtiger Faktor, der für den Anstieg des Blutzuckerspiegels verantwortlich ist, ist Zucker. Damit ist unverfälschter, reiner Zucker gemeint, der ohne andere Substanzen wie Fett oder Proteine konsumiert wird. Wir raten Ihnen zwar dazu, so wenig einfachen Zucker wie möglich zu essen, wenn Sie es aber doch nicht lassen können, dann sollten Sie immer darauf achten, vor dem Verzehr von Schokoriegel, Kuchen & Co. etwas anderes zu naschen. Essen Sie zuerst eine Handvoll Nüsse oder ein wenig Brot mit Olivenöl. Dies verhindert, dass sich der Magen zu schnell leert und der jäh ansteigende Blutzuckerspiegel im Blut einen pyrotechnischen Effekt auslöst.

Nehmen Sie Chrom ein. Chrom ist ein Mineral, das in einer Reihe von Lebensmitteln vorkommt, vor allem in Pilzen. Anscheinend trägt Chrom dazu bei, den Blutzucker zu kontrollieren. Chrom macht die Zellen insulinempfindlicher und wird durch verarbeitete Zuckerarten, Weißmehl und Bewegungsmangel verbraucht. Eine Studie hat gezeigt, dass Testpersonen, die das Supplement einnahmen, in zehn Wochen zwei Kilogramm abnahmen – im Gegensatz zur Kontrollgruppe, die kein Chrom einnahm und auch kein Gewicht verlor. Sie sollten es in Kombination mit Magnesium einnehmen, das geringfügige Entzündungen reduziert, welche mit Insulinresistenz in Verbindung gebracht werden. Auf jeden Fall ist es ratsam, Chrom nur sehr sparsam und in Absprache mit Ihrem Arzt einzunehmen, zu viel davon kann unter anderem schädlich für die Nieren sein.

Erhöhen Sie Ihre Insulinempfindlichkeit. Eine interessante Beobachtung: Zimt scheint einen ähnlichen Effekt zu haben wie Insulin, weil er das Sättigungszentrum im Gehirn unterstützt und dabei gleichzeitig den Blutzucker- und Cholesterinspiegel senkt. Nur ein halber Teelöffel pro Tag kann bereits einen positiven Effekt haben. Streuen Sie also etwas Zimt auf Ihre Frühstücksflocken oder Ihren Toast, oder geben Sie etwas davon in Ihren Smoothie.

Kommen Sie zur Ruhe. Studien haben gezeigt, dass regelmäßiges Meditieren Risikofaktoren für Herz-Kreislauf-Erkrankungen wie hohen Blutdruck oder Insulinresistenz erheblich reduziert. Suchen Sie sich dafür einen ruhigen Ort, nehmen Sie sich einige Minuten Auszeit, schließen Sie die Augen und konzentrieren Sie sich auf ein positives Wort oder eine Formulierung wie zum Beispiel »ooomm«.

Fett-weg-Test

Wie sieht's mit Ihren Werten aus?

In den meisten Fällen, etwa bei einem Fahrradsturz oder einem Arbeitsunfall, ist der Anblick des eigenen Blutes keine schöne Sache. Aber für unsere Zwecke müssen Sie Ihr Blut genau unter die Lupe nehmen, um die Wirkung der Extrapfunde zu beurteilen, die Sie mit sich herumtragen. Hier werden Sie alle Werte finden, welche die Risiken aufzeigen, die möglicherweise mit Ihrem Übergewicht in Verbindung stehen. Wenn Sie diese Werte nicht kennen, sollten Sie Ihren Hausarzt aufsuchen, um Ihre aktuellen Blutergebnisse in Erfahrung zu bringen oder, falls keine vorliegen, um eine Blutanalyse zu bitten.

Blutdruck: ______________________________

(Gibt an, mit welchem Druck das Blut durch die Arterien gepumpt wird; ideal ist der Wert 115/76.)

HDL-Cholesterin: ______________________________

(Gibt die Menge des guten Cholesterins im Blut an, das Verstopfungen aus dem Weg räumt. Ein Wert über 40 mg/dl ist in Ordnung. Den Jackpot gewinnen Sie, wenn der Wert über 60 mg/dl liegt.)

LDL-Cholesterin: ______________________________

(Gibt die Menge des schlechten Cholesterins im Blut an, das die Verstopfungen verursacht. Wenn bei Ihnen das Risiko einer Herzerkrankung besteht, ist ein Wert unter 100 mg/dl ideal. Wenn Sie allerdings gesund und auch nicht erblich vorbelastet sind, dann reicht ein Wert von 130 mg/dl aus.)

C-reaktives Protein: ______________________________

(Gibt den Grad der Entzündung in den Blutgefäßen an, ein Anzeichen für eine Vielzahl von Erkrankungen. In den meisten Laboreinrichtungen gilt ein Wert von weniger als 1 mg/dl als ideal.)

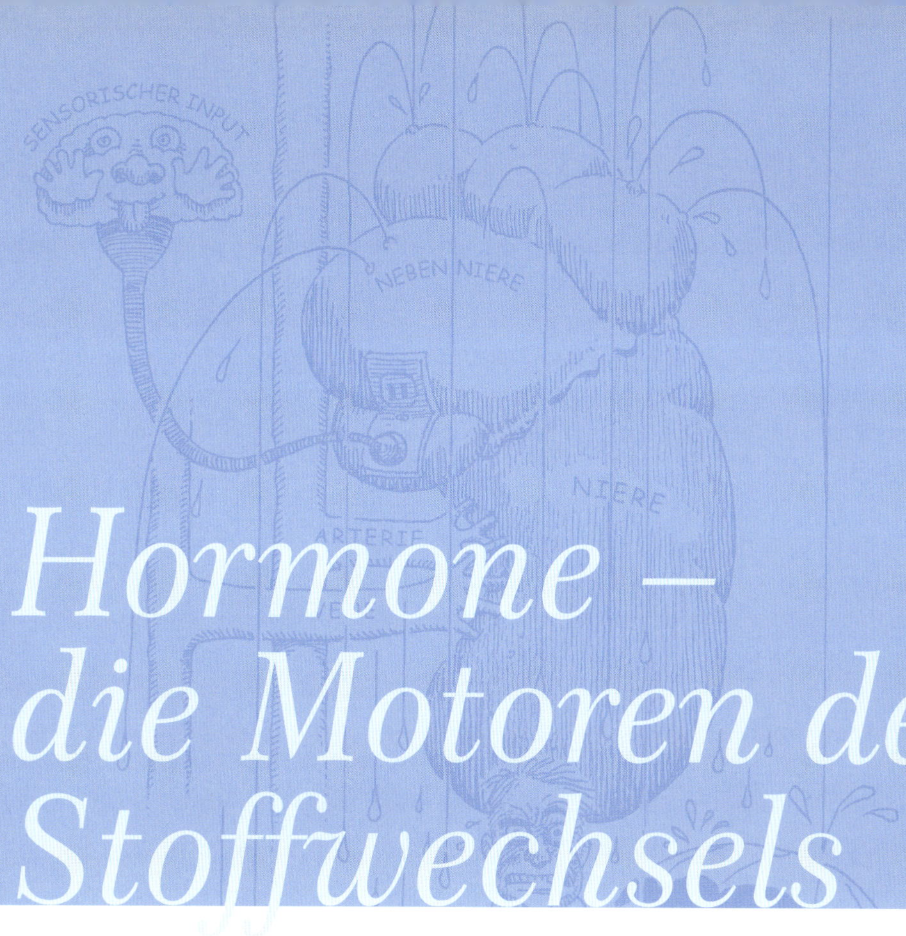

6

Hormone – die Motoren des Stoffwechsels

Ihre körpereigenen Fatburner

Diät-Mythen

- Für Ihr Übergewicht sind ausschließlich Ihre schlechten Gewohnheiten verantwortlich.
- Der Körper verbrennt die meisten Kalorien durch Bewegung.
- Man kann einen trägen Stoffwechsel nicht auf Turboantrieb umschalten.

Gene können für alles Mögliche verantwortlich sein: für Herzerkrankungen, Haarausfall, psychische Probleme und auch für Übergewicht. Auch wenn Ernährung und Bewegung von zentraler Bedeutung beim Abnehmen sowie beim Halten eines gesunden Gewichtes sind, haben die Gene auch ein Wörtchen mitzureden. Es ist durchaus möglich, dass jemand zwar wenig isst, aber trotzdem in die Breite geht. Leider ist es nun mal so, dass manche Menschen genetisch bedingt schlecht auf gutes Essen reagieren, also schnell zunehmen, während andere Menschen eine »gute« genetische Reaktion auf schlechte Ernährung mitbekommen haben.

Woher aber wissen wir, dass Fettleibigkeit auch genetisch bedingt ist? In erster Linie aus Studien mit Zwillingen, die getrennt voneinander aufwuchsen. Es hat sich gezeigt, dass zwei Menschen mit den gleichen Genen, die allerdings in unterschiedlichen Familien und mit einer unterschiedlichen Ernährung aufgewachsen sind, trotzdem eine annähernd gleiche Neigung zu Übergewicht aufweisen. Aber Gene bestimmen nicht nur, wie das Fett im Stoffwechsel umgesetzt wird – mit anderen Worten, ob man eher aus einer Familie mit »schweren Knochen« stammt oder einer eher schmächtigen Familie. Gene bestimmen auch viele andere Faktoren für Übergewicht, zum Beispiel den Heißhunger auf bestimmte Nahrungsmittel oder die Art und Weise, wie man mit Stress umgeht. Und letztendlich entscheidet die familiäre Herkunft auch deshalb mit über die Essgewohnheiten, weil Mutters hausgemachte Soße entweder Butter oder Olivenöl enthält.

MYTHOS JA ODER NEIN?

Und trotzdem möchten wir versuchen, Ihren Bauchumfang zu verringern, indem wir die negativen Effekte Ihrer Gene zurückdrängen. Es gibt zwar genetische Faktoren, die Ihre Körperform und Verhaltensweisen tendenziell beeinflussen, aber diese Veranlagungen und Vorlieben für weniger bekömmliche Speisen können neutralisiert und minimiert werden, indem Sie die richtigen Nahrungsmittel essen, Ihren Körper neu starten und letztlich darauf einwirken, welche Ihrer Gene an- oder ausgeschaltet werden. Sie haben richtig gelesen: Mit Ihren bewusst getroffenen Entscheidungen können Sie selbst bestimmte Gene an- oder ausschalten. Die Flavonoide (Antioxidantien) in Traubenschalen beispielsweise sind in der Lage, ein Gen außer Gefecht zu setzen, das für ein Entzündungsprotein verantwortlich ist, welches Ihre Gefäße altern lässt.

Jetzt, da wir besprochen haben, warum Sie essen, wie die Nahrung im Körper verarbeitet wird und welche Auswirkungen die Speicherung von überflüssigem Fett hat, kommen wir zu der Frage, wie der Körper das Fett verbrennt. In diesem Kapitel werden wir uns damit befassen, wie der Körper dies von Haus aus bewerkstelligt. Hierbei spielen Ihre Gene eine wichtige

Fakt ist …

Eine Theorie über den Stoffwechsel besagt, dass kalte Temperaturen den Appetit anregen. Ist Ihnen schon einmal aufgefallen, dass Sie im Winter mehr essen und nach dem Sport, wenn der Körper noch auf Hochtouren läuft, gar keinen Hunger haben? Menschen mit niedriger Körpertemperatur haben einen langsameren Stoffwechsel und neigen dazu zuzunehmen.

Rolle. Im nächsten Kapitel (ab Seite 149) geht es dann darum, wie Sie Ihren natürlichen Fettverbrennungsmotor optimieren können.

Beginnen wollen wir jetzt mit dem Metabolismus oder besser: dem Stoffwechsel. Dieser ist sozusagen das körpereigene Thermostat. Er bestimmt also das Maß, in dem man überflüssiges Fett verbrennt.

Die meisten der eine Million Kalorien, die wir pro Jahr zu uns nehmen, werden verbrannt, ohne dass man auch nur einen Gedanken daran verschwendet. Unser Körper benötigt eine Menge Energie zum Atmen, Schlafen und für den laufenden Betrieb der Organe. Die meiste Energie, die man aufnimmt und speichert, wird dazu verwendet, die körpereigenen Systeme und Strukturen zu versorgen.

Heureka! Nur 15 bis 30 Prozent aller aufgenommenen Kalorien werden durch willentliche Aktivitäten verbrannt, indem man etwa Sport treibt, spazieren geht oder zu besonderen Anlässen das Tanzbein schwingt. Auch wenn Sie vielleicht denken, dass Ihr Spinning- oder Bikram-Yoga-Kurs der entscheidende Faktor beim Abnehmen ist: Tatsächlich verbrennen Sie die meisten Kalorien dadurch, dass Sie atmen, dass Ihr Herz schlägt, dass Ihr Gehirn sich an den Geburtstag Ihres Partners erinnert und dass Ihre Leber so fleißig die Cocktails der letzten Partynacht verarbeitet.

Das heißt nun aber nicht, dass es keine äußeren Einflüsse gäbe, die Ihren Grundumsatz beeinflussen. Jede Form von Bewegung beschleunigt den Stoffwechsel, sogar wenn Sie einfach nur unruhig hin- und herwippen. In der Fachsprache wird diese Art des Energieverbrauchs durch unzählige kleine Bewegungen Non Exercise Activity Thermogenesis genannt, kurz NEAT. Jeder Anstieg der Körpertemperatur um nur ein Grad erhöht den Stoffwechselumsatz um 14 Prozent. Der Konsum von Proteinen scheint übrigens denselben Effekt zu haben. Im Schlaf sinkt der Stoffwechselumsatz um zehn Prozent.

Heureka! Wer länger als zwölf Stunden nichts isst, senkt seinen Stoffwechselumsatz um 40 Prozent. Sobald man Mahlzeiten auslässt, wittert der Körper einen Ernährungsnotstand und schaltet vom Verbrennungsmodus schnell in den Speichermodus um. Das ist der Hauptgrund dafür, dass Diäten, bei denen man nur wenig zu essen bekommt, grundsätzlich nicht funktionieren. Der Körper gerät angesichts der scheinbaren Hungersnot in Panik und schaltet den Stoffwechsel wortwörtlich auf Sparflamme, statt die Energie konstant weiter zu verbrennen. Menschen, die frühstücken, sind im Durchschnitt schlanker als Menschen, die auf das Frühstück verzichten, weil sie ihren Stoffwechsel permanent im Verbrennungsmodus halten; und somit werden die neu aufgenommenen Kalorien mit größerer Wahrscheinlichkeit verbrannt und können sich nicht in Fett verwandeln.

In unserem Kampf um eine schlanke Taille begegnen wir einigen Furcht einflößenden Gegnern. Und einige der hinterhältigsten Gegner, denen wir uns auf dem Schlachtfeld stellen müssen, sind in der Tat unsere Hormone. Es ist allgemein bekannt, dass tosende Hormone Teenager in sexbesessene Wesen verwandeln und Frauen in den Wechseljahren durch heftige Hitzewallungen förmlich umhauen können. Aber Sie wissen möglicherweise nicht, dass Ihre Hormone ganz wesentlich damit zu tun haben, ob Sie in der Badehose eine gute Figur machen oder nicht.

Gibt es geheime Dickmacher?

Bevor Sie sich selbst mit einer Salami eine dafür überbraten, dass Sie nicht die Willenskraft besitzen, genanntem Fleischerzeugnis zu widerstehen, oder sich unaufhörlich fragen, warum Sie weniger als Ihre Freunde essen und trotzdem zunehmen, sollten Sie sich an den Gedanken gewöhnen, dass vielleicht Ihre Hormone Ihren Körper stärker formen, als Sie glauben. Drüsen sind die Grundbausteine Ihres *endokrinologischen Systems*, produzieren Hormone – und sind somit für einige genetisch bedingte Faktoren zuständig, die Ihren Stoffwechsel und Ihr Gewicht beeinflussen können. Die wichtigsten Drüsen für Ihren Stoffwechsel sind:

Schilddrüse: Das Schilddrüsenhormon beeinflusst, wie schnell oder langsam man Energie verbrennt. Eine Überproduktion dieses Hormons zwingt den Körper dazu, Energie zu schnell zu verbrauchen. In extremen Fällen ist es sogar dafür verantwortlich, dass der Herzmuskel hypermetabolisch und somit schwach wird. Produziert man andererseits aber nicht genug davon, entwickelt man eine Schilddrüsenunterfunktion, bei der der Stoffwechsel erlahmt. Wie findet man nun heraus, wie es um die Schilddrüse bestellt ist? Durch eine einfache Blutanalyse. Wenn Ihr Wert an Thyreoidea-stimulierendem Hormon (TSH) bei über fünf IU/Liter liegt, dann ist er zu hoch. Denn das bedeutet, dass Ihr Körper verzweifelt versucht, einen stabilen Spiegel an ungebundenen Schilddrüsenhormonen aufzubauen, was ihm aber nicht gelingt. TSH wird in der Hirnanhangdrüse freigesetzt und befiehlt der Schilddrüse, zwei Hormone zu produzieren, die helfen, den Stoffwechsel zu kontrollieren. Obwohl schlechte Schilddrüsenwerte selten der alleinige Grund für Übergewicht sind, lohnt sich in diesem Fall der Gang zum Endokrinologen, um zu entscheiden, ob es sinnvoll ist, seine Schilddrüsenfunktion eventuell mit Tabletten zu unterstützen. Symptome für eine Schilddrüsenüberfunktion sind Beklemmungen, Herzrasen, Schlaflosigkeit und schnell wachsende Haare und Fingernägel. Mögliche Symptome einer Schilddrüsenunterfunktion sind dagegen Trägheit, Gewichtszunahme ohne erkennbaren Grund, Appetitlosigkeit oder brüchige Fingernägel.

Nebennieren: Die Nebennieren sitzen wie kleine Kappen auf den Nieren, kontrolliert werden sie allerdings von dem Hormon CRH (englisch: Corticotropin-releasing Hormone), das im Hypothalamus gebildet wird. Dadurch kann die Nebenniere intensiv auf Reize aus der äußeren Umgebung reagieren – zum Beispiel auf ein heranstürmendes Mammut. Wenn die Nebennieren unter chronischem Stress stehen, produzieren sie Cortisol, und Cortisol blo-

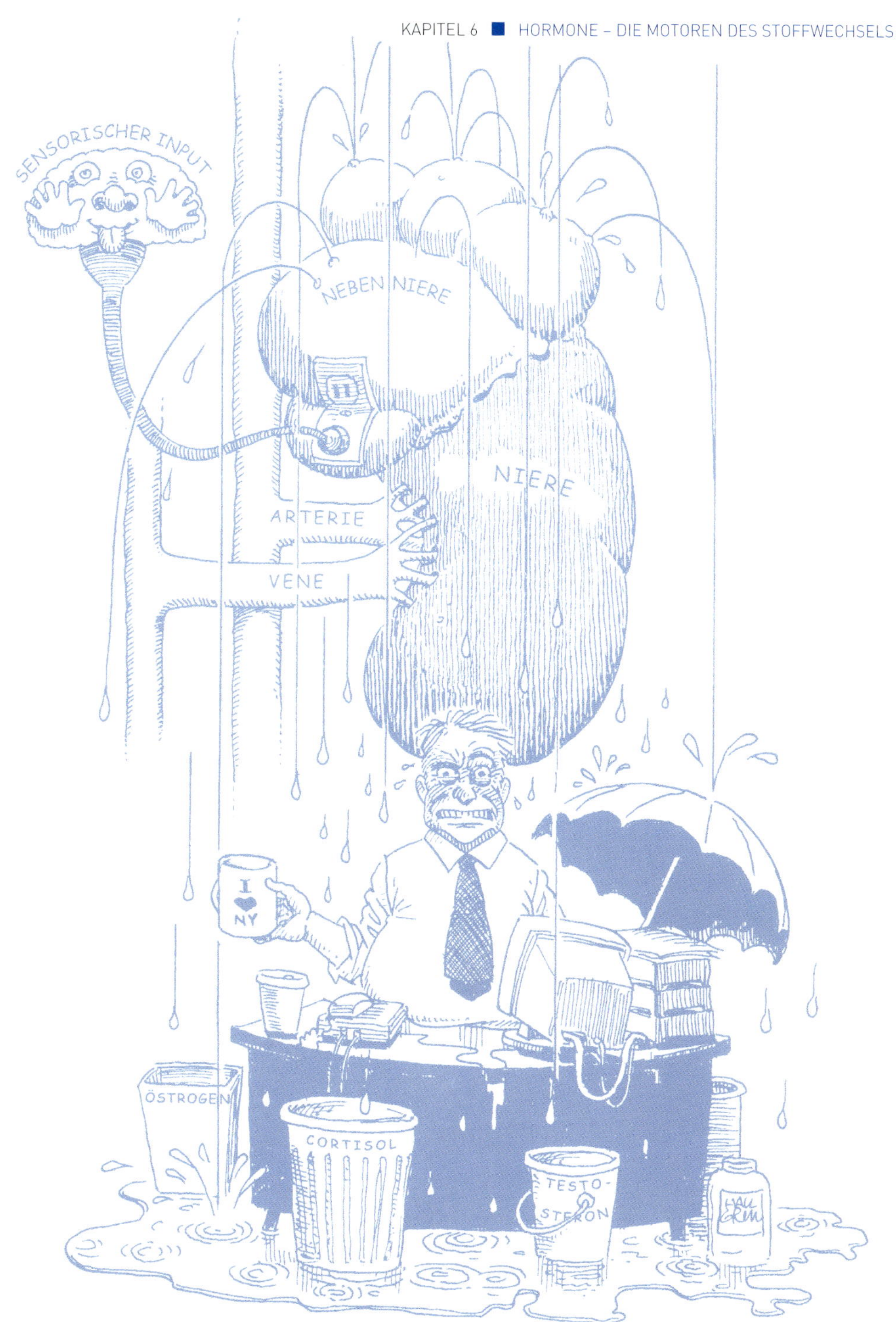

Die große Inquisition

Permanenter Stress überreizt die Nebennieren, die dann zu viel von den Hormonen Cortisol, Testosteron und Östrogen freisetzen. Das dadurch entstehende Gebräu ermuntert uns dazu, mehr zu essen, und wir speichern diese Kalorien sehr schnell in Form von Bauchfett.

Fakt ist ...

Im Durchschnitt nimmt eine Frau im Alter zwischen 25 und 65 Jahren knapp elf Kilogramm zu. Bedenkt man, dass Frauen im Alter über 40 Jahren im Laufe ihres Lebens insgesamt über 20 000 Kilogramm Nahrung zu sich genommen haben, dann kommt die Gewichtszunahme durch die Differenz zwischen Nahrungsaufnahme und -ausgabe zustande, die nur 0,6 Prozent beträgt – oder acht Kalorien pro Tag. Und wenn Sie abnehmen wollen, geht es letztendlich nur um mickrige 100 Kalorien pro Tag – das sind fünf Kilogramm und etwa 7,5 Zentimeter Taillenumfang pro Jahr.

ckiert CRH. Das ist ungünstig, denn CRH mindert den Appetit. Wenn es also fehlt, steigert sich auch der Appetit. Ein hoher Cortisolspiegel reduziert auch die Insulinempfindlichkeit, und deshalb steigt das Diabetesrisiko, was sich wiederum auch negativ auf den Abbau der Fettpolster und den Proteinstoffwechsel auswirkt. Die Niere reagiert auf einen hohen Cortisolspiegel, indem sie Salz und Wasser speichert, damit der Blutdruck steigt. Gleichzeitig werden vermehrt auch andere Hormone in den Nebennieren hergestellt, unter anderem Testosteron und Östrogen. Dies kann zu Krankheiten wie Gebärmutterfibromen und Brustkrebs führen, die immer wieder mit Fettleibigkeit in Verbindung gebracht werden. Um den Cortisolspiegel zu messen, benötigt man eine Blutprobe oder einen 24-Stunden-Sammelurin. Generell gilt ein Cortisolwert von über 100 mg in 24 Stunden als zu hoch. Eine Anmerkung: Je nach Labor kann der Obergrenzenwert leicht variieren.

Übrigens ist ein zu hoher Cortisolwert auch der Grund dafür, dass viele Menschen sichtbar zunehmen, wenn sie medikamentös mit Steroiden behandelt werden, bei einer Asthma-Erkrankung zum Beispiel. Cortisol ist eine Form von Steroiden. Das sind allerdings nicht dieselben Steroide, die manche Sportler als Dopingmittel einsetzen. Diese *anabolen* Steroide sind mit dem Testosteron verwandt.

Bauchspeicheldrüse: Eine normal funktionierende Bauchspeicheldrüse sondert Insulin ab, die Substanz, die der Glukose dabei hilft, vom Blut in Muskel- und Organzellen zu gelangen, um Energie zu produzieren und Fettdepots anzulegen. Insulin funktioniert im Grunde ähnlich wie Leptin; es sagt Ihrem Organismus, dass Sie weniger essen sollen. Wenn sich aber in den Zellen eine Insulinresistenz bildet, wird dieser Mechanismus der Appetitkontrolle gestört. Vor allem im Anfangsstadium von Diabetes kann man mit der richtigen Wahl der Lebensmittel seinen Blutzucker noch deutlich senken. Ernährt man sich aber weiterhin zuckerreich, ohne dass man über eine entsprechende Insulinausschüttung verfügt, die nötig ist, um die Insulinresistenz auszugleichen (Diabetes Typ 2), dann erhält man von seinem Körper keine ausreichende Rückmeldung über den Sättigungszustand. Man hat also nicht das Gefühl, dass der Hunger schon gestillt ist. Und man isst deshalb noch mehr – wahrscheinlich vor allem Süßes. So setzt sich der Teufelskreis fort.

Hormone in Aktion

Ihr Ziel sollte es nicht sein, Ihren gesamten Fettvorrat zu verbrennen, obwohl Sie vielleicht genau das glauben. Durchschnittlich verfügt der Mensch über etwa 2500 Kalorien an Kohlenhydratreserven – überwiegend gespeichert in der Leber und im Muskelgewebe –, die er für alle möglichen Funktionen einsetzen kann, für die man kurzfristig Energie benötigt. Zum Beispiel wenn man versucht, vor einem Säbelzahntiger zu fliehen oder gerade noch den anfahrenden Bus zu erwischen. Darüber hinaus hat der Mensch im Schnitt auch etwa 112 000 Kalorien in Form von Fett gespeichert. Das heißt, auch jeder Mensch mit Idealgewicht hat üblicherweise etwa sieben Kilogramm Fett. Die Botschaft: Das Körperfett ist an und für sich kein Feind, es sei denn, man hat mehr davon als nötig. Wir benötigen Fett, um zu funktionieren, es ist quasi ein Energiekonto, von dem wir jederzeit Abbuchungen vornehmen können. Denken Sie daran, wie Nahrung verarbeitet wird (siehe Abbildungen in Kapitel 3, ab Seite 63).

Natürlich gilt es dabei sicherzustellen, dass unsere Fettbank nicht beliebig viele neue Zweigstellen im gesamten Körper eröffnet.

Die Medizin kennt bislang neun Hormone, die Hungergefühle auslösen, aber immerhin 14 verschiedene Hormone, die Ihnen signalisieren, dass es Zeit ist, mit dem Essen aufzuhören. Hormone sind wie persönliche Berater: Sie kümmern sich um unsere Gesundheit. Das schließt aber nicht die Möglichkeit genetischer Störungen aus. Vielleicht produziert Ihr Körper zu wenig Leptin oder zu viel Cortisol. Oder das Leptin kann nicht ins Gehirn gelangen. Und vielleicht funktioniert sogar keines Ihrer Sättigungshormone so, wie es soll. Dies sind Probleme, denen man tatsächlich nicht mit Willenskraft beikommen kann. Die einzige Lösung ist eine Umprogrammierung der hormonellen Schaltkreise. Sie können die Biologie nicht besiegen, aber Sie können dafür sorgen, dass sie für Sie arbeitet.

Ein hervorragendes Beispiel für den Einfluss der Hormone ist das Adiponektin, über das wir bereits im letzten Kapitel gesprochen haben (siehe Seite 114). Je mehr Adiponektin Sie haben, desto niedriger sind Ihr Gewicht und Ihr Körperfettanteil. Und es steht in direktem Zusammenhang zum Omentum-Fett, also dem Bauchspeck. Konkret bedeutet das: Wer kein Omentum-Fett hat, dem steht automatisch mehr Adi-

Fakt ist …

Nicht nur Frauen, sondern auch alle Männer haben weibliche Hormone – und diese erweisen sich für beide Geschlechter als sehr gesundheitsförderlich. Weibliche Hormone erhöhen den HDL-Wert, während männliche Hormone das HDL-Cholesterin senken. Die deutlich höheren Östrogenwerte bei Frauen erklären zum Teil, warum sie erst im hohen Alter mit Gefäßerkrankungen zu tun haben. Manche Experten vermuten, dass die geringere Lebenserwartung von Männern in Zusammenhang mit deren Testosteronwerten steht.

ponektin zur Verfügung. Es hilft Ihren Muskeln dabei, Fett in Energie zu verwandeln, und es unterdrückt den Appetit. Und das bedeutet: Wenn Sie abnehmen, steht Ihrem Körper *mehr* Adiponektin zur Verfügung.

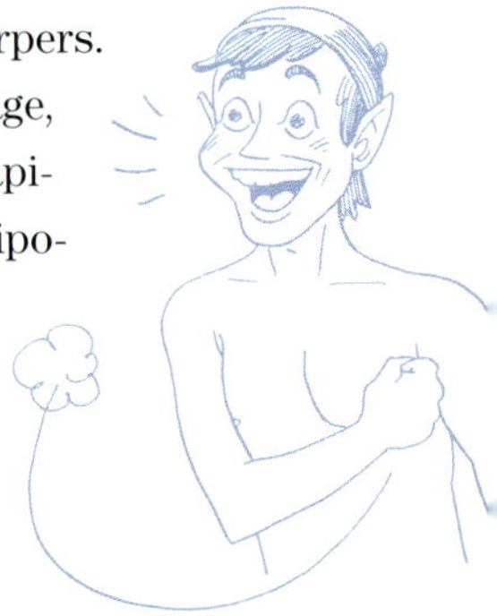

Heureka! Dies ist ein hervorragender Belohnungsmechanismus des Körpers. Je mehr Gewicht man verliert, desto besser ist unser Organismus in der Lage, mit den Entzündungsprozessen umzugehen, über die wir in den letzten Kapiteln gesprochen haben. Und zwar wegen der schützenden Wirkung des Adiponektins. Dies ist einer der Gründe dafür, dass mit dem Gewicht auch die Reizzustände im Körper zunehmen. Denn wer Gewicht zulegt, produziert auch weniger dieses natürlichen entzündungshemmenden Mittels.

Der Sexfaktor

Wir alle wissen, dass sich Testosteron und Östrogen auf unsere Körperbehaarung, die Oberweite und unseren Geschlechtstrieb auswirken – unter anderem mit der Folge, dass wir uns Samstagnacht paarweise wie die Ringer in den Laken wälzen. Aber Geschlechtshormone haben nicht nur Einfluss auf das, was unterhalb der Taille passiert; sie können auch beeinflussen, was *mit* der Taille passiert.

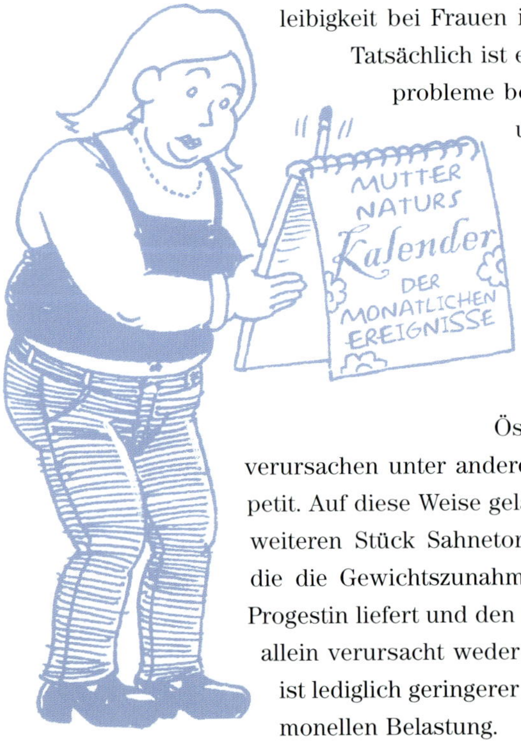

Polyzystisches Ovarialsyndrom (PCOS): Einer der häufigsten Gründe für Fettleibigkeit bei Frauen ist das sogenannte Polyzystische Ovarialsyndrom (PCOS). Tatsächlich ist es so, dass das PCOS für zehn bis 20 Prozent der Gewichtsprobleme bei jüngeren Frauen verantwortlich ist. Es wird oft aufgrund unregelmäßiger Monatsblutungen und eines bestimmten äußeren Erscheinungsbilds diagnostiziert: größerer Bauchumfang, Akne, dünnes Haar und männliches Haarwachstum, zum Beispiel im Gesicht. PCOS ist eine der häufigsten Stoffwechselstörungen geschlechtsreifer Frauen, ausgelöst durch unterschiedliche, noch nicht vollständig erforschte Ursachen. Es führt zu hormonellen Veränderungen. So wandeln sich einige der ungebundenen, überschüssigen Östrogene in androgene, also männliche Hormone um. Diese verursachen unter anderem das zusätzliche Haarwachstum und verstärken den Appetit. Auf diese Weise gelangen die Pfunde auf die Rippen. Um den Drang nach einem weiteren Stück Sahnetorte zu bekämpfen, nehmen viele Frauen die Antibabypille, die die Gewichtszunahme stoppt, indem sie feste Dosierungen von Östrogen und Progestin liefert und den Eierstöcken mitteilt, dass sie sich beruhigen sollen. Die Pille allein verursacht weder Gewichtsverlust noch Gewichtszunahme. Damit verbunden ist lediglich geringerer Heißhunger sowie die Umkehrung der PCOS-bedingten hormonellen Belastung.

Besserer Sex durch gutes Essen?

Gesundes Essen hat einen weiteren Vorteil: Viele Nahrungsmittel können die Produktion von Sexualhormone ankurbeln, welche die Libido vergrößern. Dazu gehören Omega-3-Fettsäuren und Nahrungsmittel, die das testosteronsteigernde Mineral Zink enthalten. Einige weitere Nahrungsmittel wie Spargel oder Artischockenherzen wurden in der Vergangenheit mit Sexualität in Verbindung gebracht, weil sie der Form nach männlichen oder weiblichen Geschlechtsteilen ähneln. Da es schwierig ist, zu diesem Thema Doppelblindstudien vorzunehmen, geben wir diese limitierten Informationen einfach an Sie weiter. Der Rest bleibt Ihrer Fantasie überlassen.

Testosteron: Unterstützt zwar ebenfalls das Wachstum der Gesichtsbehaarung, kommt aber auch bei Frauen vor und ist ein weiteres Hormon, das bei der Gewichtszunahme – und zwar bei beiden Geschlechtern – eine gewisse Rolle spielen kann. Frauen in den Wechseljahren und ältere Männer neigen zu einem niedrigen Testosteronspiegel. Das reduziert zum einen die Libido und kann darüber hinaus zur Gewichtszunahme führen, weil im Alter ohne entsprechende Bewegung Muskelmasse abgebaut wird und eventuell aufgenommene überschüssige Kalorien somit leichter als Fett gespeichert werden. Zuerst sollte nach anderen Ursachen für die Gewichtszunahme gesucht werden, etwa nach hormonellen Defiziten einschließlich einer Erkrankung der Schilddrüse. Auch die Ursache für den Verlust der Libido sollte zuerst abgeklärt werden. Sie könnte zum Beispiel in Beziehungsproblemen, Stress oder körperlichen Veränderungen liegen. Sind all diese Ursachen ausgeschlossen, dann könnte eine unterstützende Behandlung mit Testosteron-Pflastern oder lokal angewendeten Gels und Cremes sinnvoll sein. Nicht nur, um der sinkenden Libido Einhalt zu gebieten, sondern vielleicht auch, um dem wachsenden Bauchumfang einen Riegel vorzuschieben. Es ist ja auch so, dass eine gestiegene sexuelle Befriedigung sich positiv auf das Sättigungsgefühl auswirkt. Dazu folgende Anmerkung: Testosteron wird gegenwärtig noch eingehend erforscht und ist als Lifestyle-Medikament derzeit deshalb noch ungeeignet. Bevor Sie also eine entsprechende Behandlung in Erwägung ziehen, sollten Sie sich darüber im Klaren sein, dass die Einnahme von Testosteron Risiken birgt und zahlreiche Nebenwirkungen haben kann, einschließlich Akne, stärkerer Gesichtsbehaarung und gesteigerter Aggressivität. Selbstverständlich sollten Sie jede geplante Behandlung mit hormonellen Mitteln sowieso grundsätzlich mit einem spezialisierten Arzt abstimmen.

Fett-weg-Tipps

Wenn Sie sich absolut sicher sind, dass Sie alles richtig machen, dann muss es andere Ursachen für Ihr Übergewicht geben. Für einige von uns spielt es keine Rolle, ob man wie ein Vögelchen isst oder wie ein Pferd ackert: Man nimmt partout nicht ab. »Die Hormone« sind zwar für all jene eine wunderbare Entschuldigung, die sich nicht aufraffen können. Aber wenn Sie davon überzeugt sind, dass Ihre Extrapfunde nicht auf ungesundes Essen, zu viel Stress und zu wenig Bewegung zurückzuführen sind, dann lohnt es sich auf jeden Fall, Ihren Arzt aufzusuchen und Ihre Hormonwerte sowie andere Faktoren untersuchen zu lassen, um herauszufinden, ob möglicherweise hormonelle Probleme vorliegen und wie man sie beheben kann. Wir schlagen vor, dass Sie sich vor allem die folgenden Werte einmal genauer ansehen:

Test	Idealwert
Thyreoidea-stimulierendes Hormon	Weniger als 5 mlU/l
Cortisol im Urin	Weniger als 100 mg/Tag
Kalium	Über 3,5 mg
Kalzium	Zwischen 8 und 10 mg
Luteinisierendes Hormon (LH) und Follikelstimulierendes Hormon (FSH)	Die beiden einzelnen Werte sind weniger wichtig als das Verhältnis zwischen LH und FSH. Dies sollte möglichst nicht höher als 3 : 1 sein, ganz gleich in welcher Phase des Monatszyklus eine Frau sich gerade befindet.
Freies Testosteron	Über 200 mg/dl bei Männern, 20–70 mg/dl bei Frauen

Durchchecken lassen. PCOS kann mit einem Bluttest diagnostiziert werden, der die Gesamtmenge an freiem Testosteron misst. Wenn das Verhältnis von luteinisierendem Hormon zu follikelstimulierendem Hormon größer als 3 : 1 ist (siehe oben), dann kann dies ein Hinweis auf PCOS sein. Normalerweise wird dann die Pille verschrieben, um die Hormonwerte zu regulieren, oder ein Diabetesmedikament mit dem Wirkstoff Metformin, der einerseits dazu beiträgt, die Abläufe in Eierstöcken und Bauchspeicheldrüse zu harmonisieren, und der andererseits die Entzündungsreaktionen in der Leber mildert, damit der Körper wieder insulinempfindlicher wird.

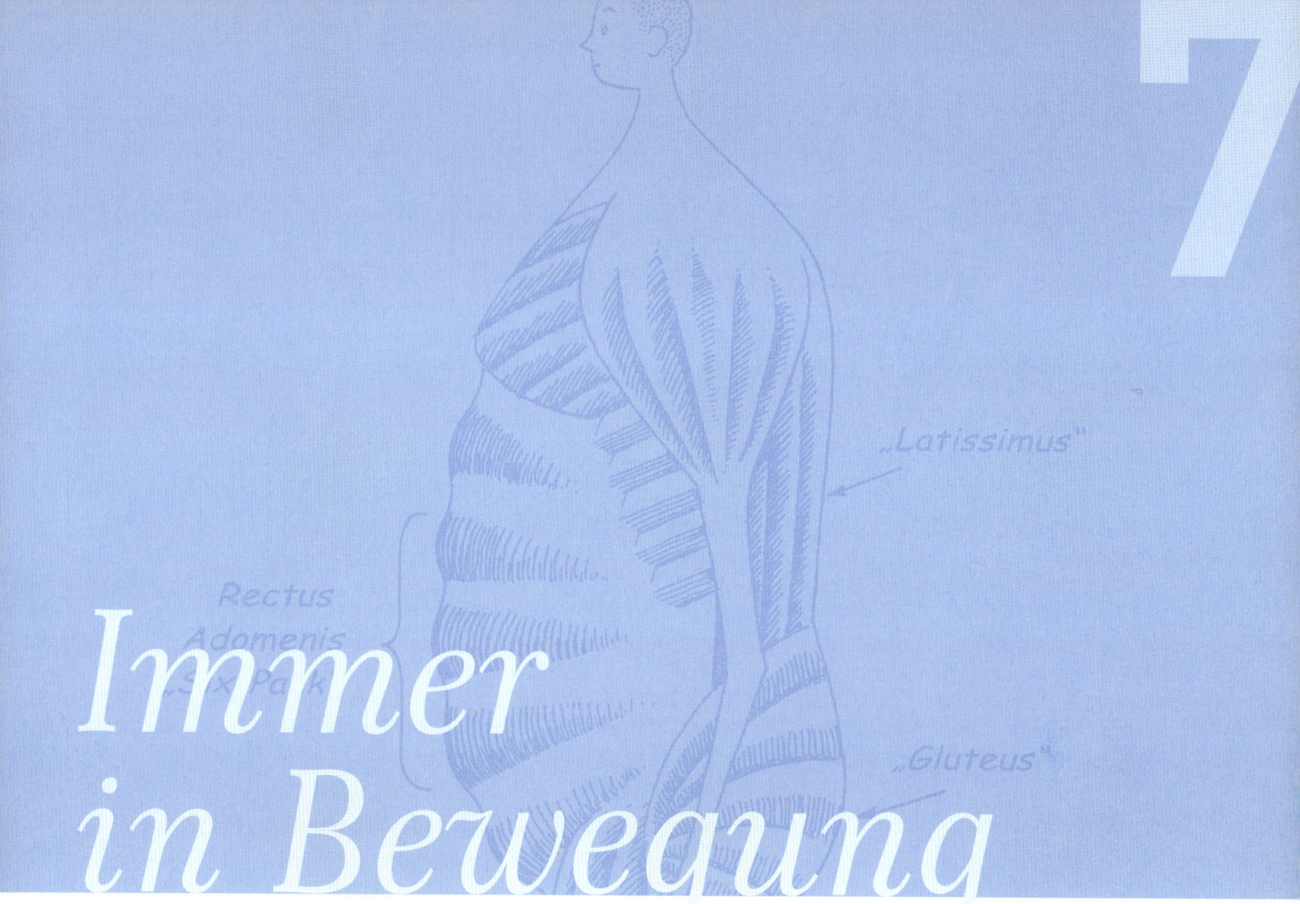

Immer in Bewegung

Wie das Fett schneller verbrennt

Diät-Mythen

- Hantelstemmen erzeugt einen massigen Körper.
- Zum Abnehmen ist kardiovaskuläres Training am besten geeignet.
- Ohne Hanteltraining kann man keine Muskelmasse aufbauen.

Wir alle wissen, dass Muskeln uns die Kraft geben, schwere Kisten oder kleine Kinder hochzuheben. Sie geben uns die Kraft, stundenlang im Einkaufszentrum shoppen zu gehen – oder für den Sprint, um gerade noch den 17.32-Uhr-Zug nach Hause zu erwischen. Und abhängig von unseren persönlichen Vorlieben veranlassen sie uns vielleicht andererseits auch dazu, beim Anblick eines durchtrainierten Körpers Luftsprünge zu machen. Aber Sie müssen kein Möbelpacker, Olympionike oder ein durchtrainierter Jugendlicher sein, um die Vorteile Ihrer Muskeln täglich zu erleben. Wenn es darum geht, seinen Taillenumfang in den Griff zu bekommen, liegt die wahre Kraft der Muskeln in ihrer Fähigkeit, wie ein anatomisches Wolfsrudel zu funktionieren. Ihre Hormone sind zwar für einen Großteil Ihres Stoffwechsels verantwortlich, aber Ihre Muskeln können die Verbrennung von Extrakalorien deutlich beschleunigen.

Heureka! Muskeln sorgen zwar dafür, dass wir jedes Mal Kalorien verbrennen, wenn wir uns bewegen – beim Sport, bei der Gartenarbeit oder beim Sex –, ihr eigentlicher Vorteil besteht aber darin, dass sie ständig Kalorien verbrauchen. Selbst wenn man sich so langsam wie eine Schnecke bewegt. Jedes Pfund Muskelmasse verbrennt täglich zwischen 40 und 120 Kalorien allein dafür, sich selbst zu erhalten, während jedes Pfund Fett nur ein bis drei Kalorien aufzehrt. Auf lange Sicht wirkt sich das entscheidend auf den Stoffwechsel und den täglichen Kalorienverbrauch aus. Wer nur ein klein wenig Muskelmasse zulegt, kann eine ganze Menge mehr Fett verbrennen.

Beim Stichwort Muskeln neigen wir dazu, an wirklich große – etwa die von Hulk Hogan – oder an wirklich schöne Körperformen zu denken, wie etwa an Brad Pitts Waschbrettbauch oder Hilary Swanks Schultern. Beim Muskelaufbau geht es aber gar nicht darum, dass man groß und wuchtig wie ein Preisboxer wird.

MYTHOS JA ODER NEIN?

Aber wenn man sich auf die richtigen Muskeln konzentriert und einem ausgewogenen Trainingsplan folgt, dann wird man auch nicht massig. Der Körper wird gestrafft und die Muskeln wachsen lediglich so, dass sie mehr Kalorien verbrennen. Und das Beste daran? Sie benötigen weder eine teure Ausrüstung oder die Mitgliedschaft in einem Fitnessstudio, um die Vorteile zusätzlicher Muskelmasse zu erfahren. Sie benötigen nur ein Gerät: Ihren eigenen Körper, Ihr portables Fitnessstudio.

Fakt ist …

Sport wirkt wie eine medizinische Behandlung. Es fällt Ihnen schwer, sich das vorzustellen? Nun, Studien haben gezeigt, dass Sport ebenso gut gegen Depressionen helfen kann wie ein Antidepressivum. Außerdem hat sich herausgestellt, dass 30 Minuten Walking pro Tag das Brustkrebsrisiko um 30 Prozent senkt und die Überlebenschance nach einer entsprechenden Erkrankung um 70 Prozent erhöht. Es verbessert außerdem auch die Überlebenschance von Patienten nach einem Herzinfarkt um 80 Prozent.

Ihre Muskeln: Kraftspender und Fatburner

Fakt ist …

Seit den 1960ern nimmt die Zeit, die der Durchschnittsamerikaner vor dem Fernseher verbringt, direkt proportional zu seinem Taillenumfang zu. Fernsehen hält uns nicht nur davon ab, Dinge zu erledigen, es unterstützt auch indirekt das sinnlose In-sich-Hineinstopfen, weil die Hände untätig sind und die Werbepausen eine ideale Gelegenheit bieten, um zum Kühlschrank zu schlurfen. Das ist vor allem bei Kindern und Jugendlichen ein Problem, die im Durchschnitt 17 Stunden pro Woche vor dem Bildschirm verbringen.

Als Skelettmuskeln bezeichnet man die Muskeln, die über Sehnen und Bänder am Knochen befestigt sind, also nicht die inneren Muskeln an Herz, Speiseröhre oder Darm, die man nicht willentlich steuern kann. Die Skelettmuskulatur ist immer paarweise angeordnet. Dies gestattet dem einen Muskel, einen bestimmten Knochen in die eine Richtung zu bewegen, während sein Gegenspieler ihn in die andere Richtung bewegt. Wenn man seinen Arm beugt, zieht also beispielsweise der Bizeps Ober- und Unterarm zusammen, während der Trizeps sie auseinanderbewegt und so den Arm streckt.

Wir könnten Sie jetzt zu Tode langweilen, indem wir Ihnen die Funktionsweise der Muskeln im Detail erklären. Das möchten wir nicht, also fassen wir uns kurz und sagen Ihnen nur das Wichtigste: Skelettmuskeln erfüllen zwei Aufgaben – sie sollen uns schnell und stark machen. Sie bestehen aus Bündeln von Fasern, die wie Spaghetti aussehen. Diese Fasern haben Filamente, also wiederum Einzelfasern, die sich wie eine ausziehbare Leiter zusammenklappen lassen.

Wenn das Gehirn die Botschaft sendet, dass sich eine bestimmte Gruppe von Muskeln bewegen soll – etwa wenn wir gehen, ein Sofa heben, den Partner am Ohr knabbern –, dann ziehen sich die Muskeln so zusammen wie eine ausziehbare Leiter, nämlich indem kleine Stangen aus- und eingefahren werden. Dabei werden auch Haken oder Riegel verwendet, um den Muskel zum Stillstand zu bringen und ihn offen oder geschlossen zu halten (siehe Abbildung Seite 153). Nun kann man im Zusammenhang mit

Fakt ist …

Sicher – Eiweiß ist wichtig, um Muskeln aufzubauen und zu reparieren. Aber sitzen Sie jetzt bloß nicht dem Irrglauben auf, dass Sie zu wenig davon abbekommen. Um Ihren täglichen Proteinbedarf zu decken, reichen etwa 55 Gramm völlig aus. Diese Menge findet sich schon in einem kleinen Hähnchenbrustfilet. Sport erhöht zwar den Proteinbedarf, allerdings nicht allzu sehr. Wie aber schon gesagt, verringert etwas mehr Eiweiß auf Ihrem Speiseplan auch Ihren Appetit.

dieser Leiter zwei Aspekte stärken: erstens die eigentlichen Holme, die der Leiter die Stabilität verleihen. Und zweitens die Kraft, die man benötigt, um die Leiter auf und ab zu bewegen, was Ausdauer braucht. Denn dafür arbeiten Muskelelemente wie kalorienfressende Fahrradfahrer, die wie wild in die Pedale treten, um die Muskelfasern zusammenzuziehen. Die elastische Federung, die durch die Kontraktion erzeugt und durch Dehnen unterstützt wird, hilft dem Muskel dabei, sich nach dem Sport zu entspannen.

Es gibt grundsätzlich zwei Arten von Workouts: Ausdauer- und Krafttraining. Beide Trainingsformen beeinflussen die Beschaffenheit der »Muskelleiter« entscheidend. Ausdauertraining verbessert die Fähigkeit der Muskeln, die Energie zu erzeugen und zu nutzen, die sie benötigen, um sich zusammenzuziehen, da immer mehr emsige Radfahrer hinzukommen. Aber Muskelkraft erfordert ein Training, das die Leiterholme stärkt, wodurch eine größere, stärkere und stabilere Muskelfaserstruktur entsteht. Wie das? Wenn man Training mit Widerständen absolviert, indem man zum Beispiel eine beliebige Art von Gewicht stemmt oder zieht, dann erzeugt man kleine Risse in den Muskelfasern. Der Körper reagiert auf diese Risse, indem er sagt: »Wenn du meine Leiter einreißen kannst, dann werde ich dir das nächste Mal eine stärkere, größere zur Verfügung stellen.« Und Ihr Körper bildet daraufhin größere und stärkere Leiterholme. Übrigens: Walking verbessert sowohl die Energieleistung des Muskels als auch die Längsstreben der Leiter, weshalb diese Form der Bewegung ein wichtiger Bestandteil unseres Trainingsplans ist. Durch regelmäßiges Krafttraining erzeugt man mehr Muskelmasse. Diese wiederum benötigt man, um Fett zu verbrennen. Letztlich ist es so, dass man seine vorhandenen »Spaghetti« dicker macht, statt mehr davon zu produzieren.

Fakt ist …

Für isotonische Sportgetränke gibt es vielleicht wahnsinnig coole Werbespots im Fernsehen, aber man braucht sie nur dann, wenn man über 60 Minuten am Stück trainiert. Nach langen Trainingseinheiten versorgen sie den Körper schneller wieder mit Flüssigkeit, weil sich mit ihnen die Muskelkraft schneller wieder erlangen lässt als nur mit Wasser. Der Grund: Diese Drinks enthalten Minerale, so genannte Elektrolyte, die die Wasseraufnahme beschleunigen. Trinkt man sie aber regelmäßig nach nur kurzen Trainingseinheiten, dann nimmt man nur unnötige Kalorien auf, die man letztlich nicht verbrennt.

Fakt ist …

Abgesehen von den Muskeln, die man bewusst trainieren kann, gibt es auch noch andere im Körper, auf die man keinen Einfluss hat. Zum Beispiel jene, die den Darmtrakt und die Speiseröhre umgeben. Es handelt sich hierbei um glatte Muskeln, die sich nicht willentlich steuern lassen und die man selbst mit noch so vielen Sit-ups nicht stählen kann.

Tief im
Muskelinneren ...
FLEISSIGE, FLEISSIGE MITOCHONDRIEN
ATP
MUSKELFASER
Ansicht durch ein Elektronenmikroskop

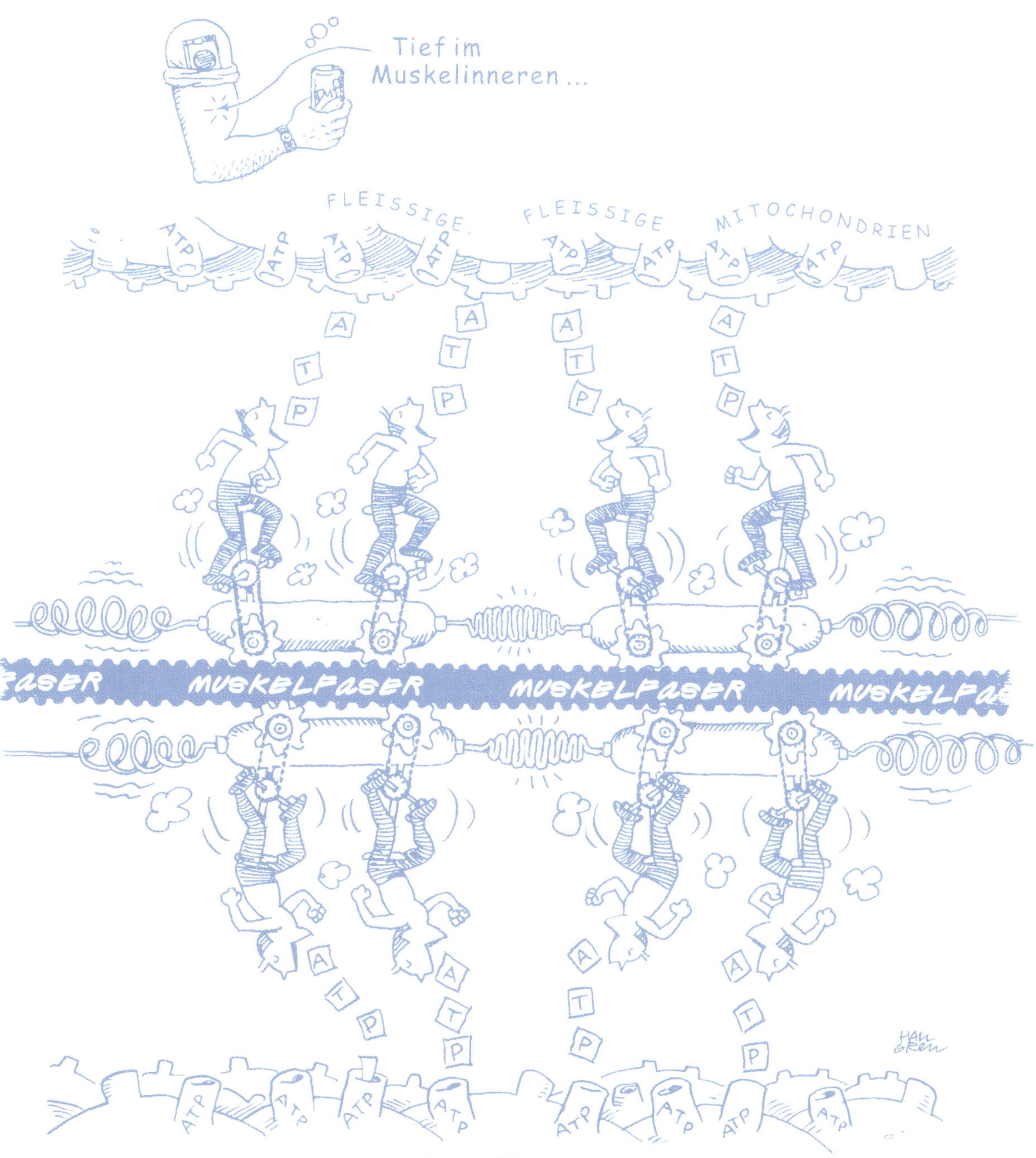

Muskelaufbau

Mitochondrien erzeugen ATP aus der Energie, die wir aufnehmen und den Muskelfasern über das Blut zuführen. Die Zellen sind über Bahnen miteinander gekoppelt und bewegen sich miteinander, um sich zusammenzuziehen oder zu dehnen.

Wie viel Muskelmasse haben Sie?

Beim Abnehmen gibt es manche Werte, die sich leicht messen lassen, wie Gewicht, Taillenumfang oder die Anzahl der Hosen, die seit 1993 geplatzt sind. Aber die Muskelmasse gehört nicht unbedingt zu den Größen, die sich einfach messen lassen. Man kann sich sicher im Spiegel begutachten und sehen, ob man einen ansehnlichen Waschbrettbauch hat. Eine indirekte Methode, um sich ein ungefähres Bild von seiner Muskelmasse zu machen ist die, seinen Körperfettanteil zu ermitteln: Je niedriger der Fettanteil, desto mehr Muskelmasse hat man im Verhältnis dazu. Diesen Prozentsatz kann man im Fitnessstudio messen lassen – oder auch zu Hause mit geeigneten Messwerkzeugen wie einem Hautfaltendickenmesser. Die meisten Menschen haben neun bis 13,5 Kilogramm Muskeln. Im Hinblick auf die Gesundheit spielt die Gesamtmenge an Muskeln allerdings keine so große Rolle wie der Taillenumfang. Wichtig ist eine ausreichende Menge an Krafttraining, um seine Muskelmasse zu erhalten, die sonst mit steigendem Alter abnimmt.

MYTHOS JA ODER NEIN?

Muskeln sind die Haupt-Energieverbraucher des Körpers. Man muss sie sich beim Energieverbrauch wie ein loderndes Feuer vorstellen: Wenn man ein Holzscheit hineinwirft, verbrennt es recht schnell. Der Fettanteil des Körpers hingegen verbrennt dieses Scheit etwa mit der Kraft eines einzelnen Streichholzes – um denselben Scheit zu verbrennen, würde es Jahre dauern. Fazit: Muskeln können einen Cheeseburger deutlich schneller verbrennen, als Fett dies zu tun vermag – wodurch sich ganz nebenbei auch noch die Menge an Fett reduziert, die man speichert.

Heureka! Wenn man nur etwas mehr Muskelmasse hinzugewinnt, dann verbraucht man mehr Energie und speichert weniger Fett. Und das ist eine deutlich wirkungsvollere Maßnahme zur Fettverbrennung als einfach nur ein Herz-Kreislauf-Training.

Muskeln aufzubauen wird mit den Jahren immer wichtiger. Denn ab dem 35. Lebensjahr verliert man in jedem Lebensjahrzehnt etwa fünf Prozent seiner Muskelmasse – wenn man nichts dagegen unternimmt. Historisch betrachtet benötigten die Jäger, Sammler und Steinzeitfrauen, die ihre Kinder auf dem Rücken trugen, ihre Muskelkraft, bis sie etwa 35 Jahre alt waren. Dann waren ihre Nachkommen herangewachsen und jüngere Stammesmitglieder konnten zur Jagd gehen. Nach dem 35. Lebensjahr spielte es biologisch gesehen keine große Rolle mehr,

Fakt ist …

Wenn man gezielte Übungen absolviert, um eine bestimmte Körperpartie zu formen oder zu trainieren, bringt das nicht automatisch genau dort die vorhandenen Rettungsringe zum Schmelzen. Ihr Körper entscheidet, wo er das Fett verbrennen will, und deshalb gibt es keine Fettreduktion durch gezieltes Training. Wenn dem so wäre – könnten wir dann im Fitnessstudio nicht auch Leute sehen, die gerade per Fitnesstraining ihr Doppelkinn loswerden? Gezieltes Problemzonentraining hat einen anderen Effekt: Man baut an einer bestimmten Stelle Muskeln auf. Und das sieht man dann auch in Form eines schlanken, strafferen Erscheinungsbildes, wenn die Fettpölsterchen dort erst einmal verschwunden sind.

wie viele Muskeln ein Steinzeitmensch noch hatte, deshalb passten sich ihre Körper an. Heute erleben wir eine drastische Wirkung, wenn wir Muskelmasse verlieren: Wir nehmen zu. Wenn man seine Muskelmasse nicht bewusst durch Sport erhält, so muss man alle zehn Jahre seine tägliche Kalorienaufnahme um 120 bis 420 Kalorien reduzieren, wenn man nicht zunehmen möchte wie eine Mastgans.

Wer also mit 35 Jahren ein stabiles Gewicht hat und nicht regelmäßig irgendein Training mit Widerständen absolviert, nimmt in jedem Fall zu, selbst wenn er weiterhin dieselbe Menge an Nahrung zu sich nimmt wie vorher. Da die Muskeln altern, verliert man auch ein wenig von den Proteinen, aus denen die Muskeln bestehen. Und die Proteine sind es, die Muskeln sowohl stark als auch ausdauernd machen. Training bewahrt die Proteine und damit die Muskelmasse vor dem Verfall und verhindert so, dass man zunimmt. Und das müssen Sie tun:

- 30 Minuten *täglich* walken, um die Proteine für Kraft und Ausdauer zu erneuern. Das bereitet die Muskeln vor für ...
- 30 Minuten Kraft-/Widerstandstraining *pro Woche*, um die Proteine zu erneuern, die für die Stärke verantwortlich sind. Das kann ein 30-minütiges Training pro Woche sein, genauso gut können Sie aber auch zweimal pro Woche 15 Minuten lang trainieren oder dreimal wöchentlich zehn Minuten lang.

In Kapitel 11 (ab Seite 213) werden wir uns mit diesem Plan im Detail befassen. Aber schon jetzt möchten wir auch betonen, dass Muskeln und Schwergewichtsboxer einiges gemeinsam haben. Nicht nur bezüglich ihrer Fähigkeit, dem Körperfett den Garaus zu machen, sondern auch, weil sie im wahrsten Sinne des Wortes schwer sind. Wenn jemand anfängt, Sport zu treiben und sich gesünder zu ernähren, kommt es anfänglich

Fakt ist ...

Sich zwischen Hanteln und Kraftgeräten zu entscheiden gleicht in etwa der Entscheidung zwischen Lachs und Victoriabarsch. Beide haben ihre Vorteile: Hanteln und andere freie Gewichte helfen Ihnen dabei, Ihr Gleichgewicht zu schulen, weil Ihr Körper die Gewichte sowohl ausbalancieren als auch heben muss. Die diversen Zug- und Druckmaschinen hingegen können Verletzungen vorbeugen, die durch Übungs- oder Haltungsfehler entstehen können, weil sie so konstruiert sind, dass sie den Übenden förmlich dazu zwingen, die richtige Haltung einzunehmen.

Fakt ist ...

Das Ergänzungsmittel Coenzym Q10 ist ein wichtiger Bestandteil der Zellen, der für die Energieumwandlung zuständig ist. Es wandelt Glukose in ATP um, das ist die Energie, die für die Zellfunktionen notwendig ist. In vereinzelten Studien hat Coenzym Q10 die Muskelleistung um zehn bis 30 Prozent verbessert. Es kann außerdem die Muskeln vor oxidativem Stress bewahren. Die größte Herausforderung ist leider, die Nahrungsergänzungsmittel zu finden, in denen Q10 nicht nur auf dem Etikett angegeben, sondern tatsächlich enthalten ist.

oft zu Frusterlebnissen, weil man den Eindruck gewinnt, als würde sich das Gewicht zunächst nicht wirklich ändern.

Heureka! Das liegt daran, dass Muskeln einfach schwerer sind als Fett. Wenn man also ein wenig Muskelmasse aufbaut und dabei gleichzeitig Fett verliert, ändert sich zunächst an der Anzeige auf der Waage nicht allzu viel, aber man kann sehr wohl feststellen, dass der Taillenumfang abnimmt und die Körpersilhouette insgesamt schlanker wird. Hat man sich erfolgreich überwunden, regelmäßig Sport zu treiben, so werden sich Statur, Stoffwechsel, Gewicht und Taille sehr wahrscheinlich bald positiv verändern.

Nun lautet die Frage: Wie können wir zusätzliche Muskelmasse aufbauen und nicht nur jene bewahren, über die wir schon verfügen? Und wie stellt man das an, ohne am Schluss wie ein aufgepumpter Kraftprotz auszusehen?

Die Antwort darauf ist natürlich: Training. Aber vielleicht nicht so, wie Sie sich das vorstellen. Die meisten von uns kennen nur zwei Arten von Training: Ausdauertraining in Form von aeroben Sportarten wie Joggen oder Schwimmen und Krafttraining, etwa beim Hantelnheben. Bei jeder Form von Sport verbrennt man Kalorien, aber die stärksten und nachhaltigsten Fatburner werden nicht während des Schwimmens oder Laufens aktiviert, wie Sie vielleicht denken mögen, sondern *nach* dem Krafttraining. Und deshalb ist Ihre Muskulatur einer Ihrer wichtigsten körpereigenen Verbündeten. Wir werden Ihnen zeigen, wie Sie Ihre Muskeln bestmöglich nutzen können. Und zwar auf eine einfache Art und Weise – auf die richtige Art und Weise. So, dass man Ihnen auf der Straße nicht nur anerkennend nachschaut, sondern Sie auch die Taille bekommen, die Sie sich wünschen.

Fakt ist …

Manche Sportler preisen das Ergänzungsmittel Kreatin als hervorragenden Muskelmacher – und als etwas, was den kleinen, aber feinen Unterschied macht zwischen einem Weltmeister und dem ewigen Zweiten. Einige Studien zeigen, dass Kreatin nicht nur Kraft und Schnelligkeit verbessert, sondern auch die Zellleistung. In Wirklichkeit aber werden die Muskeln vor allem deshalb größer, weil sich Wasser in ihnen einlagert. Man hat herausgefunden, dass ein einfacher Zucker und etwas Eiweiß, etwa in Form eines Apfels und einer Handvoll Nüsse, dem Muskel ebenso gut helfen, sich nach Belastung schneller zu erholen.

Viele Ernährungspläne gehen nicht ausreichend auf die Rolle des Trainings ein, aber wir sind der Meinung, dass Bewegung einen entscheidenden Beitrag dazu leistet, die Gesundheit zu fördern und den Taillenumfang zu reduzieren. Muskelaufbau ist ein wichtiger Bestandteil unseres Trainingsplans, aber kardiovaskuläres Training und eine bessere Beweglichkeit gehören ebenso dazu. Alle drei Bestandteile des Trainings miteinander werden zahlreiche positive Auswirkungen auf Ihren Körper haben:

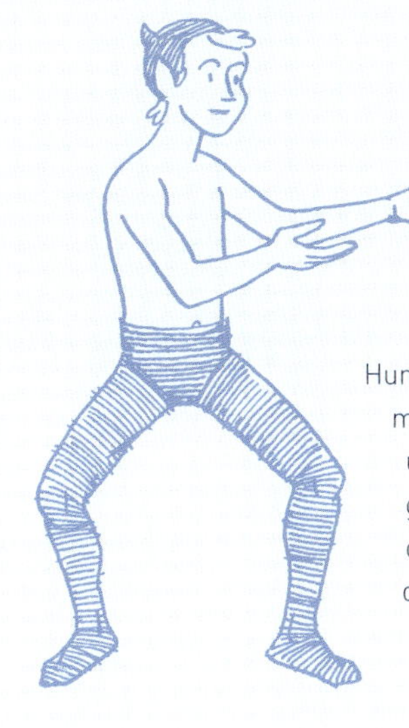

Invasion aus Asien

Wenn Sie sich irgendwann einmal in Peking aufhalten sollten, werden Sie Hunderte von Menschen unterschiedlichen Alters sehen, die den Tag mit seltsamen Verrenkungen begrüßen. Mit ihren Lufttritten und -schlägen scheinen sie unsichtbare Geister zu verjagen. Tatsächlich machen sie Tai-chi, eine Bewegungsform, die eingesetzt wird, um den Körper ins Gleichgewicht zu bringen, die innere Mitte zu finden und sich zu entspannen. Man kann Tai-chi als meditatives Training sehen oder als Möglichkeit, um seinen Gleichgewichtssinn zu verbessern.

- Bewegung kurbelt den Stoffwechsel an. Dadurch verbrennt man schneller Energie, als wenn man weiter vor dem Fernseher säße. Außerdem reduziert Bewegung den Appetit, indem sie das sympathische Nervensystem aktiviert, welches die »Kampf-oder-Flucht«-Reaktion auslöst. Probieren Sie es selbst aus: Legen Sie einen kurzen Sprint ein oder joggen Sie eine Runde, wenn Sie Hunger verspüren. Und siehe da, wenn Sie zurückkehren, ist der Hunger verschwunden.
- Bewegung hilft Ihnen, die Extrapfunde zu verlieren, die auf Ihren Gelenken lasten. Schon nach einem geringen Gewichtsverlust werden Sie weniger Schmerzen in Knien, Hüften, Knöcheln und Rücken verspüren. Das erleichtert es Ihnen, sich gesunde Verhaltensweisen anzueignen, und Sie werden mehr Lust auf das Training bekommen.
- Bewegung regt die Freisetzung von Endorphinen an, welche die Lustzentren im Gehirn stimulieren. Diese Botenstoffe vermitteln das Gefühl, alles unter Kontrolle zu haben – was wiederum zur Folge hat, dass man ein geringeres Hungergefühl hat.
- Bewegung trägt dazu bei, Depressionen zu lindern und eine positive Einstellung zu gewinnen, sodass es Ihnen leichter fallen wird, die richtigen Entscheidungen zu treffen. Sie werden damit aufhören können, Nahrung als Trostpflaster und Belohnung einzusetzen. Auf diese Weise verlieren auch Sofa, Sessel und Bett ihren Reiz, und Sie haben immer stärker das Bedürfnis, aktiv zu sein.
- Bewegung trägt dazu bei, dass die Blutgefäße frei und gesund sind. Dadurch werden potenziell tödliche Gesundheitsrisiken wie hoher Blutdruck, ein erhöhter LDL-Wert und Folgerisiken wie Gedächtnisprobleme und Herzinfarkte reduziert.

Wir könnten noch seitenweise weitere Vorteile der Bewegung aufzählen, aber wir denken, Sie wissen jetzt, was gemeint ist. Sie müssen kein Fitnessguru mit glatt rasierter Brust sein, um Sport zu einem wichtigen Bestandteil Ihres Lebens zu machen – und Sie müssen auch nicht jeden Tag drei Stunden durch die Gegend keuchen, um in den Genuss dieser Vorteile zu kommen.

Zu viel des Guten?

Sport und der Verzehr von Nüssen haben eines gemeinsam: Man kann es damit auch übertreiben. Regelmäßiges Training hat zwar gewiss mehr Vor- als Nachteile, aber zu viel ist schlichtweg schädlich. Wer mehr als 6500 Kalorien pro Woche in Form von Training verbrennt (das sind etwa 13 Stunden Sport) oder mehr als zwei Stunden am Stück ein anstrengendes Herz-Kreislauf-Training absolviert, kann nicht nur seine Gelenke schädigen, sondern dem Körper anscheinend auch zu viel Stress zumuten, was sich wiederum negativ auf die Lebenserwartung auswirkt.

Das Schöne am Training ist, dass es – im Gegensatz zu den Dingen, auf die man verzichten sollte, wie etwa Fast Food oder faule Ausreden – eine *Bereicherung* ist. Wer möchte, kann dabei sogar noch fernsehen. Und wenn die Muskeln erst einmal aktiv werden, dann schmilzt der Taillenumfang umso schneller.

Wenn man anfängt, Sport zu treiben, quittiert das der Körper mit sehr eindeutigen äußerlichen Reaktionen: Man schwitzt, hat Muskelkater und riecht möglicherweise ein wenig streng. Der Körper wird aber auch innerlich reagieren, nämlich mit einer Vergrößerung der Muskulatur, besserem Blutfluss und einer Verbesserung der Blutzusammensetzung. Zwar wird Sport selbst in Kombination mit einer gesunden Ernährung die Fettpolster nicht von heute auf morgen zum Schmelzen bringen, aber schon innerhalb einer Woche werden Sie körperliche Veränderungen sehen und spüren. Und mit dem kombinierten Workout- und Ernährungsplan schaffen Sie es vielleicht sogar, in den ersten zwei Wochen fünf Zentimeter Taillenumfang zu verlieren. Also stehen Sie auf und legen Sie los!

Fakt ist ...

Wenn man mit der Zeit mehr trainiert, greift der Körper in der Regel zu einem großen Prozentsatz auf Energie aus Kohlenhydraten statt aus Fett zurück. Manche deuten dies fälschlicherweise so, dass mit steigendem Trainingspensum nicht mehr Fett verbrannt wird, sondern nur noch Kohlenhydrate. Da man aber bei intensivem Training insgesamt mehr Kalorien verbraucht als bei moderatem Training, verbrennt man ganz automatisch auch immer mehr vom vorhandenen Fett, je anstrengender das Training wird.

Fett-weg-Tipps

Die fantastischen vier: Körperliche Bewegung und Sport sind wie Gemüse. Es gibt sie in allen möglichen Formen, Größen und Geschmacksrichtungen, und praktisch alle sind gut für Sie. Abhängig von Ihrem Gesundheitszustand und Ihrer vorhandenen Grundfitness sollten Sie folgende Bestandteile in Ihren Bewegungsplan integrieren:

- **Walking:** Wir bewegen uns zu Fuß im Einkaufszentrum, im Haus und wir stehen vom Bett auf, um zum Kühlschrank zu gehen. Jede Form von Gehen ist gesund, optimal sind mindestens 10 000 Schritte pro Tag. Aber Sie müssen sich auch 30 Minuten pro Tag dem tatsächlichen Walking widmen. Wenn es Ihnen so leichter fällt, können Sie dieses Pensum auch auf dreimal zehn Minuten aufteilen. Dies ist die Grundlage für jedes weitere Training, weil das Walking nicht nur Ihre Ausdauer verbessert, sondern auch den Körper auf das Krafttraining vorbereitet. Als tägliche Routine ist Walking auch eine psychologische Stütze, die Ihnen dabei hilft, Ihren Bewegungsplan einzuhalten. Tatsächlich ist das Walking die Übung, zu der man sich am leichtesten überwinden kann. Unserer Meinung nach ist es der einfachste Einstieg in ein erfüllteres Leben.
- **Kraft:** Selbst wenn Sie Hanteln bisher nur aus dem Fernsehen kennen, heißt das noch lange nicht, dass das immer so bleiben muss. Krafttraining – ob mit Hanteln, Geräten, Gummibändern oder nur mit dem eigenen Körper – erneuert die Muskelfasern und vergrößert die Muskelmasse und hilft somit dabei, jene Extrakalorien aufzubrauchen, auf die wir hin und wieder Appetit bekommen. Eine gut aufgebaute und aktive Muskulatur sorgt für eine effektive Kalorienverbrennung und beugt der alterungsbedingten Gewichtszunahme vor. Und hier der Schlüssel zum Erfolg: Viele Menschen verbringen eine Menge Zeit damit, ihre peripheren Muskeln zu trainieren (wie den Bizeps oder die Waden). Wirklich wirkungsvoll wird Krafttraining aber erst, wenn man die großen Muskeln trainiert, die die zentrale Körperachse ausmachen – die Beine, die großen Muskeln des Oberkörpers (Brust, Schultern und Rücken) und die Bauchmuskulatur. Dies ist Ihre *Grundmuskulatur*. Und das Beste daran ist, dass Sie kein einziges Übungsgerät benötigen, um diese Grundmuskulatur zu stärken.

  Eine kurze Anmerkung zu Bauchmuskelübungen: Diese können Fett nur teilweise direkt verbrennen, aber sie stärken Ihre gesamte Core-Muskulatur, also die tiefe Rumpfmuskulatur, wodurch der Bauch flacher wird und sich strafft. Dieser Effekt wird dann durch die Fettverbrennung in diesem Bereich noch verstärkt. Und diese tiefe Rumpfmuskulatur schützt obendrein Ihren Rücken vor Verletzungen. Je fester der Bauch, desto weniger wird vor allem der untere Rücken belastet. Man kann kein Haus ohne ein solides Fundament errichten, und die Rumpfmuskeln stellen gewissermaßen eine solide Grundlage dar, auf der Sie aufbauen können.

JA HOS ODER NEIN?

- **Kardiovaskuläre Ausdauer:** Mit kardiovaskulärem Training – das heißt jeder Form von Bewegung, die den Herzschlag über einen bestimmten Zeitraum beschleunigt (George-Clooney-

Filme zu schauen, zählt nicht dazu) – verbessert man seine allgemeine Ausdauer und verbrennt Kalorien. Dadurch erhöht man nicht nur die Funktions- und Leistungsfähigkeit des Herzens, sondern senkt zugleich auch den Blutdruck. Sobald man zu schwitzen beginnt, wird man auch einen Teil der Giftstoffe los, die sich sonst im Gewebe einlagern.

- **Beweglichkeit:** Eine gute Beweglichkeit ist nicht nur für Yoga-Lehrer und potenzielle Ehepartner von Vorteil, sondern auch für Sie und Ihre Muskeln. Eine hohe Beweglichkeit beugt Gelenkverletzungen vor, und darüber hinaus verhilft uns eine gut gedehnte Muskulatur auch im normalen Training und bei alltäglichen Bewegungsabläufen zu mehr Flexibilität. Und natürlich fühlt man sich insgesamt besser, wenn man beweglich ist. Wer sich kontrolliert bewegen kann, dem fällt es deutlich leichter, auf die Signale seines Körpers zu achten und seine innere Mitte zu spüren. Auch beim Meditieren ist das beispielsweise hilfreich. Und ein weiterer Vorteil: Je geschmeidiger und entspannter man ist, desto weniger Konsequenzen bringt es mit sich, falls man doch einmal stürzt oder einen Unfall erleidet.

Der Aktivitätscheck

Was zu tun ist	Wie viel davon nötig ist
Walking	Mindestens 10 000 Schritte insgesamt im Laufe eines Tages sollte man gehen und wenigstens 30 Minuten am Stück.
Krafttraining	30 Minuten Widerstandstraining pro Woche.
Kardiovaskuläres Ausdauertraining	Man sollte 80 Prozent seiner maximalen Herzschlagfrequenz erreichen. Die maximale Frequenz errechnet sich mit der Formel 220 minus Ihr Alter. Mit diesem Puls sollte man jeweils 20 Minuten lang trainieren, 3-mal pro Woche. Für einen 50-Jährigen wäre die Formel also 0,8 x (220 - 50), was 136 Schlägen pro Minute entspricht. Man kann auch die Übungsintensität als Maßstab verwenden. Bewerten Sie die Übungsintensität auf einer Skala von 1 bis 10. Ihre Übungen sollten immer bei 7 oder 8 auf dieser Skala liegen – also bei 70 bis 80 Prozent Ihrer gefühlten Maximalleistungsfähigkeit.
Dehnübungen	5 Minuten pro Tag.

Keine Ausreden mehr. Wenn es darum geht, regelmäßig Sport zu treiben, haben die meisten von uns zwei typische Ausreden parat: Man behauptet, man habe sowieso immer viel zu wenig Zeit – oder aber das Training sei so schrecklich unpraktisch in den Alltag einzubauen. Wir wissen ja, dass Sie viel zu tun haben und 1000 Dinge erledigen müssen. Wir wissen, dass es einfacher ist, auf dem Sofa sitzen zu bleiben, als Liegestützen zu machen. Aber Zeitmangel und Bequemlichkeit sind keine Gründe. Zunächst einmal: Für unser Workout benötigen Sie nicht viel Zeit: 30 Minuten täglich fürs Walking und 30 Minuten pro Woche für das Krafttraining. Wenn Sie nicht einmal dafür Zeit haben, dann müssen Sie zugeben, dass nicht chronischer Zeitmangel Ihr Prob-

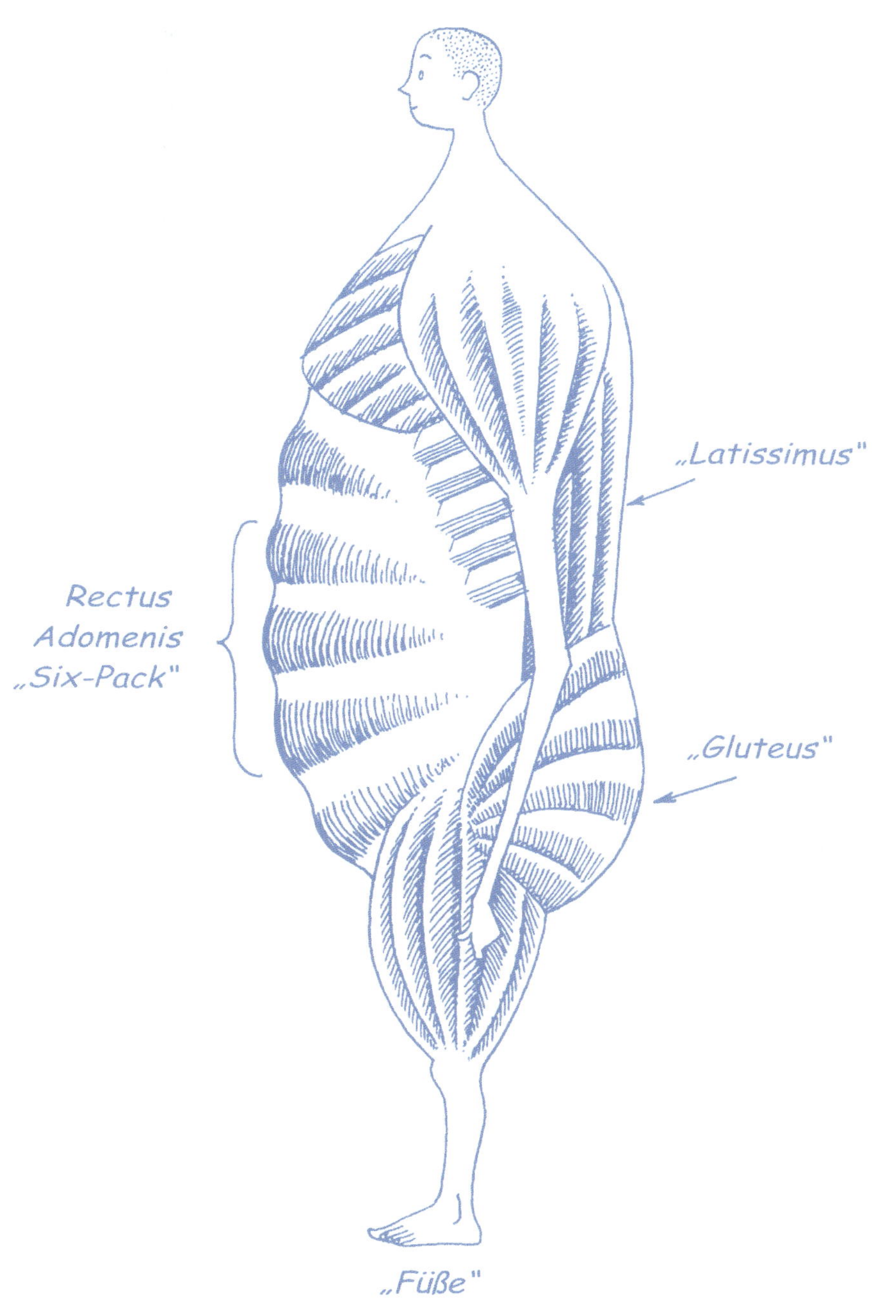

Formende Zonen

Betrachten Sie sich selbst einmal als eine Gestalt mit prägnantem Torso, Hüften und Bauch – die Basismuskulatur des Körpers. Wenn es darum geht, Fett zu bekämpfen, wen interessiert da schon ein dicker Bizeps oder stramme Waden?

lem ist, sondern Kontrollverlust über Ihr Leben – andernfalls würden Sie sich und diesem Ihrem Leben Priorität einräumen und mehr Zeit in Ihre Gesundheit und Ihr Wohlbefinden investieren. Zweitens benötigen Sie weder ein Fitnessstudio noch eine teure Ausrüstung. Ins Studio zu fahren und die Kleidung zu wechseln, dauert schließlich länger als das eigentliche Training. Sie können Ihre Übungen auch zu Hause absolvieren – mit einigen kleinen Geräten, die Sie sich entweder dafür zulegen, oder indem Sie einfach Gegenstände verwenden, die Sie schon vorrätig haben. Für das hier beschriebene Workout verwenden Sie Ihren Körper als Gewicht. Auf diese Weise können Sie jederzeit trainieren und müssen nicht darauf warten, dass der Freizeitsportler vor Ihnen mit seinen Übungen fertig ist und Sie endlich auf dem Gerät trainieren können. Natürlich ist es einfacher zu behaupten, man sei zu müde, zu gestresst, zu beschäftigt ... Wir sagen: schade. Sie werden Ihre Rettungsringe erst dann loswerden, wenn Sie endlich damit aufhören, Ausreden vorzuschieben.

Ganz nebenbei Gewicht verlieren. Eine Form der Übung, über die sonst niemand spricht: zappeln. Studien haben gezeigt, dass zappelige, fahrige Menschen schlichtweg schlanker sind. Von zwei Menschen mit derselben beruflichen Tätigkeit und Ernährung wird stets derjenige schlanker sein, der aufsteht, um mit jemandem am anderen Ende des Ganges zu reden, und zu ihm läuft – statt ihm eine E-Mail zu schreiben. Studien zeigen, dass weder bestimmte Nahrungsmittel noch organische Ursachen oder gar ein unbekannter genetischer Defekt dafür verantwortlich sind, dass diese Menschen Fett verbrennen wie eine Eisenpfanne auf hoher Flamme, es sind einfach diese vielen kleinen Bewegungen. Das heißt nun aber nicht, dass Sie aussehen werden wie eine der Hilton-Schwestern, wenn Sie sich einfach nur ein ganzes Repertoire an Zappeleien zulegen. Aber zahlreiche Studien haben gezeigt, dass Ihr Körper im Laufe des Tages umso mehr Kalorien verbrennt, je mehr Sie sich bewegen – selbst wenn diese Bewegungen unscheinbar und klein sind. Versuchen Sie also Ihre Muskeln permanent in Bewegung zu halten, ganz gleich wo Sie sich gerade befinden. Räumen Sie das Geschirr weg. Stehen Sie auf und gehen Sie beim Telefonieren hin und her. Wenn Sie einem Kollegen eine Frage stellen möchten, dann gehen Sie über den Flur und fragen ihn persönlich, statt ihn anzurufen oder ihm eine kurze Nachricht zu schreiben. Wippen Sie bei Besprechungen leicht mit den Füßen. Wenn Sie jede Gelegenheit nutzen, sich zu bewegen, geben Sie Ihrem Körper damit kleine Stoffwechselschübe, die zu sichtbaren Ergebnissen führen können.

Bauch rein. Hier ist eine Bauchübung, die Sie überall machen können und sollten: Ziehen Sie den Bauchnabel so stark wie möglich nach innen und spannen Sie dabei das Gesäß an, als wollten Sie in eine viel zu enge Jeans schlüpfen. Stellen Sie sich vor, auf Ihrem Kopf befände sich eine Schnur, die Ihren Oberkörper Richtung Decke zieht. Halten Sie diese Position. Abgesehen davon, dass Sie durch diese Übung eine gute Körperhaltung annehmen, trainiert sie Ihren Musculus transversus abdominis (den unterstützenden, quer verlaufenden Bauchmuskel). Machen Sie diese Übung im Aufzug, wenn Sie in einer Schlange stehen, bei der Arbeit ... kurz: wo immer Sie gerade gehen und stehen.

Fett-weg-Fitness-Test:

Wie fit sind Sie?

Es gibt viele Wege, Ihre Fortschritte beim Abnehmen zu messen: den verlorenen Bauchumfang in Zentimetern, das Gewicht oder die Anzahl der nicht eingelösten Gutscheine von Fast-Food-Ketten. Aber man kann auch den Fitnesslevel in verschiedenen Bewegungsbereichen messen. Verwenden Sie die folgenden Tests, um zu ermitteln, wie sich Ihre Leistungsfähigkeit verbessert. Bevor Sie die einzelnen Tests durchführen, sollten Sie sich gut aufwärmen, etwa indem Sie mindestens fünf Minuten walken oder einige leichte Übungen machen.

- **Ausdauer:** Sie können die Leistungsfähigkeit Ihres Herzens bestimmen, indem Sie nach dem Training Ihren Puls messen. Trainieren Sie zunächst 18 Minuten mit einer Intensität von 80 bis 85 Prozent Ihrer maximalen Pulsfrequenz (diese berechnet sich nach der Formel: 220 minus Alter). Gehen Sie danach drei Minuten lang auf volle Power, also bis zur maximalen Herzfrequenz – und pausieren Sie anschließend, um den Puls zu messen. Ihre Herzfrequenz sollte nach über zwei Minuten Pause um 66 Schläge zurückgegangen sein. Führen Sie diesen Test nicht ohne das O.K. Ihres Arztes aus, es sei denn, der Test ist ohnehin schon ein fester Bestandteil Ihres Workouts.
- **Kraft:** Um die muskuläre Ausdauer im Oberkörperbereich zu messen, sollten Sie Liegestütze machen. Männer absolvieren normale Liegestütze, Frauen können auch die Variante mit abgestützten Knien wählen. Ein 30-jähriger Mann sollte in der Lage sein, mindestens 35 Push-ups am Stück zu machen (bis zum Alter von 70 Jahren dürfen es mit jedem weiteren Lebensjahrzehnt fünf weniger sein). Eine 30-jährige Frau sollte 45 Push-ups mit abgestützten Knien schaffen (mit jedem Jahrzehnt Lebensalter fünf Liegestützen weniger, bis zum 80. Lebensjahr).
- **Beweglichkeit:** Die Beweglichkeit der unteren Rückenpartie kann man messen, indem man sich auf den Boden setzt, die Beine ausstreckt und leicht spreizt. Man legt die beiden Hände übereinander, streckt die Finger geradeaus und versucht, die Zehenspitzen zu erreichen. Frauen bis 45 Jahre sollten spielend leicht in der Lage sein, die Füße zu berühren und sogar noch fünf bis zehn Zentimeter darüber hinaus zu greifen. Ältere Frauen sollten es schaffen, zumindest die Zehen zu erreichen. Gleiches gilt auch für Männer bis zum Alter von 45 Jahren. Bei älteren Männern reicht es aus, wenn sie bis auf sieben bis zehn Zentimeter an ihre Zehen herankommen.

Teil III

Die Macht der Psyche

Wie Gefühle und Hormone im Gehirn Ihre Essgewohnheiten steuern

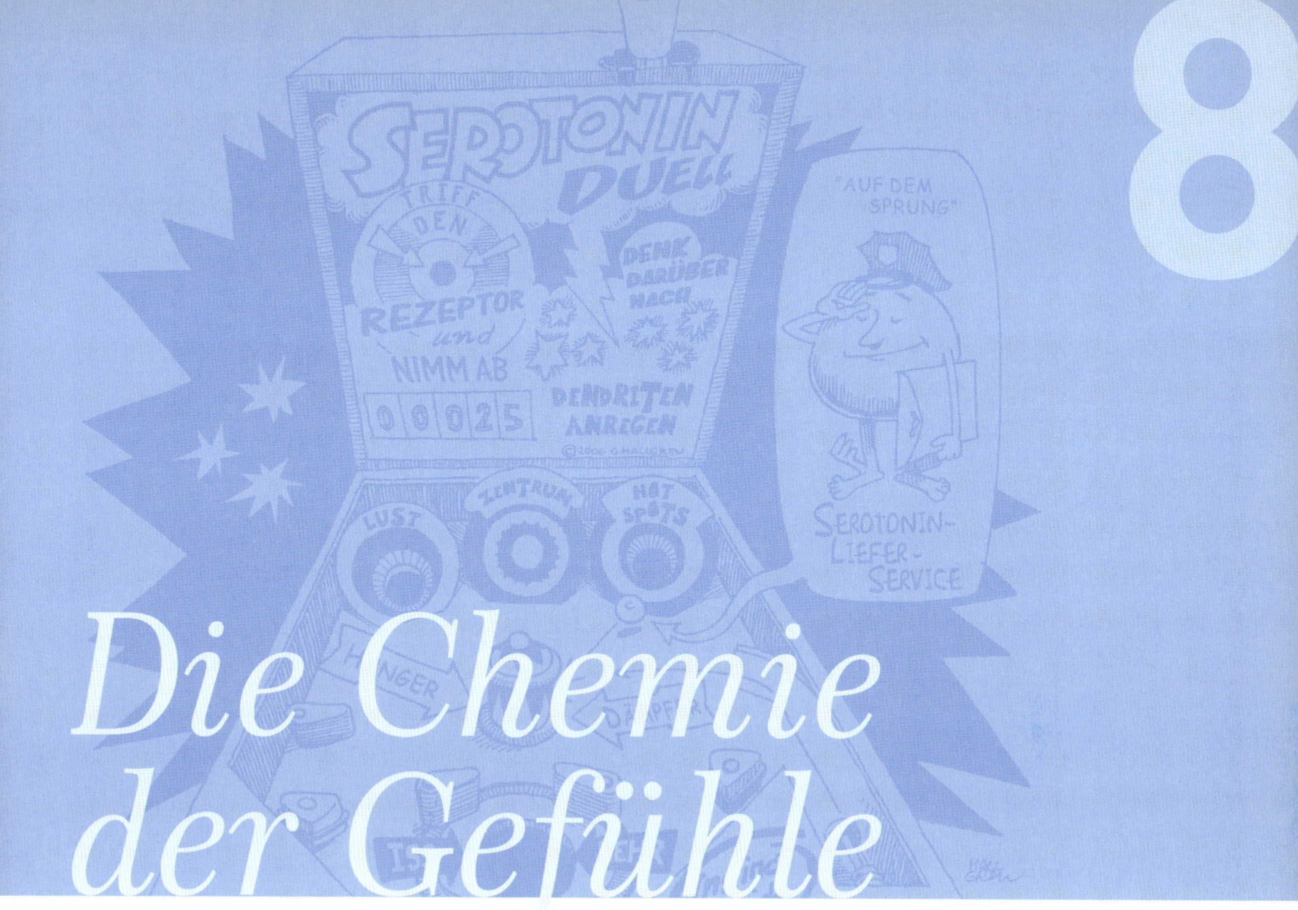

8

Die Chemie der Gefühle

Was Ihre Gefühle mit Ihrem Essverhalten zu tun haben

Diät-Mythen

- Extremes Hungern führt zu unkontrolliertem Essverhalten.
- Plötzliche Anfälle von übermäßigem Appetit werden durch die Geschmacksknospen gesteuert.
- Versuchungen widersteht man am besten mit reiner Willenskraft.

Unsere Vorfahren aßen, um zu überleben. Sie aßen, weil sie hungrig waren oder vielleicht den Sieg über einen gegnerischen Stamm feierten. Und wir? Wir essen, weil wir hungrig sind. Oder auch gelangweilt, gestresst, deprimiert, frustriert. Weil wir uns gerade einen Film ansehen, zu viel zu tun haben, zu wenig zu tun haben, uns mit Freunden treffen oder das Fußballspiel gerade so spannend finden. Und wenn wir uns beispielsweise Schokolade statt einer guten Unterhaltung gönnen, lieber schnell ein Eis essen, als ein entspannendes Bad zu nehmen oder Chips knabbern, statt auf einen Sandsack einzuschlagen, so sind das möglicherweise emotionale Reaktionen. Häufig aber spielt dabei die Körperchemie eine größere Rolle als die Persönlichkeit.

Am Anfang dieses Buches haben Sie etwas über die chemischen Vorgänge im Körper erfahren, die Hungergefühle auslösen. Leptin und Ghrelin sind die Schalthebel, die unser Essverhalten steuern. Aber oft kann der körperliche Prozess des Essens auch durch eigentlich emotionale Prozesse ausgelöst werden, die uns dazu verleiten, den üppigen Hotdog hinunterzuschlingen. In den nächsten beiden Kapiteln geht es darum, wie wir aktuelle Erkenntnisse aus der Hirn- und Emotionsforschung nutzen können, um besser zu steuern, was wir essen und warum. Gefühle sind der Aspekt des Übergewichtsproblems, den man am schwierigsten verstehen kann. Aber genau diese Gefühle spielen für Menschen, die zu viel essen, meist eine enorme Rolle. Der Hypothalamus (der Sitz des Sättigungszentrums) ist ein Teil des Gehirns, in dem sich Körper und Geist vereinen. Und als bester Freund des Hypothalamus sendet die Hirnanhangdrüse Botenstoffe aus, um mit dem Rest des Körpers zu kommunizieren. Hier entscheidet sich dann auch das gesamte Spiel ums Gewicht – die Verbindung zwischen den körperlichen und den emotionalen Bedürfnissen nach Essen.

Wie Sie nur zu gut wissen, handelt es sich noch nicht um ein emotional bedingtes falsches Essverhalten, wenn man sich die eine oder andere Selleriestange genehmigt. Vielmehr verstehen wir unter falschem Essverhalten den außer Kontrolle geratenen Essanfall, bei dem man auch noch den letzten Keks aus der Tüte klaubt, weil er so unwiderstehlich aussieht und noch besser schmeckt. Dummerweise richten sich diese Appetit-Attacken fast immer auf Dinge, die stärkereich, zuckerhaltig, salzig oder fettig sind. Im Zusammenhang damit spielen fünf Botenstoffe eine Rolle, die im Gehirn hergestellt werden und in starkem Maße unsere Gefühle beeinflussen. Sie steuern nicht nur, warum wir zu einer bestimmten Zeit Appetit auf etwas Bestimmtes haben, sie sind auch die Grundlage für die meisten Medikamente zur Gewichtsreduktion.

MYTHOS JA ODER NEIN?

Wir möchten allerdings betonen, dass wir an dieser Stelle bewusst nicht näher auf das komplexe Geflecht an Wechselwirkungen eingehen, die zwischen besagten Botenstoffen bestehen, ebenso wenig wie auf deren Wirkungen im nicht emotionalen Bereich. Die Komplexität dieser Interaktionen – die nur von wenigen Experten weltweit überhaupt ganz verstanden wird – ist zwar äußerst interessant, aber für unsere Zwecke in diesem Buch zu speziell. Um mit den Gefühlen und Stressfaktoren besser umgehen zu können, die unser Essverhalten beeinflussen, müssen Sie sich vor allem bewusst machen, dass die körpereigenen Botenstoffe, die unser Hungergefühl und unsere Stimmung beeinflussen, zuallererst den Grund vorgeben, aus dem wir essen.

- **Noradrenalin:** der Botenstoff, der über Kampf oder Flucht entscheidet. Er sagt Ihnen, ob Sie sich mit dem Säbelzahntiger balgen sollen oder besser in die Höhle zurückflitzen.
- **Serotonin:** Dieser Neurotransmitter sorgt für gute Laune. Viele Antidepressiva sind so konzipiert, dass sie den Serotoninhaushalt der Patienten verbessern sollen.
- **Dopamin:** der Vergnügungspark im Gehirn. Dieser Stoff hat mit Lust und Belohnung zu tun und macht uns besonders empfänglich für süchtig machende Substanzen. Obendrein kann er Schmerzreize unterdrücken.
- **GABA (Gamma-Aminobuttersäure):** eine Aminosäure, die bewirkt, dass man sich wie ein Zombie fühlt. Offenbar spielt sie auch bei einer Narkose eine Rolle, indem sie verhindert, dass man auf die Außenwelt reagiert.
- **Stickstoffmonoxid:** das Meditationshormon. Man beruhigt sich damit. Dieses wirkungsvolle Neuropeptid ist normalerweise ein sehr kurzlebiges Gas, das auch die Blutgefäße im Körper entspannt.

Und jetzt die entscheidende Frage: Was haben alle diese Botenstoffe damit zu tun, ob man einen Schokoriegel nascht oder lieber Obst? Am besten lässt sich diese Problematik am Beispiel des Serotonins veranschaulichen. Stellen Sie sich Ihr Gehirn als einen Flipperautomaten vor (siehe Abbildung Seite 170). Sie haben Millionen von Neurotransmittern, die einander Botschaften zusenden. Wenn die Serotonintransmitter am Zug – also an den Flipperhebeln – sind und ihre Signale abfeuern, senden sie durch das ganze Gehirn die Nachricht, dass man sich gut fühlt. Die Botschaft ist am stärksten, wenn die Stimmungskugel im Gehirn wie wild hin und her springt. Bei diesem Vorgang gibt es gleichzeitig eine Menge weiterer Gute-Laune-Punkte. Aber in dem Moment, in dem die Kugel zwischen die Flipperhebel fällt, das heißt, wenn die Gehirnzellen das Serotonin aufnehmen und spalten, ist das eben erfahrene Gefühl, dass man die Welt

Fakt ist …

Wenn der Serotoninspiegel im Gehirn fällt, glaubt der Körper, er verhungere, und schützt sich davor, indem er eine enorme Lust auf Kohlenhydrate entwickelt. Hat man zu lange nichts gegessen, fällt der Serotoninspiegel ins Bodenlose und gibt so das Signal, dass es Zeit ist, sich mit allen erreichbaren Lebensmitteln vollzustopfen. Einige Abnehmwillige haben auch schon versucht, ihren Serotoninspiegel konstant zu halten, indem sie sich zusätzlich 5-HTP zuführten, das Abbauprodukt von Tryptophan, das sich in Serotonin verwandelt und selbiges stimuliert. In einer sechswöchigen Studie nahmen die Diätwilligen, die 5-HTP einnahmen, durchschnittlich sechs Kilogramm ab, während eine Kontrollgruppe im Durchschnitt nur zwei Kilogramm abnahm. Obwohl eine Nebenwirkung des Ersatzstoffes Übelkeit ist, berichteten circa 90 Prozent der Frauen, die 300 mg 5-HTP einnahmen, dass sie sich im Laufe ihrer Diät satt und zufrieden fühlten.

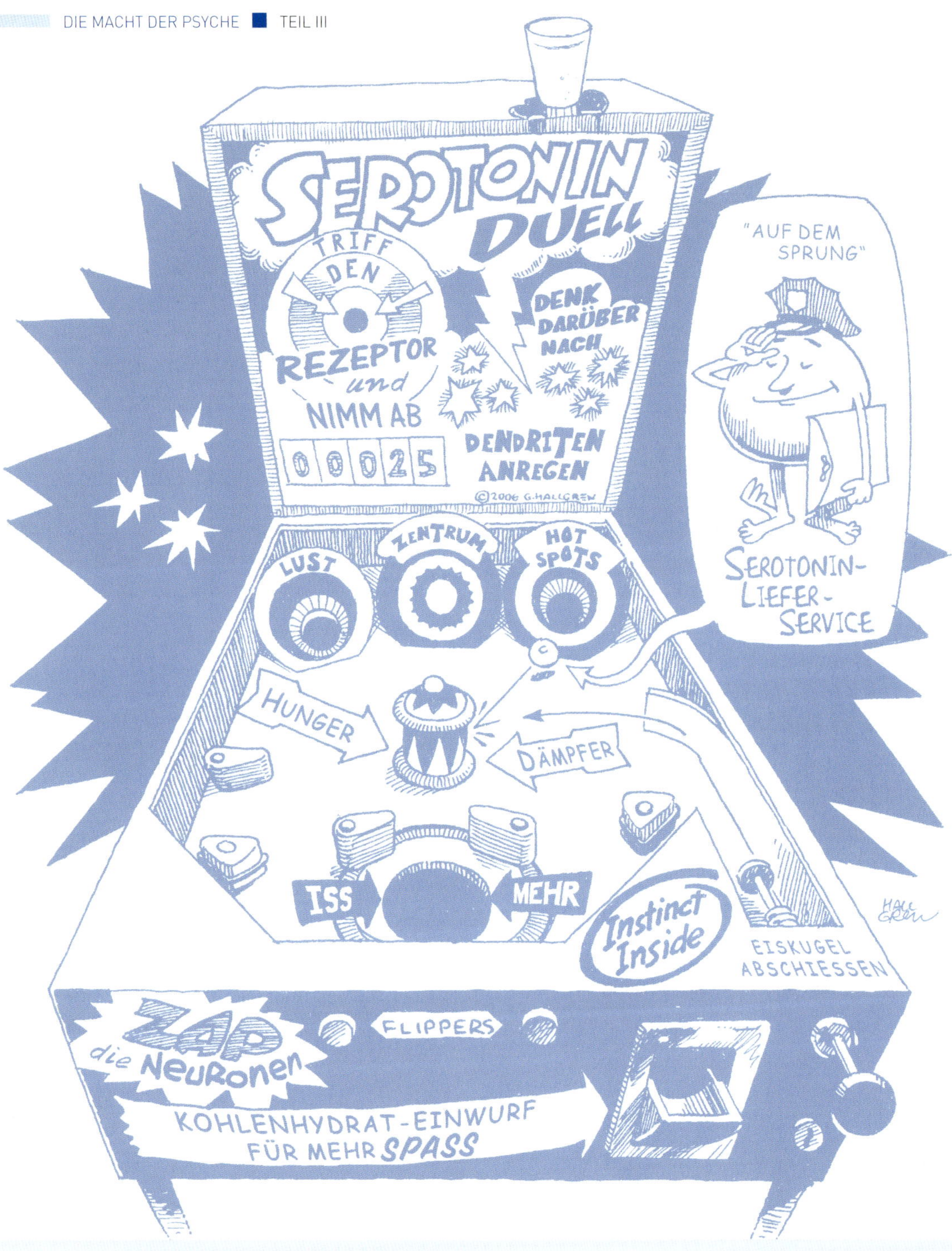

Das große Gefühlsspiel

Serotonin schießt im Gehirn umher, stimuliert dabei die Lustzentren und aktiviert die Hungerdämpfer. Aber wenn es Ihren Flipperhebeln – die letztlich die Gefühle steuern – nicht gelingt, die Kugel im Spiel zu halten, dann kehrt die instinktive Lust auf Essen, vor allem auf Kohlenhydrate, umgehend zurück.

Nach Lust und Laune

Neuere Studien haben bewiesen, was viele von uns schon geahnt haben: Unsere Stimmung beeinflusst, was wir essen. Forscher haben die Ernährung von Menschen untersucht, um zu zeigen, wie Persönlichkeit und Essen zusammenhängen und wie uns unsere Stimmungslagen dazu bringen, Appetit auf bestimmte Lebensmittel zu bekommen, je nachdem, welche Inhaltsstoffe diese enthalten. Die Studie ist der Theorie nachgegangen, dass viele Stimmungen bestimmte Signale auslösen: Gestresste Nebennieren beispielsweise könnten die Lust auf Salziges schüren. Was sagen Ihre Lieblingssnacks also über Sie aus?

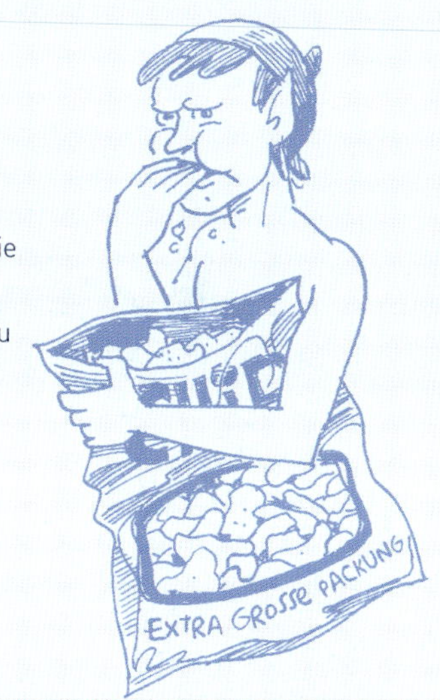

Wenn man Lust verspürt auf ...	**Dann ist man möglicherweise ...**
feste, faserige Lebensmittel wie Fleisch oder auf knusprige, feste Speisen	verärgert
Zucker	niedergeschlagen
weiche und süße Speisen wie Eiskrem	besorgt
salziges Essen	gestresst
sättigende, üppige Lebensmittel wie Cracker oder Pasta	einsam, sexuell unbefriedigt
einfach alles, was man in die Finger bekommt	eifersüchtig

umarmen könnte, auch schon wieder vorbei. Was will das Gehirn nun also tun? Es will eine weitere Münze in den Automaten werfen und eine neue Kugel starten. Für viele von uns kommt die Kugel in Form von Lebensmitteln daher, die schnell und auf natürlichem Wege ein positives Gefühl verursachen, um den Serotoninspiegel möglichst dauernd oben zu halten.

Bedauerlicherweise versuchen wir, unser Bedürfnis nach einer weiteren Kugel im Wohlfühlflipper dadurch zu befriedigen, dass wir Lebensmittel zu uns nehmen, die einen sofortigen Serotonin-Anstieg bewirken. Und das geht am besten in Form eines Zuckerschubs: Zucker stimuliert die Freisetzung von Insulin. Insulin erleichtert die Serotoninproduktion im Gehirn, was wiederum unsere Stimmung verbessert, die Laune hebt und Stress, Schmerz, Langeweile, Wut oder Frustration unterdrückt, kurz: unangenehme Gefühle, die wir eventuell verspüren. Aber Serotonin ist nur eine Kugel im Spiel. Da sind auch noch eine Reihe weiterer Botenstoffe, die alles daransetzen, den Appetit und den Heißhunger weiter am Laufen zu halten.

HOS JA ODER NEIN?

Um dieses Bild im Ganzen zu erfassen, sollten Sie sich diese Botenstoffe wie die Gewichte an einer Waage vorstellen. Wenn Botenstoffe wie Serotonin und Dopamin, die mit positiven Gefühlen in Verbindung stehen, in ausreichender Menge vorhanden sind, ist man – chemisch bedingt – euphorisch. Aber wenn sie absinken, erlebt man einen tiefen Sturz (siehe Abbildung auf der rechten Seite).

Heureka! Das Absinken der Hormonspiegel verursacht einen Zustand der Unruhe, der uns veranlasst, nach Nahrung zu suchen, vor allem nach Nahrung mit einfachen Kohlenhydraten, die unserer Gehirn-Chemie neuen Schwung geben und das Gefühl der Euphorie wiederherstellen. So ähnlich funktionieren auch illegale Drogen. Die Konsumenten streben nach dem Hochgefühl – nicht immer unbedingt um seiner selbst willen, sondern auch, um das unweigerlich folgende Tief zu verhindern. Man arbeitet ständig darauf hin, in den Zustand des neurochemischen Wohlgefühls zurückzukehren. Für unser Waagemodell heißt das: Je mehr Botenstoffe vorhanden sind, desto geringer das Gewicht und desto leichter fühlt man sich. Sind die Botenstoff-Spiegel niedrig, dann greift man zu Lebensmitteln, die das Wohlgefühl letztlich wieder nach oben bringen.

Und genau das ist der Grund dafür, dass das, was in Ihrem Kopf abläuft, sich so stark auf das auswirkt, was rund um Ihre Taille passiert. Wenn man seine Gefühle kennt, hilft das, die Esslust im Zaum zu halten, Heißhungerattacken zu widerstehen und sie idealerweise komplett zu vermeiden. Ihr Ziel sollte also sein, den Spiegel an Gute-Laune-Botenstoffen konstant zu halten. Denn so sind Sie ständig befriedigt und erleben nie die starken hormonellen Schwankungen, die dazu führen, dass man sich auf die Suche nach leckeren, aber ungesunden Lebensmitteln macht. Im nächsten Kapitel (ab Seite 175) werden wir uns mit dieser Problematik näher befassen. Und auch mit den verborgenen Gefühlen, die dazu beitragen, dass man isst, Hunger verspürt und zunimmt.

MYTHOS JA ODER NEIN?

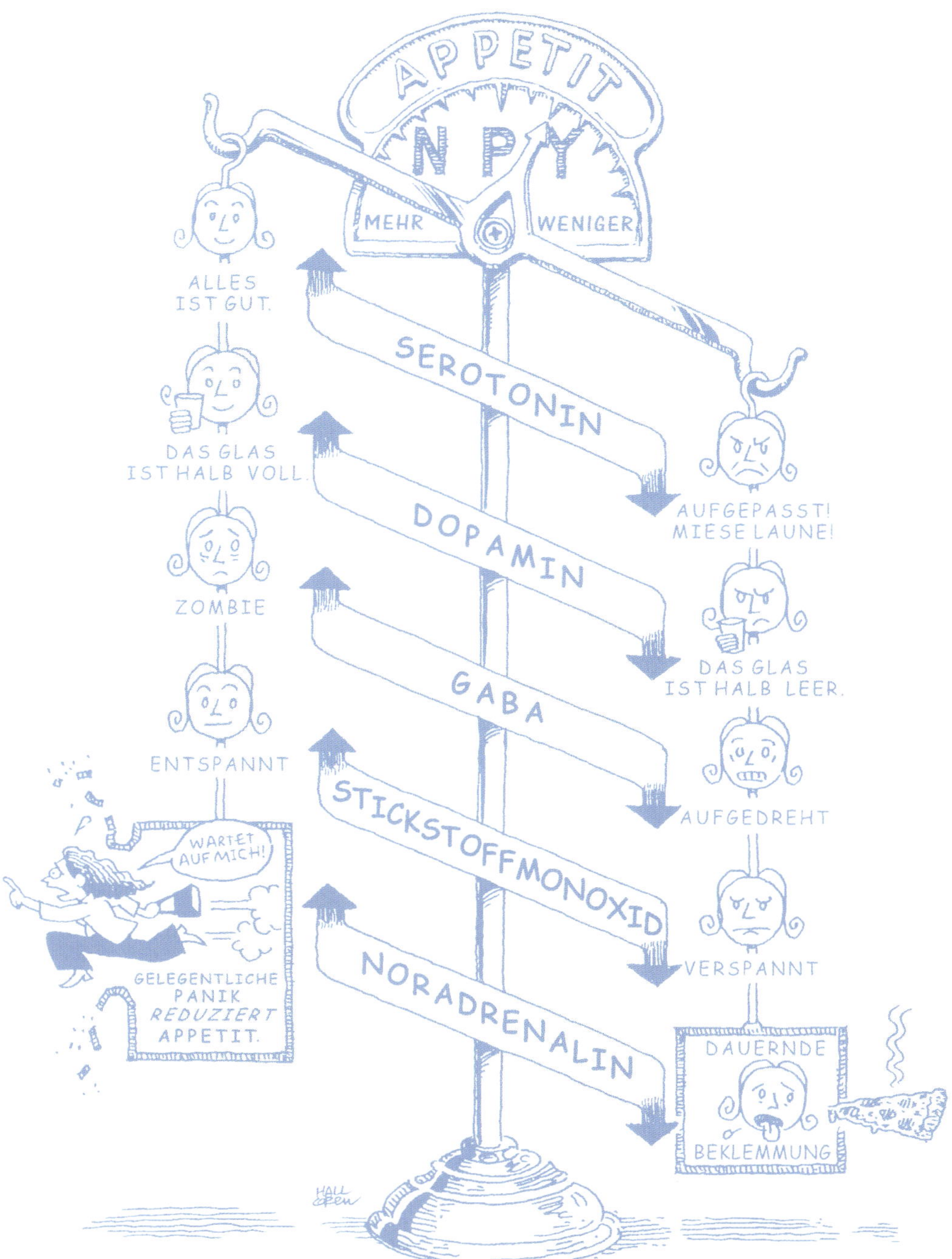

Die Waage der Ungerechtigkeit

Hormone, die im Gehirn produziert werden und die Gefühle steuern, beeinflussen auch den Appetit. Bei einem Mangel zieht dies die Waage in Richtung höhere NPY-Ausschüttung, wodurch man mehr Appetit bekommt.

Fett-weg-Tipps

Lassen Sie die Nahrung für Ihren Abnehmerfolg arbeiten. Nahrungsmittel haben verschiedene Wirkungen auf Ihren Magen, Ihr Blut und Ihr Gehirn. Hier sind einige der Nährstoffe sowie Botenstoffe des Gehirns aufgelistet, die Ihren Appetit beeinflussen:

- Pute enthält Tryptophan, das die Serotoninproduktion verbessert. Das hebt Ihre Stimmung, bekämpft Depressionen und hilft Ihnen dabei, der Lust auf einfache Kohlenhydrate zu widerstehen.
- Omega-3-Fettsäuren, die in Fisch vorkommen, sind schon länger als Gehirnbooster und Cholesterin-Killer bekannt. Sie können aber außerdem auch gegen Depressionen bei schwangeren Frauen wirken. Und diese Depressionen fördern das unbeherrschte Frustessen. Umgekehrt gilt auch, dass eine niedrige Omega-3-Zufuhr möglicherweise ein Grund für das Entstehen von Depressionen sein kann.

Genießen Sie jeden Bissen. Wenn Sie etwas essen, das ungesund ist, dann sollten Sie es genießen und eine Weile im Mund behalten. Wir empfehlen Ihnen, ein Stück Bitterschokolade mit einem Kakaogehalt von 70 Prozent zu essen und es auf der Zunge zergehen zu lassen. Sie schlagen zwei Fliegen mit einer Klappe: Die dunkle Schokolade wirkt als gesunder Stressbekämpfer und gleichzeitig belohnen Sie sich mit etwas Süßem. Die Idee hinter diesen Vorschlägen ist, sich gut zu fühlen und Ihren Serotoninspiegel stabil zu halten, damit er nicht ins Bodenlose stürzt und Sie daraufhin alles in sich hineinschlingen, was Ihnen zwischen die Finger kommt. Es ist völlig in Ordnung, ungesundes Essen zu essen – hin und wieder einmal. Ein kleiner Snack macht Sie nicht dick; eine ganze Tüte davon aber schon.

Gehen Sie schlafen. Ausreichend Schlaf trägt dazu bei, dass man schlank bleibt. **Heureka!** Ihr Körper braucht jede Nacht sieben bis acht Stunden Schlaf, um sich zu erholen. Fehlt dieser Schlaf, entsteht ein Mangel an Serotonin oder Dopamin. Ihr Körper sucht dann Mittel und Wege, um diesen Mangel auszugleichen. Normalerweise tut er dies, indem er Lust auf zuckerhaltige Nahrungsmittel bekommt, weil der Genuss von Süßem eine sofortige Ausschüttung dieser beiden Hormone bewirkt. Schlafmangel bringt das gesamte Stoffwechselsystem durcheinander – er erhöht sogar den NPY-Spiegel, was sich in gesteigertem Appetit äußert. Und zu wenig Schlaf kann ein noch größeres Problem werden, wenn man älter wird. Mit steigendem Alter produziert die Epiphyse im Gehirn geringere Mengen des Schlafhormons Melatonin, was dazu führt, dass man mehr Lust auf Kohlenhydrate bekommt.

9

Wer ist nur schuld?

Psychologische Gründe für das Scheitern von Diäten

Diät-Mythen

- Diäten würden funktionieren, wenn man nur die Willenskraft eines schlanken Menschen hätte.
- Lieber eine gescheiterte Diät hinter sich haben, als es nicht einmal versucht zu haben.
- Wer Diät hält, macht schon mal grundsätzlich keinen Fehler.

Bei den meisten Diäten geht es gar nicht so sehr ums Handeln, sondern ums Denken. Diäten zwingen uns von Natur aus dazu, ständig nachzudenken. Sie führen dazu, dass unsere Gedanken nur noch ums Essen kreisen. Man muss die Kalorien im Auge behalten, die verschiedenen Lebensmittelgruppen oder die Uhrzeit, wann man den nächsten halben Cracker essen darf. Man denkt dauernd über den Nahrungsentzug nach, bis man sich schlussendlich für eine der beiden möglichen Einstellungen entscheidet: Entweder man hält sich an seine Diät oder nicht. Entweder man isst die Bohnensprossen oder man genießt das saftige Steak. Entweder man entscheidet sich für die Karotten oder man nascht den leckeren Keks, für den Gurkensalat oder die Salamipizza. Alles oder nichts.

Wir alle denken viel zu viel darüber nach, wie viel wir wiegen und was wir essen – statt uns Gedanken darüber zu machen, wie und warum wir essen. Die meisten von uns glauben, ihre beste Waffe im Kampf gegen überflüssige Pfunde sei ihr Gehirn. Und das soll uns dabei helfen, einen psychologischen Großangriff der Disziplin zu starten, nach dem Motto: »Ich kann jedem Essen widerstehen!«. Oder wir versuchen es über das Ego: »Ich bin intelligent genug, einen großen Bogen ums Essen zu machen!« Aber wie Sie in diesem Kapitel sehen werden, ist es tatsächlich so, dass es sehr viele starke emotionale Auslöser gibt, die uns dazu bringen zu essen – und die dafür verantwortlich sind, dass so viele Diäten scheitern. In vielerlei Hinsicht ist es ausgerechnet das Gehirn, das unsere größten Diätanstrengungen sabotiert.

MYTHOS JA ODER NEIN?

Gerade mit der Diät, die uns ja beim Abnehmen helfen soll, schaffen wir also eine Situation, die wir nicht meistern können und die dazu führt, dass wir Schuldgefühle entwickeln. Wer außer uns selbst sollte auch schuld sein? Fachleute machen zwar allerlei Ursachen für die in unserer Gesellschaft grassierende Fettleibigkeit aus. Etwa die Riesenportionen in Restaurants. Oder Fast Food an sich, weil es zu viel Fett enthält. Oft auch die Titelseiten von Zeitschriften, weil sie unrealistische Körpermaße darstellen, durch die wir uns minderwertig fühlen. Weitere beliebte »Schuldige« sind die 60 Wochenstunden am Schreibtisch, bequeme Sofas und Reality-TV-Shows, wegen denen wir die ganze Nacht vor der Glotze liegen müssen, fette Wurstsorten oder das appetitliche Aussehen üppiger Käsestücke.

Aber tief in Ihrem Bauch, direkt über den süßen Teilchen, die Sie eben erst verdrückt haben, grummelt die Idee, dass Sie ganz sicher zu wissen glauben, wer für Ihre Leibesfülle verantwortlich ist: Sie selbst. Sie reden sich ein, dass nicht die Restaurants, die Lebensmittelhersteller oder diese leckeren mit Frischkäse gefüllten Peperoni Ihre Abnehmversuche zum Scheitern bringen, sondern Ihr schwacher Wille. Der gesamte Kampf um überschüssige Pfunde reduziert sich dann auf den immer wiederkehrenden Gedanken: »Wenn ich doch nur …« Und auf den Selbstvorwurf, dass Sie anscheinend unfähig sind, zu kontrollieren, was Sie Jahr für Jahr, Tag für Tag, Mahlzeit für Mahlzeit, Bissen für Bissen in sich hineinfuttern.

»Wenn ich doch nur die Willenskraft hätte, keine Mayonnaise mehr zu essen. Wenn ich doch nur die Disziplin, den Mumm, die Energie hätte, meine Taille zu kontrollieren, dann hätte ich *endlich* den Körper, den ich mir schon immer erträume.« Mit solchen Gedanken schiebt man seinem Gehirn die ganze Schuld zu. Wir verlassen uns auf unseren Verstand, um Versuchungen zu widerstehen, kluge Entscheidungen zu treffen, richtig zu essen, es besser zu wissen und Dinge zu tun, die gesund sind. Also verlassen wir uns auch ganz automatisch auf den Verstand, um die Gefühle zu bekämpfen, die wir gerne im Griff hätten: Stress, Unruhe, Niedergeschlagenheit. Studien zeigen, dass Menschen, die stärker von diesen Gefühlen betroffen sind, wahrscheinlich häufiger zu Übergewicht und Fettleibigkeit neigen. Wenn wir also vorzeitig mit einer Diät aufhören und daraufhin in die Breite gehen, bis wir durch keine Tür mehr passen, dann denken wir automatisch, dass irgendetwas nicht mit uns stimmt und unsere Willenskraft nicht stark genug ist, um im Kampf um die Taille als Sieger hervorzugehen.

Warum aber scheitern wir tatsächlich? Forscher vermuten inzwischen, dass möglicherweise etwas in unserer Psyche in Unordnung ist. Das heißt aber nicht, dass man selbst etwas falsch gemacht hätte. Zumindest aus wissenschaftlicher Sicht ähnelt das »zu viel Essen« ein wenig der Drogenabhängigkeit. Studien konnten beispielsweise zeigen, dass fettleibige Menschen Veränderungen im Belohnungszentrum aufweisen, die denen von Drogenabhängigen stark ähneln.

Was passiert also, wenn Sie dauerhaft unter Stress stehen? Sie erinnern sich an den Hypothalamus und die Botenstoffe, die je nach Stimmungslage bestimmten Schwankungen unterliegen (siehe ab Seite 168): Wenn man gestresst ist, aktiviert man automatisch Neurotransmitter aus einem Teil des Gehirns mit dem Namen Locus Coeruleus. Auf eine solche Ausschüttung von Botenstoffen reagiert Ihr Körper, indem er versucht, diese Neurotransmitter zu beruhigen und den Stress zu bekämpfen. Manche Menschen rauchen dann, andere essen, haben Sex oder nehmen Drogen. Wenn man Stress mit Essen zu bekämpfen versucht, dann aktiviert man gleichzeitig das Belohnungszentrum im Gehirn. Und sobald die anfänglich gehobene Laune nachlässt, greift man zu genau dem Mittel, das zuvor schon geholfen hat, sich gut, entspannt und beruhigt zu fühlen: Essen. Das ist der Grund, warum Stress und Unruhe es aus neurochemischer Sicht so unglaublich schwierig machen, einen Abnehmplan erfolgreich umzusetzen.

Besonders interessant ist, dass sich rechts neben dem Hypothalamus, wo die Hunger- und Sättigungshormone NPY und CART produziert werden, ein Teil des Gehirns befindet, der den Namen Mammillarkörper trägt. Diesen Namen hat er bekommen, weil er optisch einem Busen ähnelt. Im Mammillarkörper sitzt das Nahrungsgedächtnis. Wenn man nun also ein Signal erhält, dass man hungrig ist, greift das Gehirn automatisch auch auf die Erinnerungen an all das Essen zu, das in der Vergangenheit gegessen wurde, in erster Linie auf die Erinnerungen an dasjenige, das einem große Befriedigung verschafft hat. Das kann natürlich auch ungesundes Essen gewesen sein. Die parietale Gehirnregion – das Kontrollzentrum, das für die Bewegung von Zunge, Lippen und Mund verantwortlich ist – funktioniert bei fülligen Menschen anders als bei schlanken. Gehirnscans zeigen, dass bei übergewichtigen Menschen diese Region aktiviert wird, wenn man sie mit Zucker in Versuchung führt. Bei schlanken Menschen bleibt dieser Bereich untätig. Das zeigt, dass Zucker das unkontrollierte Essverhalten mancher Menschen beeinflusst, während andere überhaupt nicht darauf reagieren.

Wenn Sie in der Vergangenheit mit Gewichtsproblemen zu kämpfen hatten, haben Sie wahrscheinlich die Verantwortung für den Erfolg oder Misserfolg Ihrer Diät einzig und allein Ihrem kleinen, anderthalb Kilogramm schweren Gehirn zugeschrieben. Sie sind davon ausgegangen, dass es sich im direkten Kampf mit so versierten Gegnern wie frittierten Tacos oder Nudeln mit Sahnesoße auf gleicher Augenhöhe messen kann. Aber Sie können der Natur kein Schnippchen schlagen. Es gibt einfach zu viele Hormone und Neurotransmitter, deren Aufgabe es ist, die Lust auf Kuchen zu schüren. Zu erwarten, dass man allein durch blanke *Willenskraft* und *Mut* diese chemischen Botschaften unterdrücken kann, kommt in etwa dem Versuch gleich, einen fahrenden Zug mit dem kleinen Finger stoppen zu wollen.

Warum manche nicht über das Thema sprechen möchten

Viele sehr dicke Menschen entsprechen einem typischen Idealbild. Sie sind witzig, freundlich, großzügig, charmant, gebildet, kreativ, wenn es da nur nicht einen Haken gäbe: Sie sind so groß und schwer wie ein Tonne. Manche sagen dann vielleicht etwas wie: »Er wäre so ein toller Typ, wenn er *schlank* wäre.« Und das stört uns. Es stört uns, dass wir einfach nicht dahinterkommen, warum dieser Mensch sich nicht im Griff hat. Wie kann jemand, der hochintelligent ist oder motiviert genug, um im Beruf erfolgreich zu sein, derselbe sein, der jede Nacht tütenweise Süßigkeiten in sich hineinstopft?

Da muss doch *irgendetwas* faul sein.

Und so ist es auch. Aber die Wahrscheinlichkeit, dass Sie des Rätsels Lösung finden, ist in etwa so groß wie die Chance, in Las Vegas die wahre Liebe zu finden. Das Problem liegt nämlich nicht auf Höhe der Taille, sondern deutlich weiter oben – im Gehirn. Vielleicht ist Ihnen ja bewusst, dass Sie Gesundheitsprobleme und einen viel zu großen Taillenumfang haben. Und vielleicht ist Ihnen auch bewusst, dass Sie infolge Ihres Übergewichts auch mit psychischen Problemen wie mangelndem Selbstvertrauen und geringem Selbstwertgefühl zu kämpfen haben.

Heureka! Aber Sie wissen vermutlich nicht, dass Sie vielleicht ein sogenannter Vermeider sind: Nachdem Sie mit dem psychologischen Aufruhr nicht fertig werden, der mit der öffentlichen und privaten Verurteilung von Übergewicht einhergeht, versuchen Sie, die Situation im Ganzen zu vermeiden, da Sie sich nicht die Blöße des Versagens geben wollen.

Dann kommt Ihnen möglicherweise auch das Folgende bekannt vor. Vermeider denken in etwa so: Wenn man einmal – auch nur leicht – von einer Diät oder einem gesunden Ernährungsplan abgewichen ist, dann kann man die Sache auch gleich komplett aufgeben. Und das setzt einen Kreislauf in Gang, aus dem ein Vermeider keinen Ausweg findet: Ich bin dick, ich will abnehmen. Aber nun habe ich einmal über die Stränge geschlagen, und ich befürchte aufgrund dieses Fehlverhaltens eine ablehnende Haltung meiner Umwelt. Deshalb grenze ich mich selbst aus, höre auf, darüber zu reden, höre mit der Diät auf, pflüge

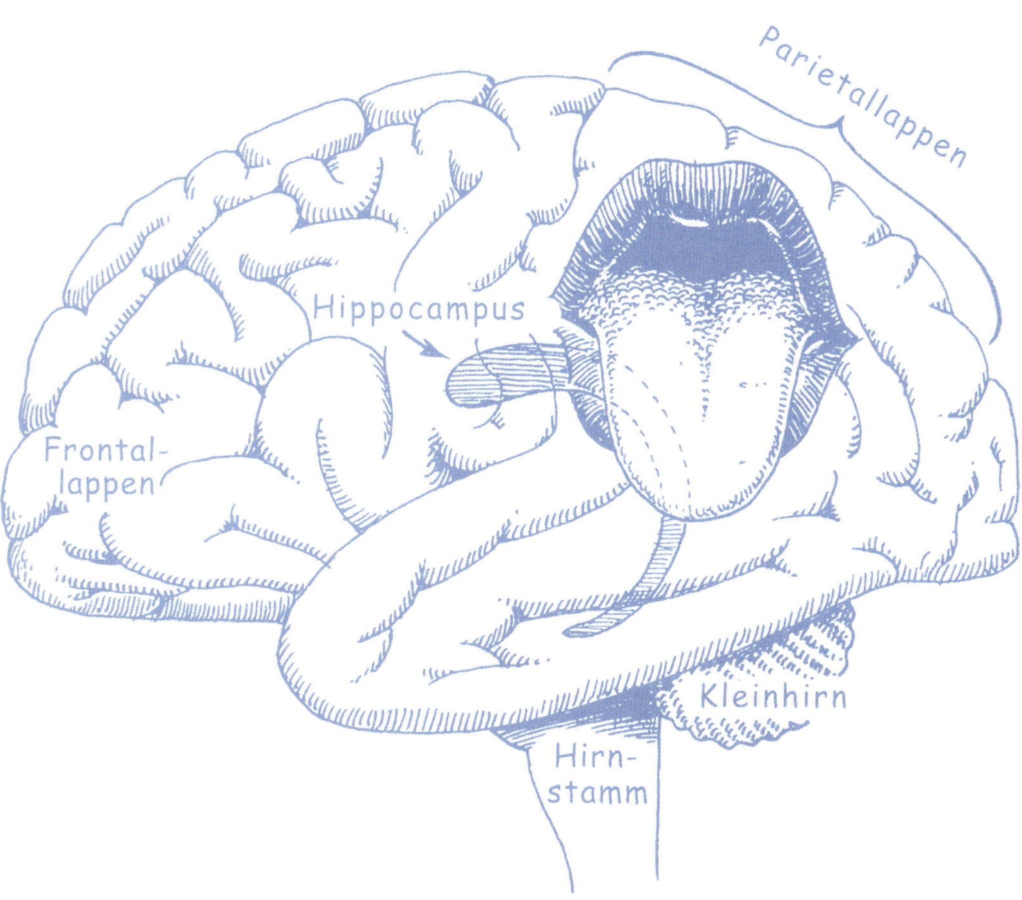

Im Gehirn

Wenn man Zucker isst, stimuliert man den Motorcortex des Gehirns, der die Funktion von Lippen, Zunge und Mund beeinflusst. Der Hippocampus, der das Nahrungsgedächtnis steuert, wird aktiviert, wenn Menschen mit strengem Diätplan Heißhunger auf bestimmte Nahrungsmittel entwickeln – und überwältigt ihre Willenskraft und ihre Fähigkeit, der Versuchung zu widerstehen.

mich durch den Käsekuchen, nehme weiter zu. Und dann versuche ich wieder abzunehmen und der Kreislauf beginnt von vorn.

Vermeider in allen Ausprägungen von eher leichten bis hin zu schwereren Fällen müssen erleben, dass ihr Gewicht wie ein Rodeoreiter auf- und abspringt. Physiologisch gesehen ist es ein sich ständig wiederholender Kreislauf von Gewichtszunahme und -verlust, die sogenannte Gewichtsspirale. Die Hauptprobleme des Vermeiders entstehen allerdings aus den psychologischen Aspekten, die diese Gewichtsspirale mit sich bringt. Statt schlechtes Essen zu vermeiden, neigen Vermeider dazu, anderen Dingen aus dem Weg zu gehen – zum Beispiel den Menschen, die ihnen helfen wollen, oder der nötigen Disziplin bei einer gesunden Ernährung. Vor allem versuchen Vermeider, den beiden folgenden starken Gefühlen aus dem Weg zu gehen, die im Rahmen von Diätversuchen fast unvermeidlich sind: Scham und Reue. Und diese produzieren Schuldgefühle und Gewissensbisse.

Schuldgefühle: »Hoffentlich merkt keiner was!«

Ganz egal, welche Diäten Sie bisher schon ausprobiert haben, Sie hatten zweifellos mit Verbotslisten zu tun. Proteinreiche Diäten verbieten möglicherweise Kartoffeln. Bei fettarmen Diäten darf man keinen Käse essen. Bei zuckerreduzierten Diäten dürfen Sie den heißgeliebten Kuchen Ihrer Lieblingstante nicht einmal aus der Ferne beäugen. Wie ein Kind, dem gesagt wird, dass es das wertvolle Porzellangeschirr auf gar keinen Fall anfassen soll, entwickeln Sie auf diese Weise erst recht Lust auf Kartoffeln und Käse und finden es schlichtweg unhöflich, dreimal hintereinander Nein zu sagen, wenn Ihre Tante Ihnen den leckeren Kuchen vor die Nase hält. Weil Sie sich aber eine Liste mit verbotenen Lebensmitteln aufgestellt haben, betrachten Sie sogar einen halben Keks, einen kleinen Käsewürfel oder drei kleine Fritten als Todesstoß für Ihre Diät: Das war's, die Diät ist gelaufen. Und dann setzt das Schuldgefühl ein, weil man sich bewusst wird, dass es wieder einmal nicht mit dem ehrgeizigen Vorhaben geklappt hat. Alle Vermeider kennen das. Und auch sonst kennt wohl jeder von uns diese Schuldgefühle im Zusammenhang mit den eigenen Ernährungsgewohnheiten. Und dann trifft man unbewusst die Entscheidung, die Diät aufzugeben. Weil es einfacher zu sein scheint, die Folgen des Übergewichts zu ertragen, als jedes Mal diese zentnerschwere Schuld auf sich zu laden, weil man gern eine Karotte in Käse-Dip tauchen möchte.

Gewissensbisse: »Oh Mist, sie haben's gemerkt!«

Für jemanden, der das Gefühl hat, er habe bei seiner Diät gemogelt – indem er entweder einen kleinen Snack genascht oder sich gleich ein großes Festmahl genehmigt hat –, gibt es aber ein noch schlimmeres Gefühl als Schuld. Und zwar das schlechte Gewissen, das sich einschleicht, weil man seinem Ernährungsplan untreu geworden ist. Man hat gemogelt, und deshalb beschleicht einen das Gefühl, man habe ohnehin nicht genügend Kraft, um die Diät zu überstehen.

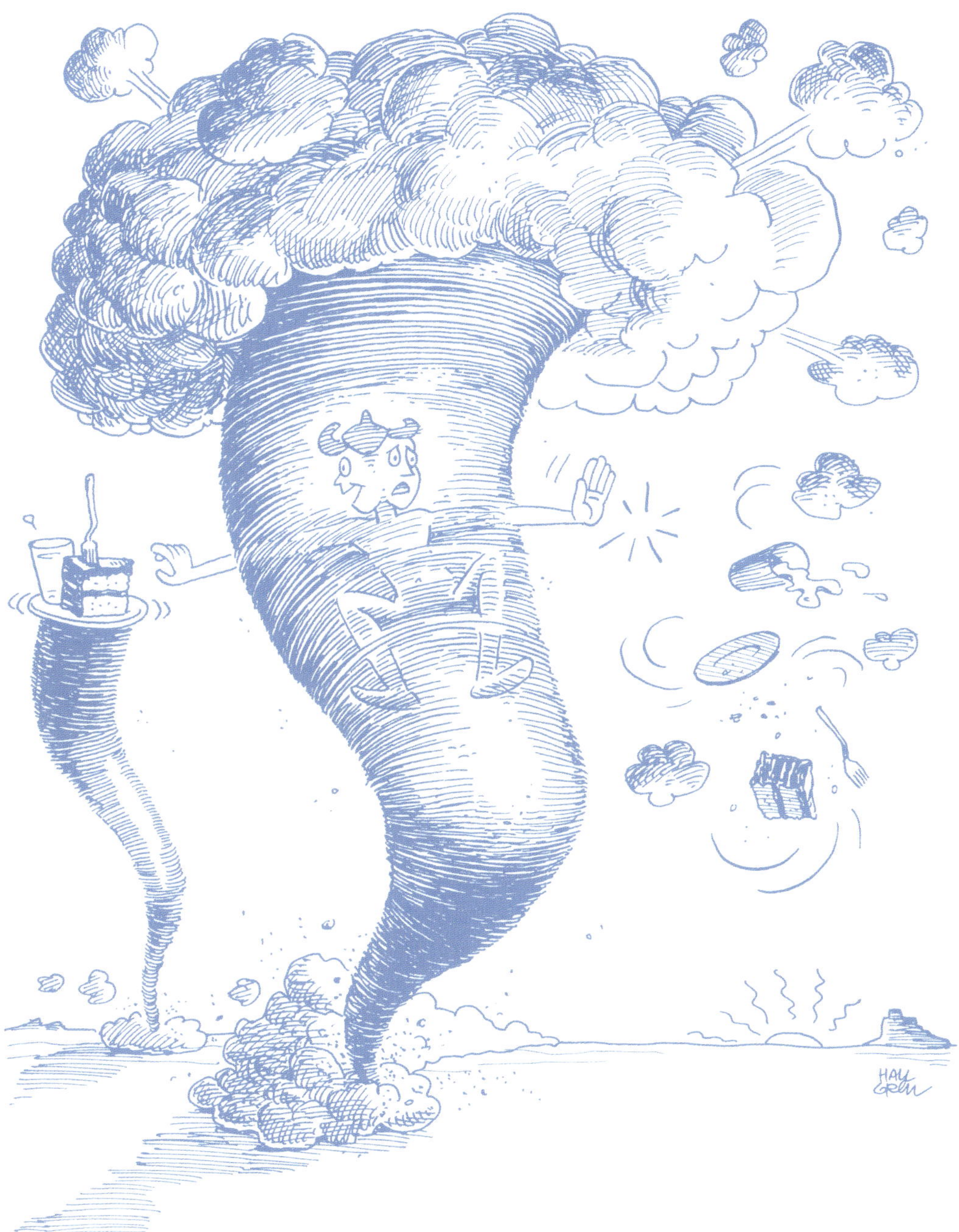

Im Wirbelsturm

Im Kampf gegen den Appetit wächst sich der Kreislauf aus Schuldgefühlen und Gewissensbissen zu einem Wirbelsturm aus, der sich desaströs auf unsere Seelenlandschaft auswirkt. Leidtragende ist dabei unsere Taille.

Was werden Sie Ihrem Partner oder den Kollegen erzählen, die in den letzten acht Tagen beobachtet haben, wie Sie zum Mittagessen Salatblätter gefuttert haben? Dass Sie eine herbe Enttäuschung sind? Dass Sie nur eine lausige Woche durchgehalten haben? Dass Sie sich nur an ein einziges läppisches Ziel zu halten hatten und es trotzdem nicht fertigbringen, die Finger von dem Croissant zu lassen, das Sie die ganze Zeit anlacht? Die öffentliche Demütigung, oder auch nur die Furcht davor, rührt in erster Linie von der gesellschaftlichen Ablehnung von Fettleibigkeit. Dieses schlechte Gewissen führt Sie geradewegs wieder in den Kreislauf des ständigen Vermeidens: Es ist besser, keine Diät zu halten und dick zu bleiben, so resümiert der Vermeider, als sich einer Diät zu unterziehen und der Welt dadurch den Beweis zu liefern, dass man diese ja sowieso nicht durchhalten kann.

Die Forschung zeigt, dass es für die Gesundheit tatsächlich besser ist, überhaupt keine Diät zu machen, als zu behaupten, man halte Diät, während man tatsächlich in jeder Werbepause zum Kühlschrank rennt. Das liegt daran, dass Diäten typischerweise an der Gewichtsspirale drehen und so für den Jo-Jo-Effekt sorgen, den ständigen Wechsel zwischen Abnehmen und Zunehmen. Und dieser Teufelskreis ist gesundheitsschädigender, als konstant übergewichtig zu bleiben. Das hat auch damit zu tun, dass die meisten Menschen, die mit einer Diät scheitern, schlussendlich wieder mehr zunehmen, als sie ursprünglich abgenommen haben, und dadurch erst recht eine große Niederlage erleiden.

Was hat das nun alles mit Ihnen zu tun? Sie müssten zwar ein paar Pfunde verlieren, sind aber nicht so übergewichtig, dass bei jedem Schritt der Boden unter Ihnen nachgibt? Falls Sie schon einige Jahre mit Gewichtsproblemen kämpfen, dann kennen Sie sehr wahrscheinlich die wiederkehrenden Schuldgefühle und Gewissensbisse nur zu gut. Und vielleicht folgen Sie auch ähnlichen Verhaltensmustern: Wenn man die Regeln einer bestimmten Diät nicht 100-prozentig einhalten kann, dann kann man genauso gut alles sausen lassen und zügellos essen. So viel und so schnell wie möglich.

Vermeidung ist ein ganz normaler gedanklicher Vorgang: Wenn man auf ein Hindernis stößt, versucht man nicht etwa, einen Weg an diesem Hindernis vorbei zu finden, sondern man kehrt einfach um und geht zum Ausgangspunkt zurück. Vier Chips führen zu einer Handvoll. Eine Handvoll führt zu einer weiteren Handvoll. Und zwei Handvoll führt zu »Reich mir doch mal die ganze Tüte rüber, Schatz«. Etwa 16 Sekunden später schleicht sich dann das schlechte Gewissen ein. Egal, ob man von seiner Diät in Form eines Bissens, eines Tellers oder eines Drei-Gänge-Menüs abgewichen ist: Diese einmalige Zuwiderhandlung hat alles ruiniert. Dieses Verhalten können Sie überwinden! Eine der Strategien, um gefühlsgesteuertes Essen in den Griff zu bekommen, ist es, in der Gegenwart zu leben und zu essen. Das heißt, sich nicht darüber aufzuregen, was man in der Vergangenheit in sich hineingestopft hat, oder sich mit Überlegungen darüber zu belasten, was man in der Zukunft vielleicht noch alles essen wird.

MYTHOS JA ODER NEIN?

Warum unser Gehirn nicht für das »Diäthalten« ausgelegt ist

Bedauerlicherweise ist genau das, was uns dabei helfen soll abzunehmen, auch das, was unsere falschen Verhaltensweisen fördert: Diäten, die ebenjene genannte Alles-oder-nichts-Mentalität fördern. Viele der Diätdogmen, die wir als Tatsachen akzeptieren, folgen eher irgendwelchen Modetrends als dem gesunden Menschenverstand. Wie bei einer fesselnden Kinovorschau, die Erwartungen schürt, die kein Film erfüllen kann, liegt das Problem bei den meisten Diäten nicht in der Vorschau, sondern in der Handlung des eigentlichen Films. Der typische Diät-Actionreißer beginnt mit einem heldenhaften Diätwilligen, der sich für die Schlacht rüstet – und frontal auf den Gegner losstürmt. Ausgestattet mit nicht viel mehr als wilder Entschlossenheit und Einsatzbereitschaft, bereitet sich der Held auf die Schlacht gegen fliegende Schokoeisbecher vor, um so die Herrschaft über die Nahrung zu erlangen. Unser Held erkennt aber leider nicht, dass die Geheimwaffe, auf die er sich die ganze Zeit verlassen hat, niemals eintreffen wird; die Kavallerie ist nirgends in Sicht. Also wird die Schlacht zermürbend, physisch wie psychisch erschöpfend und scheinbar endlos, und all diese harte Arbeit macht ganz schön Kohldampf. Der Energieschub, den man durch die gestern genossenen Selleriestangen und Kirschtomaten bekommen hat, lässt schnell nach. Unser Held braucht dringend Pizza, und zwar sofort.

Die Kamera fährt heran, als unser Held still um die innere Kraft betet, einen weiteren Angriff der abtrünnigen Nahrungsrevolutionäre abzuwenden. Aber gerade als er einen Zustand inneren Friedens erreicht hat, wird er durch den lauten Motor eines sich schnell nähernden LKWs in die Realität zurückgeholt. Der Held hofft, dass es eine Wagenladung voll mit Freiwilligen der Diätkompanie sei, aber es stellt sich heraus, dass es nur die Mädchen der Pfadfindergruppe sind, die Gratisproben ihrer Schokokekse verteilen – jetzt mit neuer, verbesserter Rezeptur …

Bedauerlicherweise hängt ein Großteil unserer Einstellung zu Diäten von unserer ursprünglichen Erwartung ab. Wenn man sich zu einer Diät entschließt, dann stellt man die Regeln auf. Man kennt die Vorgaben, man weiß, dass Gemüse gut ist und Kuchen schlecht. Der Vorgang und die Erwartung, sich einer Diät zu unterziehen, können zu Ihren Gunsten arbeiten – solange Sie sich daran erinnern, dass das Gehirn nicht nur von Gedanken gesteuert wird, sondern auch durch Hormone. Die meisten Diäten lassen einem so wenig Freiraum wie die Kleider der Sängerin Beyoncé, sodass letztlich nur zwei Optionen bleiben: Belohnungen für die Einhaltung der Regeln und null Toleranz gegenüber Fehlern.

In fast jedem anderen Bereich unseres Lebens gestatten wir uns den einen oder anderen Fehltritt. Baseballspieler, die 70 Prozent aller Würfe verfehlen, kommen in die Hall of Fame. Auch Basketballspieler müssen nur die Hälfte ihrer Würfe in einen Korb verwandeln, um in die All-Star-Mannschaft aufgenommen zu werden. Und Anwälte gewinnen nicht alle ihre Fälle. Eltern treffen nicht immer die richtigen Entscheidungen. Fast jedem von uns unterlaufen täglich Fehler bei der Arbeit. Wir lernen daraus

JA
THOS ODER
NEIN?

und versuchen sie zu korrigieren, damit sie nicht immer wieder passieren – oder zumindest versuchen wir herauszufinden, wie wir den Schaden gering halten können. Aber wenn es um Diäten geht, erwarten wir von uns selbst absolute Perfektion. Keine Fehltritte. Keine Irrtümer. Wenn wir es mal vermasselt haben und auch nur einen Zentimeter von unserem Plan abgewichen sind, ist es gelaufen. Wir gehen zurück in den Umkleideraum, ziehen unser Trikot aus, duschen und gehen nach Hause. Die Diät ist gelaufen. Her mit dem Käsefondue.

Mit den Tipps, die Sie ab Seite 190 finden, können Sie lernen, Ihren Verstand so umzuprogrammieren, dass Sie die Schuldgefühle loswerden, die mit dem Essen und Diäthalten einhergehen, die Schuldgefühle, die sich einstellen, wenn man etwas isst, das nicht unbedingt auf der Top-Ten-Liste der gesunden Lebensmittel steht. Sie müssen auch erkennen, dass nicht die erste Pommes oder das erste Stück Kuchen zum Scheitern der Diät führt. Es ist das zweite, dritte und jedes weitere, die zu gefährlichem Übergewicht und einem zu großen Taillenumfang führen.

Zu Beginn unseres Plans müssen Sie auf Ihren Körper hören und intelligent auf Ihre Gefühle und Ihre Gelüste nach Essen reagieren. Aber mit der Zeit werden Sie lernen, wie man richtig isst und seinen Heißhunger in den Griff bekommt. Und dann kommt der Zeitpunkt, an dem Sie Ihrem Gehirn beibringen, damit aufzuhören, sich wegen einer richtigen Ernährung verrückt zu machen. Das ist auch der Moment, in dem Sie aufhören, sich selbst für jedes Hindernis zu bestrafen, an dem Sie mal nicht so gut vorbeigekommen sind.

Heureka! Die verborgene und sehr einfache Wahrheit ist, dass man automatisch aufhört zu viel zu essen, sobald man aufhört, sich zu viele Gedanken darüber zu machen.

Welche Rolle die Seele dabei spielt

Es ist kein Geheimnis, dass wir oft versuchen, mit Nahrung unsere akuten emotionalen Probleme zu bewältigen. Stress auf der Arbeit lotst uns geradewegs zu der Tüte mit Feingebäck. Die rebellierenden Kinder veranlassen uns dazu, das Regal mit den Knabbereien anzusteuern. Etwas, das uns am Tag deprimiert hat, lässt uns abends zur Riesenportion Eis greifen. Wir alle wissen das. Uns aber mit der Erkenntnis zufriedenzugeben, dass Gefühle und Übergewicht zusammenhängen, käme in etwa dem Versuch gleich, mit Pflastern und Kältekompressen alle Krankheiten dieser Welt heilen zu wollen. Tatsache ist, dass viele von uns, die Gewichtsprobleme haben, gleichzeitig auch mit schwerwiegenden emotionalen Problemen zu kämpfen haben. Wir versuchen, unser Bedürfnis nach einer inneren Kraft zu befriedigen, indem wir uns selbst Nahrung verordnen, als wäre sie ein Allheilmittel. Wenn es Ihnen ähnlich geht, dann scheren Sie sich möglicherweise keinen Deut um Leptin, Ghrelin und NP-was-auch-immer.

Zeit für Veränderungen

Wir alle wissen, dass grundsätzliche Veränderungen im Leben sowohl eine Frage des Verstandes als auch des Verhaltens sind. Die Forschung zeigt, dass man nachhaltige Veränderungen am besten mit einem Vier-Stufen-Plan erreicht:

Seien Sie positiv. Diese Einstellung funktioniert für Trainer, Vorgesetzte und Eltern ebenso gut wie für Menschen, die gern etwas weniger Hüftgold mit sich herumtragen würden. Wenn Sie sich wieder einmal wegen Ihres Gewichts schuldig oder niedergeschlagen fühlen und Ihre Stimmung im Keller ist, dann müssen Sie sich neu besinnen. Sie müssen darüber nachdenken, was Sie wie tun können und warum es gut für Sie ist. Stellen Sie sich vor, wie Sie Ihr Ziel erreichen können. Im Wettkampf ums Abnehmen triumphiert cooles Selbstbewusstsein immer über eine negative Einstellung. Erst indem Sie die negativen Gefühlen von Schuld und schlechtem Gewissen abschütteln, versetzen Sie sich selbst in die Lage, die richtigen, verstandesbasierten und langfristigen Entscheidungen zu treffen, falls Sie im Rahmen Ihrer Abnehmbemühungen wieder einmal auf ein Hindernis stoßen sollten.

Suchen Sie sich Unterstützung. Sie wissen es vielleicht nicht, aber unsere Welt ist voller Saboteure – Menschen, die es geradewegs darauf abgesehen haben, Sie zum Essen zu verleiten. Da ist zum Beispiel der Vorgesetzte, der jeden Donnerstag zur Besprechung mit Gebäck einlädt. Der Freund, der einen Kuchen mitbringt, wenn man deprimiert ist. Der Partner, der vorschlägt, das Wochenende mit eimerweise Margaritas und einer großen Schüssel Chips einzuläuten. Vielleicht haben diese Menschen ja gute Absichten, aber etwas stimmt nicht mit der Art und Weise *wie* sie Ihnen etwas Gutes tun wollen, denn es schadet Ihnen eigentlich. Was Sie tun sollten – nein, tun *müssen* –, ist, ein Netzwerk hilfsbereiter Menschen aufzubauen, die Ihre Ziele, Ihre Hindernisse, Ihre Stärken und Ihre Schwächen kennen. Ihnen fällt niemand ein? Im Internet kann man auch Selbsthilfegruppen finden. Diese Menschen werden Ihr Resonanzboden, Ihr Schutzsystem sein sowie diejenigen, denen Sie Rechenschaft ablegen. Indem Sie öffentlich Stellung nehmen – das heißt, Sie berichten über Ihre täglichen Kämpfe und Erfolge –, wird es Ihnen wahrscheinlich besser gelingen, eine dauerhafte Veränderung herbeizuführen.

Manifestieren Sie Gesten. Kleine Gesten können alles Mögliche bedeuten. Symbolische Gesten können Ihnen unter anderem auch dabei helfen, Veränderungen psychologisch zu festigen. Schon kleine Neuerungen können uns bei der Einleitung nachhaltiger Veränderungen enorm unterstützen. Ob man nun einen Schrittzähler kauft, einem Fitnessclub beitritt oder sich neue Wanderschuhe zulegt. Ob man ungesunde Nahrungsmittel, die sich noch im Vorratsschrank befinden, wegwirft oder eine Computerdatei erstellt, in der man seine Fortschritte festhält.

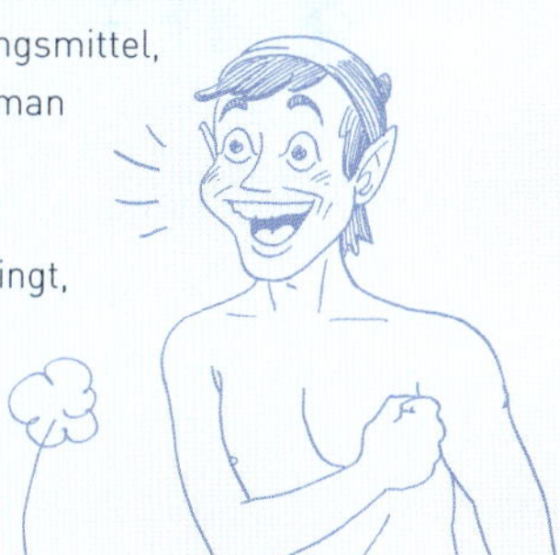

Heureka! Die Forschung hat gezeigt, dass ein bestimmter Plan dreimal wahrscheinlicher gelingt, wenn man ihn mit einer solchen kleinen Geste oder Aktion einleitet. Diese kleine Veränderung ist für Sie der erste Schritt auf dem Weg zu einer schlankeren Taille.

Ziehen Sie es durch. Wenn Sie erst einmal mit der kleinen Geste angefangen haben, sind Sie bereit. Essen Sie einen Tag lang gesundes Essen. Walken Sie heute, morgen und die Tage danach 30 Minuten täglich. Jawohl, 30 Minuten Walken pro Tag ist das Minimum, das es einzuhalten gilt. Sie können diese 30 Minuten auch in kleinere Einheiten aufteilen, wenn Sie nicht so lange am Stück gehen können. Verpflichten Sie sich dann zu einer zweiten Handlung: Verdoppeln (oder verdreifachen) Sie Ihren täglichen Konsum an Gemüse. Setzen Sie einen Fuß auf den Boden, um einen ersten konkreten Schritt zu machen. Dann kann der zweite Fuß gar nicht anders, als zu folgen.

Bei Übergewicht geht es auch immer um Selbstwertgefühl – um eine tief liegende Angst davor, dass man es in Wirklichkeit gar nicht *verdient*, schlank zu sein. Woher wir das wissen? Nicht aus Studien oder aus der Forschung, sondern aus dem Alltag, von unseren Patienten. Und indem wir vielen Menschen zugehört haben, die zugeben, ein echtes Problem mit Süßigkeiten zu haben. An dieser Stelle müssen wir die Sicherheitszone harter wissenschaftlicher Fakten verlassen und einen Bereich betreten, den Mediziner normalerweise eher meiden, weil die seelischen, emotionalen und psychologischen Probleme, die mit Fettleibigkeit in Verbindung stehen, schlichtweg schwer zu »beweisen« sind – zumindest im herkömmlichen schulmedizinischen Sinne.

Fangen wir also folgendermaßen an: Vielen Menschen – vor allem Frauen – fehlt das Selbstwertgefühl, um das Unternehmen Gewichtsreduktion erfolgreich in Angriff zu nehmen und etwas an ihrer Taille zu verändern. Was dabei auch interessant ist: Der häufigste Grund dafür, warum sich eine Frau nicht um ihre Gesundheit kümmert, ist, dass sie die Bedürfnisse anderer Menschen vor ihre eigenen stellt. Aber was ist das eigentlich, Selbstwertgefühl? Nehmen wir einmal an, dass unser allgemeines Verständnis von Selbstwert durch zwei Dinge bestimmt wird: die Fähigkeit, Hindernisse zu überwinden, und die Fähigkeit, eine Art von Ziel zu erreichen. Was passiert nun im Falle der Taillenreduktion, wenn man ein Hindernis – also einer Packung Kekse zu widerstehen – nicht meistert und auch das erwünschte Ziel nicht erreicht, etwa das Gewicht zu erreichen, das man hatte, als man von der Schule abging? Genau: Das Selbstwertgefühl stürzt in die Tiefe. Um es wiederaufzurichten, muss man Wege finden, auf denen man Hindernisse überwinden und Ziele erreichen kann – und zwar ohne unrealistische Ziele bezüglich Körpergewicht und Körpermaßen und ohne minimale Essenszuteilungen wie im Straflager.

Gehen wir nun einen Schritt weiter zurück und betrachten einmal, wie sich das Verhältnis zwischen dem emotionalen Bedürfnis nach Selbstwertgefühl und dem körperlichen Bedarf an XXL-Kleidung entwickelt hat. Im jugendlichen Alter sehnen sich viele von uns nach etwas im Leben, das profunder und größer ist als unser Alltag, der oft aus nichts anderem zu bestehen scheint als aus Arbeit, Haushalt und Schlaf. Vielleicht ist dieses »Etwas« der Glaube. Vielleicht das Bedürfnis, anderen zu helfen. Möglicherweise auch die Überzeugung, dass das Wichtigste auf der Welt die eigene Lieblingsfußballmannschaft ist. Es soll hier nicht darum gehen, *was* genau dieses »Etwas« ist, als vielmehr darum, dass wir »Es« *finden* und uns eingehend damit *befassen*.

Es gibt einige chemische und biologische Voraussetzungen, die gegeben sein müssen, damit wir uns seelisch ausgeglichen und zufrieden fühlen können. Dieses Gefühl wird unter anderem ausgelöst durch Oxytocin, ein Hormon, dass dafür sorgen kann, dass man ein Gefühl der Zusammengehörigkeit und der Freude innerhalb der Familie empfindet, Kraft aus seiner Religion schöpft – oder plötzlich eine Eingebung hat und den Sinn seines Lebens erkennt. Wenn der Oxytocinspiegel steigt, fühlt man sich entspannt. Eine andere Hypothese besagt, dass das eigene Selbstwertgefühl und Wohlergehen auch durch Stickstoffmonoxid beeinflusst wird, nicht zu verwechseln mit Distickstoffoxid, also Lachgas. Beispielsweise

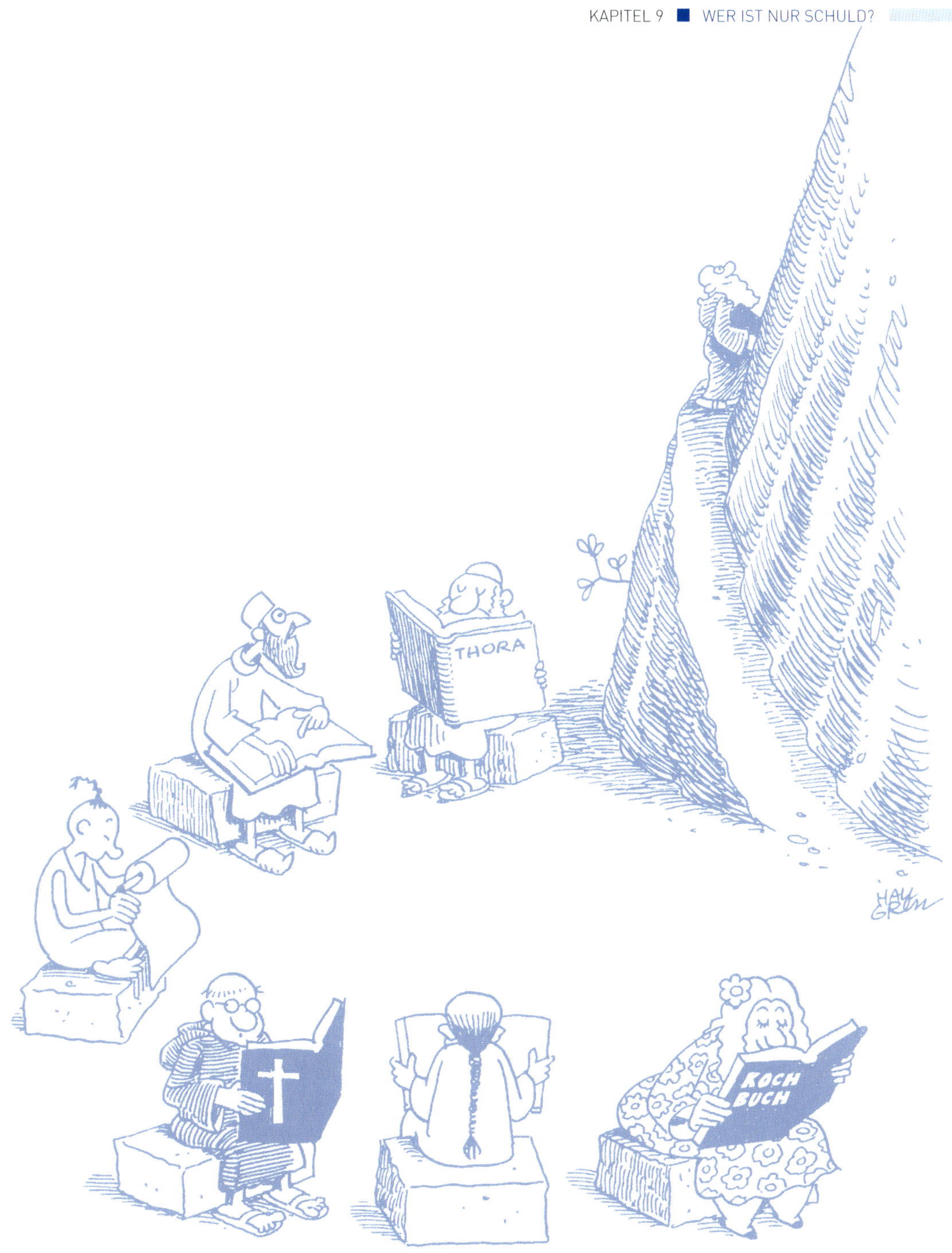

Die Suche nach etwas Fundamentalem

Wir suchen an vielen Orten nach spirituellem Beistand, viele von uns auch in religiösen Schriften. Andere aber ziehen es vor, dieses tiefe Bedürfnis kurzfristig zu stillen, indem sie die Küche aufsuchen.

werden Eigenschaften wie Zuversicht und Optimismus mit Stickstoffmonoxid in Verbindung gebracht. Gleichzeitig trägt seine Freisetzung möglicherweise auch dazu bei, Gefühle von Besorgnis und Stress zu reduzieren. Aber die Wirkung von Stickstoffmonoxid hält nur wenige Sekunden an, und deshalb muss man seinen Körper kontinuierlich mit dem richtigen Input neu stimulieren.

Befriedigung auf seelischer Ebene hat aber nicht nur mit gewissen biochemischen Prozessen zu tun, sondern existiert auch in unserem Alltagsleben spürbar. Es ist ein tieferer Drang – und zwar nicht der Drang, die Bedürfnisse des Magens, der Muskeln oder des Verstandes zu befriedigen, sondern die Bedürfnisse der Seele.

O.K., wir wissen schon, was Sie jetzt sagen wollen: Was hat denn nun meine Seele mit der Tatsache zu tun, dass ich mein Stück Torte mit einer Extraportion Schlagsahne garniert habe? Eine ganze Menge.

Statt ein tieferes Bedürfnis oder ein Unbehagen zu stillen oder es auch nur anzuerkennen, versucht man, die innere Leere mit Essen und Trinken zu füllen. Man versucht also, mit einer kurzfristigen Maßnahme eine dauerhafte Leere zu befriedigen, die dadurch verursacht wird, dass man seine spirituellen Bedürfnisse vernachlässigt – das große »Es«.

Klingt das irgendwie vertraut für Sie? Das wundert uns nicht. Ihre Ernährung ist eigentlich eines jener Dinge in Ihrem Leben, die Sie vollständig unter Kontrolle haben. Nur Sie allein entscheiden, was Sie essen wollen, wann Sie es essen wollen und wie Sie es essen wollen. Und weil Sie in allen diesen Entscheidungen die freie Wahl haben, fühlen Sie sich beim Essen gut. Aber Essen ist auch so etwas wie eine Farbe, mit der man Risse übertünchen will, die im Hausfundament entstanden sind. Zwei dicke Schichten blauer Farbe können den Schaden vielleicht vorübergehend überdecken, aber sie lösen nicht wirklich das Problem.

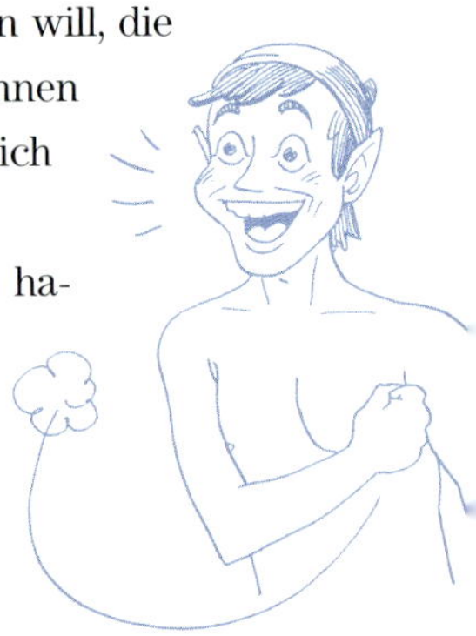

Heureka! Wenn Sie sich in dieser Beschreibung wiedererkennen, dann haben Sie in dieser Scheinlösung den Anfang des Teufelskreises entdeckt, der Sie davon abhält, körperlich wie seelisch jemals Zufriedenheit zu erlangen. Kommen Ihnen auch die folgenden Teile des Kreislaufs bekannt vor?

- Sie sehnen sich nach etwas Tiefgründigerem.
- Und wenn Sie es nicht finden, essen Sie, um sich besser zu fühlen.
- Aber weil Sie dabei zunehmen, fühlen Sie sich elend.
- Dann reden Sie sich ein, dass Sie es nicht verdienen, schlank zu sein, weil Sie Ihr Gewicht nicht unter Kontrolle bekommen.
- Dann sinkt Ihr Selbstwertgefühl weiter, weil Sie an Hindernissen gescheitert sind oder nicht das erreicht haben, was Sie sich vorgenommen hatten.
- Also trösten Sie sich selbst mit Essen.
- Das hilft nicht wirklich. Und dann trösten Sie sich mit noch mehr Essen, weil Sie »Es« einfach nicht finden können …

Besonders interessant daran ist, dass viele Menschen, die Essen als Scheinlösung benutzen, offensichtlich ein Leben im Teufelskreis leben *wollen*. Ihnen macht die Vorstellung, schlank zu sein, auch Angst. Denn dick zu sein verhilft ihnen zu einer Ausrede, warum sie scheitern, niedergeschlagen sind und zum nächsten Schokoriegel greifen müssen.

Welche Erklärung liefert diese Theorie nun dafür, warum so viele Menschen dies ihrem eigenen Körper antun? Oder *warum* tun Sie es Ihrem Körper an? Es könnte sein, dass Sie so handeln, weil Sie sich in diesem gedanklichen Kreislauf sicher fühlen und weil Ihr Speck im wörtlichen wie auch im übertragenen Sinn die Funktion einer Schutzschicht übernimmt, welche Sie davor schützt, sich der Realität stellen zu müssen. Wer dauernd gute Argumente dafür findet, warum er auf der Reservebank sitzen bleiben sollte, muss natürlich auch nicht am Spiel des Lebens teilnehmen. Wenn man doch nur abnehmen könnte, wenn man doch nur in den Bikini passen würde, wenn man doch nur mit der Familie wandern gehen könnte, ohne so schnell außer Puste zu kommen. Manche Menschen meinen vielleicht, Übergewicht sei ein Zeichen menschlichen Versagens. Die Wahrheit ist aber, dass das Dicksein für viele Menschen ein Weg ist, um Versagen zu vermeiden. Denn es liefert eine prima Ausrede dafür, dass man nie am Leben teilhat und es nie aktiv gestaltet.

Was also tun, wenn man sich schon nicht selbst Oxytocin oder hohe Dosen von Stickstoffmonoxid verabreichen kann? Leider lassen sich nicht alle Probleme, die man in Bezug auf sein Selbstwertgefühl hat, mit einem Fingerschnippen in Wohlgefallen auflösen. Es wird ein wenig dauern – aber man muss zunächst erst einmal diesen Kreislauf kennen. Wir erwarten nicht von Ihnen, dass Sie umgehend daraus ausbrechen. Zuerst einmal ist es wichtig zu wissen, dass dieses Gefühl der inneren Leere, das die meisten von uns hin und wieder spüren, der Grund dafür sein kann, warum man immer dicker wird. Möglicherweise benutzen Sie Nahrung als Seelentröster. Das zu wissen ist schon ein Teil der Strategie, die Sie benötigen, um mit dieser negativen Gewohnheit zu brechen. Ab sofort hat diese emotionale Krücke für Sie ausgedient! Da Sie nun wissen, dass sie Ihnen keine Vorteile bringt, ist es an der Zeit, sie zur Mülldeponie zu tragen und für immer zu entsorgen.

Fett-weg-Tipps

Genau unterscheiden. Es ist natürlich klar, dass einige von uns schlichtweg aus körperlichen Gründen essen, eben einfach, weil sie hungrig sind. Andere knabbern aber auch einfach nur am übrig gebliebenen Weihnachtsgebäck, weil sie schlecht drauf sind, zum Beispiel wütend auf den Chef, der um 9:47 Uhr einen Bericht verlangt, der bis 10:00 Uhr fertig sein soll. Aber manchmal ist es nicht ganz einfach, den Unterschied zwischen beiden Essmotivationen zu erkennen. Die folgende Hungerskala kann Ihnen dabei helfen. Notieren Sie sich im Laufe des Tages Ihre verschiedenen Sättigungsstufen, wie sie in der folgenden Skala aufgelistet sind. Hören Sie auf das, was Ihr Magen Ihnen sagen will, und nicht auf das, was um Sie herum vor sich geht, wo Stress (die Kinder spielen wieder einmal verrückt), Gefühle (der Partner macht *schon wieder* Überstunden) oder Gewohnheiten (zur Late-Night-Show gibt es einfach immer auch automatisch eine Schüssel Chips) zu oft das Kommando über Ihr Essverhalten übernehmen. Dieser Prozess wird Ihnen dabei helfen zu registrieren, wann Sie wirklich Hunger verspüren. Ihr Magen und nicht Ihre Gefühle sollten Ihre Essgewohnheiten bestimmen.

0 Tank = hungrig. Man hat das Gefühl, als hätte man schon seit Jahren nichts mehr gegessen.
½ Tank = der schlimmste Hunger ist gestillt. Es geht Ihnen gut, Sie sind nicht verzweifelt, ein Gefühl, als ob Sie nach der Arbeit nach Hause fahren.
¾ Tank = zufrieden und nicht hungrig. Sie halten es noch längere Zeit ohne Nahrung aus. Sie haben vor dem Abendessen noch eine Handvoll Nüsse gegessen und etwas getrunken.
Voller Tank = angenehm satt. So fühlt man sich, nachdem man eine durchschnittlich große, gesunde Mahlzeit eingenommen hat.
Überlauf Stufe R = randvoll mit Essen. Man hätte auch zwei Eiskugeln eher aufhören können.
Überlauf Stufe Ü = überfressen. Unüberhörbares Ächzen.
Überlauf Stufe KS = Knopfsprung- und Explosionsgefahr. Der Zustand nach der typischen Fressorgie zu Weihnachten. Es stellt sich Übelkeit ein, und man verflucht heimlich die sonst so geschätzten mütterlichen Kochkünste.

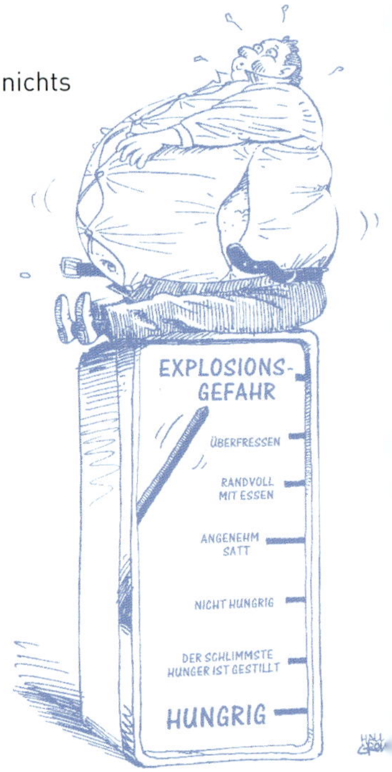

Und so funktioniert der Test: Jedes Mal, wenn Sie im Begriff sind, nach der Sahnesauce oder einer Kekstüte zu greifen, bestimmen Sie Ihren Hunger anhand der Skala. Dann überlegen Sie, ob Sie nach dem Rest der Lasagne greifen, weil Sie wirklich hungrig sind, oder ob es andere Gründe dafür gibt, die nichts mit Hunger zu tun haben. Im Idealfall sollte sich Ihr Sättigungsgrad im Bereich zwischen ¾ und vollem Tank bewegen, und zwar permanent. Erreichen können Sie dies, indem Sie regelmäßig über den Tag verteilt essen. (Näheres dazu in Teil 4, ab Seite 200). Benutzen Sie diese Skala zwei Wochen lang, und Sie werden feststellen, dass Sie allmählich instinktiv erkennen, warum Sie wann essen, und mehr noch: Sie werden sich selbst dahin bringen, nur noch zu essen, um Ihren Magen zu befriedigen – und nicht Ihre Gefühle.

Auswählen und dabei bleiben. Es mag schon sein, dass Abwechslung wichtig ist im Leben, aber sie kann für eine Diät auch das Ende bedeuten. Je mehr Wahlmöglichkeiten man bei einer Mahlzeit hat, umso größer ist die Wahrscheinlichkeit, dass man gute Essgewohnheiten über Bord wirft und wieder in schlechte zurückfällt. Wenn man am Tisch Platz nimmt und mit einer Speisekarte konfrontiert ist, die so dick wie ein Telefonbuch ist, kann man leicht schwach werden. Eine gute Möglichkeit, Kalorienbomben von vornherein aus dem Weg zu gehen: Schließen Sie bei mindestens einer Mahlzeit pro Tag sämtliche Wahlmöglichkeiten aus. Probieren Sie das am besten bei der Mahlzeit, die für Sie ohnehin nicht die höchste Priorität hat, und automatisieren Sie diese. Die meisten Menschen schenken dem Mittagessen die geringste Aufmerksamkeit. Suchen Sie sich also ein gesundes Mittagessen aus, das Sie mögen – und essen Sie das ab sofort jeden Tag. Ja, richtig: jeden Tag.

Heureka! Immer mehr Forschungsergebnisse legen nahe, dass man sein Gewicht besser kontrollieren kann, wenn man die Vielfalt an Lebensmitteln und Aromen einschränkt, die man sich zuführt. Hunde beispielsweise behalten ihr Gewicht, solange sie jeden Tag dasselbe Futter bekommen. Wechselt man das Futter oder lässt den Hund bei den Mahlzeiten des Herrchens mitfressen, ist es damit vorbei, und ein kleiner Pudel schwillt schnell auf die Größe eines Mastiffs an. Wie das funktioniert? Wenn man Mahlzeiten mit vielen unterschiedlichen Aromen zu sich nimmt, scheint der Körper eine größere Menge Kalorien zu verlangen, um satt zu werden. Denken Sie an Weihnachten, wenn Sie sich mit einer Menge verschiedener Dinge vollstopfen und dann trotzdem noch Platz für den Nachtisch haben. Wenn wir also Mahlzeiten mit einer Vielzahl unterschiedlicher Aromen zu uns nehmen – wie es zum Beispiel in der mexikanischen oder indischen Küche der Fall ist –, neigen wir dazu, mehr zu essen, um unsere Geschmacksknospen voll auf ihre Kosten kommen zu lassen.

Natürlich sollen Sie sich nicht mit fadem Essen langweilen. Aber wenn Sie es schaffen, jeden Tag bei mindestens einer Mahlzeit immer bei demselben Gericht zu bleiben, wird es Ihnen leichter fallen, neuen Versuchungen zu widerstehen, und Sie werden nicht mehr so oft ans Essen denken. Normalerweise empfehlen wir unseren Patienten sogar, täglich zweimal die gleiche Mahlzeit einzunehmen. Auf diese Weise kann man sein Gehirn so automatisieren, dass sich ganz wie von selbst neue Gewohnheiten einstellen. Natürlich möchten wir nicht, dass Sie damit aufhören, die geschmackliche Vielfalt dieser Welt zu genießen, aber diese Maßnahme wird Ihnen helfen, Ihren Appetit in den Griff zu bekommen.

Ein weiterer Trick: Verwenden Sie eine Light-Variante von nativem Olivenöl, das weniger intensiv schmeckt. Das hilft Ihnen, den Heißhunger auf Pikantes einzudämmen.

Ersatz finden. An alle Vermeider unter Ihnen: Wir wissen, dass das Essverhalten etwa so sehr von logischen Erwägungen geleitet wird wie ein betrunkener Fußballfan. Wenn wir alle in der Lage wären, nur rein rationale Entscheidungen zu treffen – etwa die, dass Zucchini besser für uns sind als Fettucini –, dann gäbe es auch keinen Bedarf an einer multimillionenschweren Diätindustrie. Essen ist eine emotionale Handlung, die durchaus auch süchtig machen kann. Der Durchschnittsmensch weiß sehr wohl, dass Donuts Gift für die Gesundheit sind. Aber dann spaziert er vormittags durch das Großraumbüro, sieht in der Teeküche eine Schachtel stehen und hat drei Stück verputzt, bevor er sich wieder an seinen Schreibtisch setzt. Verschiedene Studien belegen überdies, dass Menschen, die unter sehr hohem beruflichen Stress stehen, besonders häufig übergewichtig sind. Und schon haben wir gleich zwei Probleme auf einmal. Die entscheidende Frage lautet also, wie man aus Suchtverhalten und irrationalen, emotionalen Entscheidungen kluge und rationale Entscheidungen macht. Eine Methode ist, sich eine Liste mit gesunden Lebensmitteln zu erstellen, die man immer greifbar hat, und zusätzlich alle Dickmacher aus Kühlschrank und Vorratsregal zu entfernen (mehr dazu in Teil IV, ab Seite 200). Eine zweite Methode ist, sich nach Möglichkeiten umzusehen, um jene Bedürfnisse befriedigen, die Sie im Moment noch durch Essen zu besänftigen suchen. Normalerweise gewinnt man sehr viel Selbstbestätigung daraus, dass man mit seinem Äußeren zufrieden ist. Aber diese Zufriedenheit ist nur kurzlebig. Stattdessen müssen wir uns auf solche Dinge konzentrieren, für die wir in unserem Leben wirklich dankbar sind, beispielsweise die Familie, den Beruf oder ein Hobby, das wir mit Begeisterung betreiben.

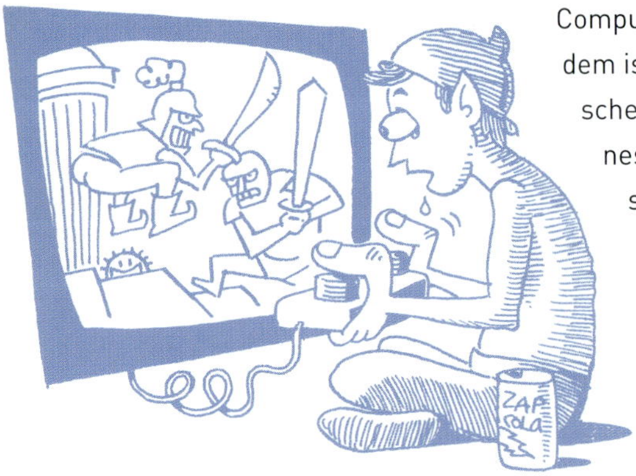

Die Hände beschäftigt halten. Eigentlich könnte man ja annehmen, dass Computer- und Konsolenspiele die Dickmacher schlechthin sind. Aber dem ist nicht so! Studien haben gezeigt, dass kein Zusammenhang zwischen Videospielen und Fettleibigkeit besteht. Warum? Es stellt sich eines heraus: Wenn man beide Hände am Controller hat und die Finger ständig in Bewegung sind, dann ist man so beschäftigt, dass man gar nicht auf die Idee kommt zu naschen. (Bei manchen Spielen benötigt man sogar Fußmatten, mit denen man auch Befehle ausführen kann; auf diese Weise bekommt man ein ganzes Workout – fragen Sie bei Gelegenheit einmal Ihre Kinder nach dem Spiel »Dancing Stage«.) Das heißt jetzt nicht, dass Super Mario Ihr neuer bester Freund werden sollte, aber es beweist eine Tatsache.

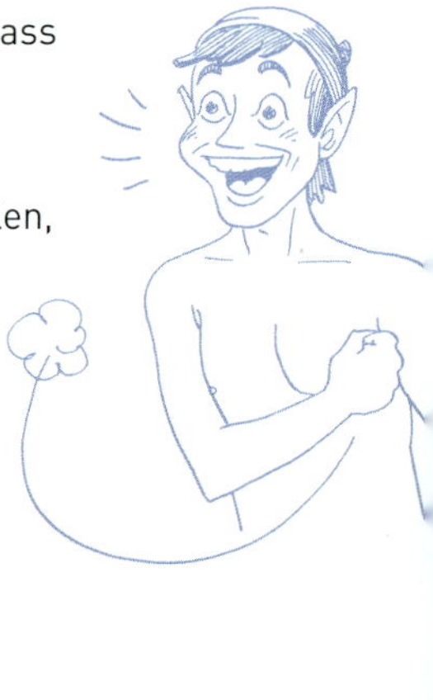

Heureka! Wenn man Hände und Gehirn beschäftigt hält – in Form von Videospielen, Gartenarbeit oder indem man eine Milz entfernt (hier spricht der Arzt ...) –, dann bleibt auch das Gehirn beschäftigt. Das heißt, man denkt nicht dauernd übers Essen nach und greift nicht ständig automatisch nach etwas Essbarem.

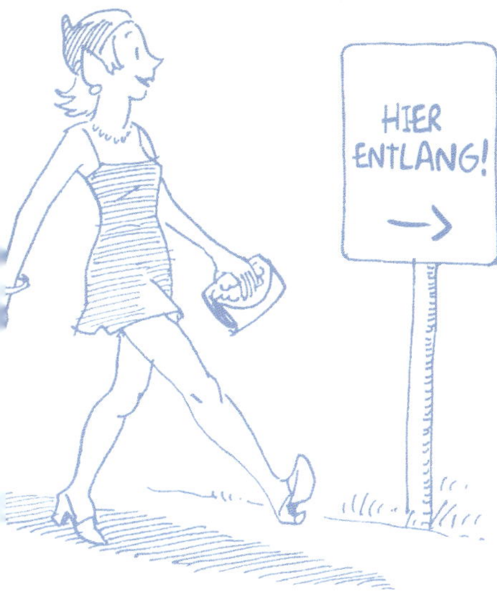

Auf die Füße! Die Basis des nachfolgend beschriebenen Bewegungsplans ist ein tägliches Laufpensum von 30 Minuten. Diese können Sie, falls nötig, auch in drei 10-Minuten-Einheiten aufteilen. Außerdem sollte man jemandem davon erzählen, sobald man dieses Ziel erreicht hat. Ja, jeden Tag, ohne jede Ausrede. Sie tun dies nicht nur aus gesundheitlichen Gründen, sondern auch und vor allem aus psychologischen. Erinnern Sie sich daran, wie Selbstwertgefühl zustande kommt: indem man Hindernisse überwindet und Ziele erreicht.

Heureka! Walken Sie 30 Minuten täglich. Es geht ganz einfach, es ist für jeden machbar, und es lässt sich in den Tagesablauf einbinden. Das ist der erste Schritt, den Teufelskreis zu durchbrechen und das Leben aktiv zu gestalten. Viele Menschen haben das Gefühl, sie hätten es nicht verdient abzunehmen. Wenn man jeden Tag walken geht, dann verdient man sich das Recht. Und wenn man jemandem davon erzählt, dann hilft das dabei, sich seine eigene Leistung vor Augen zu führen und stolz darauf zu sein.

Sich in Gedanken verlieren. Immer wenn Sie das Bedürfnis haben, etwas zu essen, sollten Sie sich eine Minute Zeit nehmen, um über Ihr Leben nachzudenken. Und über die Beweggründe, die Sie veranlassen, jetzt gerade diese Packung aufzureißen oder den Kühlschrank zu öffnen. Würden Sie das Zeug in den Körper eines Freundes oder Familienmitglieds stopfen? Es ist absolut in Ordnung, sich den Frust von der Seele zu weinen. Sie können auch nachdenken oder meditieren. Vielleicht können Sie sogar etwas aus Ihrem Schmerz lernen – statt ihn nur wieder zu verschlimmern, indem Sie versuchen, ihn mit etwas Extraspeck um die Hüften zu dämpfen. Vielen Menschen hilft es, zu meditieren oder zu beten, weil sie dadurch Kraft schöpfen, um das unbewusste Bedürfnis zu befriedigen, das in ihnen schlummert.

Die Macht der Berührung. Sowohl auf körperlicher als auch psychologischer Ebene sollten Sie positive Kontakte mit anderen Menschen suchen. Beispielsweise, indem Sie nach Ihrem täglichen Spaziergang jemanden anrufen, der Sie in Ihrem Tun bestärkt. Es gibt ausreichend Beweise dafür, dass größere Mengen an Oxytocin auch den Blutdruck senken und die Wirkung von Stress verringern. Und die Forschung beweist, dass der Oxytocinspiegel sowohl durch CCK (den Appetitzügler) steigt als auch durch regen sozialen Austausch und Berührungen. Allein das ist doch schon ein wirklich guter Grund dafür, sich jede Woche eine Massage zu gönnen. Auf diese Weise erklärt sich auch, warum Meditation oder Hypnose beim Abnehmen hilfreich sein können – beides bewirkt vermutlich einen Anstieg des Oxytocinwerts. Es gibt hierzu zwar noch keine ausreichenden wissenschaftlichen Ergebnisse, aber einen Versuch ist es wert!

Fett-weg-Test:

Fragen Sie nach dem »Warum«

Keine Frage: Sie wissen selbst sehr gut, ob Sie abnehmen sollten oder nicht. Das erkennen Sie an Ihrem Aussehen, an Ihrer Gefühlslage und daran, ob Ihre Kleidung spannt wie ein Taucheranzug. Aber um nachhaltige Veränderungen herbeiführen zu können, reicht es nicht aus zu wissen, *was* Sie falsch gemacht haben. Sie müssen auch wissen, *warum* Sie Ihren Körper so stiefmütterlich behandeln. Sie müssen wissen, was dazu geführt hat, dass Sie überhaupt erst zugenommen haben.

Zuerst sollten Sie daher einen Test durchführen, um nach den Ursachen zu forschen – das heißt, dass Sie sich so lange Warum-Fragen stellen, bis Sie den wahren Grund gefunden haben, warum Sie abnehmen wollen und es Ihnen nicht gelingt. Das könnte so aussehen:

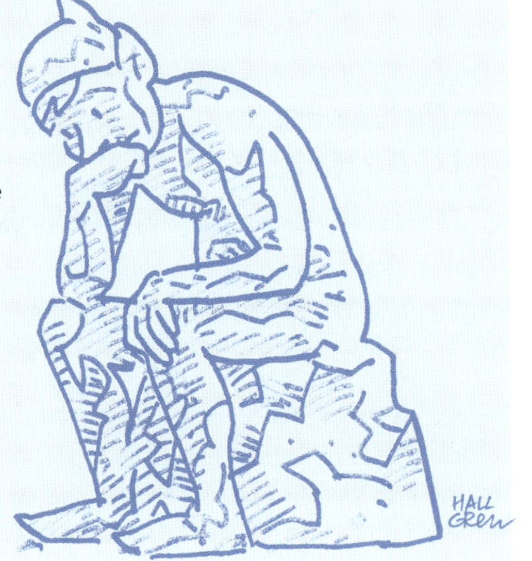

- *Warum möchtest du abnehmen?* Weil ich wieder in meine alten Jeans passen will.
- *Warum möchtest du in deine alten Jeans passen?* Weil ich dann mehr Selbstvertrauen hätte.
- *Warum möchtest du mehr Selbstvertrauen haben?* Weil ich mich dann wohler fühlen würde, wenn ich neue Leute kennenlerne.
- *Warum möchtest du neue Leute kennenlernen?* Weil ich kürzlich eine Scheidung hinter mich gebracht habe und hoffe, eine neue Beziehung einzugehen.
- *Warum möchtest du eine neue Beziehung eingehen?* Weil ich mich einsam fühle.

Und an dieser Stelle findet die Fragenkette ein Ende. Genau in dem Moment, in dem man die erste Frage mit der letzten Antwort verbinden kann. Man möchte abnehmen, weil man sich einsam fühlt. Und in Wahrheit ist das sehr wahrscheinlich auch zugleich der Grund für die Gewichtszunahme: Man fühlt sich einsam.

Fett-weg-Test

Der Persönlichkeitstest

Ja, Sie können natürlich argumentieren, dass vielleicht die Zuckerwatte, die Sie auf dem Jahrmarkt genascht haben, ein klein wenig mit Ihrem ausufernden Taillenumfang zu tun hat. Aber wer ist in erster Linie daran schuld? Ihre Ausreden. Machen Sie den folgenden Persönlichkeitstest, um herauszufinden, welche Einstellungen und Verhaltensweisen Sie davon abhalten, Gewicht zu verlieren und einen gesunden Lebensstil zu verfolgen. Addieren Sie Ihre Häkchen, und finden Sie heraus, wie Ihre Einstellung zum Essen und zu Sport Ihren Taillenumfang beeinflusst.

Kommt Ihnen das bekannt vor?	Dann setzen Sie hier ein Häkchen	Und das bedeutet es
Essgewohnheiten		
Ich esse jeden Tag zu unterschiedlichen Zeiten und insgesamt ziemlich unregelmäßig.	☐	Sie lassen Mahlzeiten aus: Sie verzichten auf ganze Mahlzeiten und haben kein Muster oder Schema, wann Sie zu essen haben.
Ich esse bei Tag wie ein Vögelchen und nachts wie ein Geier.	☐	Sie knabbern vor allem abends: Sie nehmen 50 Prozent oder mehr Ihres Tagesbedarfs an Kalorien zwischen dem Abendessen und dem Zubettgehen ein.
Ich esse am wahrscheinlichsten dort, wo es einen Kellner, einen Drive-In-Schalter oder einen Bringdienst gibt.	☐	Sie mögen es gern bequem: Sie essen vor allem Fertigprodukte. Alle Ihre Mahlzeiten sind abgepackt, eingetütet, in der Mikrowelle erhitzbar oder tiefgefroren.
Obst und Gemüse schmecken mir nicht besonders.	☐	Sie sind kein Freund frischer Lebensmittel: Sie ernähren sich von Fleisch und Kartoffeln (oder Pasta, Brot und Süßspeisen).
Man muss Nahrung von mir fern halten. Alles, was ich in die Finger bekomme, esse ich auch.	☐	Sie naschen gern: Neben Ihren drei festen Mahlzeiten haben Sie eine ausgesprochene Schwäche für Knabbereien.

Kommt Ihnen das bekannt vor?	Dann setzen Sie hier ein Häkchen	Und das bedeutet es
Das Essen türmt sich immer auf meinem Teller.	☐	Sie bekommen selten genug: Sie essen viel und schnell, ob es gesund ist oder nicht.
Wenn ich mit Freunden ausgehe, esse ich Salat, zu Hause plündere ich dann aber den Vorratsschrank.	☐	Sie pendeln zwischen den Extremen: Sie ernähren sich zwar gesund, aber verlieren hin und wieder die Disziplin und sündigen dann mit schlechten Lebensmitteln.
Sport		
Sport zu treiben macht mir ebenso viel Spaß, wie unter Haarausfall zu leiden.	☐	Sie sitzen am liebsten auf dem Sofa: Sie schwitzen nicht gern und halten nicht viel von körperlicher Bewegung.
Ich trainiere nicht im Fitnessstudio, weil verglichen mit mir alle dort wie Supermodels oder Arnold Schwarzenegger aussehen.	☐	Sie sind ein Einzelgänger: Sie trainieren wegen Ihres Aussehens nicht gern in der Öffentlichkeit.
Ich trainiere ja gern, aber wenn ich einmal eine Einheit ausfallen lasse, fällt es mir schwer, mich erneut aufzuraffen und wieder auf Kurs zu kommen.	☐	Sie wollen alles oder nichts: Sie trainieren einige Tage oder Wochen intensiv, hören dann aber auf und tun gar nichts mehr.
In den letzten drei Jahren habe ich immer das gleiche Workout durchgezogen und es kein bisschen variiert.	☐	Sie sind ein Gewohnheitstier: Sie verfolgen zwar einen festen Trainingsplan, können aber nicht mehr abnehmen, weil Ihr Körper sich an die Belastung gewöhnt hat.
Ich befürchte, dass ich mich beim Training an den Geräten verletze, meinen Gesundheitszustand verschlechtere oder einen Herzinfarkt erleide, wenn ich zu intensiv trainiere.	☐	Sie sind übervorsichtig: Entweder haben Sie eine Verletzung, die Sie vom Sport abhält, oder Sie machen sich Sorgen, dass Sie eine erleiden könnten, weil Sie außer Form sind.
Ich trainiere eigentlich gern, aber ich habe ja kaum Zeit zum Rasieren, geschweige denn für 20 Minuten auf einem Laufband.	☐	Sie sind ein Meister der faulen Ausrede: Sie sind so beschäftigt und frustriert, dass Sie sich keine Zeit fürs Training nehmen.

Kommt Ihnen das bekannt vor?	Dann setzen Sie hier ein Häkchen	Und das bedeutet es
Bewältigungsstrategien		
Ahhh! Ich finde Essen so wohlig wie ein Daunenkissen!	☐	Sie sind ein gefühlsgesteuerter Esser: Sie essen, wenn Sie gestresst, besorgt, müde oder niedergeschlagen sind.
Meine Kleidergröße hat in den letzten Jahren ständig zugenommen – ich schäme mich für meinen Körper und mein Aussehen.	☐	Sie machen sich selbst fertig: Sie schämen sich für Ihren Körper und können nicht klar zwischen äußerem Erscheinungsbild und Selbstwertgefühl trennen. Dies wirkt sich negativ auf Ihre täglichen Entscheidungen aus.
Ich bin der Sokrates der Diäten. Ich verbringe mehr Zeit damit, darüber nachzudenken, welche Schritte ich unternehmen muss, um abzunehmen, statt die Sache tatsächlich anzugehen.	☐	Sie leiden an Aufschieberitis: Sie wissen, wie wichtig es für Sie ist abzunehmen, und betonen, dass Sie abnehmen wollen, aber Sie scheinen nie in die Gänge zu kommen, weil immer etwas dazwischenkommt.
Ich habe so viele Dinge gleichzeitig zu erledigen. Das Letzte auf meiner Liste? Mir mehr Zeit für mich selbst zu nehmen.	☐	Sie wollen es allen recht machen: Sie sind ein gutmütiger Mensch, der viel Verantwortung übernimmt und sich seiner Familie, seinen Freunden und Kollegen gegenüber verpflichtet fühlt. Aber Sie vernachlässigen sich selbst dabei über Gebühr.
Mein Leben hat ein schnelles Tempo, meine To-do-Liste liest sich schon fast wie ein Roman, und ich weiß einfach nicht, wie ich die Lawine an täglichen Aufgaben aufhalten kann.	☐	Sie leben auf der Überholspur: Sie machen viele Dinge gleichzeitig und nehmen sich nicht die Zeit, nachzudenken oder zu planen, wie Sie Ihr Leben verbessern können.
Ich habe schon alles versucht, um abzunehmen, aber nichts funktioniert. Wirklich gar nichts!	☐	Sie zweifeln an sich selbst: Sie behaupten, dass Sie alles probiert haben und nichts funktioniert, und deshalb entwickeln Sie eine negative Grundeinstellung.
Meine Arbeit? Läuft toll. Mein Privatleben? Könnte nicht besser sein. Ich erwarte dieselben hervorragenden Ergebnisse von meinem Abnehmplan. Aber da bin ich mit meinen Fortschritten nie zufrieden.	☐	Sie setzen die Messlatte zu hoch an: Sie sind beruflich und privat sehr erfolgreich – und erwarten dasselbe beim Abnehmen. Aber Sie sind nie voll zufrieden und Ihre hohen Erwartungen führen dazu, dass Sie schnell die Flinte ins Korn werfen und frustriert sind.

Mit Erlaubnis entnommen aus *Dr. Kushner's Personality Type Diet* (St. Martin's Press) und leicht angepasst.

Testen Sie sich: Zählen Sie in jeder Rubrik Ihre Häkchen zusammen, betrachten Sie dann die Bereiche Ernährung (Essgewohnheiten), Bewegung (Sport) und Stimmung (Bewältigungsstrategien) unabhängig voneinander. Der Bereich, in dem Sie die höchste Punktzahl erreichen, ist die Kategorie, auf die Sie sich auch am stärksten konzentrieren sollten. Wenn Sie in einer Kategorie 4 oder mehr Punkte erreicht haben, heißt das, dass Sie unbedingt daran arbeiten müssen – ganz egal, wie viele Häkchen Sie im Vergleich dazu in den anderen Bereichen haben. Wenn Sie also 6 Punkte im Bereich Ernährung haben, in der Sparte Stimmung 4 Punkte und im Bereich Sport nur 2, dann müssen Sie sich auf Ernährung und Stimmung besonders konzentrieren – was aber keineswegs heißt, dass Sie deswegen auf Ihre täglichen 30 Minuten Walking verzichten dürfen. Sie wissen ja: keine faulen Ausreden.

Fett-weg-Test

Der unvermeidliche Vermeidertest

Es sollte nicht weiter verwundern, dass Vermeider normalerweise Gefühle des Versagens empfinden und auf negative Bewertungen überempfindlich reagieren. Wenn vier oder mehr der folgenden Aussagen auf Sie zutreffen, heißt das, dass Sie stark zu Vermeidungsstrategien neigen.

- Ich vermeide Aktivitäten, die einen engen zwischenmenschlichen Kontakt erfordern. Nicht weil mein Deo versagen könnte, sondern weil ich Kritik oder Ablehnung fürchte.
- Wenn ich mir nicht ganz sicher bin, dass ich gemocht werde, zögere ich, Freundschaften zu schließen.
- Wenn ich mich auf einer Party oder einer anderen Veranstaltung mit vielen Menschen befinde, fühle ich mich deplatzierter als Kojak im Frisörsalon.
- Mein Hemd bleibt an, es sei denn, das Licht geht aus.
- Bei sozialen Zusammenkünften fühle ich mich in die Schulzeit zurückversetzt. Ich mache mir nur darüber Gedanken, ob mich die anderen kritisieren oder zurückweisen könnten.
- Ich lasse mich nicht gern auf etwas Unbekanntes, Neues ein, weil es meine größte Angst ist, mich zu blamieren.
- Wenn ich neue Menschen kennenlerne, verhalte ich mich so wie am Strand: schüchtern und gehemmt, und ich würde alles tun, um in dem Moment anderswo zu sein.

Teil IV

Der Fett-weg-Plan für Ernährung und Bewegung

*Ein Plan,
der automatisch
ein Teil Ihres Lebens
werden wird*

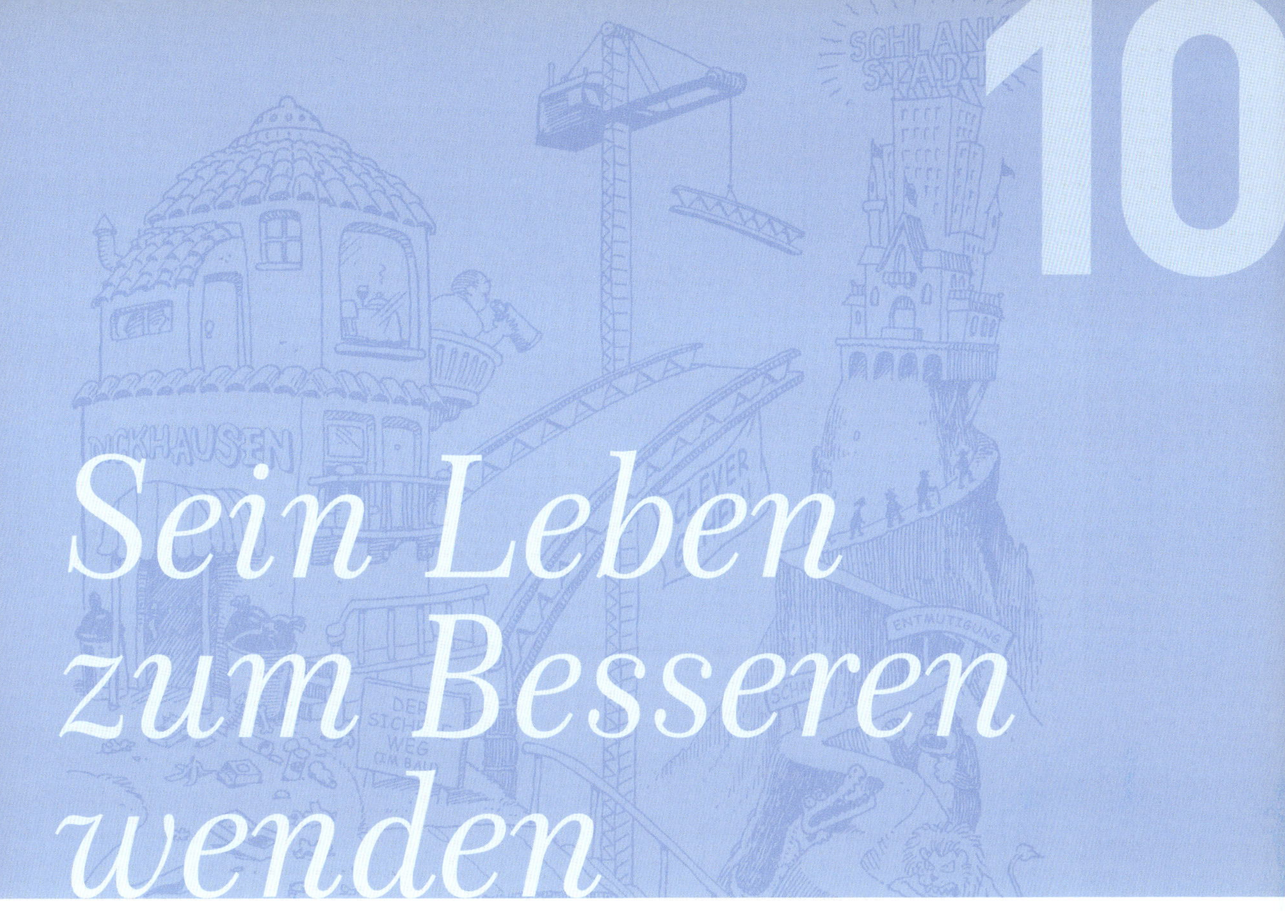

10

Sein Leben zum Besseren wenden

Wie Sie verändern, was Sie über Diäten zu wissen glaubten – und Ihr Leben für immer verbessern

Inzwischen müsste klar geworden sein, welchen enormen Einfluss die chemischen Prozesse in Ihrem Körper auf Sie ausüben und dass Sie eindeutig unterlegen sind, falls Sie versuchen, diese mit blanker Gewalt in den Griff zu bekommen. Sie wissen, dass diese chemischen Veränderungen in Gehirn und Körper eine große Rolle spielen und von Ihren Handlungen bis hin zu Ihren Gefühlen alles bestimmen. Aber Sie können diese Abläufe auf subtile Weise verändern. Nehmen wir zum Beispiel einmal das positive Denken und das Interagieren in sozialen Gruppen. Es gibt Beweise dafür, dass diese Aktivitäten den Serotoninhaushalt verändern und dazu führen, dass man sich besser fühlt und weniger Hunger hat. Genau auf diese Weise sollten Sie auch Ihren Verstand und die nur schwer greifbaren Begriffe Willenskraft, Disziplin und Motivation für sich arbeiten lassen: als Unterstützung für die anderen Methoden, mit denen Sie die chemischen Prozesse in Ihrem Körper auf konkrete Weise verändern. Mit dieser Strategie wird es Ihnen gelingen, die Hindernisse zu überwinden, die sich Ihnen hin und wieder in Form von verlockenden Sahnetörtchen in den Weg stellen werden.

Um Ihnen kurz vor Beginn der Diät zu zeigen, wie Sie Ihre Gefühle für sich arbeiten lassen können, versetzen wir uns einmal in die Rolle eines typischen Diätwilligen, sagen wir einmal einer Frau. Übergewicht bringt es aus psychologischer Sicht oft mit sich, dass viele Abnehmwillige – das heißt Menschen, die wissen, dass sie abnehmen sollten, und auch dazu bereit sind – sich durchaus wohl in ihrer Haut fühlen. So auch unsere Beispielfrau. Es mag zwar sein, dass sie heute 10, 15 oder 20 Kilogramm mehr auf die Waage bringt als an ihrem achtzehnten Geburtstag. Aber vielleicht hat sie sich nach zwei Schwangerschaften an ihr Gewicht gewöhnt, genießt das regelmäßige Mittagessen mit ihren Freunden oder kann es sich nicht leisten, sich eine komplett neue Garderobe zuzulegen.

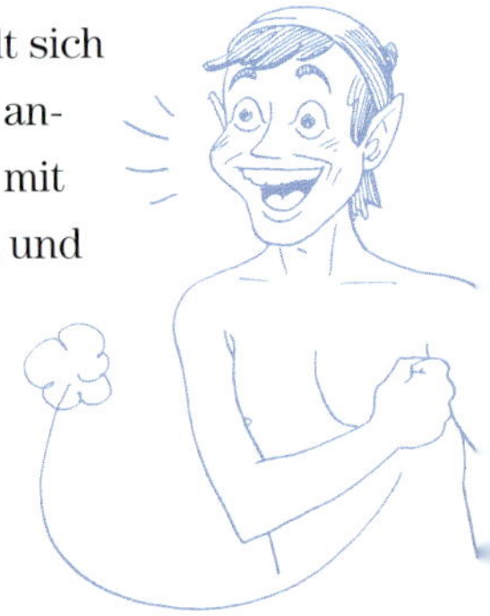

Heureka! Es ist alles eine Frage der persönlichen Einstellung! Und sie fühlt sich anscheinend wohler damit, ihr Leben einfach so weiterzuführen wie bisher, anstatt sich mit einem Abnehmversuch abzuplagen, der ja doch nur einhergeht mit harter Arbeit und Anstrengung – ganz zu schweigen von den Schuldgefühlen und dem schlechten Gewissen (siehe Seite 180).

Also hat unsere Diätwillige zwei Möglichkeiten: Sie kann sich auf dem Hügel, auf dem sie sich gerade befindet, permanent einrichten und relativ zufrieden weiter vor sich hin leben. Sie könnte aber auch versuchen, auf die Spitze des wunderschönen Berges zu steigen, den sie in einiger Entfernung immer wieder sieht: ihre heimliche Wunschfigur oder ihr Wunschgewicht. Dort auf dem Berg wartet auf sie eine kleinere Konfektionsgröße. Bikinis, die in eine Streichholzschachtel passen. Seltenere Arztbesuche, möglicherweise geringere Gesundheitsrisiken und eine verbesserte Lebensqualität. Vielleicht ist dies der Ort, an dem sie gern sein würde. Aber das Problem ist, dass es keine Brücke oder Abkürzung gibt, die von der Komfortzone auf dem Hügel direkt zur Bergspitze führt. Um dort hinzugelangen, muss sie ihren gegenwärtigen bequemen Standort verlassen, unwegsames Gelände passieren und dann einen extrem steilen Pfad hinaufklettern. Also fragt sie sich: Lohnt es sich wirklich, all die Anstrengungen auf sich zu

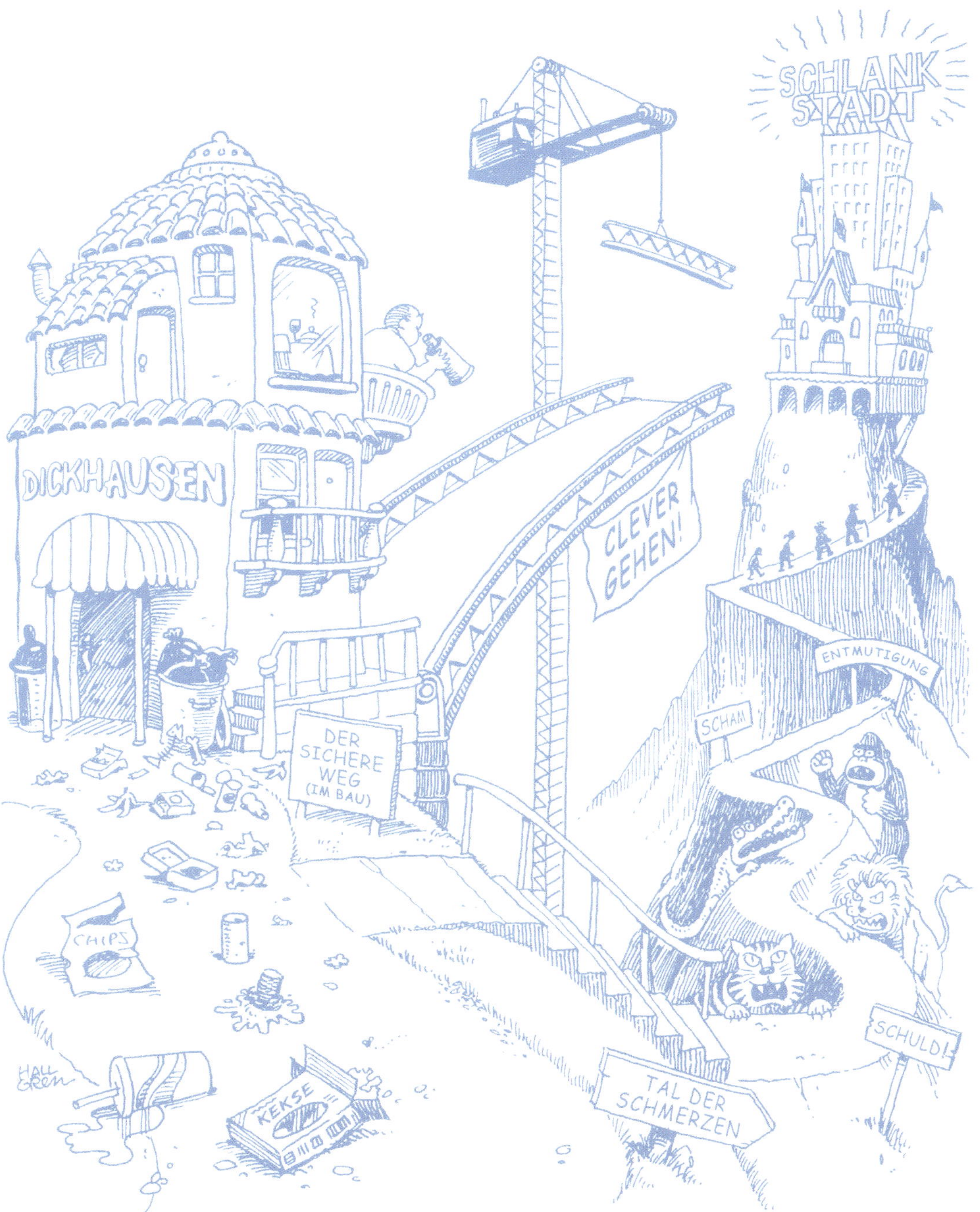

Der richtige Weg

Wenn man ins Jammertal hinabsteigt, kann die Reise ins Gelobte Land ziemlich entmutigend werden. Wer mit Sinn und Verstand abnimmt, der macht es sich nicht schwerer als nötig und baut sich eine Brücke, mit der sich das Wunschgewicht einfacher erreichen lässt.

nehmen, um den Gipfel des Wunschberges zu erreichen? Oder fühle ich mich dort, wo ich mich gerade befinde, wohl genug?

So denkt die Diätwillige, nachdem sie ein oder zwei Diätversuche erfolglos hinter sich gebracht hat. Es ist einfacher, in seiner Komfortzone zu bleiben und sich mit seinen nicht so idealen Körpermaßen abzufinden, als eine vergleichsweise kurze Phase anstrengender Veränderungen auf sich zu nehmen – und dabei Dinge zu tun wie ein Bewegungsprogramm zu entwickeln, Fast-Food-Lokale zu vermeiden, seinen Ernährungsplan zu ändern oder Phasen von Reizbarkeit und Heißhungeranfällen durchzustehen. Vielen Diätwilligen fällt es schwer, auf diesem Pfad zu schreiten, und deshalb machen sie sehr schnell wieder kehrt und wandern schnurstracks zum ursprünglichen Hügel zurück. Zu dem Ort, von dem sie herkamen und wo sie sich zuvor bequem eingerichtet hatten. Oft wird der Hügel dann sogar noch flächiger, psychologisch gesehen wie auch im Hinblick auf den Taillenumfang. Fakt ist, dass die meisten Menschen nicht bereit sind, sich der Herausforderung zu stellen, den Marsch auf den Berggipfel in Angriff zu nehmen, selbst wenn dieser den Ausblick auf so erstrebenswerte Dinge wie eine bessere Gesundheit oder ein höheres Selbstwertgefühl bietet.

Es muss uns also gelingen, eine Brücke zu bauen, aufgebaut aus einer Auswahl an richtigen Nahrungsmitteln, Workout-Disziplin und klugen Entscheidungen, zu denen man sich nicht quälen muss. Und wir müssen diese Brücke mit Strategien und Taktiken stützen, die hin und wieder einen Fehltritt erlauben, ohne dass man gleich in den Abgrund stürzt. Wie das geht? Indem man in die Gänge kommt. Jetzt sofort. Mit kleinen Schritten, die zu großen Veränderungen führen.

Oft denken wir, dass zuerst die Motivation vorhanden sein muss, um ein umfassendes Programm zu beginnen. Aber nicht selten kommt die Motivation erst mit der eigentlichen Handlung: Nehmen Sie eine kleine Veränderung vor, wie beispielsweise täglich 30 Minuten zu walken, und plötzlich verspüren Sie den Ehrgeiz, weitere Änderungen vorzunehmen und Ihr Ziel zu erreichen.

Wir möchten, dass Sie diese Brücke so schmerzfrei wie möglich passieren, indem wir Ihnen die Mittel an die Hand geben, um die unangenehmen Gefühle zu vermeiden, die Sie bisher mit Diäthalten, mit Hunger und mit der bösen Waage in Verbindung gebracht haben. Der Weg auf den Berggipfel mag Ihnen zwar ein wenig wie eine Klettertour vorkommen, aber Sie sollten nicht das Gefühl haben, dass Sie Ihre Reise ganz unten im Tal beginnen müssen. Wir werden diese Brücke bauen – und zwar mit den geeigneten Strategien sowie unserem Ernährungs- und Bewegungsprogramm.

Fett-weg-Tipps

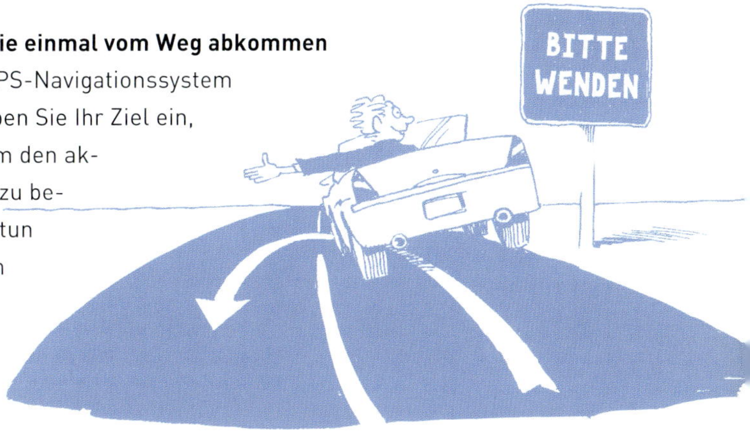

Kreieren Sie ein Mantra für den Fall, dass Sie einmal vom Weg abkommen sollten. Wenn Sie jemals einen Wagen mit GPS-Navigationssystem gefahren haben, wissen Sie, wie es läuft. Geben Sie Ihr Ziel ein, und das System, das Satelliten verwendet, um den aktuellen Standpunkt und weitere Wegmarken zu berechnen, sagt Ihnen genau, was Sie wann zu tun haben. Nach 120 Metern links abbiegen. Dem Straßenverlauf folgen. Jetzt rechts abbiegen. Aber sagen wir einmal, Sie machen einen Fehler, verpassen eine Ausfahrt oder biegen in die falsche Straße ein. Das GPS tadelt Sie deswegen nicht, beschimpft Sie oder sagt Ihnen, dass Sie sich genauso gut von einer Klippe stürzen können, weil Ihnen jetzt ein Fehler unterlaufen ist und Sie von der richtigen Straße abgebogen sind. Stattdessen sagt es sehr höflich und bestimmt etwas wie: »Bei der nächsten Möglichkeit bitte wenden.«

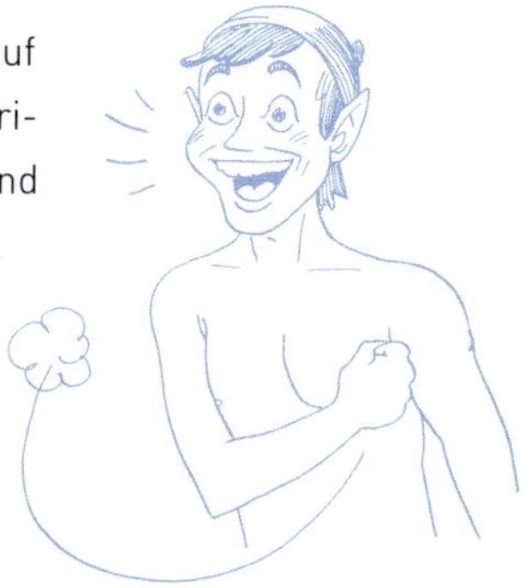

Heureka! Das GPS nimmt den Fehler nüchtern zur Kenntnis und dirigiert Sie wieder auf den richtigen Weg zurück. Das GPS toleriert Fehler und hilft Ihnen dabei, diese zu korrigieren. Wir möchten, dass Sie genau diese Einstellung übernehmen. Sie werden hin und wieder falsch abbiegen. Sie werden hin und wieder einen Hotdog essen oder ein Stück Obstkuchen und sich gelegentlich an Frikadellen und Pfannkuchen gütlich tun. Heißt das nun automatisch, dass die Diät damit beendet ist und Sie wieder in alte, destruktive Ernährungsmuster verfallen sollen? Natürlich nicht. Das bedeutet nur, dass Sie genauer auf die Verkehrszeichen und die Anweisungen achten müssen, die Sie an Ihr Ziel bringen sollen. Es bedeutet auch, dass Sie immer dann, wenn Sie eine Fingerspitze Schlagsahne genascht haben, nicht alle guten Vorsätze über Bord werfen und sich mit einem Buttercroissant bestrafen dürfen. Was Sie jetzt sofort tun müssen? Die Tatsache anerkennen, dass sich Ihnen gelegentlich Hindernisse in den Weg stellen werden. Und statt in negative, destruktive Verhaltensweisen zu verfallen und Ihre gesunde Ernährungsweise wieder aufzugeben, sobald Sie einen winzigen Fehltritt begangen haben, werden Sie sich ihnen stellen. Wie? Indem Sie das folgende Mantra wiederholen werden:

»Bei der nächsten Möglichkeit bitte wenden.«
»Bei der nächsten Möglichkeit bitte wenden.«
»Bei der nächsten Möglichkeit bitte wenden.«
Kehren Sie auf den richtigen Weg zurück.

Was jede Form von gesunder Ernährung untergräbt, ist nicht der gelegentliche Nachtisch oder ein einmaliges Stück Pizza. Sondern es ist die Flut an destruktiven Verhaltensweisen, die nach der ursprünglichen Schlemmerei über Sie hereinzubrechen droht. Verwenden Sie Ihr Mantra, um wieder auf Kurs zu kommen und um zu verstehen, dass Sie Fehler machen können, aber dass Sie diese auch ohne die üblichen Schuldzuweisungen korrigieren und überwinden können. Warum funktioniert solch ein Mantra?

- Es dient als mentale Stütze, wenn Sie sich mit schwierigen Entscheidungen am Esstisch konfrontiert sehen.
- Es erinnert Sie daran, selbstbewusst zu bleiben und eine positive Einstellung zu bewahren, und führt Ihnen außerdem vor Augen, dass nicht der erste Fehler einen nachhaltigen Schaden verursacht, sondern lediglich das Unwissen, wie man mit einem solchen Fehler umgeht.
- Es bekräftigt das große Schema, das diesem ganzen Plan zugrunde liegt – der Grund, warum Sie versuchen, Ihren Taillenumfang zu reduzieren. Die langfristigen Vorteile für Ihre Gesundheit überwiegen eindeutig den zweifelhaften Genuss jedes Mikrowellenessens.

Ermitteln Sie Ihr Kampfgewicht. Aller Wahrscheinlichkeit nach haben Sie bisher Ihren scheinbaren Diäterfolg oder -misserfolg in Pfunden gemessen. Sobald Sie Ihr Zielgewicht erreicht haben, haben Sie gewonnen. Falls Sie es nicht erreichen, haben Sie verloren. Tatsache ist aber, dass bei jedem Menschen das Körpergewicht ohnehin natürlichen Schwankungen unterliegt, unabhängig davon, ob wir gerade versuchen, eine Diät zu machen. Zum einen schwankt unser Wasserhaushalt, je nachdem, was wir gerade essen. Wer sich beispielsweise einer kohlenhydratarmen Diät unterzieht, verliert relativ schnell einiges an Gewicht, weil der Mangel an Kohlenhydraten dazu führt, dass die Glykogenspeicher in den Muskeln abgebaut werden – und mit diesem Verlust an Glykogen geht ein enormer Wasserverlust einher. Sobald man dann wieder beginnt, Kohlenhydrate zu essen, lagert sich das Glykogen erneut in den Muskeln ein und zieht Wasser an. Und schon kommen die Pfunde wieder zurück. Die ersten zwei bis fünf Kilogramm Gewichtsverlust bei einer kohlenhydratarmen Diät sind also eine Mogelpackung, verursacht durch einen vorläufigen Wasserverlust.

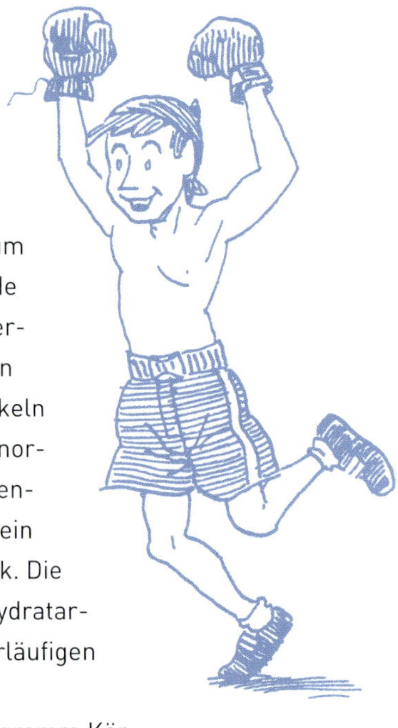

Statt sich auf ein konkretes Zielgewicht von beispielsweise 65 Kilogramm Körpergewicht festzulegen, sollten Sie eine Gewichtsklasse auswählen. Richten Sie sich dabei nach einer Spanne, innerhalb der Sie gesund und zufrieden sind – sagen wir etwa 64 bis 67 Kilogramm (oder 78,5 bis 84 Zentimeter Taillenumfang). Sie sollten Ihr Gewicht immer mit einem gewissen Spielraum betrachten. So können Sie einerseits den natürlichen Schwankungen Rechnung tragen, die ohnehin auftreten. Andererseits verschafft Ihnen diese Praktik einen entscheidenden psychologischen Vorteil: Sie hören damit auf, sich auf eine willkürliche Zahl festzulegen, und lösen sich von der Idee, dass der Erfolg der Diät vom Erreichen dieses Wunschgewichts abhängig ist und alles andere als Misserfolg gewertet werden muss. Außerdem gewöhnen Sie sich auf diese Weise die richtige Einstellung fürs Abnehmen an: Sie erinnern sich selbst immer wieder daran, dass Ihr Körper sich verändern soll.

Regelmäßige Kontrollen. Um herausfinden, ob Sie sich Ihren Richtwerten nähern und sich ungefähr im oberen Grenzbereich Ihres Idealgewichts oder Taillenumfangs befinden, sollten Sie regelmäßig Ihre Entwicklung kontrollieren, etwa mithilfe eines Maßbandes um die Taille oder mit einer Waage. Oder, wenn Sie unbedingt möchten, mit einem Gummiband um den Bauch, das Sie ständig tragen und das Sie wissen lässt, wenn Sie einen Grenzwert überschreiten. Welches Kontrollwerkzeug Sie auch wählen mögen, wir schlagen vor, die Messung jeden Samstagmittag durchzuführen, um eine ehrliche Rückmeldung über Ihr Gewicht und Ihren Taillenumfang zu erhalten. Stellen Sie sich Ihren Körper als eine Art Gummiband vor. Wenn man es ein wenig dehnt, springt es bereitwillig in seine ursprüngliche Form zurück. Aber wenn man es überdehnt, dann verliert es seine Form, und es wird schwierig – wenn nicht unmöglich – das Band wieder in seine ursprüngliche Form zurückzuführen.

Rechnen Sie mit Fehltritten – und entwickeln Sie dafür einen Notfallplan. Wir haben immer ein Reserverad im Kofferraum, falls es einmal eine Reifenpanne gibt. Wir bewahren Kerzen in der Schublade auf, falls einmal der Strom ausfallen sollte. Wir legen uns Sicherheitskopien von Daten an, falls der Computer einmal seinen Geist aufgibt. Und der eine oder andere von uns würde sich wünschen, er hätte öfter einmal ein solches Back-up durchgeführt. Das ist gut und richtig. Denn Notfallpläne vermitteln uns die Sicherheit, die wir brauchen, wenn unerwartete Krisen auftreten. Nur für Diäten erstellen wir keine Notfallpläne. Wir essen drei Tage lang Brokkoli, Fisch und Obst, dann werden wir am vierten Tag schwach und fallen über einen fetttriefenden Burger mit Extrapommes her. Für viele von uns ist das der Anfang vom Ende der Diät – und so mancher kehrt daraufhin umgehend zu Schokolade, Keksen und Schokoladenkeksen zurück.

Um dem vorzubeugen, sollten Sie einen Diät-Notfallplan bei sich führen. Einen Erste-Hilfe-Koffer für all die Situationen, in denen Sie beim Essen einen Blackout erleben und in alte Gewohnheiten verfallen. Folgen Sie dem folgenden dreistufigen Notfallplan, um mit gelegentlichen Fehltritten und potenziellen Katastrophen fertig zu werden. Halten Sie sich an diesen Notfallplan, sobald Sie das Gefühl haben, von Ihrem Plan zur Reduktion Ihres Taillenumfangs abzuweichen:

- **Geist:** Sagen Sie Ihr »Bitte wenden«-Mantra (siehe Seite 205) zehnmal laut auf. Es soll Sie daran erinnern, dass es in Ordnung ist, gelegentlich vom Weg abzuweichen, aber dass man die Kontrolle über die Situation behalten und zurück auf Kurs kommen kann. Außerdem führen Sie sich dadurch wieder vor Augen, dass Ihnen die positive Bestärkung und das Selbstvertrauen, die sich durch die Überwindung von Hindernissen entwickeln, enorme geistige Kraft geben. Hinzu kommt, dass man sich durch das laute Aufsagen des Mantras entspannt und dadurch der Serotoninspiegel positiv beeinflusst wird. Und schließlich lenken Sie sich dadurch auch von Ihren Essgelüsten ab, was wichtig ist, wenn Sie gerade wieder um die Packung Bonbons herumschleichen.

- **Körper:** Gehen Sie in eine Yogastellung, oder versuchen Sie sich an Stretchübungen (siehe Workout ab Seite 217). Wir empfehlen Ihnen die rechts abgebildete Übung »Sich streckender Hund«, bei der Sie Ihr Gewicht gleichmäßig auf Hände und Füße verteilen und Ihr Gesäß nach oben recken wie ein umgedrehtes *V*. Das wird Ihnen nicht nur dabei helfen, sich wieder zu konzentrieren. Sie werden so auch einen Augenblick Zeit gewinnen, um tief durchzuatmen und sich auf Ihre Ziele zurückzubesinnen. Aber die Position einzunehmen wird auch allein deshalb helfen, weil es ziemlich schwierig ist, kopfüber etwas zu essen.
- **Ernährung:** Bewahren Sie im Kühlschrank einen Behälter mit Babykarotten, Sellerie oder anderem knackigen Gemüse auf sowie einen Vorrat Ihrer Lieblingsapfelsorte. Karotten und Äpfel sind Nahrungsmittel, die perfekt gegen Stress sind, weil sie einerseits ein wenig süß sind und so entsprechende Gelüste befriedigen. Andererseits sind sie knackig und haben dadurch die ideale Konsistenz, wenn man wieder einmal frustriert ist und am liebsten eine ganze Tüte Chips auf einmal verdrücken möchte. Das ist die Nahrung, auf die Sie zurückgreifen können, wenn Sie wütend sind, frustriert, traurig oder aufgebracht. Und es sind auch die richtigen Nahrungsmittel, die Ihr Gewissen beruhigen, wenn Sie zuvor etwas Ungesundes gegessen haben.
- Viele von uns gehen sehr rational an die Sache mit dem Abnehmen heran und sind der Überzeugung, dass es nur einen Weg gibt, eine Diät zu machen – nämlich sie perfekt durchzuziehen. Aber das funktioniert nie. Und so sind Scheitern und ein schlechtes Gewissen vorprogrammiert. Erfolg kommt mit Beharrlichkeit. Mit der Beharrlichkeit, Hindernisse zu überwinden, das große Gesamtbild immer im Hinterkopf zu behalten. Und mit der Beharrlichkeit, die notwendig ist, um am Anfang des Plans hart an sich zu arbeiten, damit man sich gute Gewohnheiten automatisch aneignet.

Schaffen Sie Automatismen. Stellen Sie sich Ihren Plan zur Taillenreduktion ein wenig wie die Strecke vor, die Sie zur Arbeit fahren. Vielleicht haben Sie am ersten Arbeitstag in einer neuen Stadt die Autobahn genommen, dann aber festgestellt, dass sie hoffnungslos überfüllt war. Also haben Sie mit ein paar Nebenstraßen, Abkürzungen und Schleichwegen experimentiert, bis Sie den besten Weg zur Arbeit gefunden hatten. Jetzt benötigen Sie keine Karte mehr. Sie fahren die Strecke automatisch und denken keine Sekunde mehr darüber nach, in welche Straße Sie wann abbiegen müssen. Es geht alles ganz automatisch – und genau das sollte auch Ihr Ansatz beim

Essen sein. Wenn Sie mit diesem Plan beginnen, werden Sie mit einigen verschiedenen Routen experimentieren, in den einen oder anderen Stau geraten, sich vielleicht sogar verfahren. Aber wenn Sie Ihr Ziel im Auge behalten und den richtigen Weg finden, werden Sie Ihre Essgewohnheiten automatisieren, Ihre Botenstoffe regulieren und dafür sorgen, dass Essen die leichteste Reise wird, die Sie jemals unternommen haben.
Wie gelingt uns diese Automatisierung? Mithilfe der Mittel, die wir in diesem Buch skizziert haben. Für alle Leser, die die vorangegangenen Kapitel übersprungen haben, werden die wichtigsten Mittel hier zusammengefasst.

Der 99-Sekunden-Crashkurs

Sitzen Sie schon in den Startlöchern und können es kaum erwarten loszulegen? Dann überfliegen Sie die folgende Kurzfassung der von uns vorgeschlagenen – großen und kleinen – Strategien, die Sie als neuen Ernährungs-, Bewegungs-, Stressbewältigungs- und Verhaltensplan übernehmen und verinnerlichen werden. Es ist Ihre Brücke zu einem neuen Leben. Und zu einem neuen Körper.

Die wichtigsten allgemeinen Prinzipien ...

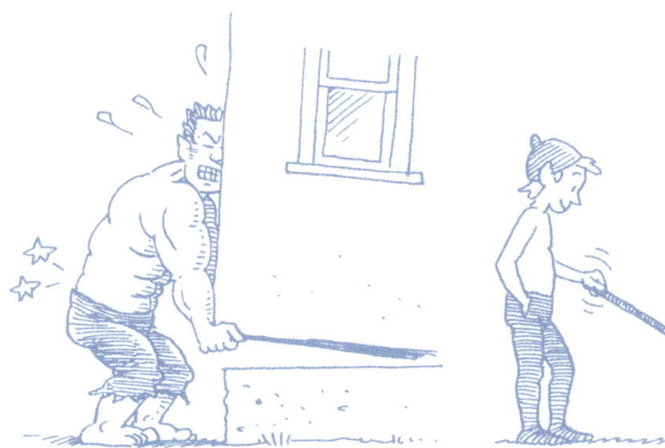

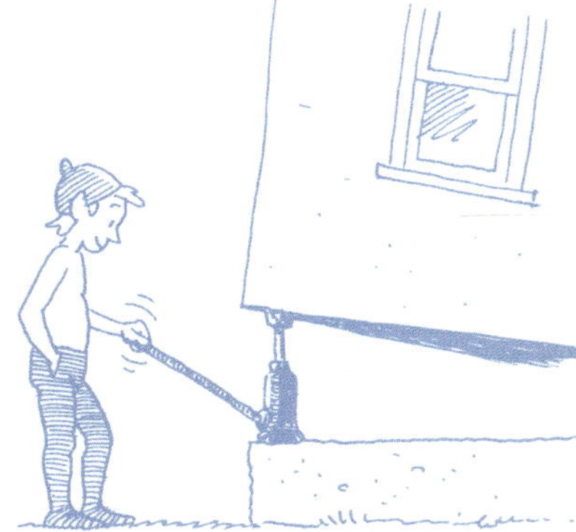

Mit Sinn und Verstand statt mit roher Gewalt.
Diäten gelingen nicht, weil man besondere Kraftanstrengungen unternimmt – sondern nur, wenn man mit Köpfchen arbeitet.

Automatisieren Sie Ihren Ernährungsplan.
Bringen Sie sich im Laufe von 14 Tagen bei, angemessene Entscheidungen zu treffen, und Sie werden Ihren Körper umprogrammieren, sodass Sie sich niemals wieder den Kopf darüber zerbrechen müssen, was Sie essen sollen.

Vergessen Sie nicht, dass die Taille wichtiger ist als das Gewicht.
Bauchspeck ist einer der wichtigsten Indikatoren für Gesundheitsrisiken, die mit Fettleibigkeit in Verbindung stehen. Verzichten Sie lieber auf die Waage, und verwenden Sie stattdessen ein Maßband.

Lernen Sie Ihren Körper kennen.
Begreifen Sie die Schönheit Ihrer inneren Organe, um zu erkennen, wie Sie diese gesund erhalten und beeinflussen können.

Bleiben Sie satt.
Um abzunehmen, müssen Sie essen.

Suchen Sie sich Unterstützung.
Berufen Sie einen Freund, ein Familienmitglied oder eine Onlinebekanntschaft zu Ihrer moralischen Stütze.

Es ist O.K., Fehler zu machen.
Solange Sie Ihre Fehler schnell genug wieder korrigieren, werden Sie auch nicht zu stark vom Kurs abweichen.

Ernährungsstrategien

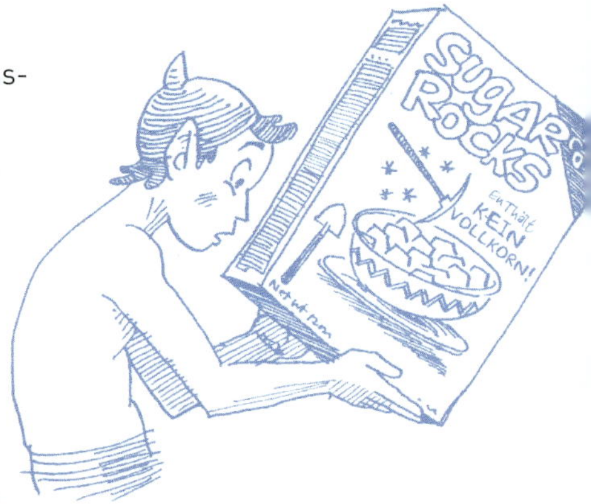

- Damit es Ihnen leichter fällt, automatisch die richtige Auswahl an guten Nahrungsmitteln zu treffen, sollten Sie jeden Tag eine Mahlzeit variieren und die anderen Mahlzeiten am besten völlig gleich gestalten (siehe Seite 191).
- Essen Sie regelmäßig während des Tages, sodass Sie konstant satt sind. Je weniger Sie nämlich essen, umso wahrscheinlicher ist es, dass der Körper in den Hunger-Angst-Modus schaltet und Fett speichert.
- Betrachten Sie die Zutatenlisten auf allen Lebensmittelverpackungen sehr genau. Nehmen Sie pro Portion nicht mehr als 4 Gramm an gesättigten Fetten zu sich, und vermeiden Sie alle Transfette. Kaufen Sie keine Lebensmittel, die pro Portion mehr als 4 Gramm Glukose-Fruktose-Sirup (HFCS) oder eine andere Form von einfachem Zucker enthalten oder selbigen als eine der ersten fünf Zutaten auf der Inhaltsliste stehen haben. Sie sollten einfache Zucker nicht nur wegen der Kalorien vermeiden, sondern auch weil sie starke Schwankungen des Blutzuckers verursachen, die wiederum dazu führen, dass man Heißhunger auf weitere kalorienreiche Nahrungsmittel entwickelt.
- Essen Sie Nahrungsmittel, die reich an Ballaststoffen und einfach und mehrfach ungesättigten, gesunden Fetten sind. Wählen Sie Vollkornprodukte als Kohlenhydratquellen, nehmen Sie ausreichend Protein sowie reichlich Obst und Gemüse zu sich. Genehmigen Sie sich ein wenig gesundes Fett vor der eigentlichen Mahlzeit (etwa eine Handvoll Nüsse), damit das

Sättigungssignal aus dem Gehirn den Magen rechtzeitig erreichen kann, sodass Sie während der Mahlzeit nicht zu viel essen. Ballaststoffe am Morgen helfen dabei, am Nachmittag weniger Hunger zu entwickeln. Essen Sie entzündungshemmende Nahrungsmittel, um den Wirkungen von Fettleibigkeit entgegenzuwirken. Zu den entzündungshemmenden Nahrungsmitteln zählen grüner Tee, Omega-3-Fettsäuren (die in Fisch und Walnüssen vorkommen), Kaffee, Gemüse und Obst.

- Trinken Sie vor dem Essen ein oder zwei Gläser Wasser. Oft denkt man, man habe Hunger, aber eigentlich hat man nur Durst.
- Bewahren Sie immer einen Notvorrat an Lebensmitteln auf, mit denen Sie den Heißhunger bekämpfen können, zum Beispiel Gemüsesaft, Karottenstifte, Äpfel oder Pfefferminzkaugummis.
- Notieren Sie sich regelmäßig, wie hungrig Sie auf einer Skala von 1 bis 7 sind (1 entspricht ausgehungert, 7 pappsatt, siehe Seite 190). Versuchen Sie, auf dieser Skala immer einen Wert von 3 oder 4 einzuhalten, indem Sie über den Tag verteilt in Maßen essen.
- Zwei Gewürze haben sich bislang im Kampf um eine schlanke Taille als hilfreich erwiesen: Chilischoten und Zimt (siehe Seite 136).
- Sie müssen erkennen, dass es in Ordnung ist, Fehler zu machen. Wichtig ist nur, dass Sie wieder auf Kurs kommen und sich wegen eines Fehltritts nicht selbst verurteilen. Greifen Sie auf das »Bitte wenden«-Mantra zurück, um wieder auf den rechten Weg zu kommen.
- Verwenden Sie Teller mit einem Durchmesser von etwa 23 Zentimetern (siehe Seite 81). Kleinere Teller bedeuten kleinere Portionen.

Bewegungsstrategien

- Walken Sie täglich 30 Minuten. Keine Ausreden. Und rufen Sie im Anschluss daran Ihre moralische Stütze an.
- Beginnen Sie Ihr Krafttraining damit, dass Sie sich auf Ihre Rumpfmuskeln konzentrieren (Beine, Bauchmuskeln und Oberkörper). Absolvieren Sie an zwei bis drei Tagen in der Woche ein entsprechendes 20-minütiges Workout.
- Absolvieren Sie nach jedem Training Dehnübungen, um Ihre Muskeln geschmeidig und beweglich zu halten, denn so beugen Sie Verletzungen vor.
- Führen Sie diese Übung aus, sooft Sie wollen: Ziehen Sie den Bauch ein, und spannen Sie dabei die Gesäßmuskeln an, als wollten Sie in eine enge Jeans schlüpfen. Dies verbessert Ihre Haltung und kräftigt die Bauchmuskeln.
- Stehen Sie auf, und bewegen Sie sich. Wann immer Sie die Gelegenheit haben, sich zu Hause oder am Arbeitsplatz zu bewegen, sollten Sie sie ergreifen.

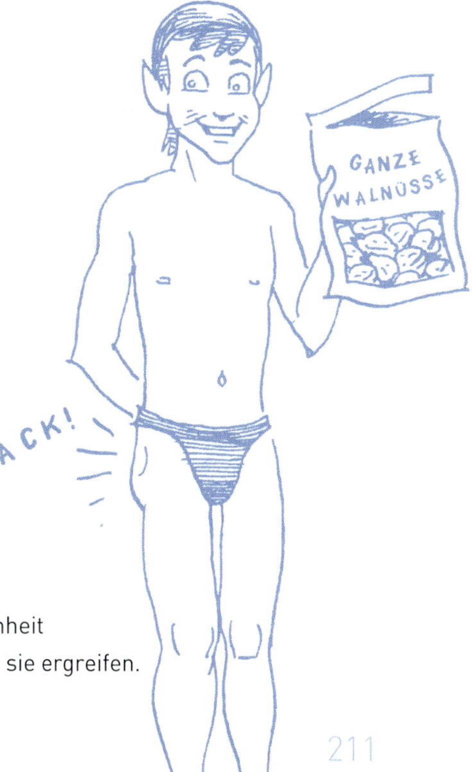

Strategien, mit denen sonst niemand gerechnet hat

- Gönnen Sie sich 7 bis 8 Stunden Schlaf pro Nacht (siehe Seite 130). Schlafmangel führt zu Frustessen, da Sie nach etwas suchen, dass Ihren Hormonen im Gehirn einen Schub gibt. Ihr Gehirn benötigt Schlaf, damit sich diese Hormone regenerieren können. Zuckerhaltiges Essen setzt den ohnehin schon reduzierten Hormonvorrat frei, um den Schlafmangel auszugleichen.
- Spielen Sie Videospiele. Wer seine Hände beschäftigt hält, greift nicht nach den Kokosnuss-Muffins.
- Praktizieren Sie gesunden, geschützten, monogamen Sex. Wenn man das eine Lustzentrum im Gehirn befriedigt, kann das dabei helfen, auch das andere zu beruhigen.

Strategien, um seine Entwicklung zu protokollieren

- Messen Sie Ihren Taillenumfang. Maximal 80 Zentimeter sind ideal für Frauen, bei Männern sind es maximal 94 Zentimeter.
- Fragen Sie in Ihrer Familie herum, wie Ihre Eltern und Großeltern aussahen, als sie 18 Jahre alt waren, um eine Vorstellung davon zu erhalten, wie Ihr Körper idealerweise aussehen sollte.
- Lassen Sie sich testen: Blutdruck, Cholesterin, Blutzucker und C-reaktives Protein (dieses gibt einen Hinweis auf Entzündungsreaktionen, siehe ab Seite 84) und abhängig von Ihrem Gewicht auch gewisse Hormonspiegel.

Medikamentöse Strategien

- Nehmen Sie zwei Mini-Aspirin (insgesamt etwa 162 Milligramm) pro Tag ein, um Gefäßentzündungen und Gesundheitsrisiken zu reduzieren, die mit Fettleibigkeit in Verbindung stehen. Fragen Sie dafür aber unbedingt zuerst Ihren Arzt! (Siehe Kapitel 5 ab Seite 111)
- Wenn Sie im Laufe des Plans einen toten Punkt erreicht haben und über einen längeren Zeitraum einfach nicht weiter abnehmen, dann können Sie in Erwägung ziehen, Ihren Arzt wegen verschreibungspflichtiger Medikamente aufzusuchen, mit denen sich der Gewichtsverlust wieder in Gang bringen lässt.
- Es hat sich gezeigt, dass die folgenden Nahrungsergänzungsmittel im Rahmen einer Taillenreduktion auf die eine oder andere Weise hilfreich sein können: Chrompikolinat, Grapefruitöl, Garcinia, Hoodia, 5-HTP, L-Carnitin, Coenzym Q 10, Kurkuma, Jojoba-Bohnen, Simmondsin. Fragen Sie unbedingt Ihren Arzt, welche dieser Ergänzungsmittel für Sie geeignet sind.

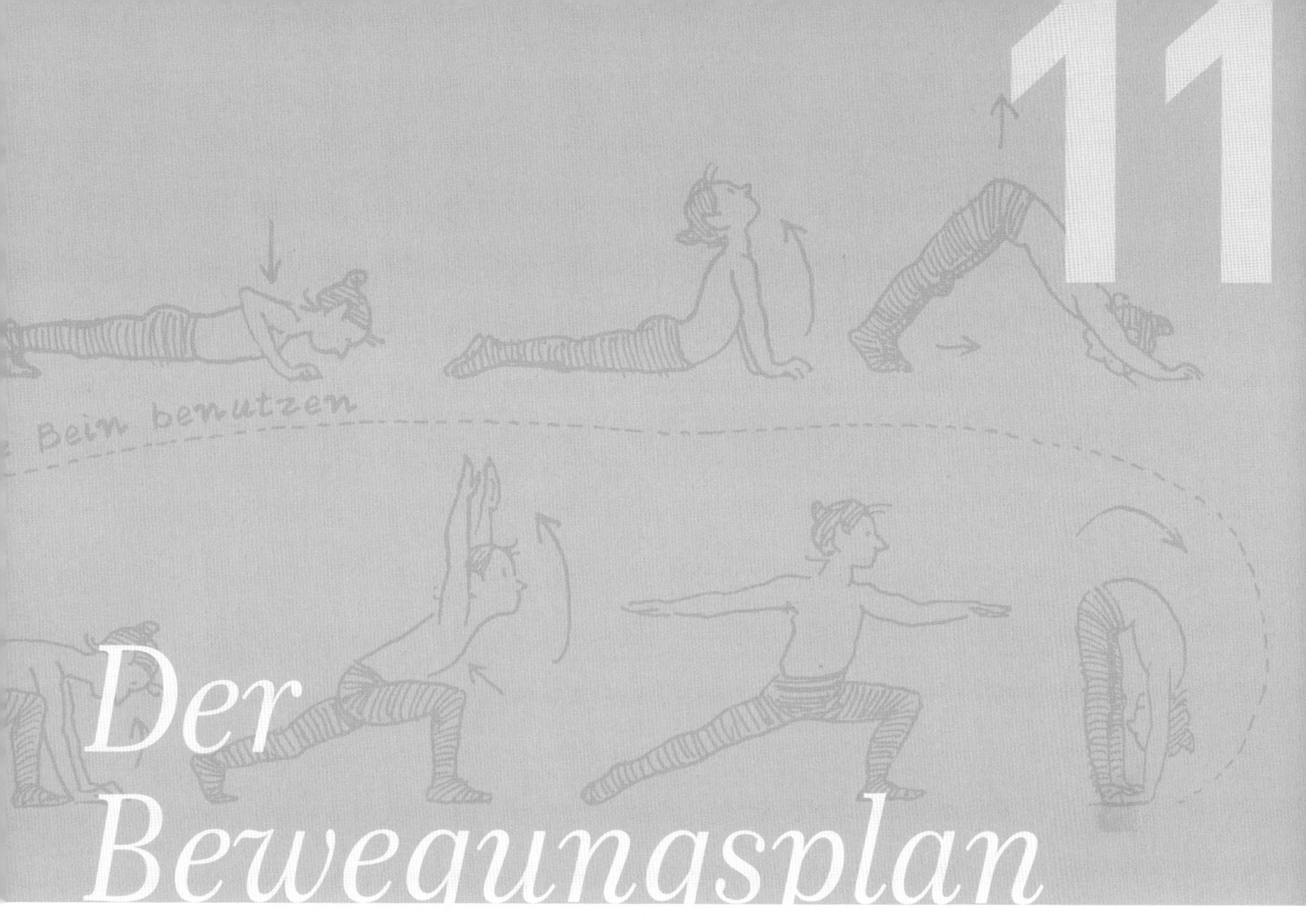

11 Der Bewegungsplan

Das Training für die Traumtaille

Die Welt kennt alle möglichen Arten von Fitnessstudios: Es gibt Heim- und Hotelanlagen. Es gibt familienfreundliche Studios, »Muckibuden« und Wellnesscenter. Jedes von ihnen kann sich hervorragend eignen, die Muskeln aufzupumpen, Ausdauertraining zu betreiben oder Menschen in knallengen Outfits zu bewundern. Aber es gibt noch ein weiteres Fitnesscenter, das alles hat, was Sie brauchen: Ihren eigenen Körper. Ihr Körper kann Ihr bestes Trainingsstudio sein.

Sie benötigen tatsächlich nur zwei Dinge: Ihren Körper und das Wissen darum, wie Sie ihn einsetzen müssen. Keine Lang- oder Kurzhanteln, keine Gewichtsmanschetten, keine Kraftgeräte, keine Gimmicks aus dem Werbefernsehen – nur Ihren Körper. Indem Sie ein Programm erlernen und anwenden, das ausschließlich Ihr Eigengewicht nutzt, können Sie Ihr Training leicht und ohne großen Aufwand gestalten. Die Vorteile liegen auf der Hand:

- Mit Ihrem Körper zu trainieren kostet Sie nichts.
- Es gibt keinen Grund mehr für die üblichen Ausreden wie die hämischen Kommentare der anderen oder den zu hohen Zeitaufwand.
- Man kann allein mithilfe des eigenen Körpergewichts alle Muskelpartien trainieren, die für die Reduktion des Taillenumfangs wichtig sind – und das gilt für Anfänger und Fortgeschrittene gleichermaßen.

Tatsächlich lassen sich mit einem einfachen 20-Minuten-Workout, das man dreimal pro Woche ausführt, alle drei Bereiche Kraft, Beweglichkeit und Ausdauer ausreichend trainieren. Man kann das Training auch in kleinere Einheiten aufgliedern, ohne große Wirkungseinbußen zu verbuchen. Und man kann das Workout abhängig von seinem Leistungsniveau variieren, indem man kleine Anpassungen vornimmt, die das Training besser auf die eigenen Fähigkeiten abstimmen.

Bevor wir näher auf den Trainingsplan eingehen, sollten Sie sich daran erinnern, warum Sie überhaupt trainieren: Indem Sie durch Krafttraining schlanke Muskelmasse aufbauen, durch kardiovaskuläres Training das Herz stärken und durch Stretching den Körper beweglicher machen, verbrennen Sie Fett, bauen Stress ab, verbessern Ihre Gesundheit und reduzieren Ihren Taillenumfang. Und das alles, ohne die Ausmaße eines Bodybuilders zu bekommen. Die andere Seite des Programms: Sie werden sich auf die Basismuskeln konzentrieren – auf genau die Hauptgruppen von Muskeln, die am stärksten an Fettverbrennung, Taillenreduktion und Verletzungsprävention beteiligt sind. Diese Schlüsselgruppen sind: Oberschenkel-, Brust-, Rücken- und Bauchmuskulatur.

Ob Sie nun ein blutiger Anfänger oder ein alter Hase sind, der Plan beginnt mit 30 Minuten Walking pro Tag – ohne Wenn und Aber. Nur wenn Sie das hinbekommen, egal, wie lange es dauert, sollten Sie auch das übrige Programm in Angriff nehmen. Diese 30 Minuten zügiges Gehen pro Tag sind so wichtig und notwendig wie der tägliche Schlaf. Und Sie werden definitiv davon profitieren, ganz gleich, ob Ihre übrige sportliche Leistungsfähigkeit die eines Profisportlers oder eines Sonntagsspaziergängers ist. Viele von uns würden nicht im Traum daran denken, auf ihren Schlaf zu verzichten. Was den Alterungsprozess angeht, besteht kein Unterschied darin, ob man auf seine tägliche Runde Walking verzichtet oder auf eine Nacht Schlaf. Wenn Ihnen mit der Zeit auch die anderen Übungen leichter fallen und Sie schlanker und kräftiger werden, können Sie sich neue Ziele setzen, indem Sie weitere Übungen hinzufügen oder kleine, aber wichtige Änderungen in der Ausführung vornehmen.

Legen Sie los!

Ihre tägliche Fitnesseinheit

- **Walking:** Marschieren Sie 30 Minuten. Ohne Wenn und Aber. Keine Ausreden. Es spielt keine Rollen, ob Sie eine halbe Stunde am Stück gehen oder Sie dieses Pensum in drei Einheiten von jeweils zehn Minuten aufteilen.
- **Dehnen:** Wenn der Körper erst einmal warm ist (beispielsweise direkt nach dem Walking), dann dehnen Sie sich fünf Minuten lang, um die Muskeln zu verlängern. Die Dehnübungen werden im nachfolgenden Workout beschrieben (siehe ab Seite 217), einige Yogastellungen skizzieren wir etwas später (siehe ab Seite 221).

Workout - dreimal pro Woche

Absolvieren Sie dreimal wöchentlich das 20-minütige Workout. Halten Sie dabei die folgende Reihenfolge ein: Grundsätzlich belasten Sie den Muskel zunächst, dann strecken Sie ihn. Wenn Sie das Workout in kleinere Einheiten aufteilen möchten, dann wählen Sie jene Übungen aus, die Ihnen besonders zusagen. Aber lassen Sie die Kraft- und Dehnübungen für eine bestimmte Körperpartie immer direkt aufeinanderfolgen, das heißt, trainieren Sie zuerst die Beine mit einer Kraftübung, und führen Sie gleich darauf die Dehnübung für die Beine aus.

An den anderen vier Tagen der Woche können Sie alle nachfolgend beschriebenen Dehnübungen durchführen (die nach jeder Zahl entsprechend markiert sind) und sie nach dem Walking zu einer kleinen Ganzkörper-Stretching-Einheit von drei bis fünf Minuten zusammenfassen.

Formvollendet: Wie man richtig trainiert

1. Blicken Sie geradeaus auf Augenhöhe oder etwas höher, um den Nacken zu entlasten und zu verhindern, dass die Schultern nach vorne fallen.

2. Setzen Sie eine »Botox-Mimik« auf: Lassen Sie Ihr Gesicht entspannt und möglichst unverkrampft.

3. Entspannen Sie auch die Schultern, und heben Sie den Brustkorb.

4. Stellen Sie sich vor, dass Ihr Kopf mit einer Schnur an der Zimmerdecke befestigt sei, um Ihre Wirbelsäule zu strecken und zu verhindern, dass Sie nach vorn fallen.

5. Zählen Sie die Anzahl der Wiederholungen für jede Übung laut mit. Dieses Mitzählen hilft Ihnen dabei, kontinuierlich zu atmen – statt die Luft anzuhalten.

6. Halten Sie den Bauch angespannt, um die untere Rückenpartie zu stabilisieren. Trainieren Sie das Einziehen des Bauches jedes Mal, wenn Sie in ein Auto, ein Flugzeug, in einen Bus, Zug oder Aufzug steigen oder eine Rolltreppe betreten – so gelingt es Ihnen mit der Zeit ganz automatisch.

7. Halten Sie die Knie leicht gebeugt und nicht durchgestreckt.

8. Wenn Sie Übungen für die Schulter ausführen, sollten Sie sicherstellen, dass Sie Ihre Hände immer sehen könnten, wenn Sie das möchten.

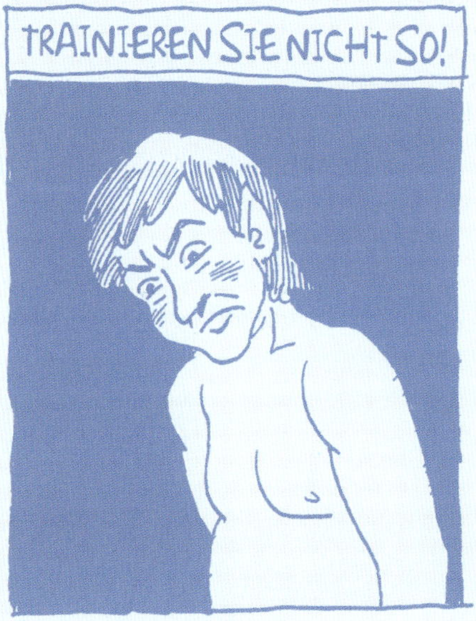

9. Atmen Sie. Viele Menschen halten beim Krafttraining die Luft an.

10. Bleiben Sie während der Übungen in Bewegung, um die Herzfrequenz konstant oben zu halten. Oder gehen Sie gleich zur nächsten Übung über. Wenn Sie so außer Atem kommen, dass Sie während der Übungen keine Unterhaltung mehr führen können, dann trainieren Sie zu intensiv. Wenn Sie ein Gespräch aufrechterhalten und den Gesprächspartner mit zusätzlichen, wissenswerten Details versorgen können, dann trainieren Sie nicht intensiv genug.

11. Wenn Sie stärker werden, sollten Sie Ihr Ausdauertraining anpassen, indem Sie es länger statt kraftintensiver gestalten. Das Gleiche gilt fürs Krafttraining. Das heißt, bei allen Übungen, bei denen Sie mit Ihrem Eigengewicht arbeiten, sollten Sie eine größere Anzahl an Wiederholungen machen. Das sollte zugleich auch überlastungsbedingte Verletzungen verhindern. Sollte bei einer Übung Ihre Kraft nicht länger ausreichen, halten Sie einfach die Position, ohne sich weiter zu bewegen, und wechseln Sie in einen langsameren Rhythmus. Es ist wichtiger, eine Übung perfekt auszuführen und dafür lieber weniger Wiederholungen zu machen, als viele Wiederholungen mit einer falschen, schlaffen Körperhaltung zu absolvieren.

Das 20-Minuten-Fett-weg-Workout

Führen Sie die folgenden Bewegungen in der angegebenen Reihenfolge aus. Je nachdem, auf welchem Leistungsniveau Sie sich befinden, können Sie die Dauer oder Wiederholungszahl der Übungen auch variieren. Auf jede Kraftübung folgt eine Dehnübung, um die jeweilige Muskelgruppe zu entspannen und Sie beweglicher zu halten. An den Tagen, an denen Sie kein Workout absolvieren, können Sie nach dem Walking nur die Dehnübungen machen, um Ihre Flexibilität zu verbessern. Videos zu allen Bewegungen finden Sie auf www.realage.com.*

Fakt ist ...

Sie können innerhalb weniger Monate eine Kraftsteigerung von 100 Prozent erreichen, aber es funktioniert auch genau umgekehrt: Wenn Sie nicht jede Woche Ihr Krafttraining absolvieren, verlieren Sie an Muskelmasse. In drei Monaten kann sich Ihre Kraft um 50 Prozent verringern, in drei Jahren um bis zu 80 Prozent. Betrachten Sie Ihr Fitnesstraining wie Ihren Spanischunterricht: Je konsequenter Sie es betreiben, desto nachhaltiger werden auch Ihre Ergebnisse sein. Wer rastet, der rostet.

1. Schulterrollen

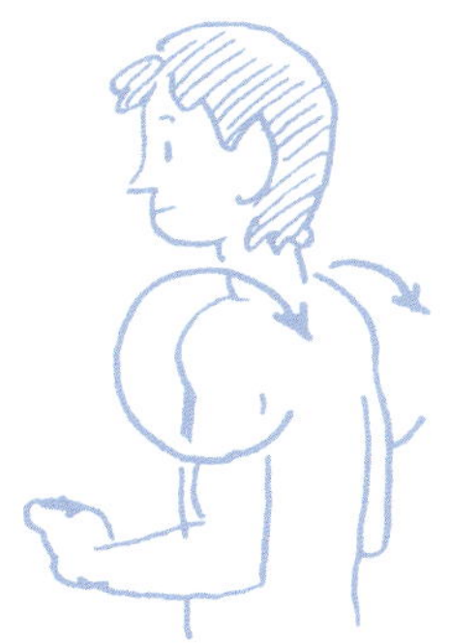

Genau richtig, wenn es in Ihrem Schulterbereich immer mal wieder knackt und knarzt.

Rollen Sie die Schultern immer wieder nach vorn, und zählen Sie dabei bis 10. Rollen Sie die Schultern dann nach hinten, und zählen Sie erneut bis 10. Kehren Sie zur Vorwärtsbewegung zurück und dann wieder zur Rückwärtsbewegung, wobei Sie jeweils bis 10 zählen. Ihr Ziel ist es, im Schulterbereich einen möglichst großen Bewegungsradius zu bekommen.

Achten Sie auf Bereiche, in denen kein reibungsloser Ablauf möglich ist, und versuchen Sie diese Blockade zu lösen, indem Sie sich entspannen, während Sie Ihre Hände und Arme kreisen lassen. Zwischen den einzelnen Übungen sollten Sie es sich zur Gewohnheit machen, die Schultern abwechselnd fünfmal vor und anschließend fünfmal zurück zu rollen.

* Diese Website ist nur auf Englisch verfasst.

Erst vorbereiten – dann schwitzen

Damit das Verletzungsrisiko möglichst gering bleibt, sollten Sie sich an einige Grundsätze halten, um Ihre Muskeln und Ihren gesamten Körper zu schützen.

- **Aufwärmen.** Bevor Sie überhaupt mit dem Training beginnen, wärmen Sie Ihre Muskeln etwa fünf Minuten lang auf, um Verletzungen vorzubeugen. Das 20-Minuten-Workout enthält bereits ein spezielles Warm-up, aber auch vor anderen sportlichen Tätigkeiten sollten Sie sich ausreichend aufwärmen. Vergessen Sie nicht: Ihre Muskeln sind wie Spaghettibündel. Wenn sie warm sind, sind sie dehnbar, in kaltem Zustand aber sind sie unflexibel und deutlich verletzungsanfälliger. Jogging, Walking, Radfahren oder ein anderes leichtes Training bereitet Ihre Muskeln auf Aktivität vor. Eine Faustregel: Führen Sie dieselbe Übung aus, die Sie anschließend machen wollen – nur langsamer oder mit geringeren Gewichten. Ihr Ziel ist es, mit Ihren Gelenken denselben Bewegungsablauf durchzuführen wie bei der späteren Übung. So gelingt es Ihnen, die Herzfrequenz und die Temperatur der Muskeln allmählich zu erhöhen, wodurch diese dehnbarer werden und weniger verletzungsanfällig. Manche empfehlen, dem Training ein Cool-down in Form einer leichten Einheit Jogging, Radfahren oder Walking folgen zu lassen, aber es gibt keine Belege dafür, dass ein Cool-down am Schluss Verletzungen oder Muskelkater besser entgegenwirkt als ein Stretching. Wenn Sie jedoch ein intensives Ausdauertraining absolvieren, benötigen Sie unbedingt ein Cool-down und sollten keinesfalls am Ende des Workouts einfach abrupt aufhören. Als Cool-down sollten Sie dann einfach mit dem weitermachen, was Sie zuvor getan haben (wie zum Beispiel Laufen), nur mit einem deutlich geringeren Tempo als im vorausgegangenen Workout.

- **Konzentrieren Sie sich auf Ihre Muskeln.** Achten Sie besonders darauf, ob und wo Sie sich verspannen. Es geht bei den Übungen auch darum, Verspannungen in Ihrem Körper abzubauen – und sie nicht an eine andere Stelle zu verlagern. Viele Menschen neigen dazu, sich bei körperlicher Anstrengung zu verspannen, besonders im Bereich der Schultern und der Stirn. Wenn Sie dies bemerken, atmen Sie tief durch, und konzentrieren Sie sich auf die Muskeln, die Sie gerade trainieren.

- **Hören Sie auf Ihren Körper.** Atmen Sie während der Dehnübungen ungezwungen und langsam. Sollten Sie beim Stretching Schmerzen verspüren, hören Sie sofort auf. Wir sprechen hier nicht von einem kleinen Unbehagen beim Auflockern. Aber wenn Sie wirklich Schmerz verspüren, sollten Sie dies als Warnsignal deuten und aufhören. Schließlich sollen die Muskeln Energie verbrennen und nicht geschädigt werden.

- **Tragen Sie solides Schuhwerk.** Für Ihre Walking-Einheiten investieren Sie in ein gutes Paar leichter Laufschuhe. Sie sind gut gedämpft und dazu entwickelt, die Abrollbewegungen des Fußes beim Gehen und Laufen zu unterstützen. Am besten ist es, wenn Sie in ein spezielles Laufgeschäft gehen, in dem die Verkäufer über Fachwissen verfügen und Ihnen beratend zur Seite stehen. Bitten Sie den Experten dort um eine Laufstilanalyse und eine Empfehlung, welcher Schuh für Sie am besten geeignet ist. Das Krafttraining können Sie übrigens barfuß absolvieren.

2. Brustüberkreuzen

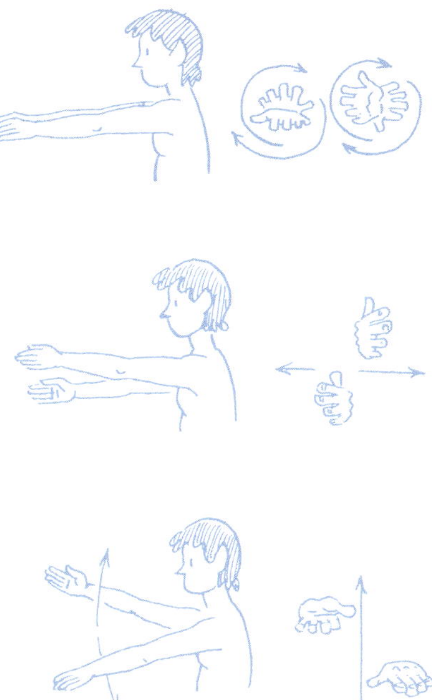

Stärkt Brust- und Schulterbereich.

(A) Strecken Sie die Arme auf Schulterhöhe so weit wie möglich nach vorn aus, und führen Sie in schneller Abfolge mit beiden Händen Drehbewegungen nach links und rechts aus, so als würden Sie in jeder Hand einen Tennisball halten.

(B) Überkreuzen Sie dann die gestreckten Arme vor dem Körper, und führen Sie dabei mit nach innen zeigenden Handflächen eine Reihe kurzer, horizontaler, wedelnder Bewegungen aus.

(C) Bewegen Sie dann Ihre Hände schnell auf und ab, wobei die Handflächen nun nach unten zeigen.

Versuchen Sie alle diese drei Varianten hintereinander durchzuführen, und zählen Sie dabei jeweils bis 25.

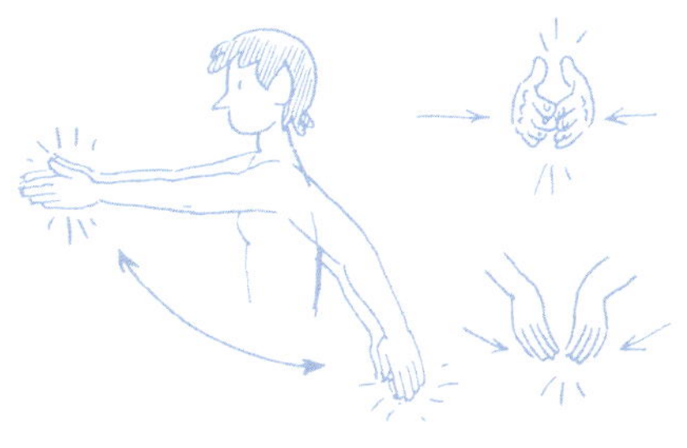

3. Klatschen (Stretching)

Dehnt die Brust.

Stellen Sie sich gerade und mit aufgerichtetem Oberkörper auf, die Brust raus. Nun klatschen Sie mit ausgestreckten Armen vor Ihren Körper. Führen Sie dann die Hände hinter Ihren Rücken, und klatschen Sie erneut. Halten Sie bei dieser Übung die Hände so hoch wie möglich, während Sie die Bewegung nach vorn und nach hinten ausführen. Halten Sie beim Rückwärtsklatschen den Oberkörper senkrecht, und neigen Sie sich nicht nach vorn.

Wiederholen Sie den gesamten Bewegungsablauf 10-mal.

4. Bückling (Stretching)

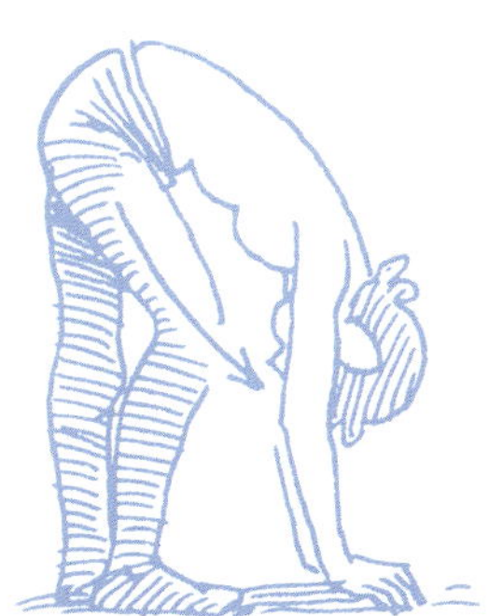

Streckt die Hüft- und die hinteren Oberschenkelmuskeln.

Neigen Sie sich mit dem Oberkörper nach vorn, die gesamten Fußsohlen bleiben dabei auf dem Boden. Winkeln Sie ein Knie leicht an, halten Sie das andere Bein gestreckt. Die Füße bleiben dabei trotzdem auf dem Boden. Lassen Sie den Kopf nach vorn baumeln. Entspannen Sie sich dabei.

Halten Sie diese Position etwa 15 Sekunden, und wechseln Sie dann: Nun winkeln Sie das andere Bein an.

5. Liegestütze

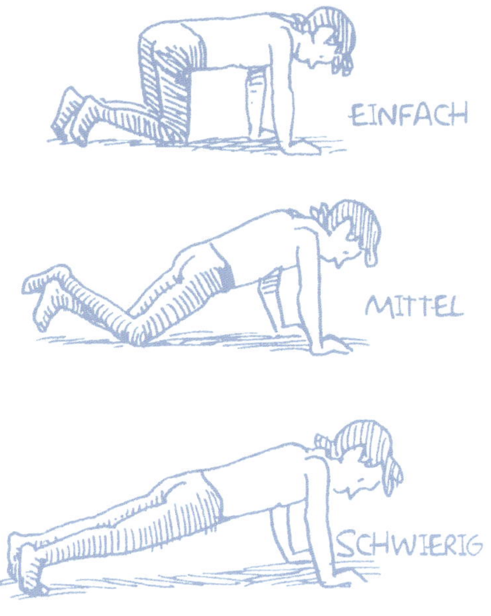

Stärken die Brustmuskeln.

Begeben Sie sich in die für Sie passende Endposition (siehe Bilder rechts: einfach, mittel oder schwierig), indem Sie sich entweder in Liegestützposition auf die Zehenspitzen stellen oder die Knie anfangs noch auf dem Boden lassen. Senken Sie Ihren Körper, bis die Brust fast den Boden berührt, und stemmen Sie sich wieder hoch. Während Sie Ihre Ellbogen strecken, drücken Sie die Wirbelsäule in Richtung Decke, auf diese Weise trainieren Sie auch die Rückenmuskeln. Strecken Sie gleichzeitig Ihre Fersen nach hinten, Ihr Körper sollte vom Kopf bis zu den Füßen eine Gerade bilden. Ihr Bauch darf den Boden nicht berühren. Beziehen Sie ihn auch in die Übung mit ein, indem Sie ihn anspannen, um den unteren Rücken zu stützen. Halten Sie den Bauch angespannt, so stärken Sie gleichzeitig auch die Bauchmuskeln. Wenn Sie Schmerzen im unteren Rücken verspüren, sollten Sie Ihr Gesäß leicht anheben und das Steißbein in die richtige Position bringen, indem Sie Ihr Gesäß anspannen. Halten Sie das Kinn leicht gestreckt, und richten Sie Ihren Blick auf einen vorgestellten Punkt etwa 15 Zentimeter vor den Fingerspitzen. So zwingen Sie sich dazu, bei den Liegestützen die Brustmuskeln zu benutzen und überlasten den Nacken nicht. Führen Sie so viele Liegestütze aus, wie Sie schaffen. Wenn es zu anstrengend wird, dann gehen Sie in die Endposition der Liegestütze und halten diese, ohne sich zu bewegen. Oder machen Sie einen Liegestütz-Countdown: Führen Sie fünf Liegestütze aus, und halten Sie die Position fünf Sekunden lang. Absolvieren Sie dann vier, und halten Sie danach die Position vier Sekunden lang. Wiederholen Sie diesen Vorgang, bis Sie bei einer Liegestütze angekommen sind.

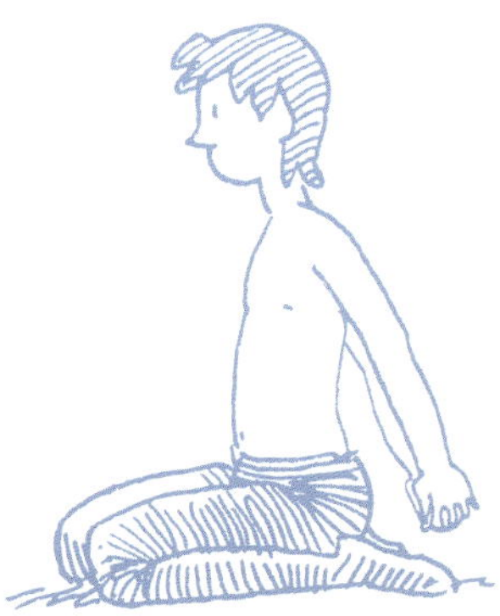

6. Pex-Flex (Stretching)

Dehnt Brust und Arme.

Setzen Sie sich auf die Fersen, und verschränken Sie die Finger hinter dem Gesäß, die Arme bleiben gestreckt. Heben Sie nun die Hände, die Knöchel zeigen nach hinten, und strecken Sie die Brust heraus. Pressen Sie die Schulterblätter zusammen, um Ihre Brust noch ein wenig weiter zu dehnen. Atmen Sie gleichzeitig mit der Dehnung der Muskeln ein. Richten Sie Ihren Blick nach vorn.

Eine Variante: Verschränken Sie die Hände hinter dem Kopf, und strecken Sie die Arme nach hinten.

Basistraining

Manchmal kann die Auswahl eines Trainers ähnlich sein wie ein Autokauf: Der Wagen sieht zwar toll aus, aber wissen wir wirklich, wie gut er läuft? Ein Personal Trainer ist zwar für Ihr Abnehmprogramm nicht erforderlich, aber manche üben gern unter fachkundiger Anleitung, vor allem weil man vom Wissen des Trainers profitiert und auch kontrolliert wird, da man ihm ja regelmäßig von seinen Fortschritten berichten muss. Beachten Sie folgende Punkte, wenn Sie einen Trainer wählen:

- Stellen Sie sicher, dass Ihr Trainer von einer angesehenen Organisation zertifiziert ist und genau angibt, wo er seine Ausbildung absolviert hat.
- Überprüfen Sie, ob er hauptberuflich Trainer ist und mit dem Personal Training nicht nur eine Schauspielausbildung finanziert.
- Vergewissern Sie sich, dass seine Art, Sie zu motivieren, einschließlich der Stimme zu Ihrem Workout-Stil passt. Manche Trainer arbeiten mit einer lauten Stimme, während andere eher beruhigend auf ihre Schützlinge einreden. Wenn Ihr Trainer Sie richtig motiviert, dann werden Sie sich auch selbst antreiben, um Ergebnisse zu erzielen, und regelmäßig zum Training erscheinen – was schon die halbe Miete ist. Wenn Sie die Kosten für einen Personal Trainer sparen möchten, dann probieren Sie unser Gratisprogramm auf www.oprah.com* mit dem New Yorker Trainer Joel Harper aus, oder gehen Sie auf www.realage.com*, wo Tracy Hafen Ihnen behilflich ist. Wenn Sie www.pushtv.com* besuchen, können Sie aber auch mit Weltklassetrainern arbeiten und sich ein maßgeschneidertes Workout erstellen lassen, das Ihnen jeden Monat direkt frei Haus geliefert wird.

---

* Diese Websites sind nur auf Englisch verfasst.

7. Körperbrett

Stärkt Bauchmuskeln und Schultern.

Gehen Sie in eine liegestützähnliche Position. Stützen Sie Ihren Körper auf Unterarme und Zehen, während Sie die Schulter- und Brustpartie nach oben drücken, gleichzeitig den Bauch anspannen und zum unteren Rücken hin ziehen, um diesen zu stabilisieren. Halten Sie das Gesäß angespannt, und richten Sie den Blick zum Boden (ignorieren Sie dabei die plötzliche Erkenntnis, dass Sie staubsaugen müssen). Halten Sie die Position, so lange Sie können. Wenn Sie die Position länger als eine Minute halten können, dann können Sie sie noch anspruchsvoller machen, indem Sie Ihren Körper so weit absenken, dass Sie mit Ihrem Kinn die verschränkten Hände knapp berühren, oder versuchen, auf einem Bein zu balancieren.

8. Körperbrett mit Seitenwechsel

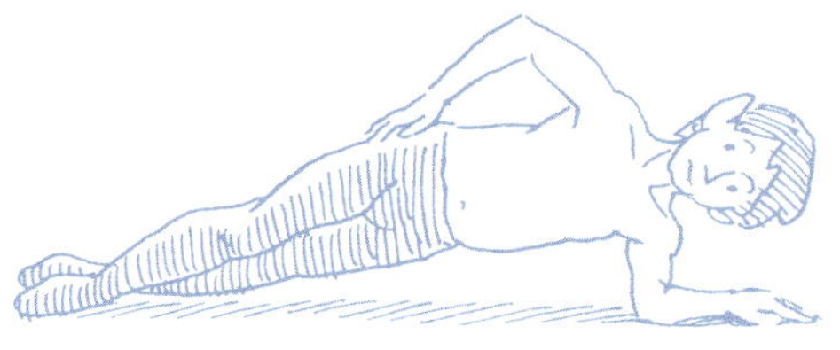

Stärkt die seitlichen Bauchmuskeln.

Drehen Sie sich nun auf die Seite, indem Sie sich wie abgebildet mit einem Ellbogen abstützen und die Hüfte der anderen Körperseite zur Decke zeigt. Halten Sie den Körper möglichst gerade. Halten Sie die Bauchmuskeln angespannt, und versuchen Sie, so lange wie möglich in dieser Position zu verharren. Wechseln Sie die Seite. Wenn Sie diese Position länger als eine Minute halten können, dann können Sie den Schwierigkeitsgrad steigern, indem Sie wiederholt die Hüfte senken, damit den Boden berühren und Ihren Körper dann wieder in die Gerade bringen.

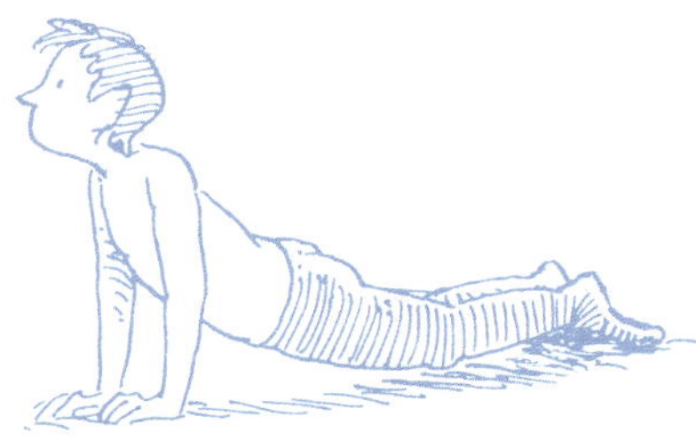

9. Erwachender Hund (Stretching)

Dehnt die geraden und schrägen Bauchmuskeln.

Sie nehmen eine Liegestütz-Anfangsposition ein, die Hände befinden sich direkt unter den Schultern. Heben Sie Brust und Rumpf so, dass der Oberkörper fast senkrecht zum Boden ist, Ihre Fußrücken liegen auf dem Boden auf. Lehnen Sie sich zurück, um die Bauchmuskeln zu strecken, aber spannen Sie das Gesäß nicht an. Zehn Sekunden halten. Blicken Sie jeweils für 10 Sekunden über die rechte und die linke Schulter, und richten Sie Ihren Blick dann wieder nach vorne.

10. Der wacklige Tisch

Stärkt den oberen Rücken und das Gesäß.

Gehen Sie in den Vierfüßlerstand, die Finger sind gespreizt und zeigen nach vorn. Halten Sie den Rücken gerade und parallel zum Boden, die Ellbogen sind leicht gebeugt. Blicken Sie auf einen Punkt etwa 15 Zentimeter vor Ihren Fingerspitzen auf den Boden. Strecken Sie nun die rechte Hand nach vorn, das linke Bein nach hinten. Strecken Sie sie so weit auseinander wie möglich, wobei die rechte Hand höher als der Kopf sein sollte. Je höher der Arm, desto mehr Arbeit muss der Rücken verrichten, und desto wirkungsvoller wird die Übung. Nun führen Sie den rechten Ellbogen zum linken Knie.

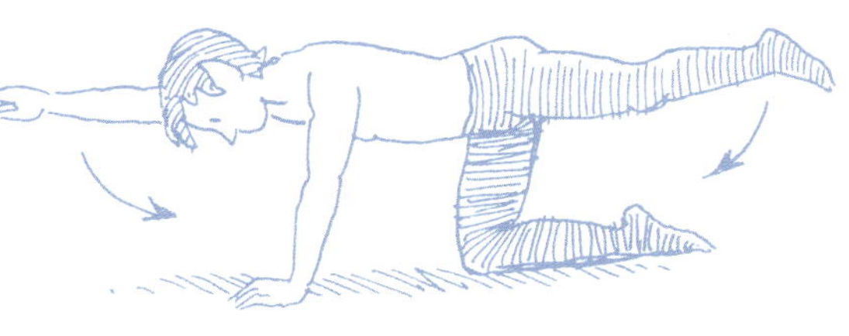

Führen Sie die Übung 20-mal auf dieser Seite aus, wechseln Sie dann, und wiederholen Sie das Ganze auf der anderen Seite.

Anspruchsvoller wird die Übung, wenn Sie mit Arm und Bein jeweils einen rechten Winkel bilden und sie in dieser Position bewegen. Füße und Hände befinden sich dadurch deutlich über der Wirbelsäule. Halten Sie die Position für 20 Sekunden. Der Bauch sollte die ganze Zeit über angespannt sein und den unteren Rücken stabilisieren.

11. Superman

Stärkt den unteren Rücken.

Legen Sie sich flach auf den Bauch, strecken Sie die Arme gerade nach vorn aus, die Handflächen zeigen nach unten. Strecken Sie Arme und Beine in alle vier Richtungen von

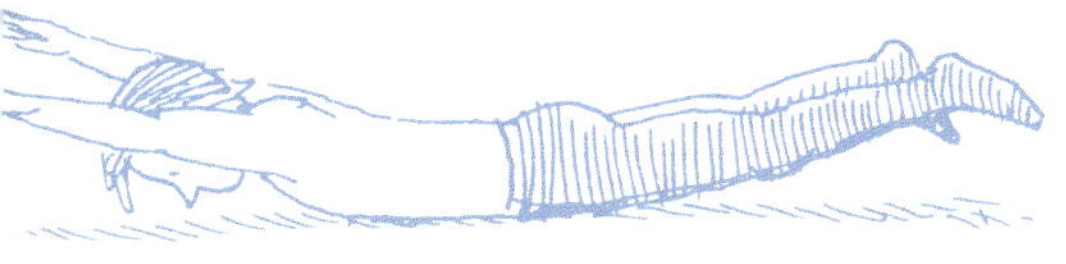

sich, und heben Sie bei jeder Wiederholung Arme und Beine gleichzeitig an, bis sich ein Ermüdungseffekt einstellt. Blicken Sie die ganze Zeit nach unten, und überstrecken Sie den Nacken nicht. Bei dieser Übung geht es darum, den Körper möglichst lang zu machen, es kommt nicht darauf an, Arme und Beine möglichst weit nach oben zu strecken. Konzentrieren Sie sich darauf, beim Heben das Gesäß anzuspannen.

Versuchen Sie, die Übung eine Minute lang durchzuführen.

Fakt ist …

Es sollte nicht weiter überraschen, dass die Übungen und die Bewegungen, die am anstrengendsten sind, auch die meisten Kalorien verbrennen. Hier finden Sie einige Beispiele für Übungen und Aktivitäten und die Information, wie viel Energie man im Durchschnitt pro Minute damit verbrennt (bei einem Durchschnittsgewicht von 91 kg bei Männern und 68 kg bei Frauen):

Training	**Verbrannte Kalorien pro Minute (Männer)**	**Verbrannte Kalorien pro Minute (Frauen)**
Laufen in einem Tempo von etwa 11 km/h	22	17
Schwimmen, moderates Tempo	16	12
Training auf dem Heimtrainer, moderates Tempo	16	11
Hantelstemmen, hohe Intensität	12	9
Walking 6,4 km/h	10	8
Andere Aktivitäten		
Holzhacken	12	9
Schneeschaufeln	12	9
Gartenarbeit	9	6
Mit den Kindern herumtollen	8	6
Blumen gießen	5	4
Berufliche Tätigkeiten		
Feuerwehr	24	18
Arbeit auf dem Bau	12	9
Massieren	8	6
Krankenpflege	6	5
Büroarbeit	3	2

12. Die sitzende Brezel (Stretching)

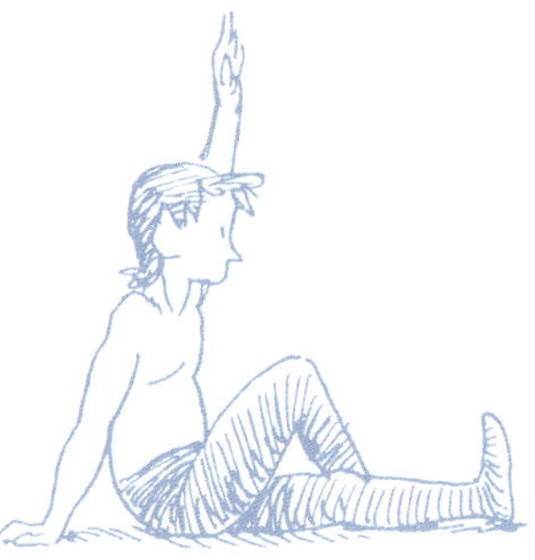

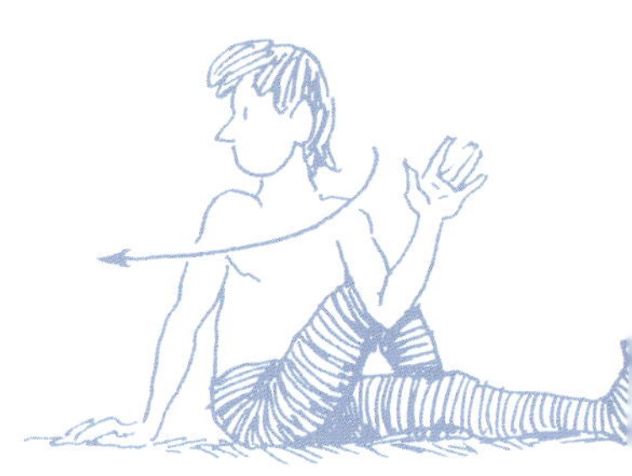

Streckt den unteren und mittleren Rücken sowie die Hüfte.

Setzen Sie sich mit ausgestreckten Beinen auf den Boden. Winkeln Sie das rechte Bein an, und stellen Sie den rechten Fuß links neben das linke Knie. Um den Rücken zu stützen, setzen Sie die rechte Hand hinter dem Gesäß auf. Ziehen Sie die Zehen des linken Fußes in Richtung Oberkörper. Heben Sie die linke Hand so, als wollten Sie »Stop« anzeigen, und senken Sie das Kinn. Drehen Sie sich dann nach rechts, und drücken Sie mit dem linken Trizeps gegen die Außenseite des rechten Oberschenkels. Um die Intensität zu erhöhen, drehen Sie sich stärker in der Hüfte, und üben Sie mehr Druck auf den rechten Oberschenkel aus. Stellen Sie sich vor, es befände sich eine Schnur oben auf Ihrem Kopf, die Ihre Wirbelsäule streckt. Atmen Sie tief ein, indem Sie den Brustkorb weiten, als würden Sie einen Ballon aufblasen. Konzentrieren Sie sich darauf, jedes Mal tiefe Atemzüge zu machen.

Eine Anmerkung vorab zu den Übungen 13 und 14:

Halten Sie bei allen Bauchmuskelübungen in liegender Position den unteren Rücken flach auf dem Boden. Stellen Sie sich vor, Sie müssten zwischen dem Boden und Ihrem unteren Rücken eine Münze festhalten. Versuchen Sie, den Bauch angespannt zu halten, um ihn zu trainieren und schön flach zu bekommen. Sobald Sie das Gefühl haben, der untere Rücken hebt vom Boden ab, legen Sie eine Pause ein, und bringen Sie ihn so flach wie möglich wieder auf den Boden. Erst dann fahren Sie mit den Übungen fort. Wenn dies zu anstrengend wird, hören Sie auf und pressen ihn so fest wie möglich 30 Sekunden lang nach unten. Stellen Sie sich vor, innen an Ihrem Bauchnabel sei ein Gewicht befestigt, das ihn nach unten zur Münze hin zieht, also zum unteren Rücken hin.

Fakt ist …

Spannen Sie bei den Übungen die Bauchmuskeln an. Denn wenn Sie den Bauch nach außen drücken, dann werden sich die Muskeln ebenfalls so ausformen. Entspannen Sie die Gesichtsmuskulatur, und werfen Sie auch die Stirn nicht in Falten. Das erspart Ihnen möglicherweise eine spätere Schönheitsoperation.

13. Beinsenken

Stärkt die gesamten Bauchmuskeln.

Legen Sie sich auf den Rücken, die Hände auf der Brust, und heben Sie die Beine und Füße im rechten Winkel an. Senken Sie die Fersen ab, berühren Sie damit die Matte, und bringen Sie sie wieder in den rechten Winkel. Führen Sie so viele Wiederholungen aus, wie Sie können (bis es nicht mehr geht). Sobald Sie mit dem unteren Rücken vom Boden abheben, sollten Sie wieder in die Ausgangsposition zurückkehren; senken Sie Ihre Beine immer weiter ab, und achten Sie stets darauf, dass der Rücken an die imaginäre Münze geheftet bleibt. Anfänger sollten zuerst einmal nur ein Bein absenken.

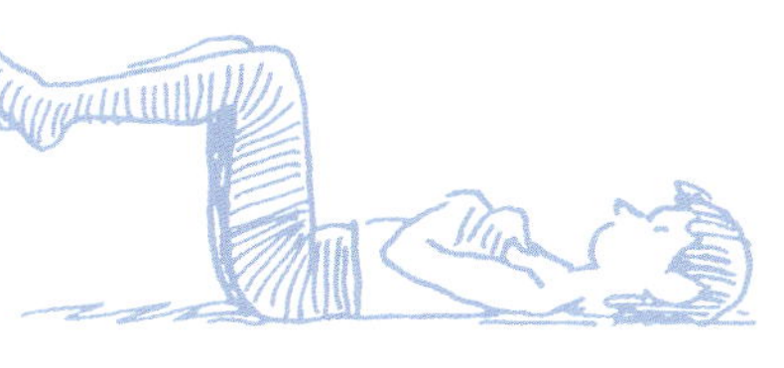

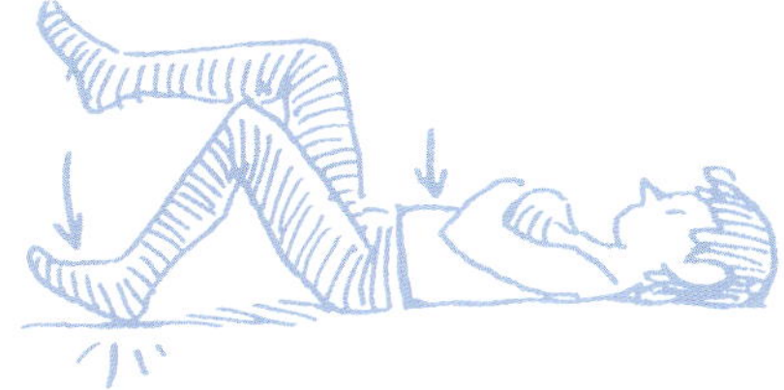

Für Fortgeschrittene: Führen Sie die Übung mit ausgestreckten Beinen aus.

14. X-Crunch

Stärkt die oberen Bauchmuskeln.

Legen Sie sich auf den Rücken, die Füße stehen auf dem Boden, die Knie sind angewinkelt. Verschränken Sie die Arme hinter Ihrem Kopf, und legen Sie die linke Hand auf die rechte Schulter und die rechte Hand auf die linke Schulter, sodass die Arme ein X hinter Ihrem Kopf bilden. Legen Sie Ihren Kopf auf das X, und halten Sie dabei den Nacken entspannt. Anfangs können Sie als Hilfe einen Tennisball zwischen Kinn und Brust klemmen. Aktivieren Sie Ihre Bauchmuskeln, und heben Sie den Oberkörper bis zu einem Winkel von etwa 30 Grad vom Boden ab. Ohne den Atem anzuhalten, ziehen Sie den Bauchnabel in Richtung Boden, um den queren Bauchmuskel (Musculus transversus abdominis) und das gesamte Sixpack zu trainieren. Ziehen Sie auch die Beckenmuskeln zusammen, so als wollten Sie das Wasserlassen unterdrücken, um auch den Beckenboden zu stärken. Versuchen Sie, so viele Wiederholungen wie möglich zu machen. Der Blick ist dabei die ganze Zeit nach oben gerichtet. Anschließend wiederholen Sie die Übung 9 (siehe Seite 222), um die Bauchmuskeln wieder zu strecken.

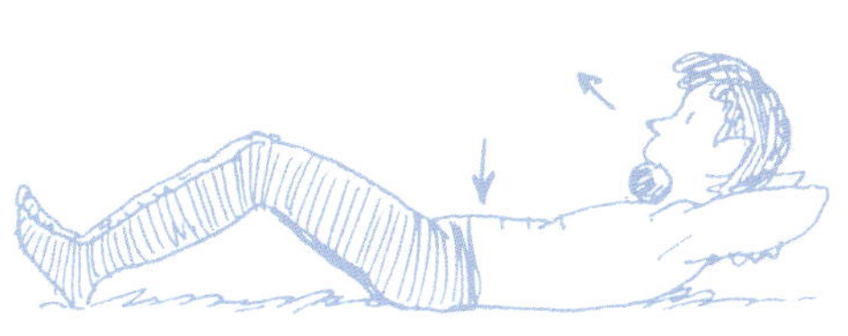

In aller Frühe

Kaffee, krähende Hähne und nervige Radiomoderatoren sind nur einige Möglichkeiten, in den Tag zu starten. Viele Menschen haben Freude daran, dem Morgen mit dem aus dem Yoga stammenden Sonnengruß zu begegnen: eine Reihe von Bewegungen, die den Körper stärken, dehnen und mit Energie versorgen. Betrachten Sie ihn als koffeinfreie Alternative, Ihren Tag zu beginnen. Führen Sie die Bewegungsabfolge 2-mal durch, und wechseln Sie bei der Wiederholung das Bein.

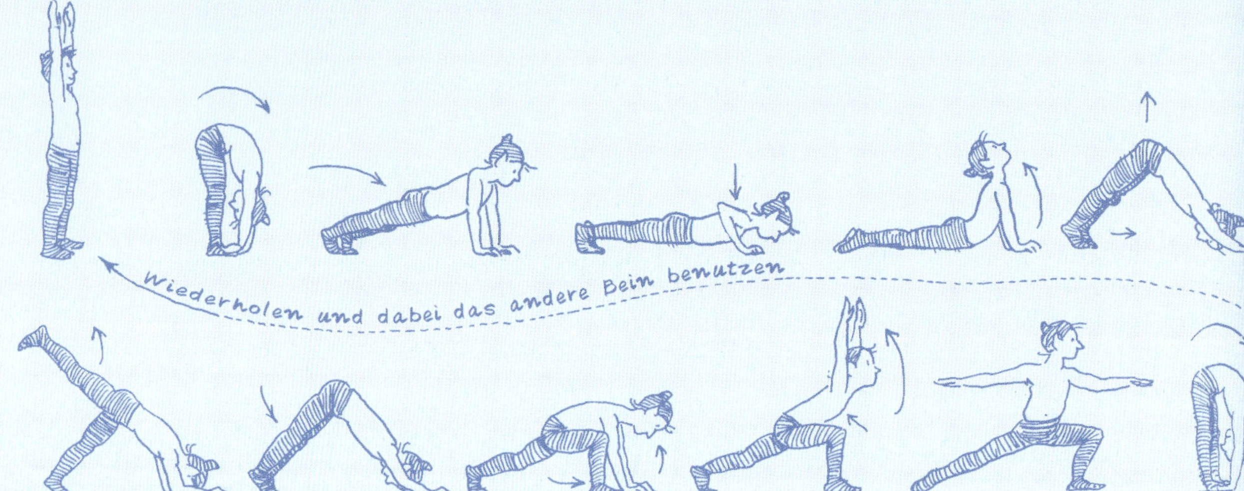

Der Sonnengruß

1. Stellen Sie sich gerade auf, die Füße eng einander. Führen Sie die Hände vor der Brust zusammen, die Fingerspitzen zeigen nach oben. Achten Sie darauf, dass Ihr Gewicht gleichmäßig auf beide Füße verteilt ist. Atmen Sie aus. Strecken Sie dabei die Arme nach oben aus. Lehnen Sie sich langsam zurück, ziehen Sie den Bauch ein und hoch, die Arme befinden sich dabei hinter dem Kopf. Entspannen Sie den Nacken. Atmen Sie ein.

2. Atmen Sie aus, während Sie sich langsam nach vorn beugen, bis die Arme senkrecht vor den Beinen nach unten hängen, und berühren Sie wenn möglich dabei mit dem Kopf die Knie. Drücken Sie die Hände auf den Boden, die Fingerspitzen liegen direkt neben den Zehen auf. Wenn nötig, beugen Sie die Knie dabei ein wenig. Halten Sie die Knie leicht gebeugt, um mithilfe der hinteren Oberschenkelmuskeln den Rücken zu entlasten, dehnen und strecken Sie den Rücken statt einen Buckel zu machen. Entspannen Sie Nacken und Schultern, diese sollen locker nach unten hängen. Verwenden Sie deren Gewicht, um Ihre Wirbelsäule zu strecken.

3. Bewegen Sie sich in eine Liegestützposition. Hände und Zehen sind am Boden, der Rücken ist gerade.

4. Senken Sie den Körper ab, als wollten Sie einen Liegestütz machen, die Ellbogen sind gebeugt, und der Körper bleibt vom Kopf bis zu den Füßen auf einer Linie.

5. Während Sie einatmen, heben Sie den Kopf und beugen sich zurück, während Sie die Arme strecken. Beim Abstützen strecken Sie den Kopf nach oben und hinten, die Fußrücken berühren den Boden,

heben Sie dabei das Becken leicht vom Boden. Die vier Punkte, die den Boden nun berühren, sind die beiden Handflächen sowie die Fußrücken.

6. Halten Sie die Arme gestreckt, rollen Sie auf Ihre Fußballen, heben Sie die Hüfte, bis Sie in die Position »Erwachender Hund« (siehe Seite 222) kommen, drücken Sie dabei die Achseln in Richtung Knie, und halten Sie den Kopf auf derselben Höhe wie die Arme. Atmen Sie währenddessen aus.

7. Halten Sie das rechte Bein gestreckt, und heben Sie es so, dass es eine Linie mit Ihrer Wirbelsäule bildet. Wenn Sie später diese Bewegungsabfolge zum zweiten Mal machen, heben Sie an dieser Stelle das linke Bein.

8. Kehren Sie in die Hund-Position (siehe Schritt 6) zurück. Machen Sie mit dem rechten Bein einen Ausfallschritt nach vorn.

9. Halten Sie Hände und Füße auf dem Boden, während Sie einatmen; das rechte Bein befindet sich dabei zwischen den Händen, beim zweiten Durchgang später dann das linke.

10. Heben Sie den Kopf, und recken Sie die Hände gen Himmel, während Sie weiter im Ausfallschritt bleiben.

11. Öffnen Sie die Hüfte, indem Sie sich nach links drehen, und strecken Sie die Arme parallel zum Boden aus, der rechte zeigt nach vorn, der linke nach hinten.

12. Bringen Sie die Füße zusammen, und begeben Sie sich in eine aufrechte Position. Halten Sie die Beine augestreckt, beugen Sie sich nach vorn, und senken Sie den Oberkörper. Berühren Sie wenn möglich mit dem Kopf die Knie. Ausatmen.

13. Kehren Sie in die Ausgangsposition zurück, und richten Sie sich langsam auf, bis Ihr Rücken gerade ist und Sie wieder aufrecht stehen. Strecken Sie die Arme über den Kopf, während Sie einatmen. Atmen Sie aus, und wiederholen Sie den Bewegungsablauf, damit Sie die Muskeln auf der gegenüberliegenden Körperseite ebenfalls dehnen.

15. Beinheben in sitzender Position

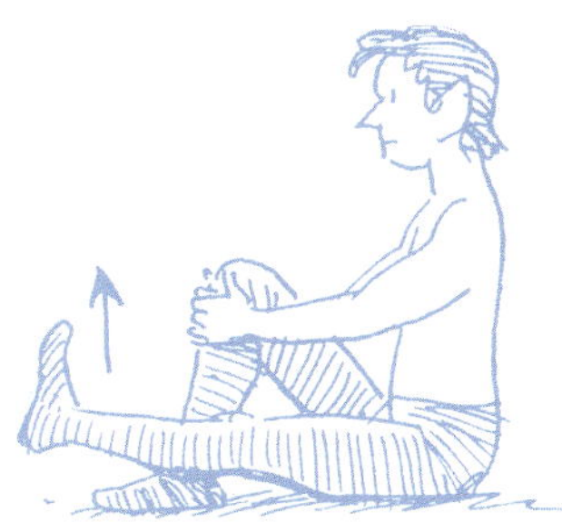

Stärkt den Quadrizeps.

Setzen Sie sich mit ausgestreckten Beinen hin. Winkeln Sie das rechte Bein an, das Knie zeigt zur Decke. Um den Rücken gerade zu halten, legen Sie die Hände verschränkt ums Knie. Stellen Sie sich vor, Ihr Kopf ist oben an einer Schnur befestigt, die Ihre Wirbelsäule spannt, und bewegen Sie den Kopf nicht ruckartig. Heben Sie das ausgestreckte Bein etwa 15 Zentimeter vom Boden ab, die Zehen sind dabei in Richtung Oberkörper gestreckt und zeigen zur Decke.

Heben Sie das Bein 25-mal an – das einzige Körperteil, das sich bewegt, ist das Bein. Wechseln Sie dann die Seite. Wiederholen Sie die Übung für jedes Bein 2-mal, absolvieren Sie also pro Bein insgesamt 50 Wiederholungen.

Variante: Sie können auch das Bein anheben und dann nicht auf und ab, sondern nach rechts und links bewegen.

Machen Sie eine gute Figur – überall und jederzeit!

Trainieren Sie eine gute Körperhaltung – beim Sitzen, Stehen oder Gehen –, indem Sie die Bauchmuskeln anspannen und sich vorstellen, Sie würden den Bauchnabel ins Körperinnere hineinziehen. Stellen Sie sich vor, von Ihrem Kopf bis hinunter zu den hinteren Oberschenkelmuskeln würde eine Linie führen. Achten Sie darauf, dass Sie Ihren Nacken und Ihre Schultern nach hinten ziehen und diese entspannt sind, ziehen Sie die Schultern nicht nach oben zu den Ohren. Stellen Sie sich vor, auf Ihrem Kopf wäre eine Schnur befestigt, die Ihre Wirbelsäule nach oben in die Länge zieht. Wenn Sie auf eine gute Körperhaltung achten, stärkt dies nicht nur Ihren Rumpf, Sie werden auch einige Extrakalorien verbrennen, weil Sie sich etwas mehr anstrengen müssen, um sich auf diese Weise aufrecht zu halten.

16. Der unsichtbare Stuhl

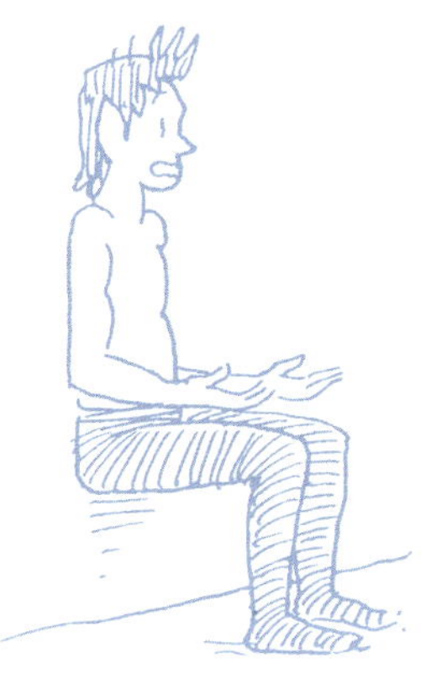

Stärkt die gesamte Beinmuskulatur.

Ihr Rücken ist an eine Wand gelehnt. Nehmen Sie eine Sitzposition ein, als säßen Sie auf einem unsichtbaren Stuhl, die Hände ruhen auf den Oberschenkeln. Die Fersen befinden sich genau unter den Knien, die um 90 Grad angewinkelt sind. Ihre Schultern sind entspannt, und der Kopf liegt an der Wand an. Entspannen Sie die Gesichtsmuskulatur, und achten Sie auf die Atmung.

Halten Sie die Position, und versuchen Sie, sich mit der Zeit auf zwei Minuten zu steigern.

17. Straffe Beine (Stretching)

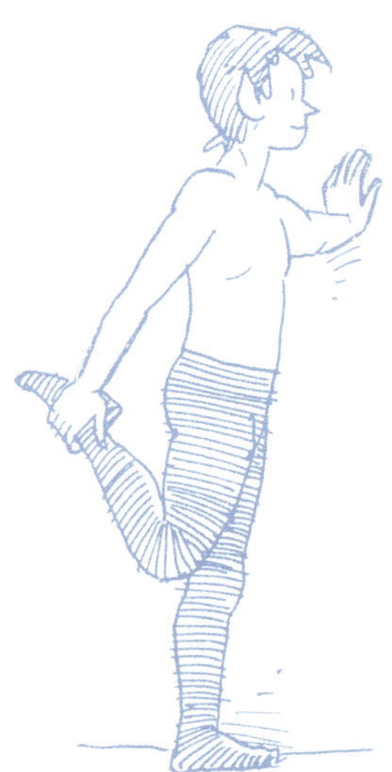

Streckt den Quadriceps.

Stellen Sie sich auf ein Bein, beugen Sie das andere Bein nach hinten, und greifen Sie dann von hinten mit verschränkten Händen den Fuß. Ziehen Sie den Fuß in Richtung Gesäß, wobei Sie gleichzeitig Ihre Brust anheben und die Schulterblätter zusammenpressen. Halten Sie die Knie zusammen. Spannen Sie die ganze Zeit über die Bauchmuskeln an, um den unteren Rücken zu stabilisieren.

Halten Sie die Position etwa 20 Sekunden lang, dann wechseln Sie die Beine und wiederholen die Übung.

Fakt ist …

Sie können fast jede Übung durch eine leichte Variation mit einem Balance-Element versehen. Versuchen Sie beispielsweise, die Übungen für zwei Beine auf nur einem Bein auszuführen oder eine Übung auf einem großen Gymnastikball zu absolvieren statt auf einer Bank.

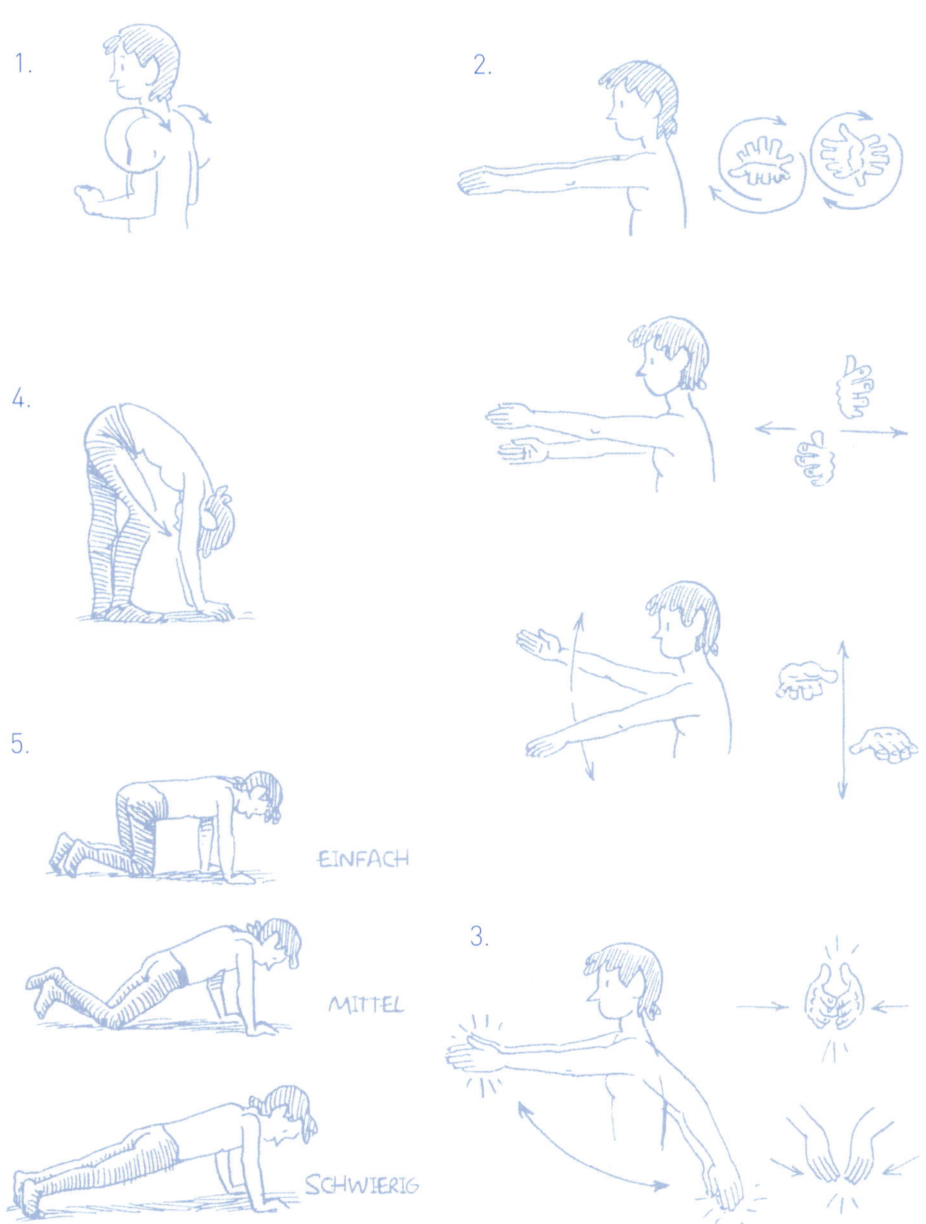

Zusammenfassung

Um alle erdenklichen Ausreden aus Ihrem Repertoire zu streichen, haben wir hier das zuvor beschriebene Fett-weg-Workout auf drei Seiten zusammengefasst, die Sie kopieren und überall aufhängen können, um die Übungen stets griffbereit zu haben. Vergessen Sie nicht: Ihr Körper ist Ihr Fitnessstudio.

7.

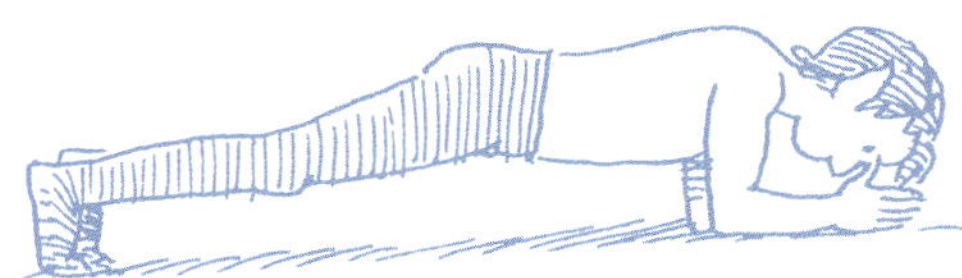

6.

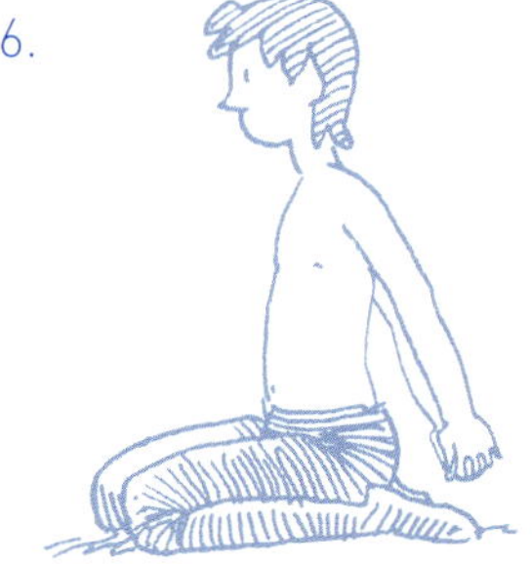

8.

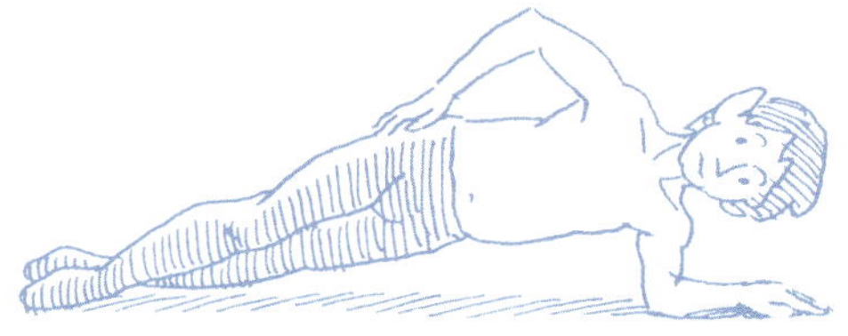

9.

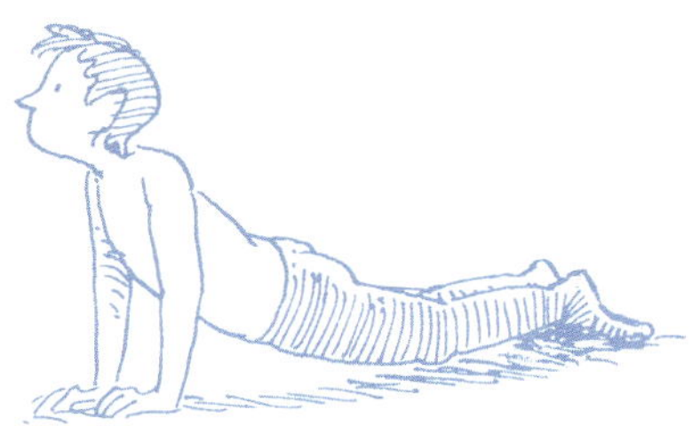

10.

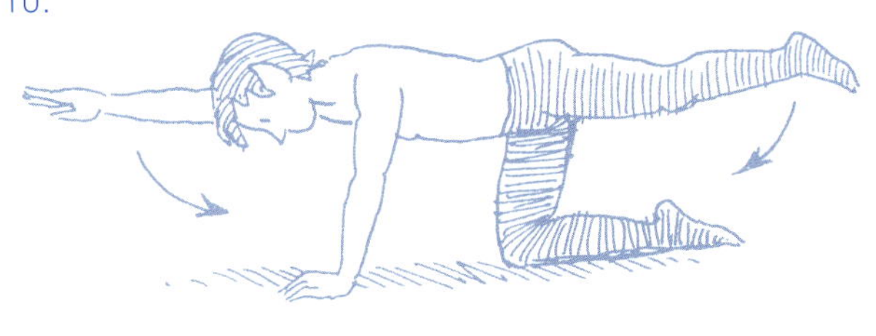

11.

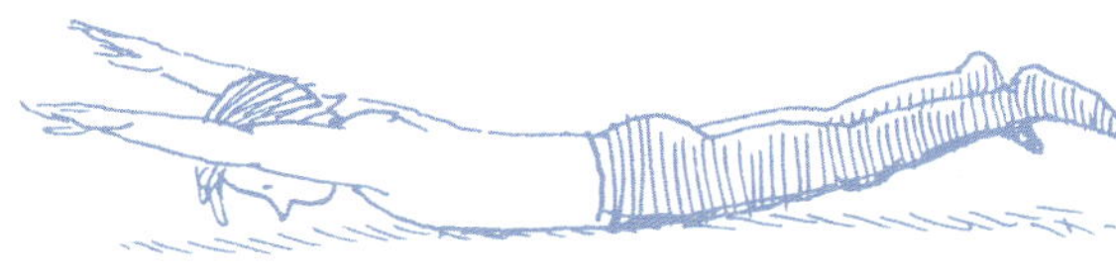

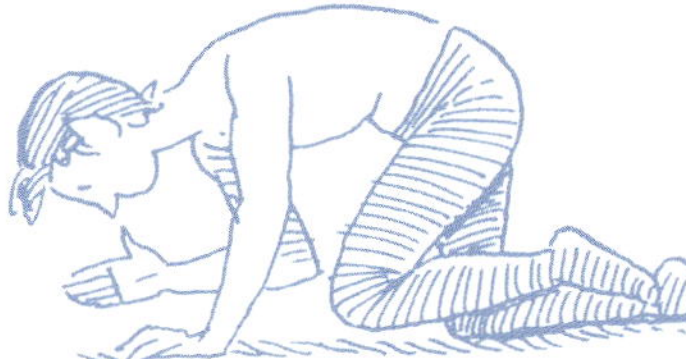

12.

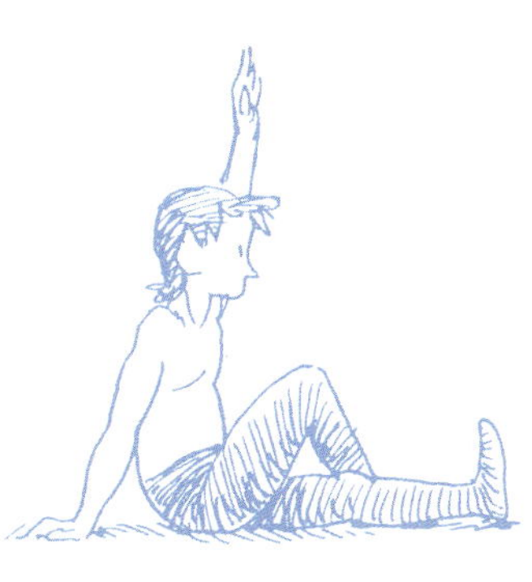

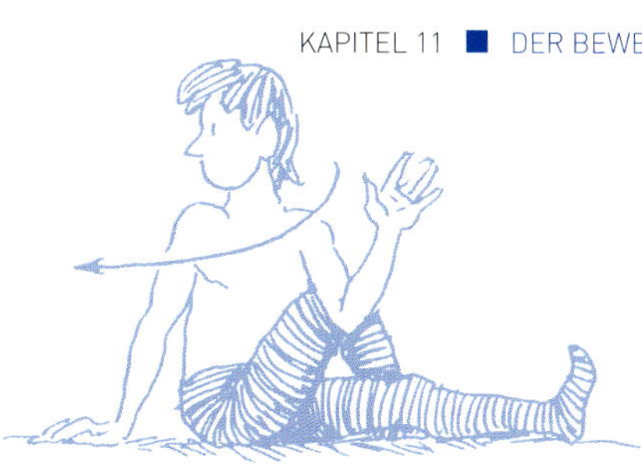

13.

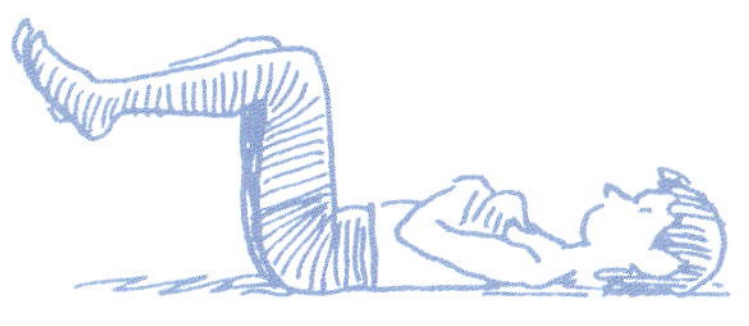

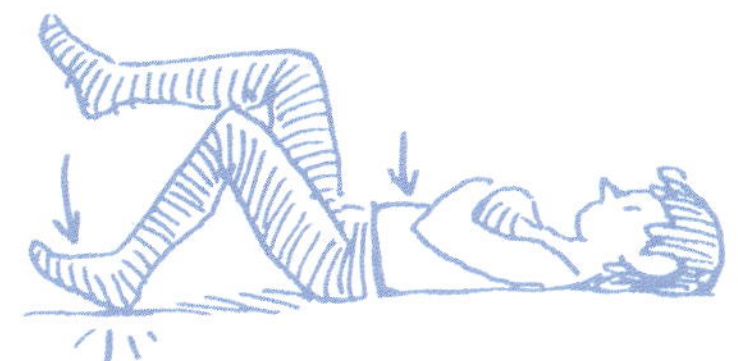

14.

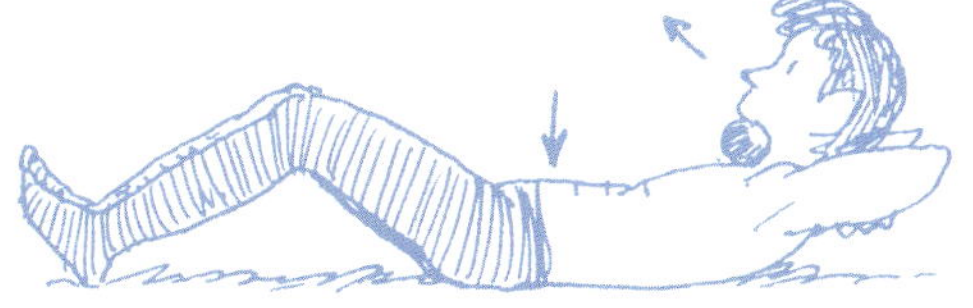

15.

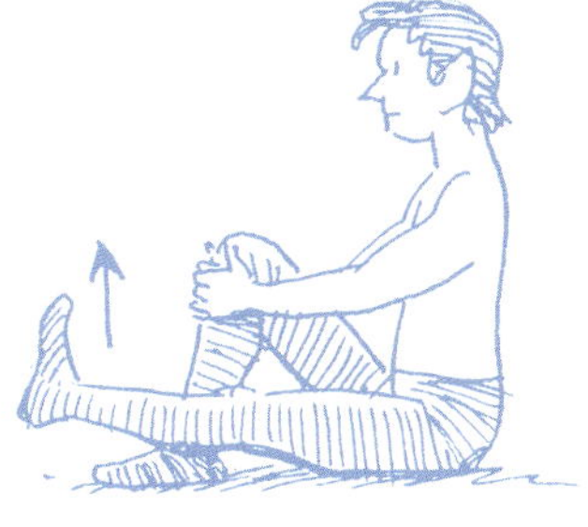

16.

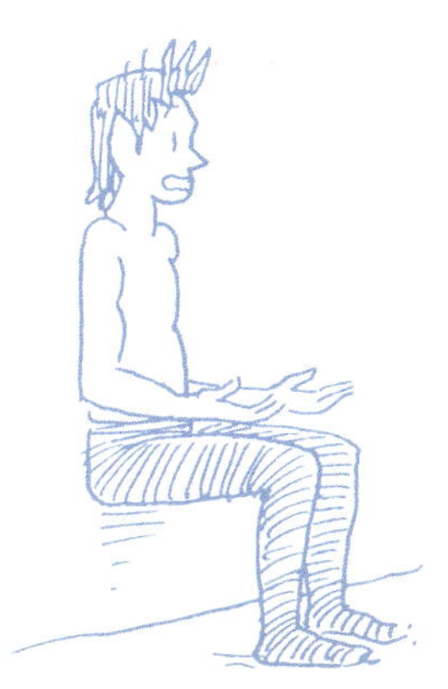

17.

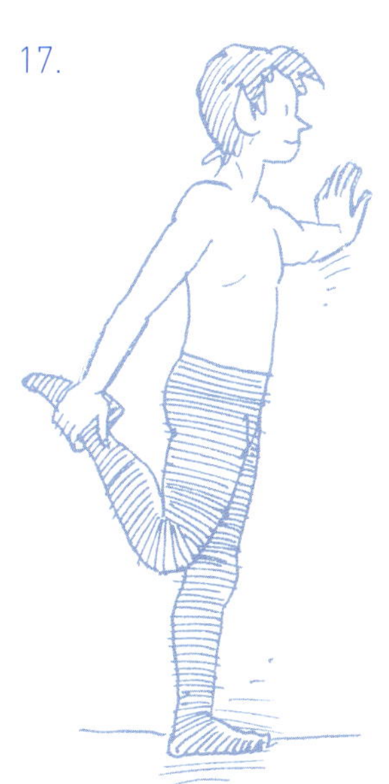

Haben Sie das Zeug dazu?

Sind Sie auf den Geschmack gekommen? Dann überlegen Sie sich, ob diese zusätzlichen Accessoires für Sie nützlich sein könnten.

Wenn Sie stärker werden: Gewichte

Man kann natürlich auch Alltagsdinge zum Widerstandstraining verwenden, aber es kann sich lohnen, in ein Paar Hanteln zu investieren, die man für Ausfallschritte, Kniebeugen und andere Übungen verwenden kann, sobald man stärker wird. Gewichte kosten normalerweise nicht die Welt.

Tolle Zusätze fürs Training zu Hause: Gymnastikball

Wenn Sie erst einmal eine Grundfitness erlangt haben, dann eignet sich ein großer, aufblasbarer Ball hervorragend, um damit Crunches oder alle anderen Übungen aufzupeppen, bei denen man auf einer Bank sitzen oder auf dem Boden liegen muss. Diese Variation der Übungen trägt dazu bei, Ihren Gleichgewichtssinn zu entwickeln und die Muskeln im Bauchbereich zu stabilisieren. Ein Gymnastikball unterstützt auch hervorragend Ihre Dehnübungen. Auf www.realage.com* finden Sie Anwendungsbeispiele.

Für unterwegs: Gummibänder

Gummibänder erlauben Ihnen, mit höherem Widerstand als dem eigenen Körpergewicht zu trainieren, wenn Sie stärker werden. Und Sie können Sie auch hervorragend mitnehmen, wenn Sie beispielsweise beruflich unterwegs sind, da sie nicht viel Platz einnehmen.

Für Gleichgewichtssinn und Beweglichkeit: das Springseil

Springseile sind günstig zu haben und einfach in der Handhabung. Man verbessert damit nicht nur seine Herzfrequenz, sondern auch seine Beweglichkeit.

Für das Ausdauertraining in den eigenen vier Wänden: Trampolin

Wenn Sie nach einiger Zeit Ihr Ausdauertraining ausbauen möchten, dann können Sie entweder joggen, schwimmen, rudern, Rad fahren – oder auch etwas ganz anderes machen, das Ihren Herzschlag beschleunigt. Wenn Sie keine Koordinations- und Gleichgewichtsprobleme haben, dann sind ein Springseil oder ein Minitrampolin die einfachsten Möglichkeiten für ein effektives Herzkreislauftraining. Ein Springseil kennen Sie ja sicher. Ein Minitrampolin kann man unter dem Bett deponieren, bei Bedarf hervorziehen und kleine Kardio-Einheiten absolvieren, indem man einfach eine Weile darauf auf- und abhüpft. Am besten, Sie lassen sich die Handhabung von einem Experten zeigen, damit Sie sich nicht verletzen.

Vielseitigkeitsbonus: Die Trainingsweste mit Gewichten

Die Weste enthält Gewichte, die einen zusätzlichen Widerstand darstellen. Oft kann man die Gewichte in Ein-Pfund-Abständen verändern. Man kann diese Weste für alle wichtigen Übungen verwenden – wie zum Beispiel bei Ausfallschritten, Kniebeugen, Sit-ups und Liegestützen.

---

*Diese Website ist nur auf Englisch verfasst.

Kardiovaskuläres Workout

Pro Woche müssen Sie wenigstens 60 Minuten an Bewegung einplanen, die Ihre Herzfrequenz auf 80 Prozent des Maximums (220 minus Ihr Alter) bringen. Sie können selbst entscheiden, ob Sie lieber laufen, Rad fahren, schwimmen oder rudern – Sie können natürlich auch einen Ellipsentrainer verwenden. Leidenschaftlicher Sex zählt theoretisch auch, vorausgesetzt, man hält dabei mindestens zehn bis 15 Minuten durch. In den letzten ein bis vier Minuten der Trainingseinheit sollten Sie die Intensität auf die höchste für Sie machbare Stufe anheben, um das Training so effektiv wie möglich zu gestalten. Im Anschluss daran setzen Sie dieselbe Übung im Rahmen eines Cool-downs fünf bis zehn Minuten bei niedriger Trainingsintensität fort. Wenn Sie das 20-Minuten-Fett-weg-Workout so ausführen, dass sich Ihre Herzfrequenz entsprechend erhöht, dann dürfen Sie diese schweißtreibenden 20 Minuten zu Ihrem wöchentlichen Pensum von insgesamt 60 Minuten kardiovaskulärem Training dazuzählen.

Anmerkung: Wenn Sie das Gefühl haben, dass die Übungen nur mit Ihrem eigenen Körpergewicht zu einfach sind, dann können Sie extra Widerstände benutzen, etwa Hanteln oder große Plastikflaschen, die mit Kieselsteinen, Sand oder Wasser gefüllt sind.

Geben Sie Gas – mit Extrabewegungen!

Das Fett-weg-Workout, das nur mit dem eigenen Körpergewicht arbeitet, stellt ein umfassendes Training für Kraft und Beweglichkeit dar. Wer allerdings will und kann, darf durchaus noch einige Zusatzübungen absolvieren. Die folgenden Übungen können Sie zusätzlich zum 20-minütigen Basisworkout machen. Sie gliedern sich nach den Hauptkörperbereichen Beine, Brust, Rücken und Bauch. Sie können sie entweder anstelle ähnlicher Übungen aus dem 20-Minuten-Workout machen oder zusätzlich dazu. Alle, die im Fitnessstudio trainieren oder zu Hause entsprechende Geräte haben, können bei den Übungen Hanteln oder andere Hilfsmittel verwenden. Wenn nicht anders angegeben, sollten Sie versuchen, von jeder Übung 10 bis 12 Wiederholungen auszuführen.

Für starke Beine

Ausfallschritte

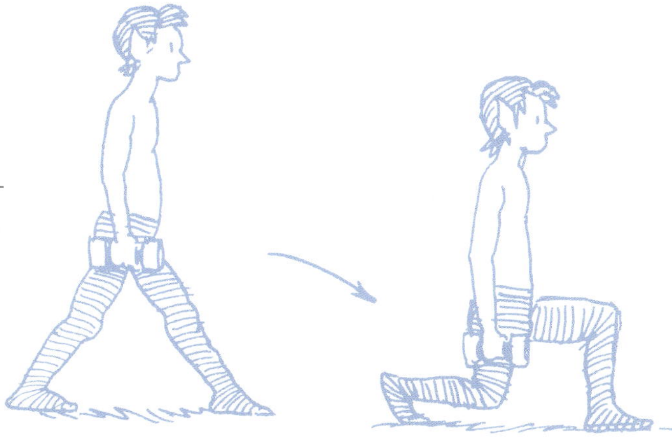

Stellen Sie sich gerade hin, die Füße schulterbreit auseinander, die Hände sind in die Hüften gestemmt oder halten Gewichte. Machen Sie mit dem linken Fuß einen großen Schritt nach vorn, als wollten Sie über eine Pfütze oder einen Bach hinwegsteigen. Um die Muskeln optimal zu beanspruchen, sollten Sie das linke Knie so weit beugen, dass sich der Oberschenkel parallel zum Boden befindet. Achten Sie darauf, dass sich das Knie über der Ferse befindet und nicht auf gleicher Höhe mit den Zehen ist. Halten Sie die Position, dann kehren Sie wieder in die Ausgangsposition zurück und pausieren kurz. Wiederholen Sie den Ausfallschritt, diesmal mit dem rechten Fuß. Diese Bewegung schult auch die Kraft, die Sie brauchen, um in verschiedenen Situationen das körperliche Gleichgewicht zu halten.

Wenn Sie Probleme haben, bei dieser Übung das Gleichgewicht zu halten, dann drehen Sie die Zehen des vorderen Fußes leicht nach innen. Bei der Durchführung der Ausfallschritte sollten Sie sich vorstellen, Sie hätten einen Besen verschluckt, damit Sie während der Übung stets einen kerzengeraden Oberkörper haben. Sie können diese Übung auch ausführen, ohne jedes Mal das Bein zu wechseln, führen Sie dann eine bestimmte Anzahl Ausfallschritte mit dem einen Bein durch, und wechseln Sie erst danach die Seite. So werden die Knie nicht zu sehr belastet.

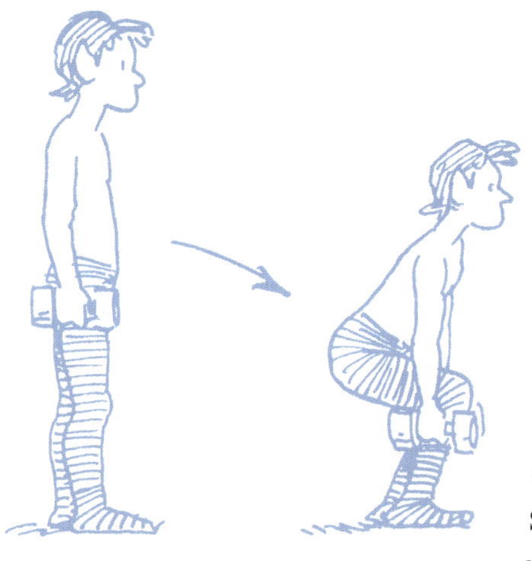

Kniebeugen

Stellen Sie sich gerade auf, die Füße etwas mehr als schulterbreit auseinander, die Hände halten Gewichte oder sind in der *Zauberhafte-Jeannie*-Position: Die Arme liegen überkreuzt auf der Brust, jede Hand berührt den jeweils anderen Oberarm. Im gesamten Bewegungsablauf sollten die Ellbogen mit den Schultern auf einer Höhe bleiben. Mit geradem Rücken gehen Sie in die Knie, bis Sie an dem Punkt angelangt sind, an dem sich die Oberschenkel etwa parallel zum Boden befinden. Falls Sie Probleme mit den Knien oder dem unteren Rücken haben, beenden Sie die Bewegung schon kurz vorher und gehen nicht ganz so tief. Stellen Sie sich vor, sie wollten sich auf einen Toilettensitz setzen und würden haltmachen, kurz bevor Ihr Gesäß den Sitz berührt. Halten Sie kurz inne, und kehren Sie dann in die Ausgangsposition zurück. Blicken Sie während des gesamten Bewegungsablaufs geradeaus. Die Schultern ziehen Sie nach hinten, sodass diese eine Linie mit der Hüfte bilden. Atmen Sie beim Beugen der Knie ein, beim Aufrichten aus.

Sie können die Übung anspruchsvoller gestalten, indem Sie zusätzliche Gewichte wie Hanteln oder andere Dinge in die Hände nehmen. Anfangs können Sie die Kniebeugen direkt über einem Stuhl oder einem Sofa ausführen, für den Fall, dass Sie nach hinten kippen.

Variante: Sie können, wenn Sie den tiefsten Punkt erreicht haben, innehalten und bis 30 zählen, bevor Sie mit den Wiederholungen in gleicher Weise fortfahren.

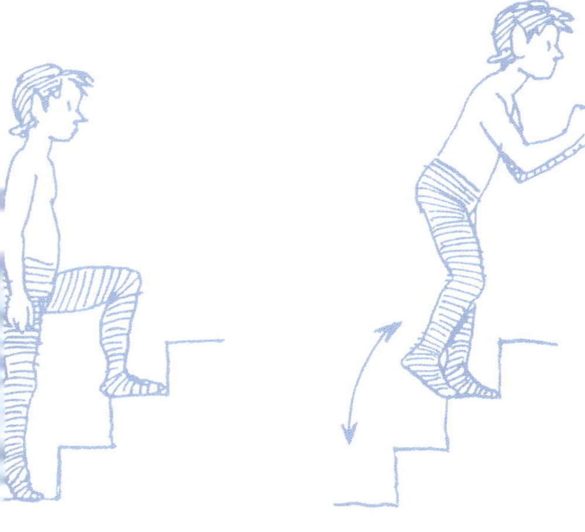

Treppensteigen

Stellen Sie sich vor eine kurze Treppe. Stellen Sie einen Fuß auf die übernächste Stufe. Lassen Sie ihn dort ruhen, während Sie sich mit dem vorderen Bein hochdrücken und mit dem anderen Fuß die besagte Stufe mit den Zehenspitzen antippen. 20 Wiederholungen, dann wechseln Sie das Bein. Verwenden Sie die Arme, um sich wie ein Dreispringer nach vorn zu katapultieren. Außerdem sollten Sie darauf achten, dass Sie den Fuß nicht mit Gewalt auf die Stufe und den Boden knallen, sondern stets sacht aufsetzen. Je sanfter Sie die Bewegungen ausführen, desto stärker ist der Effekt für die Muskeln und desto geringer die Belastung der Knie.

Brust

Varianten für Liegestütze

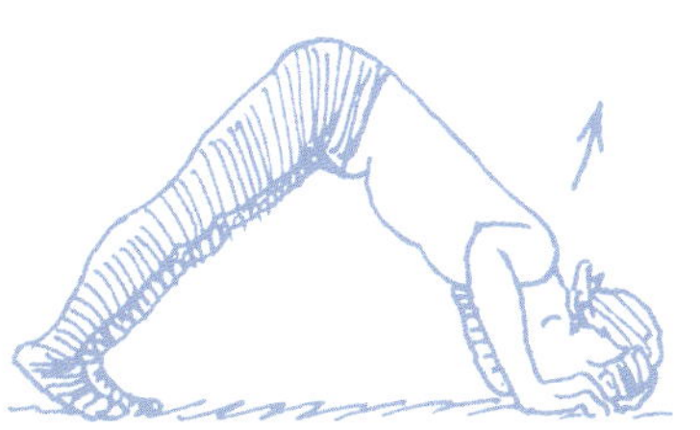

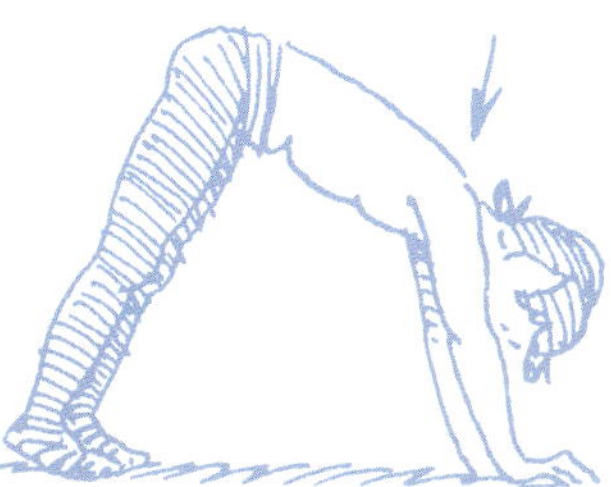

Wenn Sie stärker werden, können Sie statt der einfachen Liegestütze (siehe Seite 220) diese Varianten ausprobieren:

- Gehen Sie in die Position »Erwachender Hund« (siehe Seite 222): Hände und Zehen berühren den Boden, der Po ist in die Luft gestreckt, der Körper ähnelt einem umgedrehten »V«. Die Hände sind schulterbreit voneinander entfernt. Ihr Blick ist auf einen imaginären Punkt etwa 5 Zentimeter vor Ihren Händen auf den Boden gerichtet. Beugen Sie jetzt die Ellbogen, bis Sie mit der Stirn den Boden an der Stelle berühren, auf die Sie zuvor geblickt haben. Dann strecken Sie die Arme wieder. Halten Sie Ihren Körper die ganze Zeit in der Position »Erwachender Hund«.
- Tragen Sie bei den Liegestützen eine Weste mit Gewichten (in den meisten Sportfachgeschäften erhältlich, oder verwenden Sie solche, wie Sie auf www.thexvest.com* zu sehen sind), die während der Bewegung den Widerstand erhöht.
- Heben Sie abwechselnd die Füße um einige Zentimeter an, und beugen Sie gleichzeitig bei jeder Wiederholung das Knie des Stützbeins, um mit dieser Übung das Gleichgewicht zu schulen.
- Eine weitere Variante: Einarmige Liegestütze. *Na, bravo:* Wenn Sie die können, warum lesen Sie überhaupt dieses Kapitel, Rocky?

* Diese Website ist nur auf Englisch verfasst.

Für den Rücken

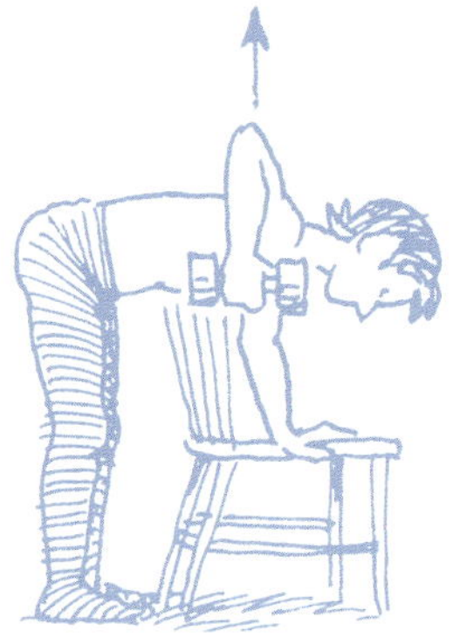

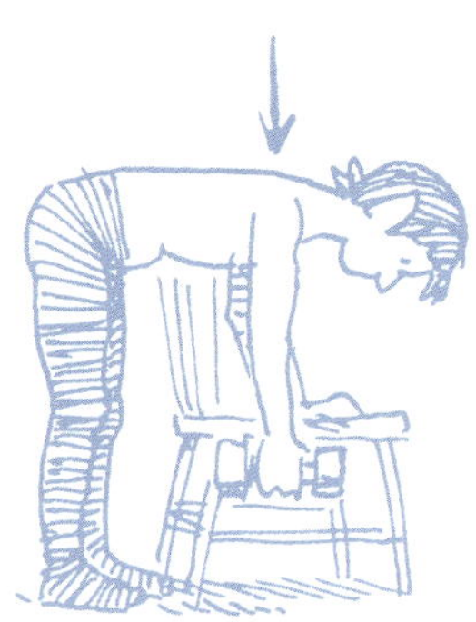

Rudern vornübergebeugt

Stellen Sie sich seitlich neben einen Stuhl, beugen Sie sich vor, stützen Sie sich mit einer Hand auf der Sitzfläche ab, und nehmen Sie eine Hantel (oder Wasserflasche) in die freie Hand. Halten Sie den Rücken gerade, ziehen Sie die Hand, die das Gewicht hält, an die Außenseite Ihrer Brust, wobei der Ellbogen zur Decke zeigt. Führen Sie dann die Hand mit dem Gewicht, so weit es geht, nach unten und halten Sie sie ausgestreckt, um den Muskel zu strecken. Wiederholen Sie diesen Bewegungsablauf. Achten Sie darauf, dass Ihr Rücken parallel zum Boden bleibt, die Füße flach und sicher auf dem Boden stehen und die Knie leicht gebeugt sind, wenn Ihr Arm nach oben geht. Um die Herzfrequenz anzukurbeln, führen Sie die Übung hundertmal mit einem relativ leichten Gewicht aus. Wenn das zu anstrengend ist, nehmen Sie ein noch leichteres Gewicht, und machen Sie weiter. Achten Sie die ganze Zeit über auf eine gute Haltung. Führen Sie die Übung ganz korrekt aus.

Für die Bauchmuskeln

Sit-up-Varianten

Die Crunches auf Seite 225 können Sie folgendermaßen variieren:

- In dem Moment, in dem Sie mit dem Oberkörper nach oben gehen, heben Sie die Beine vom Boden ab und führen sie in Richtung Kopf, wobei Sie gleichzeitig den Bauchnabel zum Rücken hin *einziehen*. Auf diese Weise trainieren Sie das gesamte Sixpack in drei Zweierpacks: das obere, das mittlere und das untere Muskelpaar.
- Legen Sie die Arme locker überkreuzt auf die Brust. Heben Sie die Beine so an, dass die Sohlen zur Decke zeigen. Halten Sie die Beine gerade, heben Sie das Steißbein 2 bis 3 Zentimeter vom Boden, und senken Sie ihn dann wieder langsam ab. Diese Übung fordert vor allem den Bereich der unteren Bauchmuskeln.

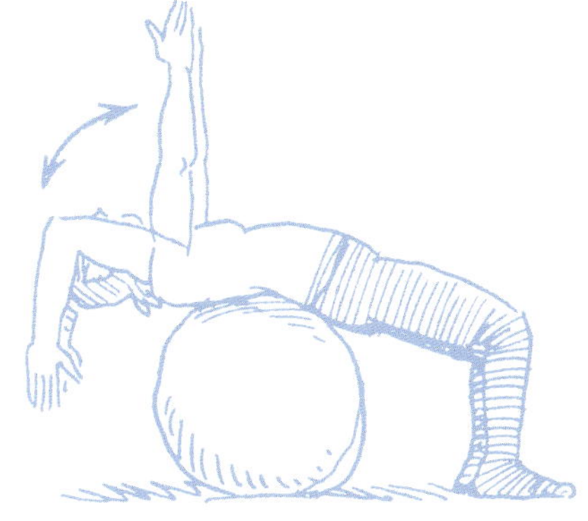

Übungen mit dem Gymnastikball

➪ Legen Sie sich mit dem Rücken auf einen Gymnastikball. Strecken Sie Ihre Arme senkrecht zur Decke, die Handflächen berühren sich, etwa so, als würde man beten. Halten Sie die Arme gerade, und führen Sie die Hände mit einer großen Bewegung über den Kopf nach unten, bis die Oberarme die Ohren berühren, und gehen Sie dann wieder in die Ausgangsposition zurück. Das Einzige, was sich bewegt, sind Ihre Arme.

➪ Gehen Sie in die Position Körperbrett (siehe Seite 222), die Ellbogen liegen auf dem Gymnastikball auf, und halten Sie den Bauchnabel immer an derselben Stelle. Senken Sie abwechselnd beide Hüften mit einer Drehbewegung etwa 5 Zentimeter nach unten. Dann kehren Sie wieder in die Ausgangsposition zurück.

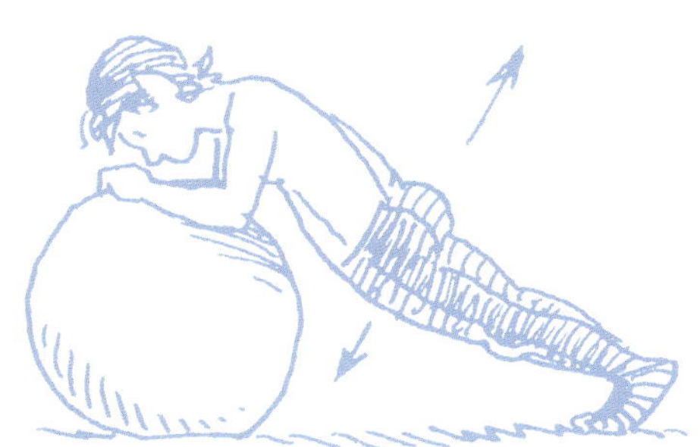

Radfahren

Legen Sie sich auf den Rücken, die Hände sind hinter dem Kopf verschränkt und entspannt. Heben Sie die Füße leicht vom Boden ab, beugen Sie das rechte Knie, und ziehen Sie es in Richtung Brust. Drehen Sie gleichzeitig die linke Schulter zum angewinkelten rechten Knie, die Ellbogen bleiben dabei außerhalb Gesichtsfeldes. Führen Sie die Bewegung im ständigen Wechsel auf beiden Seiten durch. Versuchen Sie dann, mit der linken Schulter das angewinkelte rechte Knie zu berühren, und halten Sie diese Position für 30 Sekunden. Wechseln Sie die Seite, und versuchen Sie wieder, 30 Sekunden in dieser Position zu bleiben. Je stärker Sie den Bauch dabei anspannen, desto höher können Sie sich aufrichten.

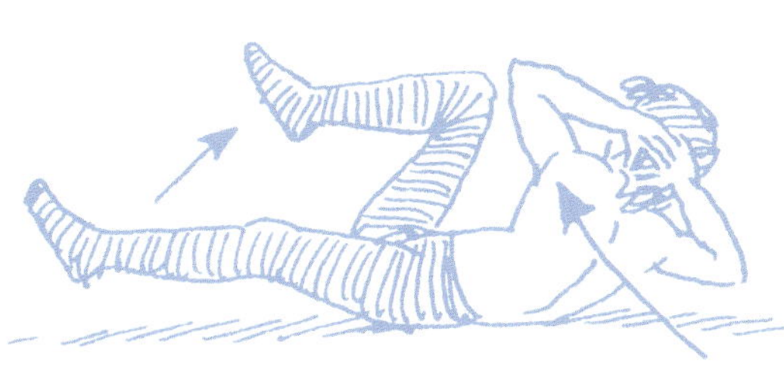

Variante: Um die Übung noch etwas anspruchsvoller zu gestalten, können Sie in dieser letzten Position bleiben und dann zusätzlich das ausgestreckte Bein 30-mal etwa 3 Zentimeter hoch anheben und wieder absenken.

Nicht vergessen: Verfallen Sie nicht dem Irrglauben, dass man durch Kraftübungen automatisch die Statur eines aufgepumpten Bodybuilders bekommt. Es ist möglich, ein Training mit Widerständen durchzuführen, ohne dass die Muskeln wie aufgeblasen wirken. Es zahlt sich aus, die Muskeln zu stärken, denn so baut man schlanke Muskelmasse auf, die dabei hilft, dauerhaft mehr Kalorien zu verbrennen und den Stoffwechsel anzukurbeln. Wichtig ist, dass man die Ausreden aufgibt – was beim Fett-weg-Workout gelingt, weil auf jegliches Zubehör verzichtet wird – und sich jede Woche die 60 Minuten Zeit nimmt, die erforderlich sind, um seine körpereigenen, natürlichen Fatburner auszubilden, zu erhalten und zu vergrößern: die Muskeln.

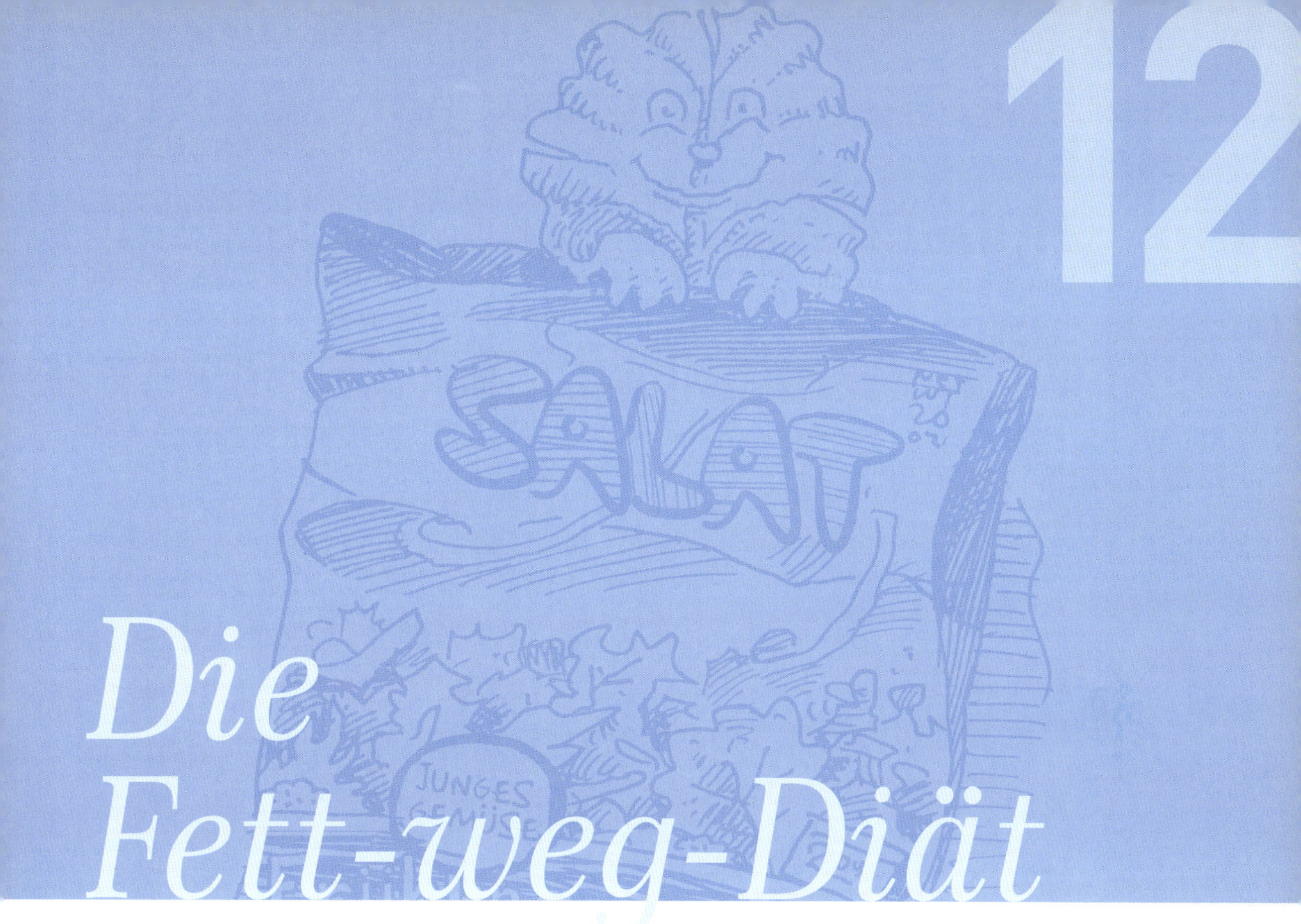

12

Die Fett-weg-Diät

Der Ernährungsplan für eine schlanke Taille

Falls Sie zu den Lesern gehören, die gern ganze Kapitel überspringen, um gleich den Schluss zu lesen: Hier sind Sie richtig. Willkommen zur Diät – unser Plan zum Umprogrammieren Ihrer Ernährungsgewohnheiten hilft Ihnen dabei, die richtigen Entscheidungen zu treffen, und gibt Ihnen Strategien an die Hand, mit denen Sie nach falschen Entscheidungen wieder auf Kurs kommen. Das eigentliche Programm beginnt auf Seite 252, vorab hier noch einige wichtige Informationen zu den Grundlagen des Programms.

Ob nun am Arbeitsplatz, in der Schule oder beim Sport: Den Fleißigen gehören stets das Lob und die Anerkennung. Wer sich gewissenhaft einer Sache widmet und alles gibt, der soll mit Erfolg und Ruhm reich belohnt werden. Nun gut, vielleicht wird man nicht immer gleich befördert, bekommt die besten Noten oder gewinnt eine Meisterschaft. Aber aus gesellschaftlicher Sicht ist uns Fleiß und Engagement wichtiger als alles andere, außer vielleicht einer guten Tasse Kaffee am frühen Morgen. Es ist wirklich bedauerlich, dass genau dies der Grund dafür ist, weshalb in unseren Breiten die Fettleibigkeit dermaßen grassiert. Wir erwarten, dass ein gewisses Maß X (Anstrengung und harte Arbeit) und eine bestimmte Menge Y (Leiden) uns automatisch ins Gelobte Land Z führen (eine schlanke Taille). Aber so funktionieren unsere Körper nun einmal nicht. Es ist nicht möglich, die Schlacht um die Taille mit der Brechstange zu gewinnen: Je mehr Sie sich bei Ihrer Diät mit Nahrungsentzug oder rigiden Regeln quälen, desto wahrscheinlicher ist es, dass Sie früher oder später Ihre guten Vorsätze über Bord werfen und sich einen riesigen Eisbecher einverleiben.

Es gibt eine Menge brauchbarer, kluger Diätpläne, auf die Sie zugreifen können. Der hier vorgestellte Diätplan möchte diese durchdachten Programme nicht übertreffen, sondern Ihnen vielmehr Hilfsmittel an die Hand geben, mit denen Sie jede beliebige Diät erfolgreich meistern können. Die Daten aus aktuellen Forschungsergebnissen liefern Erkenntnisse über die Funktionsweise Ihres Körpers, die Ihnen helfen sollen, die richtigen Entscheidungen zu Ernährung und Bewegung zu treffen. Die wissenschaftlichen Erklärungen, die wir Ihnen bieten, sollen Ihnen als eine Art Betriebssystem dienen, zu der künftige Diät- und Bewegungspläne wie eine Art Software hinzugefügt werden können. Nachdem Sie dieses Buch gelesen haben, werden Sie über genug Wissen verfügen, um sie alle bewerten zu können, und Sie sollten sich keine Gedanken mehr darüber machen müssen, jemals wieder Opfer des Jo-Jo-Effekts zu werden. Ganz gleich, für welchen Diätplan Sie sich entscheiden, Sie sollten mittlerweile wissen, dass die Kontrolle des Taillenumfangs keine Sache ist, die man von heute auf morgen erledigen kann. Es geht um die folgenden zwei Dinge:

Automatisierung. Zuallererst müssen Sie damit aufhören, sich krampfhaft zu bemühen – und anfangen zu leben. Ganz normal. Automatisch. Intelligent. Dies können Sie erreichen, indem Sie mit den Informationen, die wir Ihnen in diesem Buch und mit dem 14-Tage-Programm ab Seite 252 geben, Ihren Körper so umprogrammieren, dass Ihre Entscheidungen, die Auswahl Ihrer Lebensmittel sowie Ihre Lebensweise keine Last sind, sondern eine Routine, die Spaß macht, belebend ist und Ihnen Energie verleiht.

Die Menge macht's

Von vielen Fachleuten hört man, dass der Schlüssel für eine erfolgreiche Diät in zwei Worten liegt: Portionen kontrollieren.

Wir legen Wert darauf, dass Sie zu jeder Mahlzeit eine gesunde Menge an Nahrung zu sich nehmen: Eine Portion sollte etwa eine Handvoll sein. Dazu benutzen Sie Teller mit einem Durchmesser von 23 Zentimetern, und Sie lassen sich beim Essen ausreichend Zeit. Wenn Sie nämlich die Kalorienaufnahme verlangsamen, geben Sie Ihrem Gehirn die Chance, Schritt zu halten – und genügend Leptin und Ghrelin auszuschütten, die das Sättigungsgefühl beeinflussen. Fangen Sie also mit vernünftigen Portionsgrößen an, lassen Sie sich beim Essen Zeit, und hören Sie in sich hinein, um festzustellen, ob Sie schon satt sind (verwenden Sie den Sättigungsmesser auf Seite 190). Sollten Sie immer noch hungrig sein, können Sie sich noch eine weitere Portion gesunden Essens gönnen.

Anpassung. Um den Übergang von einer eher fülligen zu einer schlanken Taille zu schaffen, müssen Sie auch anerkennen, dass es bei diesem Unterfangen kein Alles oder Nichts gibt. Es ist eine Wegstrecke mit Nebenstraßen, einigen Sackgassen und Weggabelungen. Deshalb müssen Sie psychologische Strategien und Verhaltensmuster einüben, die Ihnen dabei helfen, Rituale und Gewohnheiten zu entwickeln, mit deren Hilfe Sie wieder zurück auf Kurs kommen. Hier kommt unser Mantra ins Spiel (siehe Seite 205) – und damit das Wissen darum, dass es in Ordnung ist, wenn sich Hindernisse in den Weg stellen, und dass es auch in Ordnung ist, hin und wieder darüber zu stolpern. Solange Sie wissen, wie Sie auf die richtige Spur zurückgelangen, können Sie damit rechnen, ein Leben lang erfolgreich Ihren Taillenumfang zu kontrollieren.

Begleitend zu unserem ernährungsspezifischen Betriebssystem, möchten wir Ihnen auch eine »Software« anbieten: einen Diätplan, mit dessen Hilfe Sie Ihren Körper wieder neu starten können, damit Sie lernen, mit Verstand zu essen. Mit diesem Plan können Sie es schaffen, innerhalb von zwei Wochen 5 Zentimeter Ihres Taillenumfangs zu verlieren. Der Einfachheit halber ist es ein Sieben-Tage-Plan, den man zweimal durchläuft, damit man sich noch weniger Gedanken darüber machen muss.

Da Sie sich nun unmittelbar vor dem Beginn des 14-tägigen Neustartprogramms befinden, sollten Sie sich an Folgendes erinnern: Ihr Körper besteht aus Hunderten von wunderbaren biochemischen Instrumenten, und sie alle spielen innerhalb Ihres anatomischen Orchesters verschiedene Noten, Melodien, Harmonien und Akkorde. Als Dirigent steuern Sie, wie alle einzelnen Töne gespielt werden und wie sie zusammen klingen sollen. Wie jedes

Her damit!

Etwa 20 Minuten vor dem Abendessen sollten Sie 14 g Walnüsse zusammen mit einer Tasse Ihrer Lieblingssuppe (siehe Rezepte ab Seite 274) zu sich nehmen. Das stillt Ihr unmittelbares Hungergefühl, und Sie haben anschließend ein geringeres Bedürfnis, sich den Bauch vollzuschlagen.

Der Diät-Spickzettel

Mahlzeitenstrategie	Drei Mahlzeiten plus Snacks, damit Sie nie hungrig sind. Drei Stunden vor dem Zubettgehen nichts mehr essen. Desserts gönnen Sie sich maximal jeden zweiten Tag – besser noch seltener.
Hier können Sie zugreifen!	Kohlenhydrate aus Vollkorn. Ballaststoffe. Nüsse, die gesunde, einfach und mehrfach ungesättigte Fette enthalten. Proteine aus magerem Fleisch (am besten Geflügel) und Fisch.
Das brauchen Sie nicht!	Zucker, einfache Kohlenhydrate, Fruktose wie in fruktosereichem Maissirup Transfette, gesättigte Fette. Weißmehl.
Das hilft gegen Heißhunger-attacken	Äpfel, Mandeln, Walnüsse, Sojabohnen, zuckerfreier Kaugummi, Wasser, Gemüsestifte, fettarmer Naturjoghurt und Hüttenkäse oder eine zuvor zubereitete Suppe (siehe ab Seite 274).
Variieren und ersetzen	In jedem Rezept unseres Plans können Sie jede Obst- oder Gemüsesorte durch eine andere ersetzen, um die Rezepte den eigenen geschmacklichen Vorlieben anzupassen.
Mahlzeiten-Tagebuch	Sie können darüber Buch führen, was Sie essen.
Nahrungsergänzung	Nehmen Sie einmal am Tag eine Multivitamintablette ein, quasi als Versicherung, falls doch noch etwas in Ihrer Nahrung fehlt. Noch besser: Halbieren Sie die Tablette, und nehmen Sie zweimal täglich eine halbe ein. Über die Nahrung und das Multivitamin sollte man insgesamt 1200 mg Kalzium, 600 IU Vitamin D, 400 mg Magnesium und 300 mg Pantothensäure (Vitamin B5) aufnehmen. Sie können auch 2 Gramm destilliertes Fischöl einnehmen, um ausreichend mit Omega-3-Fettsäuren versorgt zu sein, sowie täglich einen halben Teelöffel Zimt. Und achten Sie darauf, pro Woche 10 Esslöffel gekochte Tomatensoße zu essen.
Ihr Team (siehe Seite 23)	Scheuen Sie sich nicht davor, qualifizierte Ernährungsberater und Trainer zu konsultieren. Aber eines der wichtigsten Teammitglieder wird Ihr »Kampfgefährte« sein. Damit ist die Person gemeint, die Sie ermutigen kann und auch als moralische Instanz dient, wenn Sie einmal schwach zu werden drohen. Das hilft, denn Ihnen liegt sicher nicht daran, dieser Person davon zu berichten, wie Sie vier Donuts auf einmal verdrückt haben ...
Das »Bitte wenden«-Mantra (siehe Seite 205)	Es ist in Ordnung, Fehler zu machen. Das Wichtige ist, sie zu erfassen, als solche zu erkennen, zu korrigieren und sich selbst die Chance zu geben, wieder auf Kurs und geradewegs zu einer schlankeren Taille zu kommen.

neue Musikstück wird es ein oder zwei Wochen dauern, bis Sie die Feinheiten dieser Diät begreifen, spüren und verinnerlicht haben. Aber sobald das der Fall ist, wird Ihr Orchester so gut spielen wie nie zuvor.

Die Diät: Vor dem Start

Bevor Sie mit etwas Neuem anfangen – ob es nun ein neuer Job ist, ein 5-Kilometer-Lauf oder der Zusammenbau des hundertteiligen Puppenhauses Ihrer Tochter –, es zahlt sich immer aus, sich gut vorzubereiten. Sie sammeln Informationen zur neuen Arbeitsstelle, Sie informieren sich über die Laufroute, Sie legen alle Plastikteile auf den Boden, während Sie still alle Spielzeughersteller der Welt verfluchen. Und genauso funktioniert es, wenn Sie mit der Fett-weg-Diät beginnen – wobei Sie sich hierbei das natürlich sparen können. Wenn Sie die Einleitung übersprungen haben, werden wir hier kurz noch einmal alles Wichtige zusammenfassen, das Sie wissen sollten, bevor Sie loslegen. Wenn Sie das Buch bis hierher schon gelesen haben, dann dienen die nachfolgenden Seiten als kurze Auffrischung.

Sie verändern das Innere, um das Äußere zu verändern: Bei dieser Diät geht es darum, Ihre Biologie zu verstehen und zu automatisieren, um Ihren Körper neu zu starten und die ursprünglichen Betriebseinstellungen wiederherzustellen, die Sie schlank und gesund machen. Und damit ersetzen Sie die Einstellungen, die Ihren Taillenumfang über die Jahre hinweg langsam anwachsen ließen. Außerdem ist es wichtig, dass Sie Lebensmittel essen, die Ihren Organen und Systemen helfen, so zu funktionieren, wie sie sollen. Indem Sie sich auf die empfohlenen Zutaten und Nährstoffe konzentrieren, werden Sie den Hormonen und Botenstoffen Ihres Körpers dabei helfen, das zu tun, wofür sie bestimmt sind: Ihnen einen optimalen Taillenumfang zu bescheren und Sie auf Ihr ideales Kampfgewicht zu bringen. Damit sorgen diese gesunden Lebensmittel auch dafür, dass Ihr Körper Fett verbrennt und nicht speichert. Und dafür, dass Sie sich satt fühlen und nicht hungrig. Gleichzeitig helfen sie Ihnen sogar, »schlechtem« Essen mühelos zu widerstehen. Kurzum, diese gesunden Lebensmittel und Nährstoffe sind das ideale Rezept für eine schlanke Taille und einen gesunden Körper.

Sie identifizieren das Problem, damit Sie es besser lösen können. Oft wird das Abnehmen eher als eine Kunst denn als eine Wissenschaft betrachtet: Man geht nach dem Prinzip Versuch und Irrtum vor statt nach den Grundsätzen berechenbarer Ursachen und Wirkungen. Aufgrund aktueller Fortschritte in der Molekulargenetik, der Neurologie und Biochemie sind wir nun endlich in der Lage herauszufinden, was wirklich dafür verantwortlich ist, dass wir Gewicht zunehmen oder verlieren, und was dazu führt, dass wir satt bleiben oder hungrig werden. Inzwischen erscheint uns das Abnehmen als ein komplexer, aber vorhersehbarer und kontrollierbarer Vorgang. Mit anderen Worten: Mit Sinn und Verstand arbeitet, wer das Problem eindeutig definiert. Und zwar, bevor er sich daranmacht, es zu lösen. Zunächst muss man also verstehen, wie der Körper funktioniert, dann kann man eine Abnehmstrategie entwickeln. Ein genau definiertes Problem ist schon halb gelöst.

Sie automatisieren den Prozess. Wir haben eine gigantische Auswahl an Lebensmitteln. Das ist einer der Gründe, warum wir eine Gesellschaft von Vollschlanken geworden sind. Diese Vielfalt ist nämlich ein enormer Gewinn für die Lebensmittelindustrie, aber nicht eben gut für unsere Taillen. Einer der Wege, mit denen man seinen Körper neu startet, ist, indem man damit

Zur Wahl des richtigen Messers

Man sollte meinen, dass bei jedem Ernährungsplan, den Sie befolgen, vor allem der Umgang mit Gabel und Löffel eine große Rolle spielt. Aber unterschätzen Sie nicht die Bedeutung eines hochwertigen Messers! Der Spaß, den Sie beim Kochen und Zubereiten in der Küche haben, bestimmt maßgeblich, ob es Ihnen auch gelingt – und das Essen am Tisch dann auch genießbar ist. Kaufen Sie deshalb das beste 20-cm-Küchenmesser (ohne Wellenschliff), das Sie sich leisten können. Und folgen Sie den folgenden Regeln, damit kein Finger im Avocado-Dip landet: Achten Sie darauf, dass die Spitze der Klinge immer auf dem Schneidebrett aufliegt. Halten Sie das Messer fest am Griff, und schneiden Sie in leicht hebelnden Bewegungen, indem Sie die Klinge auf der Spitze stehend von sich wegführen und dabei in das Schneidgut senken.

Wenn Sie mit der freien Hand die Lebensmittel festhalten, dann achten Sie darauf, dass Sie die Finger in die Handinnenfläche beugen, damit die Knöchel, nicht die Fingerspitzen der Klinge am nächsten sind.

aufhört, ständig übers Essen nachzudenken und zu diskutieren. Die Lösung: Bei einigen der Mahlzeiten, die Sie täglich zu sich nehmen, ignorieren Sie diese unzähligen Möglichkeiten zur Kombination von Zutaten, um Ihre Handlungen zu automatisieren. Das heißt, Sie werden letztlich morgens, mittags und zwischendurch meist jeweils die gleichen Dinge essen und lediglich das Abendessen variieren. Indem Sie die Vielfalt an Nahrung reduzieren, die Sie sonst über den Tag verteilt zu sich nehmen, reduzieren Sie auch die Wahrscheinlichkeit von Heißhungerattacken, die so gefährlich sein können.

Sie hören damit auf, sich für jeden Fehler zu maßregeln. Irgendwo und irgendwann wurden Sie zu der Annahme verleitet, dass Sie nur dann abnehmen können, wenn Sie ständig perfekt essen. Das ist nicht realistisch. Und fair schon gar nicht. Und deshalb scheitern fast alle Diäten. Perfektion ist unmöglich. Eine der Möglichkeiten, mit denen Sie eine Pastaorgie vermeiden können, ist, Notfallpläne zu entwickeln: bereits fertig zubereitete Mahlzeiten und Snacks, auf die Sie zugreifen können, wenn Sie gestresst, müde oder gelangweilt sind. Dieses Essen wird Ihnen helfen, wenn Sie einmal Heißhunger bekommen sollten. Und es hilft Ihnen dabei, wieder auf Kurs zu kommen und gute Entscheidungen zu treffen, wenn es darum geht, schlechte Lebensmittel zu vermeiden.

Sie machen es sich einfach. Wir alle wissen, dass Sie nur dann in der Lage sein werden, Ihr Essen zu automatisieren, wenn es schnell und einfach geht. Fast alle Rezepte für Frühstück, Mittagessen und Snacks sind in zehn Minuten zubereitet, und kein Rezept fürs Abendessen erfordert mehr als 30 Minuten Zubereitungszeit.

Sie essen, um satt zu werden – nicht um eine bestimmte Kalorienzahl zu erreichen: Bevor wir die Mahlzeiten, Konzepte und Strategien beschreiben, mit denen Sie diese Diät erfolgreich bewältigen können, möchten wir Sie an das Grundprinzip der Ernährung erinnern: Beim Essen geht es nicht um Kalorien, sondern darum, satt zu bleiben. Der Schlüssel zu diesem Programm besteht darin, nährstoffreiche Lebensmittel zu essen, schädliche zu vermeiden und auf den Körper zu hören, wenn dieser Ihnen mitteilen will, dass er satt ist und Sie deshalb aufhören sollten zu essen.

Es geht darum, Lebensmittel zu essen, die Ihnen helfen, nachhaltig satt zu bleiben. Und es geht darum, ein Gefühl dafür zu entwickeln, was »richtig« ist, damit Sie Ihr ideales Kampfgewicht erreichen und bewahren können. Wir wissen natürlich auch, dass manche von Ihnen zur Mathematik-Statistik-Kalorien-Fraktion zählen, deshalb werden wir uns für einen Moment diesem Thema widmen.

Wir haben diesen Ernährungsplan und die Portionen so angelegt, dass sie auf eine Person mit einem Stoffwechselumsatz von 1700 Kalorien abgestimmt sind. Das heißt, jemand, der durch normale körperliche Vorgänge und Aktivitäten 1700 Kalorien pro Tag verbrennt, muss diese Menge an Kalorien zu sich nehmen, um sein Gewicht stabil zu halten. Um abzunehmen, müsste diese Person beispielsweise zum Abendessen eine geringfügig kleinere Portion zu sich nehmen. Wenn man 2000 Kalorien pro Tag verbrennt, dann nimmt man bei diesen Portionsgrößen ab, aber wenn man nur 1400 Kalorien am Tag verbrennt, wird man mehr Kalorien konsumieren als verbrennen. Um den Nullpunkt zu finden, also die Menge an Kalorien, bei der Sie weder zu- noch abnehmen, müssen Sie Ihren Stoffwechselumsatz im Ruhezustand ermitteln und Ihre körperlichen Aktivitäten dazuaddieren.

- Eine einfache Möglichkeit, den Ruheumsatz des Stoffwechsels zu schätzen, ist es, Ihr Wunschgewicht in amerikanischen Pfund (dieses beträgt etwa 450 Gramm) mit 8 zu multiplizieren und 200 hinzuzuzählen; aber diese Berechnung liefert keine genauen Ergebnisse. Wenn Ihnen also jemand anbietet, Ihren tatsächlichen Stoffwechselumsatz zu berechnen, dann nehmen Sie das Angebot dankend an.
- Um zu ermitteln, wie viele Kalorien Sie durch körperliche Betätigung verbrennen, müssen Sie die Anzahl der Minuten, die Sie walken, mit 4 multiplizieren, und die Minuten, die Sie in Ihr Ausdauer- und Krafttraining investieren, mit 8 multiplizieren – die Zeit, in der Sie andere beim Training beobachten, zählt übrigens nicht dazu. Bei einer Leistung von 30 Minuten Walking plus 25 Minuten Kraft- oder Ausdauertraining kommen Sie auf einen Verbrauch von etwa 300 Kalorien. Sie können natürlich auch die Menge der verbrannten Kalorien von der Anzeige eines guten Laufbandes ablesen, falls Ihnen ein solches Gerät zur Verfügung steht.

Betrachten wir also einmal, wie das alles funktioniert.
Sagen wir, Sie möchten 150 amerikanische Pfund (68 Kilogramm) wiegen und verbrennen in Form von Bewegung 300 Kalorien pro Tag – was in etwa dem durchschnittlichen Pensum in unserem Plan entspricht. Das bedeutet:

Ihr Grundumsatz beträgt in diesem Beispiel
8 x 150 = 1200
+ 200 = 1400
+ 300 in Form von Bewegung = 1700

Um also Ihr Wunschgewicht zu halten, benötigen Sie in etwa 1700 Kalorien pro Tag. Um ein Pfund pro Woche zu verlieren, müssen Sie entweder Ihre Energieaufnahme um 500 Kalorien

Seien Sie vorbereitet

Hier eine weitere Nachricht in Sachen Taillenmanagement: Schlechte Nahrungsmittel sind nicht nur wegen ihrer Inhaltsstoffe gefährlich, sondern auch weil viele von ihnen so schnell und einfach zubereitet werden können. Und genau das wird Ihrer Taille zum Verhängnis. Notfallpläne, auf die Sie im Rahmen einer Diät zurückgreifen können, sind nur dann erfolgreich, wenn sie vorgekochtes Essen für alle jene Situationen enthalten, in denen Sie sonst nach Tüten mit Dickmachern greifen. Insofern sollten Sie sich aus der nachfolgenden Liste etwas auswählen, das Sie einmal in der Woche auf Vorrat zubereiten, damit Sie immer etwas auf Lager haben, wenn Sie es brauchen.

- **Klein geschnittenes Gemüse:** eine ideale Wahl. Schneiden, eintüten, essen. Beispielsweise Babykarotten, Cocktailtomaten oder Brokkoliröschen. Wenn Sie Yambohnen, Zuckerschoten oder Paprikastreifen lieber mögen, dann nur zu.

- **Sautiertes Gemüse:** Auch das ist gut für Sie. Sautieren Sie Gemüse in Olivenöl, und fügen Sie gehackte Knoblauchzehen, Chiliflocken oder eine gute Prise Kurkuma hinzu. Lagern Sie das Gemüse im Kühlschrank, und verwenden Sie es als Beilage oder – kurz aufgewärmt – als Snack.

- **Suppen:** Bereiten Sie einmal in der Woche eine oder mehrere der in diesem Buch empfohlenen sättigenden Suppen zu, und bewahren Sie diese in portionsgroßen Behältern im Kühlschrank auf. Essen Sie eine Tasse als Appetitdämpfer vor dem Abendessen, damit der Hunger nicht mehr so groß ist, oder gönnen Sie sich eine Suppe als Snack.

- **Haferflocken:** Kochen Sie einen Wochenvorrat an Haferflocken nach Packungsanweisung, und bewahren Sie diese maximal eine Woche im Kühlschrank auf. Manche finden Haferflocken in etwa so appetitlich wie Styropor, aber aufgewärmte Haferflocken schmecken tatsächlich hervorragend.

- **Lebensmittel für den Notfall:** Unsere Lebensmittelliste, auf die Sie immer dann zurückgreifen können, wenn Sie hungrig sind, umfasst die oben genannten Lebensmittel (wie Gemüse und Suppen) – ebenso wie auch eine Handvoll Mandeln, Erdnüsse oder Walnüsse oder auch fertig gekauftes vorgeschnittenes Obst und Gemüse. Gut geeignet ist auch getrocknetes Obst (Aprikosen, Cranberrys), ebenso Sojabohnen – vielleicht finden Sie in der Tiefkühlabteilung abgepackte Sojabohnen, die man in der Mikrowelle zubereiten kann. Wenn es blitzschnell gehen soll, nehmen Sie einen Minzkaugummi oder ein zuckerfreies Minzbonbon. Diese helfen dabei, den Appetit zu reduzieren, weil man durch den intensiven Minzgeschmack das Essen weniger schmeckt.

pro Tag reduzieren oder Ihr Trainingspensum um den Gegenwert von 500 Kalorien pro Tag vergrößern – oder Sie entscheiden sich für eine kombinierte Variante der beiden Möglichkeiten. Aber das Kalorienzählen ist eine Menge Arbeit, wenn man nicht zugleich seine Essgewohnheiten automatisiert. Es gibt auch Programme, die auf dem Handy oder dem PDA funktionieren, die das Kalorienzählen für Sie erledigen, aber darum geht es ja letztlich gar nicht. Es geht vielmehr darum, dem Körper, dem Magen und dem Gehirn die Gelegenheit zu geben, Ihnen mitzuteilen, dass die Nahrungsaufnahme eingestellt werden kann, sobald man satt ist. Und nicht erst, wenn man zu viel gegessen hat.

Die Mahlzeiten: die Qual der Wahl

Stellen Sie sich das Neustartprogramm als »Stützräder« Ihres Taillenmanagements vor. Bei unserem Plan geht es darum, sich für den gewünschten Erfolg die Körperchemie – und nicht die Willenskraft – zunutze zu machen. In den Frühstücksvorschlägen sind beispielsweise Gerichte mit reichlich Ballaststoffen und viel Protein enthalten. Für den Fall, dass Sie das erste Kapitel übersprungen haben: Ballaststoffe am Morgen reduzieren nachmittägliche Hungerattacken. Mehr Hilfe für die Körperchemie kommt in Gestalt guter Fette daher – Nüsse, Oliven, Olivenöl, Omega-3-reiche Fischöle –, die dazu beitragen, dass man satt bleibt, dass das gesunde HDL-Cholesterin steigt und das schlechte LDL-Cholesterin sinkt. Wir haben die Zufuhr einfacher Zucker beschränkt, weil sie für starke Schwankungen im Blutzucker verantwortlich sind, die wiederum dazu führen, dass Sie Appetit auf kalorienreiche Nahrungsmittel entwickeln. Alle diese Nahrungsmittel bekämpfen die destruktiven Entzündungsreaktionen, die dazu führen, dass Sie ständig Hunger haben, Ihre Arterien verstopft sind und Ihre Taille in die Breite geht, statt zu schrumpfen.

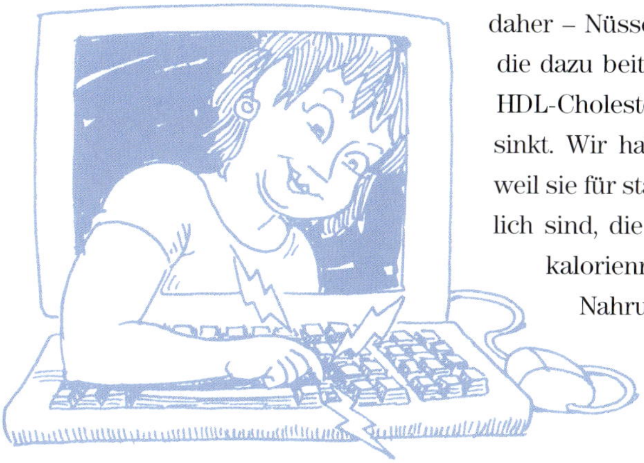

Auf den ersten Blick werden Sie relativ häufig Gemüse und Vollkorntoast auf unserer Speiseliste entdecken. Das ist Absicht, denn es geht darum, eine konstante Routine einzuführen. Studien zeigen, dass Menschen, die jeden Tag mindestens einmal eine gleich bleibende Mahlzeit zu sich nehmen, mehr abnehmen als jene, die auf eine größere Auswahl zurückgreifen. Und wenn es Ihnen wie unseren Patienten geht, werden Sie bei diesem Plan keinen Hunger verspüren. Gerade die große Auswahl an Lebensmitteln ist oft dafür verantwortlich, dass wir uns so gehen lassen. Aber wenn man die Auswahl an Lebensmitteln einschränkt, reduzieren sich auch automatisch der Appetit und der Taillenumfang. Suchen Sie sich diejenige Mahlzeit aus, für die Sie ohnehin am wenigsten Zeit haben, und automatisieren Sie sie. Für die meisten Menschen ist es das Mittagessen. Suchen Sie sich also ein gesundes Mittagessen aus, das Sie mögen – zum Beispiel Salat mit Grillhuhn und Olivenöl, Pute auf Vollkornbrot –, und essen Sie das jeden Tag. Sie haben richtig gelesen: jeden Tag.

Nachfolgend haben wir eine Liste mit Gerichten zusammengestellt, aus denen Sie Ihre täglichen Mahlzeiten auswählen können. Die Ausnahme bildet das Abendessen, das im Tagesplan gesondert behandelt wird. Sie können sich natürlich für jede der aufgezählten Möglichkeiten entscheiden, aber idealerweise sollten Sie immer das Gleiche zum Frühstück und zum Mittagessen einnehmen oder eventuell im Laufe der Woche einmal wechseln. Wir haben nämlich festgestellt, dass die erfolgreichsten Menschen jene sind, die sich für eine Mahlzeit entscheiden – und dabei bleiben (siehe auch Seite 191).

Frühstück

Für Cerealien-Liebhaber	Für Eiliebhaber	Für Brotliebhaber	Für Frühstücks-muffel
Gekochter Haferbrei mit 118 ml fettarmer Milch oder Soja-milch, die mit Kalzium und Vitamin D angerei-chert ist, sowie eine Handvoll Ihres Lieblingsobstes	Eiweißomelett (3 Eiweiß und 1 ganzes Ei) sowie klein geschnittenes, gemischtes Gemüse ODER 2 Rühreier oder 2 pochierte oder hart gekochte Eier mit 2 mageren Puten- oder Tofuwürstchen	1 Scheibe getoaste-tes Vollkorbrot mit 1 TL Erdnussbutter oder 1 TL Apfel- oder Walnussbutter oder einem Avocadoauf-strich	Magischer Frühstückstrunk (siehe Rezept auf Seite 273) ODER Ananas-Bananen-Trunk (siehe Rezept auf Seite 272)

Mittagessen

Großer Salat	Suppe und Salat	Gesunder Burger	Fast Food
Gehackter Salat: 6 gehackte Walnüs-se, gehacktes Gemü-se (nach Wahl) und gehackter grüner Mischsalat mit 113 g Lachs, Pute oder Hühnerbrust; dazu ein Dressing aus 2/3 Balsamico-Essig und 1/3 Olivenöl ODER 1 Salat aus dem Re-zeptteil ab Seite 281	1 Tasse deftige Suppe plus ein Salat (siehe nachfolgende Rezepte) ODER ein anderer Salat (kein Caesars Salat), der Oliven- oder Rapsöl enthält oder ein Dressing aus Olivenöl und Balsamico-Essig	1 vegetarischer Burger oder 1 Chickenburger auf Vollkorntoast mit 1 EL fruktosefreier, olivenölhaltiger Tomatensoße, aufge-schnittener Tomate, Romana-Salat oder Spinatblättern sowie einigen Scheiben roter Zwiebel	Die besten Optionen für ein Mittagessen aus dem Fast-Food-Bereich finden Sie auf Seite 267.

Snacks für den Vormittag und Nachmittag

Obst und Nüsse	Körner und Beeren	Aufgemotztes Gemüse	Obst und Joghurt
14 Gramm rohe Nüsse mit etwas Obst mischen; zum Beispiel mit 1 Apfel, 1 Banane, 1 Pflaume, 1 Birne, 1 Orange, 1 Scheibe Melone, 1 Tasse Beerenobst, 2 Kiwis oder ½ Grapefruit	½ Tasse Vollkorncerealien gemischt mit einer ¼ Tasse Mandeln und ¼ Tasse getrockneter Beeren, Aprikosen oder Rosinen	1 Tasse klein geschnittenes, sautiertes Gemüse, in der Mikrowelle aufgewärmt und in eine kleine Vollkornpitta gefüllt ODER klein geschnittenes Gemüse, gedippt in 113 g Naturjoghurt oder fettarmen Hüttenkäse, gemischt mit viel Dill, Schnittlauch, Ingwer, Chiliflocken oder anderen Gewürzen nach Wahl ODER einfach klein geschnittenes Gemüse	Fettarmer, probiotischer Naturjoghurt mit ½ Tasse ungesüßten Aprikosen aus der Dose oder Mandarinen und einigen Rosinen

Dessert

(eines davon dürfen Sie sich jeden zweiten Tag gönnen)

1 gebackenen Zimtapfel mit Mandarine und Cranberrys (siehe Rezept Seite 310)
ODER
1 sautierten Zimtapfel à la mode (siehe Rezept Seite 311)
ODER
1 gebackene Birne mit Himbeer-Coulis, Schokolade und Pistazien (siehe Rezept Seite 312)
ODER
Pfirsichscheiben mit Himbeeren, Heidelbeeren und Schokostückchen (siehe Rezept Seite 313)
ODER
28 g dunkle Schokolade (mit hohem Kakaogehalt), etwa 3 oder 4 Stückchen

Snacks für den Abend

(bitte immer vor 20:30 Uhr essen)

Simons Popcorn
(siehe Rezept Seite 314)
ODER
jeden der auf Seite 249 genannten Snacks
ODER
Getoastete Vollkorn-Pitta und Tomaten-Avocado-Salsamole
(siehe Rezept Seite 309)

Getränke

Stilles oder mit Kohlensäure versetztes Wasser
(wenn gewünscht, mit einer Fruchtscheibe aromatisiert),
fettarme Milch, Kaffee,
heißer oder geeister Tee (falls Sie zu Schlafproblemen neigen, am besten entkoffeiniert),
Diätlimonade (aber nur 1 oder 2 pro Tag)

Zum Frühstück können Sie ein 236 ml Glas Obst- oder Gemüsesaft trinken,
beispielsweise Tomatensaft oder reinen Grapefruit- oder Orangensaft mit Fruchtfleisch,
angereichert mit Kalzium und Vitamin D.

Zum Abendessen können Sie ein Glas Alkohol trinken,
wir empfehlen Ihnen aber, dieses erst gegen Ende der Mahlzeit einzunehmen,
damit es nicht die Fähigkeit des Sättigungszentrums beeinträchtigt.
Sie können auch einen alkoholfreien Cocktail trinken,
etwa eine Schorle aus zuckerreduziertem Traubensaft, Mineralwasser und Limette.

Worauf noch zu achten ist

Heutzutage gibt es im Lebensmittelbereich mehr Labels und Hinweisschilder als in so manchem Kleiderschrank. Die Namen vieler Zutaten klingen wie griechische Göttinnen, und kluge Marketingstrategen lassen zuckerstrotzende Frühstücksflocken gesünder erscheinen als einen Korb frischer Pflaumen. Und das stimmt einfach nicht. Die Versprechungen auf Lebensmittelpackungen klingen nur so lange toll, bis man die Zutatenliste gesehen hat und keine anderen Nährstoffe findet außer Zucker und gesättigten Fetten, die allerdings in Fachchinesisch daherkommen und deshalb oft nicht als solche zu erkennen sind. Wenn man durch die Flure des Supermarktes schlendert, geht es nicht nur darum, so günstig wie möglich einzukaufen und die Kinder an den Regalen mit Knabbereien und Süßigkeiten vorbeizulotsen, sondern man muss auch noch auf die Inhaltsstoffe der eingekauften Lebensmittel achten – auf die Zutaten und Nährstoffe, die Sie brauchen und mit denen Sie unsere Diät leicht bewältigen können. Wenn Sie sich die Zutaten einer Lebensmittelpackung ansehen, sollten Sie auf Folgendes achten:

- **Weniger ist mehr.** Grundsätzlich lässt sich sagen, dass ein Lebensmittel umso besser ist, je weniger Zutaten es hat. Natürliches, unverarbeitetes Essen benötigt in der Regel keine Aufschriften oder werbewirksame Bezeichnungen. Deshalb ist jedes landwirtschaftliche Erzeugnis grundsätzlich O.K. für Sie. Aber Vorsicht: Achten Sie darauf, dass sich das Obst und Gemüse gut anfühlt, frisch riecht und nicht gewachst wurde; gewachste Erzeugnisse sind wie eine Barbiepuppe – sie sehen zwar toll aus, haben aber nicht viel Substanz. Sie enthalten oft weniger Geschmack und Nährstoffe als unbehandeltes Obst und Gemüse.

- **Was steht auf der Packungsrückseite?** Ignorieren Sie, was vorn auf der Packung steht, und sehen Sie sich gleich die Zutatenliste an. »Fettfrei!« oder »null Transfette« klingen vielleicht verlockend, aber fettfreie Lebensmittel (vor allem Salatdressing) können eine Menge Zucker enthalten. Noch eine andere Warnung: Nur weil auf einer Packung das Wort »Vollkorn« in leuchtenden Buchstaben prangt, heißt das noch lange nicht, dass es auch vollständig oder hauptsächlich aus Vollkorn besteht (mehr zu diesem Thema auf Seite 265). Fazit: Die Vorderseite der Verpackung gibt weniger Aufschluss über den Inhalt der Packung, als die Karosserie eines Neuwagens auf seine Qualität gibt. Die wirklichen Antworten finden Sie in der Zutatenliste.

- **Vorsicht vor Blendern.** Viele Lebensmittel enthalten irreführende Bezeichnungen in der Zutatenliste – auch wenn diese Wörter nicht immer ganz eindeutig sind, weisen sie trotzdem auf nichts Gutes hin. Einige Schlagwörter, bei denen Sie hellhörig werden sollten:

- **Statt Zucker:** Dextrose, Sucrose oder jedes andere Wort mit der Endung »-ose«. Außerdem Mannitol oder jedes andere Wort mit der Endung »-ol«. Hierbei handelt es sich um Alkohole, die schnell in Zucker verwandelt werden. Verzichten Sie auf Lebensmittel, die mehr als 4 Gramm Zucker pro Portion enthalten. Selbst natürliche Zuckerformen wie Ahornsirup und Melasse sind letzten Endes Zucker, also sollten Sie auch davon weniger als 4 Gramm pro Portion zu sich nehmen. Einzige Ausnahme: reines Obst. Dieses darf deshalb eine Ausnahme sein, weil es so viele gute Nährstoffe enthält.

- **Statt Fett:** Abgesehen von gesättigten Fetten (weniger als 4 Gramm pro Portion) und Transfetten (die Sie komplett vermeiden sollten), sollten Sie auch um Lebensmittel einen großen Bogen machen, die Schlagwörter enthalten wie »teilweise gehärtet«, »Palmöl« oder »Kokosnussöl«.

- **Entspannen Sie sich.** Wir wollen nicht, dass Sie mehr Zeit als nötig im Supermarkt verbringen. Wenn Sie bisher noch nicht auf Zutatenlisten geachtet haben, sollten Sie sich anfangs etwas Zeit dafür nehmen, sodass Sie bald ganz instinktiv wissen, welche Inhaltsstoffe gut für Sie sind und welche nicht. Wir wollen außerdem nicht, dass Sie ein paranoider Einkäufer oder Esser werden – so manches gefährlich klingende Essen wie Walnüsse, reine Erdnussbutter oder sogar Honig (allerdings weniger als 4 Gramm pro Portion/Mahlzeit) sind in Maßen in Ordnung.

Die 14-Tage-Fett-weg-Diät

Für die ersten zwei Wochen geben wir Ihnen einen Ernährungsleitfaden und sämtliche Hilfsmittel, Strategien, Tricks, den Bewegungsplan sowie jegliche Hilfe, die Sie benötigen, damit Ihnen die Diät in Fleisch und Blut übergeht und Teil Ihres Alltags wird. Nach diesen ersten 14 Tagen werden Sie Ernährungsmuster und Verhaltensweisen entwickelt haben, mit deren Hilfe Sie Ihren Körper von innen nach außen verändern. An dieser Stelle skizzieren wir nun den Sieben-Tages-Plan und geben Ihnen Strategien an die Hand, mit deren Hilfe Sie bei der Ernährungs- und Essenswahl die richtigen Entscheidungen treffen werden. In der zweiten Woche wiederholen Sie einfach die ersten sieben Tage und variieren bei Bedarf den Plan einfach ein bisschen.

Tag 1: Samstag

1. **Walken.** 30 Minuten. Ob Sie um Ihren Esstisch herummarschieren oder draußen unterwegs sind, ob allein, mit einem Freund oder mit Ihrem Hund: Walking vermittelt Ihnen ein erstes körperliches Erfolgserlebnis. Walken Sie jeden Tag konsequent 30 Minuten, und Sie werden die nötige Motivation und Verhaltensgrundlage dafür schaffen, dass Sie die Fett-weg-Diät erfolgreich absolvieren.
2. **Dehnen.** Stretchen Sie sich nach dem Walken 3 bis 4 Minuten lang (siehe Kapitel 11, ab Seite 213). Stretching hilft nicht nur dabei, die Muskeln geschmeidig und flexibel zu halten und dadurch Verletzungen vorzubeugen, es hat auch eine meditative Komponente, die Ihnen dabei hilft, sich zu sammeln und mit eventuellen Heißhungerattacken fertig zu werden.
3. **Kühlschrank entrümpeln.** Um Platz für all die neuen, guten Lebensmittel zu schaffen, die Sie in Kürze kaufen werden, ist es nun an der Zeit, Ihre Küche von diversen Ernährungsfieslingen zu befreien, die dort noch ihr Unwesen treiben. Kontrollieren Sie die Etiketten aller Lebensmittel, die Sie in Ihren Küchenschränken und Vorratsschränken lagern. Was auch immer einen der folgenden Bestandteile als eine der ersten fünf Zutaten enthält, wird gnadenlos entsorgt:

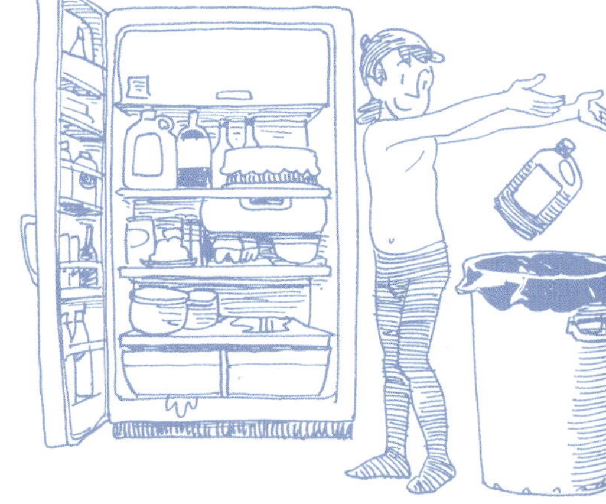

- **Einfacher Zucker.** Dazu zählen brauner Zucker, Dextrose, Maissüßstoff, Fruktose (wie in Glukose-Fruktose-Sirup), Glukose, Maissirup, Honig, Invertzucker, Maltose, Laktose, Malzsirup, Melasse, Rohzucker und Sukrose. Bewahren Sie aber etwas Zucker, Honig und Ahornzucker auf, weil Sie ein wenig davon für einige unserer Rezepte benötigen (siehe den Infokasten mit den alternativen Süßstoffen auf Seite 110)

- **Gesättigte Fette.** Damit gemeint sind Fette, die überwiegend aus Schlachttieren gewonnen werden, sowie Milchfett, Butter oder Schmalz und tropische Öle wie Palmfett oder Kokosöl.
- **Transfette.** Dies bezieht sich auf alle teilweise gehärteten Fette, Pflanzenölmischungen, die gehärtet sind, sowie viele Margarinesorten und Kochfette. Wenn es sein muss, dann benutzen Sie cholesterinsenkende Brotaufstriche.
- **Stark verarbeitetes Mehl** und alle Mehlsorten, die kein reines Vollkornmehl sind. Dazu zählen angereichertes Weißmehl, Grieß, Hartweizen und alle anderen Varianten, die nicht aus Vollkorn bestehen – sie haben keinen Platz mehr in Ihrer neuen, gesunden Küche.

4. **Gehen Sie Lebensmittel einkaufen:** Ihre Küche ähnelt im Moment einem Gefängnis – sie ist voller übler Zeitgenossen. Wir möchten, dass Sie Ihre Küche in einen VIP-Club der Lebensmittel verwandeln, dem nur solche Mitglieder beitreten dürfen, die gut für Sie und Ihre Taille sind und die es Ihnen einfach machen, ganz von selbst die richtigen Dinge zu essen. In der ersten Woche werden Sie eine Einkaufsliste haben, die länger ist als sonst, weil Sie sich einen Vorrat an Grundnahrungsmitteln sowie die Zutaten für die Rezepte der ersten Woche zulegen müssen. Eine konkrete Einkaufsliste für unseren vorgeschlagenen Siebentagesplan finden Sie auf Seite 261.
5. **Kochen Sie Ihre Grundnahrungsmittel für die ganze Woche vor:** Gemüse oder Suppe nach Wahl. Siehe oben.

Essen Sie!

Folgen Sie dem Leitfaden für Frühstück, Mittagessen und Snacks. Zum Abendessen gönnen Sie sich heute **Asiatischen Lachs mit Pilaw aus braunem Reis** (Rezept siehe Seite 293).

Tag 2: Sonntag

1. **Walken:** 30 Minuten.
2. **Dehnen:** 5 Minuten.
3. **Suchen Sie sich einen Verbündeten.** Wenn Sie versuchen, sich der Fett-weg-Diät ganz allein zu stellen, besteht ein viel höheres Risiko, dass Sie rückfällig werden und sich doch über Chips und Schokoriegel hermachen. Finden Sie einen Verbündeten – ganz gleich, ob es nun Ihr Partner ist, eine Freundin oder ein Kollege –, jemanden, mit dem Sie über Ihre Ziele reden können, Ihre Mahlzeiten und Ihren neuen Plan. Nehmen Sie sich vor, jeden Tag 5 Minuten darüber zu reden oder eine E-Mail zu schreiben – berichten Sie ihm oder ihr, dass Sie an dem Tag gewalkt sind, und erzählen Sie von Ihren Mahlzeiten.

Besser ist es noch, einen Verbündeten zu finden oder mehrere, die die Sache mit Ihnen zusammen durchziehen. Teilen Sie das Wissen, das Sie sich mithilfe dieses Buches erworben haben, mit anderen. Treten Sie die Reise gemeinsam an, indem Sie jeden Schritt mit Sinn und Verstand gehen und nicht mit dem Kopf durch die Wand. Es ist eine Sache, mehrere Zentimeter Taillenumfang im Alleingang zu verlieren, aber es ist noch einmal etwas ganz anderes, wenn Sie auch anderen dabei helfen können. Es ist ein befriedigendes Gefühl, sein eigenes Ziel zu erreichen, aber noch besser ist es, anderen dabei zu helfen, dasselbe ebenfalls zu verwirklichen.

Essen Sie!

Folgen Sie dem Leitfaden für Frühstück, Mittagessen und Snacks. Zum Abendessen gönnen Sie sich **Pikantes Chili oder Vollkornpizza** (siehe Rezepte Seite 294 und 296).

Tag 3: Montag

1. **Walken:** 30 Minuten. Spannen Sie beim Walken die Bauchmuskeln an, da Sie so eine bessere Haltung trainieren und obendrein die Kleidung besser sitzt. Gehen Sie in einem Tempo, das die Herzfrequenz erhöht, oder fügen Sie noch 20 Minuten eines anderen kardiovaskulären Trainings (zum Beispiel Schwimmen oder Radfahren) an.
2. **Workout.** Absolvieren Sie das 20-Minuten-Fett-weg-Workout ab Seite 217, das ohne Gewichte auskommt und sowohl Kraft- als auch Dehnübungen enthält. Krafttraining hilft Ihnen dabei, Muskelmasse aufzubauen, die Ihren Stoffwechsel auf Touren bringt und Fett verbrennt.
3. **Schreiben Sie es auf.** Grundsätzlich sind wir nicht eben erbaut von Schuldzuweisungen, aber wir sind zu der Ansicht gelangt, dass die Trennlinie zwischen Schuldgefühlen und Motivation oft eine sehr schmale ist. Sie können die Phase des Umprogrammierens unterstützen, indem Sie schriftlich erfassen, was Sie alles essen. Dies können Sie auf dem Papier oder am Computer tun. Auf diese Weise legen Sie sich gewissermaßen fest; sollten Sie doch einmal schlechtes Essen zu sich nehmen, werden Ihre Aufzeichnungen Sie dauerhaft daran erinnern. In diesen ersten beiden Wochen sollten Sie daher *alles* aufschreiben, was Sie essen – als unterstützende Maßnahme bei der Umstellung. Jawohl, sogar die M&Ms, die Sie eben verdrückt haben. Für die Technikfreaks unter Ihnen: Manche Handhelds haben Scanner und spezielle Programme, mit denen Sie den Strichcode der Lebensmittel, die Sie essen, einlesen können. Sie geben die Menge an, und das Programm führt Buch über die Kalorien – siehe www.realage.com* oder www.mychoicescount.com*.
4. **Gehen Sie einkaufen.** Sie haben nun schon drei Tage Walking hinter sich, und den Gürtel können Sie bald enger schnallen. Es ist also an der Zeit, einen weiteren Einkauf zu tätigen. Diesmal gehen Sie allerdings ins Sportgeschäft – um ein Paar gute Laufschuhe zu kaufen.

* Diese Websites sind nur auf Englisch verfasst.

Laufschuhe sind leicht, sie haben vor allem im Fersenbereich gute Dämpfungseigenschaften, weil sie ja für Aktivitäten gemacht sind, bei denen die Füße mit höherem Druck auf dem Boden aufkommen. Am besten ist es, wenn Sie in ein spezielles Laufgeschäft gehen, in dem das Personal nicht nur Ihre Schuhgröße ermittelt, sondern auch Ihren Gang und Laufstil. Am besten gehen Sie am späten Nachmittag einkaufen, wenn die Füße bereits etwas angeschwollen sind, um die beste Passform zu gewährleisten. Wenn Sie möchten, können Sie auch noch folgende Artikel erwerben:

- Socken mit verstärkten Sohlen und Fersen. Die Socken sollten nicht aus Baumwolle sein, sondern aus einem speziellen für den Sport geeigneten Material, damit sie die Feuchtigkeit vom Fuß wegtransportieren.
- Eine Yogamatte, damit Sie nicht hin und her rutschen, wenn Sie Ihre Übungen durchführen. Außerdem Hanteln und Gummibänder, falls Sie in Ihrem Training schon weiter vorangeschritten sind (siehe Seite 232).

Essen Sie!

Folgen Sie dem Leitfaden für Frühstück, Mittagessen und Snacks. Zum Abendessen gönnen Sie sich **Mediterranes Huhn mit Tomaten, Oliven und weißen Kräuterbohnen** (siehe Rezept Seite 297).

Tag 4: Dienstag

1. **Walken:** 30 Minuten.
2. **Dehnen:** 5 Minuten.
3. **Wenn nötig, nehmen Sie eine Kurskorrektur vor.** An diesem Punkt wäre es nicht ungewöhnlich, wenn Sie ein Stück von Nachbars Kuchen genascht, sich an den Chips Ihrer Kinder bedient oder im Lokal um die Ecke ein paar Bissen von der gebutterten Brezel probiert hätten. Aber das ist O.K. Sie müssen sich nur wieder zur Ordnung rufen.
   Bei der nächsten Gelegenheit gehen Sie einfach wieder zurück auf Kurs.
   Das nächste Mal, wenn Sie sich dabei erwischen, wie Sie schwach werden, können Sie die folgenden Bewältigungsstrategien ausprobieren:

   - **Die Lippen benetzen:** einatmen, mit der Zunge über die Lippen fahren, schlucken, tief ausatmen und »ommm« sagen. Spüren Sie, wie die kühle Luft über Ihre Lippen streicht. Diese beruhigende Übung dauert nur etwa drei Sekunden, trägt aber erheblich dazu bei, sich zu besinnen, zu beruhigen und neu zu konzentrieren.

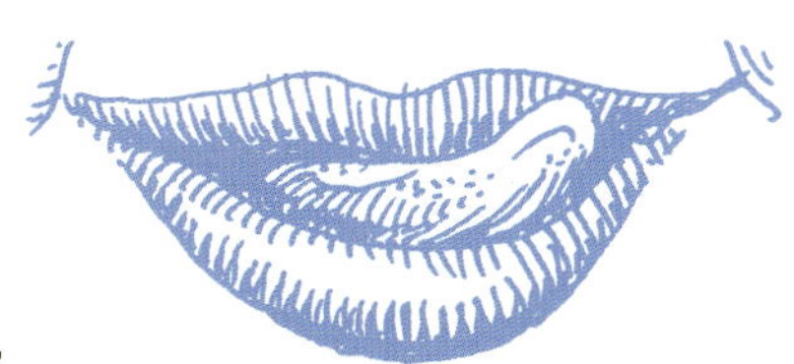

- **Der Taillendurchhänger.** Stellen Sie sich gerade auf, beugen Sie Ihren Oberkörper nach vorn, und entspannen Sie Ihre untere Rückenpartie. Berühren Sie mit den Händen den Boden, dann umfassen Sie Ihre Ellbogen oder umgreifen Ihre Kniekehlen. Dabei ist wichtig, dass Sie spüren, wie sich die ganze Anspannung, die sich in Ihrem Rücken und den Hüften aufgestaut hat, löst. Entspannen Sie auch Ihren Nacken vollständig. Falls Sie sich weiter angespannt fühlen, lassen Sie Ihre Knie etwas lockerer.

Essen Sie!

Folgen Sie dem Leitfaden für Frühstück, Mittagessen und Snacks. Zum Abendessen gönnen Sie sich **Pasta Primavera Provençale** (siehe Rezept Seite 298).

Tag 5: Mittwoch

1. **Walken:** 30 Minuten.
2. **Workout:** Absolvieren Sie das 20-Minuten-Fett-weg-Workout ab Seite 217, das ohne Gewichte auskommt und sowohl Kraft- als auch Dehnübungen enthält.
3. **Rufen Sie Ihren Arzt an.** Sie dürfen nicht vergessen, dass Taillenkontrolle ein Teamsport ist, und Ihr Arzt zählt zu den wichtigsten Spielern auf dem Feld. Vereinbaren Sie einen Termin in etwa 30 Tagen oder auch früher, wenn Sie es nicht abwarten können. Ihr Arzt kann Ihnen auf vielfältige Weise behilflich sein:

   - Lassen Sie sich Blutdruck, Taillenumfang und die Herzfrequenz messen. Wenn Sie Ihre HDL- und LDL-Cholesterinwerte noch nicht kennen (für Frauen ist das HDL wichtiger), ist jetzt ein guter Zeitpunkt, einen allgemeinen Check-up sowie einige Bluttests machen zu lassen und mit Ihrem Arzt über Ihren neuen Plan zu reden.
   - Sich einem Check-up zu unterziehen, kann auch hilfreich sein, falls Sie einmal einen toten Punkt erreichen und Gewicht und Taillenumfang stagnieren. Ihr Arzt kann Ihnen dann vielleicht ein Medikament verschreiben, mit dem Sie über den Berg kommen (siehe hierzu Anlage A, ab Seite 319).

Essen Sie!

Folgen Sie dem Leitfaden für Frühstück, Mittagessen und Snacks. Zum Abendessen gönnen Sie sich **Aprikosenhuhn und grüne Bohnen mit Mandelstiften** (siehe Rezept Seite 299).

Tag 6: Donnerstag

1. **Walken:** 30 Minuten.
2. **Dehnen:** 5 Minuten.
3. **Geben Sie ein wenig an.** Wenn Sie mit Ihrem Erfolg an die Öffentlichkeit gehen, wird es schwieriger, nachlässig zu werden. Erzählen Sie einem Freund oder einem Arbeitskollegen von den Fortschritten, die Sie gemacht haben, und den Änderungen, die Sie bereits an sich bemerken.

Essen Sie!

Folgen Sie dem Leitfaden für Frühstück, Mittagessen und Snacks. Zum Abendessen gönnen Sie sich **Puten-Tortilla-Wrap mit roter Backkartoffel** (siehe Rezept Seite 300).

Tag 7: Freitag

1. **Walken:** 30 Minuten.
2. **Workout:** Absolvieren Sie das 20-Minuten-Fett-weg-Workout ab Seite 217, das ohne Gewichte auskommt und sowohl Kraft- als auch Dehnübungen enthält.
3. **Aktualisieren Sie Ihre Küchenvorräte.** Kontrollieren Sie Ihren Vorratsschrank, überprüfen Sie, ob Ihnen Zutaten ausgegangen sind. Machen Sie eine neue Einkaufsliste für die kommende Woche. Dazu suchen Sie sich aus den Rezepten (siehe ab Seite 272) welche aus, die Sie gern nachkochen möchten.
4. **Bewerten Sie sich selbst.** Ob bei der Arbeit oder bei einer Verabredung: Eine Rückmeldung zu bekommen ist immer hilfreich, weil Sie nur so erfahren, wie Ihre Chancen stehen. Deshalb ist es nun an der Zeit, Ihre Taille zu messen und sich zu wiegen – nur um zu sehen, welche Veränderungen Sie nach dieser kurzen Zeit bereits feststellen können. Nach der ersten Woche sollten Sie eine Taillenreduktion von 2,5 Zentimetern und einen Gewichtsverlust von etwa 1 bis 2 Kilogramm verbuchen können. Vielleicht können Sie sogar schon Sachen in einer kleineren Konfektionsgröße tragen.

Essen Sie!

Folgen Sie dem Leitfaden für Frühstück, Mittagessen und Snacks. Zum Abendessen gönnen Sie sich **Gegrillte Forelle (Goldbrasse, Wolfsbarsch) mit Rosmarin und Zitrone** (siehe Rezept Seite 301).

Tag 8 bis unendlich: Ihr umprogrammierter Körper

Hier sind wir nun also: Sie haben das Wissen, alle Hilfsmittel und Informationen, die Sie benötigen, um Ihren Körper auf seine Werkseinstellungen zurückzubringen – eine gesunde Taille und ein gesundes Gewicht inklusive. Wiederholen Sie jetzt in den kommenden sieben Tagen die Schritte der ersten Woche, und probieren Sie bei Bedarf auch andere Gerichte aus. Gehen Sie dabei mit Köpfchen vor. Die erste Woche bringt Sie in Gang und erlaubt Ihrem Körper, sich anzupassen. Die zweite Woche gibt Ihnen sieben weitere Tage, um den Plan zu verinnerlichen und ein Gefühl dafür zu entwickeln, wie es sich anfühlt, sich gesund zu ernähren, und herauszufinden, was passiert, wenn Sie das nicht tun. Die Forschung hat herausgefunden, dass man dieselben Handlungen wenigstens zwei Wochen lang wiederholen muss, damit diese automatisiert werden. Also können Sie jetzt – nach diesen zwei Wochen – anfangen, den Plan ein wenig zu modifizieren. Oder Sie wiederholen ihn einfach. Sie können auch neue Rezepte fürs Abendessen ausprobieren. Nehmen Sie Anpassungen vor, die sowohl auf unseren Ernährungsempfehlungen als auch auf Ihren geschmacklichen Vorlieben beruhen. Das ist nicht das Ende Ihres Taillen-Managementplans. Sondern es ist erst der Anfang.

Unsere Ergebnisse haben gezeigt, dass irgendwann in der zweiten oder dritten Woche des Programms die Verhaltensweisen, die für eine nachhaltige Gewichtsreduktion unabdingbar sind, in Fleisch und Blut übergehen. Etwa zur selben Zeit wird Ihr neuer, entgifteter Körper empfindlicher auf schlechte Nahrungsmittel reagieren. Wenn Sie aber die hier beschriebenen Ernährungsgewohnheiten verinnerlicht haben, werden Sie nur noch Heißhunger auf die Nahrungsmittel entwickeln, die gut für Sie sind und die wir in unserer Liste aufgezählt haben. Ihre Leber, die sich nun nicht mehr mit Giftstoffen herumplagen muss, ist entlastet und wird diese neue Lebensfreude an den Rest des Körpers weitergeben, indem sich die Entzündungsreaktionen verringern. Alle Informationen, die uns zu Menschen vorliegen, die viel abgenommen und ihr Gewicht danach im Griff behalten haben, weisen darauf hin, dass ein kontinuierliches, aber dennoch flexibles Programm von elementarer Bedeutung ist. Man kann Fehler machen und sich immer aufrappeln, wenn man nur weitermacht und wieder ohne emotionalen Ballast auf den rechten Weg zurückkehrt. Die Arten von Nahrung, die wir für die Notfallsituationen empfehlen (siehe ab Seite 270), werden Ihnen auf jeden Fall immer wirklich nützlich sein, wenn Sie einmal vom Kurs abgekommen sein sollten.

Sollten Sie einmal einen »toten Punkt« erreichen – und dieser Fall wird früher oder später sicher eintreten –, dann haben Sie drei Möglichkeiten: Sie reduzieren Ihren Tagesbedarf um einige Kalorien, vergrößern Ihr Trainingspensum, oder Sie bitten einen Arzt um medizinische Hilfe, sollten die beiden anderen Alternativen Sie nicht weiterbringen. Aber vergessen Sie nicht, dass Sie mit dem Abnehmen in erster Linie eine bessere Gesundheit erzielen wollten. Wenn Sie also Ihr ideales Kampfgewicht schon erreicht haben, und Ihr Körper ist damit vollauf zufrieden, dann halten Sie einfach weiter Kurs.

So kann Ihr Plan aussehen

Etwas weiter oben haben wir Ihnen alle Hilfsmittel gegeben, die Sie benötigen, um Ihre Küche, Ihren Körper und seine Hormone von Grund auf so zu verändern, dass Sie keinen Hunger mehr verspüren und kein Fett mehr auf den Rippen speichern. Nachfolgend haben wir nun die graue Theorie in die Praxis umgesetzt und stellen Ihnen eine Beispielwoche vor, um zu zeigen, wie unsere Diät funktioniert. Wie wäre es mit einem Plan, über den Sie überhaupt nicht nachdenken müssen? Dann halten Sie sich einfach an diese Beispielwoche sowie die Einkaufsliste auf Seite 261.

Anmerkung: Weil wir alle (abhängig von unseren Genen, unserem Stoffwechselgrundumsatz, Bewegungsverhalten und anderen Faktoren) eine unterschiedliche Kalorienzufuhr benötigen, geben wir hier bewusst keine Portionsgrößen an. Ihr Ziel ist es, so viel zu essen, dass Sie satt werden – das wäre auf unserer Sättigungsskala eine 3 bis 4 (siehe Seite 190). Also angenehm gesättigt und nicht aufgebläht wie ein Kugelfisch. Jeder Mensch hat andere Bedürfnisse, deshalb benötigt einer etwas größere Portionen, der andere etwas kleinere. Hören Sie dabei am besten auf Ihren Bauch.

Sonntag

Frühstück: Eiweißomelett, Saft und Kaffee oder Tee
Vormittagssnack: Aufgemotztes Gemüse mit Dip
Mittags: Gesunder Burger mit allem Drum und Dran
Nachmittagssnack: Joghurt mit Obst
Abendessen: Asiatischer Lachs mit Pilaw aus braunem Reis
Dessert: 28 Gramm dunkle Schokolade mit Orangenscheiben
Getränke: Wasser, Kaffee, Tee nach Belieben (siehe unsere längere Liste mit weiteren Vorschlägen, ab Seite 272)

Montag

Frühstück: Magischer Frühstückstrunk
Vormittagssnack: 14 Gramm rohe Nüsse
Mittags: Mischsalat mit Walnüssen, Gemüse, grünem Salat und Lachs/Pute/Huhn
Nachmittagssnack: Joghurt mit Obst
Abendessen: Vollkornpizza
Abendsnack: Simons Popcorn
Getränke: Wasser, Kaffee, Tee nach Belieben

Dienstag

Frühstück: Frühstücksflocken (mit Haferflocken) mit Magermilch; Saft und Kaffee oder Tee

Vormittagssnack: Apfel

Mittags: Tasse Gartensuppe; Salat mit Cranberrys, Walnüssen und Hüttenkäse

Nachmittagssnack: Joghurt mit Obst

Abendessen: Mediterranes Huhn mit Tomaten, Oliven und weißen Kräuterbohnen

Dessert: Sautierter Zimtapfel à la mode

Getränke: Wasser, Kaffee, Tee nach Belieben

Mittwoch

Frühstück: Magischer Frühstückstrunk

Vormittagssnack: 14 Gramm rohe Nüsse

Mittags: Mischsalat mit Walnüssen, Gemüse, grünem Salat und Lachs/Pute/Huhn

Nachmittagssnack: Joghurt mit Obst

Abendessen: Pasta Primavera Provençale

Abendsnack: Tomaten-Avocado-Salsamole und getoastetes Pitta-Brot

Getränke: Wasser, Kaffee, Tee nach Belieben

Donnerstag

Frühstück: Frühstücksflocken (mit Haferflocken) mit Magermilch; Saft und Kaffee oder Tee

Vormittagssnack: eine Pflaume

Mittags: Tasse Gartensuppe; Salat mit Cranberrys, Walnüssen und Hüttenkäse

Nachmittagssnack: aufgemotztes Gemüse in ½ Vollkornpitta

Abendessen: Aprikosenhuhn und grüne Bohnen mit Mandelstiften

Dessert: 28 Gramm dunkle Schokolade mit Orangenscheiben

Getränke: Wasser, Kaffee, Tee nach Belieben

Freitag

Frühstück: Magischer Frühstückstrunk

Vormittagssnack: 28 Gramm rohe Nüsse

Mittags: Mischsalat mit Walnüssen, Gemüse, grünem Salat und Lachs/Pute/Huhn

Nachmittagssnack: Joghurt mit Obst

Abendessen: Puten-Tortilla-Wrap mit roter Backkartoffel

Abendsnack: Simons Popcorn

Getränke: Wasser, Kaffee, Tee nach Belieben

Samstag

Frühstück: Frühstücksflocken (mit Haferflocken) mit Magermilch; Saft und Kaffee oder Tee

Vormittagssnack: Joghurt mit Obst

Mittags: Tasse Gartensuppe; Salat mit Cranberrys, Walnüssen und Hüttenkäse

Nachmittagssnack: aufgemotztes Gemüse mit Dip

Abendessen: Gegrillte Forelle (Goldbrasse, Wolfsbarsch) mit Rosmarin und Zitrone

Dessert: Sautierter Zimtapfel à la mode

Getränke: Wasser, Kaffee, Tee nach Belieben

Ihre Einkaufsliste

In den ersten Tagen werden Sie natürlich etwas mehr einkaufen müssen als in den folgenden Wochen, da Sie erst den Grundstein für Ihren neuen Kühl- bzw. Vorratsschrank legen müssen. Denken Sie auch an Gewürze, Öle und andere haltbare Zutaten. Wir empfehlen, sich im Supermarkt von innen (wo es die abgepackten Lebensmittel gibt) nach außen (Richtung Kühl- und Frischwarentheken) vorzuarbeiten, damit Wärme und Bakterien weniger Zeit haben, sich auf Ihren Einkäufen auszubreiten, bevor Sie sie zu Hause fachgerecht verstauen können. Diese Liste enthält sowohl Grundnahrungsmittel als auch spezielle Zutaten für unseren Sieben-Tages-Plan. Mithilfe der amerikanischen Internetseite www.realage.com* können Sie sich wöchentliche oder zweiwöchentliche Einkaufslisten für alle Rezepte und Snacks unseres Plans zusammenstellen, und zwar für jede beliebige Anzahl an Personen, die an der Fett-weg-Diät teilnehmen.

Grundlegende Einkaufsliste

Für zwei Personen und eine Woche:

- Diese Einkaufsliste ist in Kategorien aufgeteilt, die das Einkaufen erleichtern sollen (zum Beispiel Getreideprodukte, Kühlprodukte, Trockenobst und Nüsse, frisches Gemüse).
- Eine allgemeine Zutatenliste ist unten angeführt; sie enthält Gewürze, Öle usw., die nötig sind, um die Rezepte zu vervollständigen. Eventuell befindet sich ja aber schon einiges davon in Ihrem Vorratsschrank.
- Den in den Rezepten verwendeten Orangensaft können Sie ganz oder teilweise auch durch Tomaten- oder Cranberrysaft ersetzen.

* Diese Website ist nur auf Englisch verfasst.

Abgepackt: Getreideprodukte

1 Packung ungesüßte Hafercerealien (Frühstücksflocken auf Haferflockenbasis)
1 Packung Vollkornbrötchen (versuchen Sie, welche zu finden, die keinen Zucker, Honig oder Maissirup enthalten)
1 Vollkornpizzaboden (etwa 280 Gramm, 30 Zentimeter Durchmesser)
1 Packung Vollkornpasta (Rigatoni oder Linguine)
1 Packung Haferflocken
1 Tüte Vollkorn-Pittaecken
1 Tüte Vollkorn-Tortillas

Abgepackt: Essen in Dosen und Gläsern

1,89 l salzarme Gemüse- oder Hühnerbrühe oder Fond
1 Dose (425 bis 453 Gramm) weiße Bohnen
2 Dosen (jeweils etwa 410 Gramm) Tomaten
1 Dose ganze, passierte oder gewürfelte Tomaten
1 Dose (etwa 450 Gramm) Tomatensoße (mit Oliven- oder Rapsöl und weniger als 4 Gramm Zucker pro halber Tasse)
1 Glas Kalamata-Oliven, halbiert
1 Glas Olivenpaste oder Tapenade
1 Dose sonnengetrocknete Tomatenstücke oder feingehackte, sonnengetrocknete Tomaten (nicht in Öl eingelegt)
2 Dosen ungesüßte Pfirsiche oder Mandarinen
1 kleine Dose Chilis
1 Glas Popcornmais (genug, um 8 Tassen Popcorn zu machen)
1 Glas ungesüßter Apfelsaft oder Süßmost (vorzugsweise Bioprodukte)
1 Glas Apfelbutter oder Apfelmus (hält sich im Kühlschrank)
1 Glas naturbelassene Erdnussbutter (keine Transfette, kein Zucker- oder Fruktosezusatz)

Abgepackt: Trockenobst und Nüsse

1 Tüte rohe Walnusskerne (mindestens 227 Gramm)
1 Tüte rohe Haselnüsse (mindestens 113 Gramm)
1 Tüte rohe Mandeln (mindestens 113 Gramm)
1 Tüte Mandelstifte (mindestens ¼ Tasse)
1 Tüte Cranberrys (mindestens ¾ Tasse)
1 Tüte getrocknete Aprikosen
1 Tüte gehackte Pistazien (genug für 1½ EL)

Gewürze/sonstige Zutaten Kaufen Sie diese frisch ein, oder sehen Sie nach, ob Sie noch einen Vorrat davon haben. Bei Bedarf nachkaufen.

Olivenöl
Rapsöl
Salz
Pfeffer
Frischer Knoblauch
Salzarme Sojasoße
Balsamico-Essig
Weinessig
Ahornsirup (nehmen Sie eine Sorte, bei der Glukose-Fruktose-Sirup bzw. Maissirup nicht unter den ersten vier Zutaten aufgelistet wird)
Marinara-Soße oder eine andere rote Tomatensoße
Dijonsenf
Scharfe Chilisoße
PAM-Kochspray
Muskat
Zimt
Ihre Lieblingssorte Kaffee oder Tee
1 Tafel dunkle Schokolade mit mindestens 70 Prozent Kakaogehalt oder 1 kleine Tüte zartbittere Schokochips (kein Vollmilch und ohne Milchfett)

Gekühlte Produkte

2 l Magermilch oder mit Kalzium und Vitamin D angereicherte fettarme Sojamilch
1 l Orangen- oder Grapefruitsaft mit Fruchtfleisch (100 Prozent Fruchtgehalt), angereichert mit Kalzium, Magnesium und Vitamin D
170 g Feta
6 Eier
1 Tüte fein geriebener Mozzarella-Käse (mindestens 60 Gramm)
8 Becher fettarmer, probiotischer Naturjoghurt (à 125 g)

Huhn/Pute/Fisch

2 Hühnerkeulen ohne Haut
2 Hühnerbrustfilets (ohne Haut und Knochen, je 115 Gramm)
340 Gramm geräucherte Lachsscheiben (oder weißes Putenfleisch oder Hühnerbrustfilet)
227 Gramm Lachsfilets ohne Haut (oder Puten- oder Hühnerbrustfilet ohne Haut)
1 ganzer Fisch (Forelle, Goldbrasse, Wolfsbarsch, 115 Gramm pro Portion)

Tiefkühlprodukte

1 Packung Hamburger-Patties
1 Tüte gefrorene, ungesüßte Heidelbeeren
1 Tüte gefrorene, ungesüßte Himbeeren
1 kleine Packung fettfreies oder fettarmes gefrorenes Joghurteis mit Vanillegeschmack

Bioabteilung oder Reformhaus

Sojaprotein
Psyllium
Leinsamen

Sonstiges

1 Flasche Weißwein

Gemüse- und Obstabteilung (kaufen Sie hier zuletzt ein)

Ihr Geschmack entscheidet: Wenn Sie bestimmte Obst- oder Gemüsesorten besonders mögen, dann kaufen Sie sie in beliebigen Mengen ein, und essen Sie sie als Ersatz oder in Ergänzung zu den angegebenen Gemüsesorten in den Rezepten (vor allem jahreszeitenabhängig).
3 Tüten (jeweils etwa 280 g) Salatmischung (klassischer Romana oder anderer grüner Mischsalat)
10 Tassen Mesclun (gemischter Pflücksalat) oder Frühkohl
1 Pfund klein geschnittenes Gemüse zum Braten (Spargel, Brokkoli, Blumenkohl, Pilze, Paprika in verschiedenen Farben, rote und weiße Zwiebeln, Zucchini)
Geschnittene Karotten, Äpfel, Brokkoli und/oder Sellerie (abgepackt)
2 Pfund anderes Gemüse (nach Wahl), zum Braten, Dippen, Einrühren ins Gemüse, Einstreuen in Salate
5 kleine Äpfel (Jonagold oder Ambrosia)
2 kleine Pflaumen
3 Tomaten
1 Bund Karotten
1 Bund Bananen
2 rote Paprikas
1 gelbe oder orangefarbene Paprika
1 kleiner Kohlkopf
1 Tasse dünne grüne Bohnen
1 kleine Aubergine

3 Schalotten
2 große Knoblauchzehen
3 mittelgroße gelbe Zwiebeln
1 rote Zwiebel
1 kleiner Bund Frühlingszwiebeln
1 kleine getrocknete Ancho- oder Pasilla-Chilischote
1 große rote Backkartoffel
1 Bund frische Kräuter (jeweils Petersilie, Basilikum, Rosmarin, Thymian oder Zitronenthymian, Schnittlauch, Oregano und Kerbel)
1 Stück Ingwerwurzel
1 Limette
1 Avocado
1 kleiner Korb frische Himbeeren (falls vorhanden, sonst gefrorene)
1 kleiner Korb frische Heidelbeeren (falls vorhanden, sonst gefrorene)

Die volle Wahrheit

Früher war es so, dass das Einzige, das voll mit irgendetwas war, ein Krapfen war. Heute scheint es, als sei alles auf irgendeine Weise »voll« irgendetwas. Vollkorn, Vollweizen, voll gesund: Das ist der letzte Schrei in der Ernährungsindustrie. Warum? Weil Lebensmittelhersteller wissen, dass Vollkorn im Grunde eines der gesündesten Dinge ist, die man essen kann. Immer mehr Lebensmittel tragen nun das Label Vollkorn, aber das sagt noch nichts über ihre Qualität aus. Und zwar, weil diese Marketingbezeichnungen uns nicht immer ein genaues Bild geben von dem, was in unserem Essen tatsächlich enthalten ist.
Um das ganze Fachchinesisch zu entschlüsseln, muss man zunächst einmal verstehen, was genau volles Korn ist und wie es funktioniert. »Vollkorn« bedeutet, dass das Korn noch alle drei ursprünglichen Bestandteile hat: die äußere Schale oder Kleie, in der Ballaststoffe und B-Vitamine enthalten sind; den Keim, der Phytochemikalien und ebenfalls B-Vitamin enthält; und das Endosperm (toller Name), das reich ist an Kohlenhydraten und Proteinen. Der Schlüssel ist, dass die Körner noch »voll« erhalten und nicht »bearbeitet« sind. Bei verarbeitetem Korn sind die Kleie und der Keim entfernt worden,

> Um sicherzustellen, dass Sie auch wirklich von den gesundheitlichen und ernährungsspezifischen Vorteilen des Vollkorns profitieren, sollte auf der Packung eindeutig »100 Prozent Vollkorn« oder »100 Prozent Vollkornweizen« stehen. Alles andere bedeutet, dass das Lebensmittel vermutlich überwiegend mit dem weniger vorteilhaften, stark verarbeiteten Mehl hergestellt wurde. Meiden Sie diese Produkte, vor allem in Kombination mit Zuckerzusätzen wie Glukose-Fruktose-Sirup und Honig.

Fakt ist ...

Um sicherzustellen, dass ein Vollkornprodukt in Ihrem Verdauungssystem langsamer absorbiert wird und somit den Zucker- und Insulinspiegel senkt, sollten Sie etwas Fett dazu essen – in Form von ½ EL Olivenöl mit Brot. Alternativ dazu kann man sechs Walnüsse essen, 12 Mandeln oder 20 Erdnüsse. Dies funktioniert am besten, wenn man das Vollkornbrot etwa 20 Minuten nach dem Fett zu sich nimmt.

was bedeutet, dass man am Schluss nur das isst, was treffenderweise als Endosperm bezeichnet wird. Sinnvollerweise sollte man aber lieber das volle, intakte Korn essen – sodass man mehr Ballaststoffe und mehr Spurenelemente aufnimmt, die uns vor Krankheiten schützen können. Diese vollen Körner sind auch deshalb so gesund, weil sie langsamer aufgenommen werden als angereichertes oder gebleichtes Mehl, wodurch der Glukose- und Insulinspiegel nicht so stark ansteigt – sodass man länger satt bleibt und die Verdauung langsamer arbeitet. Aber nicht alle Nahrungsmittel, auf denen Vollkorn oder Vollkornweizen steht, sind auch wirklich gesund. Sie sollten hellhörig werden, wenn Sie einige dieser Formulierungen auf der Packung sehen, denn hier handelt es sich in aller Regel um eine Mogelpackung:

- **Enthält**: Mag zwar einige ganze Körner enthalten, aber wenn es nicht komplett daraus besteht, bietet es auch nicht die vielen Vorteile des Vollkorns.
- **100 Prozent Weizen**: Das bedeutet nur, dass das Produkt Weizen enthält, ob ein Teil davon Vollkorn oder Vollkornweizen ist, das lässt sich aus einer derart beschrifteten Verpackung nicht ablesen.
- **Mehrkorn**: Das sagt gar nichts darüber aus, ob die Körner ganz oder verarbeitet sind. Selbst wenn hier 38 verschiedene Getreidearten enthalten sind, taugen sie nicht viel, wenn sie alle geschält und entkeimt sind.
- **Vollkorn**: Wenn auf dem Etikett nicht »100 Prozent Vollkorn« steht, kann es auch gemischt sein. Schlechte Wörter sind in diesem Zusammenhang: angereichert, gebleicht, ungebleicht, Grieß, Hartweizen und Reismehl.
- **Mischung**: »Vollkornmischung« bedeutet normalerweise, dass ein Lebensmittel nicht viel Vollkorn enthält.
- **Gute Quelle**: Das bedeutet, dass das Produkt nur eine relativ geringe Menge Vollkorn pro Portion enthalten muss (in den USA 8 Gramm oder 13,5 Prozent). Verwechseln Sie Vollkorn nicht mit Ballaststoffen: 8 Gramm Vollkorn können weniger als ein Gramm Ballaststoffe enthalten.
- **Gut fürs Herz**: Man kann von jedem Nahrungsmittel behaupten, dass es »gut« für ein bestimmtes Organ ist. Auf dem Etikett sollte man aber lesen: »Kann das Risiko für ... senken«. Das bedeutet, dass das Nahrungsmittel die Zutaten enthält, die – klinisch erwiesen – das Risiko für Krankheiten, beispielsweise Herzerkrankungen oder hohes Cholesterin, reduzieren können.

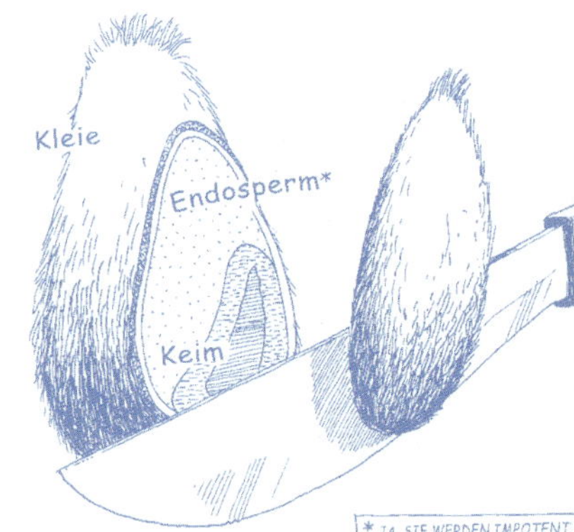

Das perfekte Ernährungsumfeld

Die Forschung hat gezeigt, dass Ihre Umgebung unter Umständen eine ganze wesentliche Rolle dabei spielt, wie viel Sie essen. Konkret: Je wohler Sie sich fühlen und je entspannter Sie sind, umso mehr werden Sie Ihre Hemmungen fallen lassen. Wenn Sie eine Atmosphäre schaffen möchten, in der Sie einen optimalen Sättigungszustand erreichen, dann sollten Sie dieses Esszimmer-Feng-Shui vornehmen:

- Ziehen Sie helles Licht sanftem vor.
- Halten Sie die Zimmertemperatur lieber etwas zu hoch als zu niedrig.
- Unterhalten Sie sich beim Essen, statt Musik oder Fernsehen laufen zu lassen, die Sie zum Mehr-Essen verleiten.

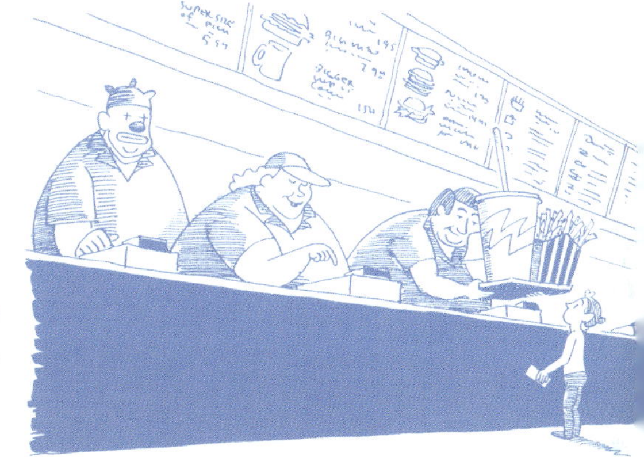

Wenn die Frittenbude lockt

Es ist schon klar, wie das läuft. Manchmal geht es einfach nicht anders, und Sie brauchen einfach sofort etwas zu essen. Die meisten Fast-Food-Optionen sind destruktiver als ein Elefant im Porzellanladen, aber man kann selbst am Tresen eines Schnellrestaurants immer noch gute Entscheidungen treffen. Denken Sie an Folgendes:

- Es gibt manche Gerichte, die für Sie unbedenklich sein können, aber seien Sie vorsichtig. Manch eine kleine Namensänderung resultiert in einem großen Unterschied und entscheidet darüber, ob etwas dick macht oder nicht.
- Vermeiden Sie alle Beilagen und Desserts – mit Ausnahme der nachfolgend aufgelisteten. In der Regel triefen fettarme Dressings vor Maissirup, das viele Kalorien enthält, und die Fruktose verleitet den Körper dazu, hungrig zu bleiben.
- Essen Sie kein Frühstück in Fast-Food-Lokalen. Es gibt dort praktisch keine gesunden Alternativen oder ein geeignetes Frühstücksmenü.

Wenn das Leben Sie aus Haus und Küche treibt, dann bieten einige Fast-Food-Ketten ein paar brauchbare Alternativen.

Hauptgerichte1*	**Bestes Salatdressing**	**Beste Beilagen**
Obst- und Walnusssalat, Caesars Salat mit Grillhuhn	Chili Dip Caesar-Dressing fettreduziert Balsamico-Dressing fettreduziert	Obst und Joghurt
Gemüseburger (ohne Käse) Gegrilltes Chicken-Sandwich (ohne Soße)	Leichtes italienisches Dressing	Beilagensalat

* Bitten Sie immer um Vollkornbrötchen. Wenn es keine gibt, dann verzichten Sie am besten ganz auf das Brötchen.

Tipps für den Restaurantbesuch

Essen gehen kann eine Menge Spaß machen – nur nicht Ihrem Darm. Mit gigantischen Portionen und jeder Menge Ernährungssünden auf Tellern, Platten, in Körben und auf Löffeln sind Restaurants ein heißes Pflaster. Sie sollten also nicht nur immer unsere Richtlinien für gutes Essen befolgen (siehe unser Spickzettel auf Seite 242), sondern auch wissen, dass die meisten Ernährungssünden in den ersten und letzten zehn Minuten eines Restaurantbesuchs begangen werden. Hier noch einige Tipps, um Ihr Gourmeterlebnis von Anfang an in die richtigen Bahnen zu lenken:

- Geben Sie den Brotkorb oder die Grissini zurück, und fragen Sie, ob Sie stattdessen klein geschnittenes rohes Gemüse bekommen können. Tun Sie dies innerhalb von drei Wochen viermal, dann – so haben wir festgestellt – erinnert man sich in den meisten guten Restaurants daran und bringt Ihnen automatisch das gewünschte Gemüse, sobald man Sie sieht, allerdings nur, wenn Sie mindestens einmal pro Woche dort speisen.
- Bestellen Sie Essig und Öl in getrennten Behältern sowie separat zum Salat, und mischen Sie sich Ihr Dressing direkt am Tisch. Sie müssen das tun: Wenn Sie die Zubereitung des Dressings dem Kellner oder Koch überlassen, können Sie sich beim Dressing zu einem Beilagensalat leicht 400 Extrakalorien einhandeln.
- Bitten Sie darum, Kartoffeln oder Reis durch gebratenes Gemüse zu ersetzen.
- Wenn Sie ein Dessert haben wollen, dann bestellen Sie eines für den gesamten Tisch, und probieren Sie nur einige Bissen.
- Verwenden Sie die folgende Tabelle als schnelle Orientierung, um die richtigen Entscheidungen im Restaurant zu treffen:

Menü	Bestellen	Vermeiden
Amerikanisch	Salat mit Essig und Öl; Gemüseburger, gegrilltes Huhn, jede Form von Gemüse, gekocht und gewürzt oder mit Zwiebeln und Knoblauch sautiert; gebackene Kartoffel mit Tomatensoße	Hamburger, Grillkäse, Pommes und alles, was das Wort *gebraten* im Namen führt.
Italienisch	Sautiertes Gemüse, Salat, Meeresfrüchtesalat, Fisch mit Olivenöl, Vollkornpasta in kleinen Mengen, dazu Tomatensoße	Frittierte Kalamari und Zucchini, gefüllte Pilze, überbackene Nudeln, Nudeln mit Sahnesoße, alles, was Semmelbrösel enthält, Pizza mit Fleischbelag und viel Käse

Menü	Bestellen	Vermeiden
Orientalisch	Hummus (Kichererbsen), Tahini (Sesampaste), Tabbouleh (Petersiliensalat), Bohnensuppe, Linsen	Fillo-Teig, Fleischbällchen, gebratene und panierte Gerichte
Asiatisch	Algensalat, Meeresgemüse, Misosuppe, Edamame, Sashimi, jede Form von nichtgebratenem Gemüse, z. B. Bok Choy, Bambussprossen, sautierte grüne Bohnen mit Kaiserschoten und Wasserkastanien (ohne Schmalz zubereitet), gegrilltes Huhn, Mushu-Huhn oder Gemüse, pikante Aubergine, Tofu (nicht gebraten), ganzer gedünsteter Fisch, Hühnersuppe, »betrunkenes« Huhn	Tempura, Nudeln (die meisten triefen vor gesättigten Fetten); weißer Reis, geräucherte Speisen, alles mit der Bezeichnung »gebraten« oder »knusprig«, einschließlich gebratenem Reis, Pekingente, gebratenen Nudeln und gebratenen Teigtaschen; eingelegtes Gemüse; Essen mit zu viel Sojasoße, Eierspeisen wie Omelett Fu Yong, salzige Suppen und Monosodiumglutamat (vor allem für Kinder unter 14 Jahren und Schwangere)
Mexikanisch	Fajitas, schwarze Bohnen, gebackene und ohne Schmalz zubereitete Bohnen, Guacamole als Beilage, brauner Reis, Yambohnen, Grillhuhn oder -fisch, Ceviche, Avocados, Hühner-Enchiladas ohne Käse, Arroz con Pollo (fragen Sie nach braunem Reis), Camarones (Garnelen)	Gebratene Mehl- oder Maisgerichte wie Tortillas oder Tacos, saure Sahne, Käse, Quesadillas, Chalupas, Nachos, Rinder- oder Schweinehack

Fertiggerichte

Manchmal ist es einfacher, in die Gefriertruhe zu greifen, als die Töpfe hervorzukramen, selbst wenn das Kochen mit unseren Rezepten schnell geht. Das ist o.k. Es gibt viele fertige Gerichte, die Sie mittags oder abends essen können, wenn das für Sie am einfachsten ist. Sie sollten aber dennoch die Richtlinien befolgen, die wir zuvor skizziert haben: Achten Sie auf die Listen der Inhaltsstoffe, um hohe Mengen an taillenschädlichen Zutaten zu vermeiden, wie etwa mehr als 4 Gramm Zucker pro Portion, ebenso gesättigte Fette und Transfette. Hier einige Produkte, die wir empfehlen, und Tipps für die Auswahl:

Suppen
Achten Sie darauf, dass die Suppe weniger als 400 mg Salz pro Portion beträgt, und vermeiden Sie Suppen mit Nudeln, weil Sie in gesättigten oder Transfetten gekocht sein könnten.
Um auf Nummer sicher zu gehen, empfehlen wir Ihnen, die Zutatenliste von Tüten- oder Dosensuppen eingehend zu studieren.

Snacks
Kalorienarmer Käse: teilweise entrahmte Mozzarella-Sticks und Gemüse.

Fertiggerichte
Achten Sie darauf, dass das Gericht nur wenige Transfette und gesättigte Fette enthält.

Der Erste-Hilfe-Plan für Problemsituationen

Wenn …	Dann sollten Sie …
Sie etwas essen, das Sie nicht essen sollten	sich keine Sorgen machen, aber trotzdem damit aufhören, ungesunde Dinge in sich hineinzustopfen. Verwenden Sie eine der weiter oben geschilderten Techniken (Dehnen, Meditieren oder das Lippenbenetzen, siehe Seite 255), um sich aufs Neue zu konzentrieren, damit ein kleiner Fehler nicht noch weiter eskaliert.
Ihre Gewichtsabnahme/Taillenreduktion stagniert	mit Ihrem Arzt sprechen und fragen, ob es Sinn macht, medikamentös vorzugehen, um den Stillstand zu überwinden und weiter Gewicht beziehungsweise Taillenumfang zu verlieren (siehe ab Seite 319, Anhang A).
Sie keinen Partner finden, der Sie motiviert	sich im Internet nach speziellen Portalen umsehen und sich dort eine(n) Gleichgesinnte(n) suchen.

Sie eine Familie haben, die sich entscheidet, heute Abend im Restaurant das Buffet zu stürmen	zuerst eine Tasse Suppe essen, eine Handvoll Nüsse naschen und ein Glas Wasser trinken, bevor Sie losgehen. So sind Sie satt, bevor Sie essen gehen, und werden daher vernünftig und automatisch essen. Beschränken Sie sich auf einen Gang zum Buffet – mit einem Teller von 18 oder 23 Zentimetern Durchmesser, auf den Sie das Essen bitte auch nicht auftürmen.
Sie Schmerzen oder andere Schwierigkeiten beim Laufen haben	aufhören zu walken und eine Alternative finden, wie Fahrradfahren oder Schwimmen. Suchen Sie einen Fußspezialisten auf, um Ihr Leiden zu beheben.
Sie permanent auf Reisen sind und viel unterwegs essen müssen	lieber öfter kleinere Snacks essen, statt wenige große Mahlzeiten zu verschlingen. Nehmen Sie leicht transportierbare Snacks (in Plastiktüten) mit, wie Nüsse oder geschnittene Äpfel und Karotten, um keinen Heißhunger zu entwickeln.
Sie feststellen, dass Sie an einer ernsthaften Krankheit leiden	darüber nachdenken, ob jetzt die günstigste Zeit zum Abnehmen ist. Gesund essen sollten Sie aber gerade im Krankheitsfall. Falls Ihnen ein Medikament verschrieben wird, das den Gewichtsverlust verlangsamt (wie etwa ein Betablocker), dann sollten Sie mit einem Arzt darüber reden, ob für Sie nicht ein etwas rigoroserer Abnehmansatz infrage kommt, der besser an Ihre Krankheit angepasst ist, da es sonst schwer wird, überhaupt Ergebnisse zu erzielen.
Sie möglicherweise eine Lebensmittelallergie haben (Hinweise darauf sind zum Beispiel ein Reizdarmsyndrom oder grundlose permanente Mattigkeit)	das Ausschlussprinzip verwenden, das wir am Anfang des Buches beschrieben haben (siehe Seite 86), um herauszufinden, was Ihre Probleme verursacht.

Rezepte für eine gesunde, ausgewogene Ernährung

GETRÄNKE

ANANAS-BANANEN-TRUNK

2 PORTIONEN ▪ 207 KALORIEN PRO PORTION

- 1 große, reife Banane
- ½ Tasse fettarme Sojamilch (1 Prozent Fett)
- 1 kleine Dose Ananas mit Saft (113 g, ungesüßt)
- ½ Tasse Ananas-Sorbet (kalorienreduziert)
- 1 EL Sojaproteinpulver

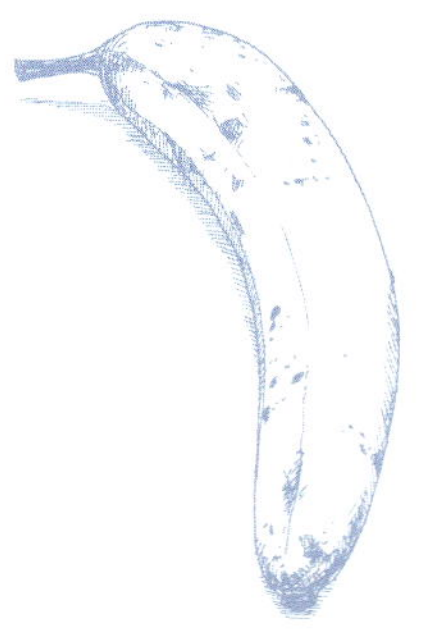

Die Banane schälen und grob zerkleinern. Alle Zutaten in einen Mixer füllen, fest verschließen und zu einer glatten, sämigen Masse verarbeiten.

Und das ist drin

Fett	2 g
Davon gesättigtes Fett	0,8 g
Gesunde Fette	1,1 g
Ballaststoffe	2,1 g
Kohlenhydrate	38 g
Zucker	17 g
Protein	11 g
Natrium	31 mg
Kalzium	39 mg
Magnesium	40 mg
Selen	1 µg
Kalium	428 mg

MAGISCHER FRÜHSTÜCKSTRUNK

2 PORTIONEN | 136 KALORIEN PRO PORTION

- ½ große, reife Banane (oder andere Frucht Ihrer Wahl)
- 1 Messlöffel Sojaprotein
- ½ EL Leinsamenöl
- ¼ Tasse gefrorene Heidelbeeren
- ½ Tasse Apfelsaftkonzentrat oder Honig
- 1 TL Flohsamenschalen (aus dem Reformhaus)
- 236 ml Wasser

Die Banane schälen und grob zerkleinern. Alle Zutaten in einen Mixer füllen und miteinander vermengen.

Bei Bedarf: Einige Eiswürfel sowie Vitaminpulver dazugeben. Deckel fest verschließen und alles pürieren, bis eine relativ glatte Masse entsteht.

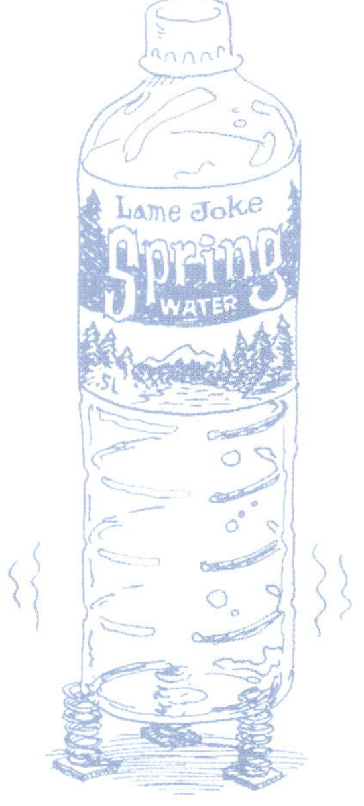

Und das ist drin

Fett	2,6 g
Davon gesättigtes Fett	0,3 g
Gesunde Fette	2,4 g
Ballaststoffe	6,3 g
Kohlenhydrate	16,8 g
Zucker	11,1 g
Protein	29 g
Natrium	380 mg
Kalzium	93,5 mg
Magnesium	33,1 mg
Selen	1,8 µg
Kalium	195 mg

GARTENSUPPE

10 PORTIONEN (ETWA 1 TASSE PRO PORTION) 176 KALORIEN PRO PORTION

- 1 EL Olivenöl
- 1 mittelgroße Zwiebel, gehackt
- 1 Karotte, gehackt
- 4 Knoblauchzehen, in dünne Scheiben geschnitten
- 1 rote Paprika
- 1,89 l salzarmer Gemüse- oder Hühnerfond oder Brühe
- 1 Dose (794 g) ganze, passierte oder gewürfelte Tomaten mit Saft
- 2 Tassen Wasser
- 1 kleiner Kohlkopf, dünn geschnitten
- ½ Tasse scharfe Chilisoße (optional)
- Salz und frisch gemahlener schwarzer Pfeffer (optional)

Bei Bedarf mit frisch gehackter Petersilie oder frisch gehacktem Koriandergrün garnieren

Eine große Pfanne auf mittlerer Stufe erhitzen. Das Öl hineingeben und die gehackte Zwiebel unter gelegentlichem Umrühren etwa 5 Minuten anschwitzen. Karotten, Knoblauch und Paprika dazugeben und alles so lange braten, bis das Gemüse gar ist. Brühe, Tomaten, Wasser und Kohl dazugeben; 20 Minuten lang ohne Deckel köcheln lassen. Nach Geschmack mit Chilisoße, Salz und Pfeffer abschmecken. Bei Bedarf mit Petersilie oder Koriandergrün garnieren.

Und das ist drin

Fett	4 g
Davon gesättigtes Fett	0,8 g
Gesunde Fette	2,85 g
Ballaststoffe	3,6 g
Kohlenhydrate	15,9 g
Zucker	4,6 g
Protein	7,1 g
Natrium	374 mg
Kalzium	73 mg
Magnesium	35 mg
Selen	5,6 µg
Kalium	631 mg

LISAS GROSSARTIGE GAZPACHO

4 PORTIONEN (ETWA 1 TASSE PRO PORTION) 120 KALORIEN PRO PORTION

- 1 Dose (794 g) passierte oder gewürfelte Tomaten mit Saft
- 1 Tasse Tomatensaft
- jeweils 1 Tasse rote Paprika und Gurke mit Schale; beide Gemüsesorten in etwa 0,5 cm große Würfel geschnitten
- ¼ Tasse rote Zwiebel, fein gehackt
- 2 grüne Zwiebel, fein gehackt
- 1 Bund Koriandergrün, gehackt
- 3 EL Rotweinessig oder Apfelessig
- 3 EL Natives Olivenöl extra
- 2 Spritzer (oder je nach Bedarf) scharfe Chilisoße
- 2 Knoblauchzehen
- Salz und frisch gemahlener schwarzer Pfeffer (optional)

Zum Garnieren (optional): frisch gehackte Petersilie und frisch gewürfelte Avocado

Alle Zutaten – mit Ausnahme von Salz, Pfeffer und der Garnitur – in eine große Schüssel geben und gut vermischen. Etwa die Hälfte des Schüsselinhalts in einem Mixer oder mit einem Pürierstab verarbeiten und zurück in die Schüssel geben, die Masse gut verrühren. Bei Bedarf mit Salz und Pfeffer abschmecken. Vor dem Verzehr mindestens 2 Stunden in den Kühlschrank stellen und maximal 8 Stunden dort ruhen lassen. Dann nach Belieben garnieren.

Und das ist drin

Fett	12,1 g
Davon gesättigtes Fett	1,8 g
Gesunde Fette	10,2 g
Ballaststoffe	4,6 g
Kohlenhydrate	19,2 g
Zucker	5,2 g
Protein	4,4 g
Natrium	207 mg
Kalzium	74 mg
Magnesium	53 mg
Selen	0,9 µg
Kalium	780 mg

DEFTIGE GEMÜSE-LINSEN-SUPPE

10 PORTIONEN (ETWA 1 TASSE PRO PORTION) 94 KALORIEN PRO PORTION

- 1 EL Olivenöl
- 1 mittelgroße Zwiebel, gehackt
- 1 Karotte, gehackt
- 1 große rote Paprika, gehackt
- 5 Knoblauchzehen, in dünne Scheiben geschnitten
- 1,89 l Wasser
- 1 Tasse getrocknete Linsen
- 1 Dose (794 g) gehackte Tomaten mit Saft
- 2 Lorbeerblätter
- 2 EL Balsamico-Essig
- Salz und frisch gemahlener schwarzer Pfeffer (optional)

Öl in einer großen Pfanne auf mittlerer Stufe erhitzen. Die gehackte Zwiebel in die Pfanne geben und unter gelegentlichem Umrühren 5 Minuten anschwitzen. Karotte, Paprika und Knoblauch zugeben, weitere 3 Minuten braten. Die verbleibenden Zutaten mit Ausnahme von Salz und Pfeffer hinzufügen; aufkochen lassen. Die Temperatur reduzieren und im offenen Topf 18 bis 20 Minuten köcheln lassen bzw. so lange, bis Linsen und Gemüse gar sind. Nach Bedarf mit Salz und Pfeffer abschmecken. Vor dem Anrichten die Lorbeerblätter entfernen.

Und das ist drin

Fett	1,6 g
Davon gesättigtes Fett	0,2 g
Gesunde Fette	1,4 g
Ballaststoffe	2,8 g
Kohlenhydrate	8 g
Zucker	1,6 g
Protein	1,9 g
Natrium	82 mg
Kalzium	26 mg
Magnesium	16 mg
Selen	0,6 µg
Kalium	228 mg

SUPPE MIT ZWEI VERSCHIEDENEN ZWIEBELSORTEN

8 PORTIONEN (ETWA 1 TASSE PRO PORTION) 129 KALORIEN PRO PORTION

- 1 EL Olivenöl
- 2 Zwiebeln, in dünne Ringe geschnitten
- 2 Schalotten, in dünne Ringe geschnitten
- 1 Lauchstange (nur den weißen und hellgrünen Teil verwenden), in dünne Ringe geschnitten
- 828 ml salzarmer Hühnerfond oder Brühe
- Salz und frisch gemahlener schwarzer Pfeffer (optional)
- ½ Tasse (113 g) geriebener, fettarmer Schweizer Käse
- 1 Bund Schnittlauch, fein gehackt

Öl in einer großen Pfanne auf mittlerer Stufe erhitzen. Die Zwiebeln hineingeben und unter gelegentlichem Umrühren 5 Minuten anschwitzen. Schalotten und Lauch hinzufügen und weitere 5 Minuten goldbraun braten. Die Brühe dazugeben und 15 Minuten im offenen Topf köcheln lassen. Bei Bedarf mit Salz und Pfeffer abschmecken. In flache Suppenteller füllen. Die Suppe mit Käse und Schnittlauch garnieren.

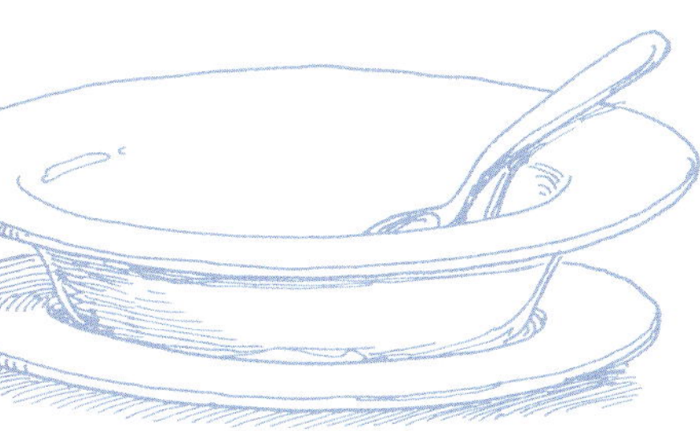

Und das ist drin

Fett	5 g
Davon gesättigtes Fett	1,2 g
Gesunde Fette	3,4 g
Ballaststoffe	0,3 g
Kohlenhydrate	12,3 g
Zucker	5,7 g
Protein	8,5 g
Natrium	385 mg
Kalzium	84 mg
Magnesium	16 mg
Selen	6,4 µg
Kalium	321 mg

ERBSEN-CURRY-SUPPE

8 PORTIONEN (ETWA 1 TASSE PRO PORTION) 155 KALORIEN PRO PORTION

- 1 EL Olivenöl
- 1 Zwiebel, gehackt
- 1 Karotte, gehackt
- 4 Knoblauchzehen, in dünne Scheibchen geschnitten
- 946 ml (4 Tassen) salzarmer Gemüsefond oder Brühe
- 946 ml (4 Tassen) Wasser
- 1 Tasse getrocknete gelbe Erbsen
- 1 TL Currypulver
- 1 TL gemahlener Kreuzkümmel
- ½ Bund Petersilie, gehackt

Öl in einer großen Pfanne auf mittlerer Stufe erhitzen. Die gehackte Zwiebel hineingeben und unter gelegentlichem Umrühren 5 Minuten anschwitzen. Karotte und Knoblauch hinzufügen und weitere 5 Minuten braten, bis das Gemüse beginnt, gar zu werden. Alle weiteren Zutaten bis auf die Petersilie dazugeben und kurz aufkochen lassen. Dann 30 Minuten im offenen Topf köcheln lassen, bis die Erbsen weich sind. In flache Suppenteller füllen und mit Petersilie garnieren.

Und das ist drin

Fett	3,6 g
Davon gesättigtes Fett	0,7 g
Gesunde Fette	2,7 g
Ballaststoffe	6,8 g
Kohlenhydrate	22 g
Zucker	5,1 g
Protein	9,5 g
Natrium	183 mg
Kalzium	30,8 mg
Magnesium	38 mg
Selen	3,4 µg
Kalium	432 mg

SCHNELLE SCHWARZE-BOHNEN-SUPPE

8 PORTIONEN (ETWA 1¼ TASSE PRO PORTION) 445 KALORIEN PRO PORTION

- 1 EL Olivenöl
- 1 Zwiebel, gehackt
- 3 Knoblauchzehen, in dünne Scheiben geschnitten
- 1 Karotte, gehackt
- 2 Selleriestangen, gehackt
- 2 l (8 Tassen) salzarmer Gemüsefond oder Brühe
- 2 Dosen (je 425 g oder 454 g) schwarze Bohnen, abgetropft und unter fließendem Wasser gewaschen
- 1 TL gemahlener Koriander
- ¼ TL Cayennepfeffer
- 1 EL Balsamico-Essig
- 1 Bund Koriandergrün, gehackt

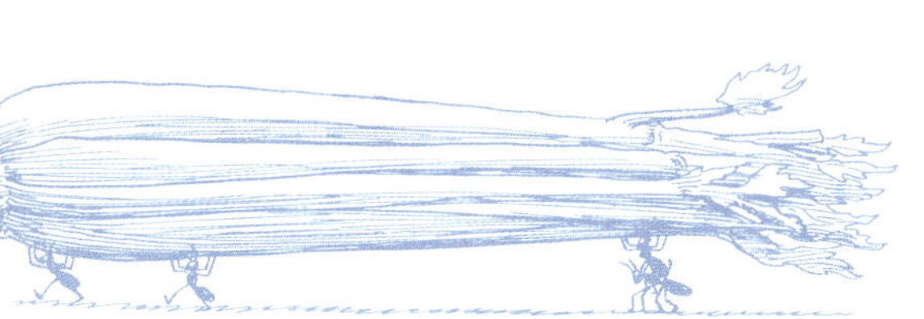

Öl in einer großen Pfanne auf mittlerer Stufe erhitzen. Die gehackte Zwiebel hineingeben und unter gelegentlichem Umrühren 5 Minuten anschwitzen. Knoblauch, Karotte und Sellerie hinzufügen und weitere 5 Minuten braten, bis alles gar ist. Brühe, Bohnen, Koriander und Cayennepfeffer dazugeben, 10 Minuten im offenen Topf köcheln lassen. Essig einrühren. In einen Mixer oder eine Küchenmaschine füllen und bis zur gewünschten Konsistenz pürieren. Gegebenenfalls in der Pfanne nochmals erwärmen. In flache Suppenteller füllen und mit Koriandergrün garnieren.

Und das ist drin

Fett	6 g
Davon Gesättigtes Fett	1,4 g
Gesunde Fette	2,8 g
Ballaststoffe	15,3 g
Kohlenhydrate	71,8 g
Zucker	7,4 g
Protein	27,4 g
Natrium	360 mg
Kalzium	139 mg
Magnesium	180 mg
Selen	1 µg
Kalium	1771 mg

SUPPE MIT FRISCHEN BOHNEN UND MINZE

8 PORTIONEN (ETWA 1 TASSE PRO PORTION) 157 KALORIEN PRO PORTION

- 1 EL Olivenöl
- 1 Zwiebel, gehackt
- 1 Karotte, gehackt
- 2 Knoblauchzehen, zerdrückt
- 2 Tassen gefrorene oder frische Erbsen
- 1,9 l (8 Tassen) salzarmer Gemüsefond oder Brühe
- 1 Tasse fettarmer Naturjoghurt
- Salz und frisch gemahlener schwarzer Pfeffer (optional)
- 1 Bund Minzblätter, gehackt

Öl in einer großen Pfanne auf mittlerer Stufe erhitzen. Die gehackte Zwiebel hineingeben und unter gelegentlichem Umrühren 5 Minuten anschwitzen. Karotte und Knoblauch hinzufügen und weitere 5 Minuten braten, bis alles gar ist. Erbsen und Brühe dazugeben, 20 Minuten im offenen Topf köcheln lassen. Jeweils in kleinen Portionen in einen Mixer oder eine Küchenmaschine füllen und pürieren, bis eine glatte Masse entsteht. Bei Bedarf mit Salz und Pfeffer abschmecken. Gegebenenfalls in der Pfanne wieder erhitzen. In flache Suppenteller füllen und mit Minzblättern garnieren.

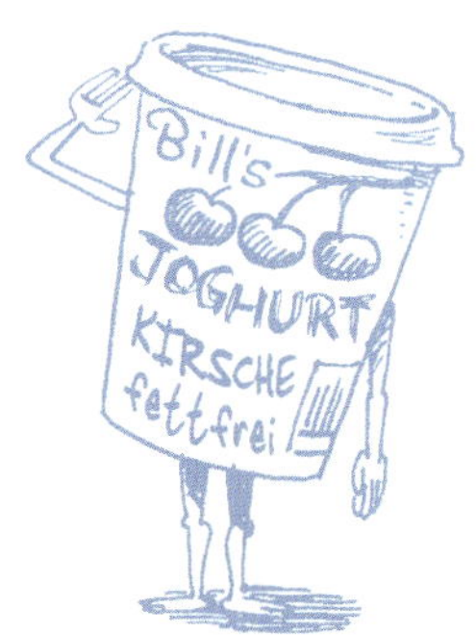

Und das ist drin

Fett	4,8 g
Davon gesättigtes Fett	1,1 g
Gesunde Fette	3,5 g
Ballaststoffe	2,3 g
Kohlenhydrate	18,2 g
Zucker	9,5 g
Protein	10 g
Natrium	376 mg
Kalzium	84 mg
Magnesium	30,3 mg
Selen	7,3 µg
Kalium	466 mg

JAPANISCHER INGWERSALAT MIT KÜRBISKERNEN UND SOJASPROSSEN

8 PORTIONEN | 230 KALORIEN PRO PORTION

Zutaten fürs Dressing

- ½ Tasse Olivenöl
- ½ Tasse Reisessig
- 1 kleine süße Zwiebel, geviertelt
- 1 große Karotte, gehackt
- 1 EL Orangensaft
- 1 EL frischer Ingwer, gerieben
- ¼ TL Sojasoße
- Salz und frisch gemahlener schwarzer Pfeffer (optional)

Zutaten für den Salat

- 2 große Köpfe Romana-Salat
- ½ Tasse frische Sojasprossen
- ¼ Tasse Kürbiskerne

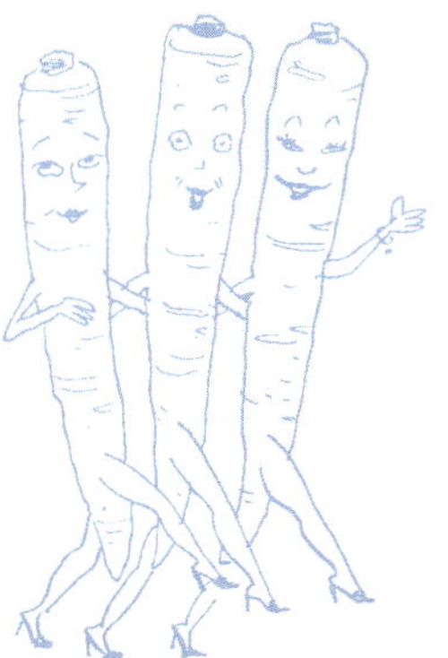

Für das Dressing alle Zutaten (bis auf Salz und Pfeffer) in einen Mixer oder eine Küchenmaschine füllen und pürieren, bis eine homogene Masse entsteht. Bei Bedarf mit Salz und Pfeffer abschmecken. Den Salat gut mit dem Dressing vermischen und auf Tellern anrichten. Die Sojasprossen und Kürbiskerne über den Salat geben und servieren.

Und das ist drin

Fett	22 g
Gesunde Fette	12,1 g
Ballaststoffe	6 g
Kohlenhydrate	16,8 g
Zucker	4 g
Protein	6,4 g
Natrium	53 mg
Kalzium	79 mg
Magnesium	74 mg
Selen	2 µg
Kalium	499 mg

SALAT MIT SPINAT, WALNUSS UND ZITRONE

2 PORTIONEN ▪ 246 KALORIEN PRO PORTION

Zutaten fürs Dressing

- 1 EL Olivenöl
- 1 EL Weißweinessig
- 1 TL Honig
- Prise Cayennepfeffer
- Salz und frisch gemahlener schwarzer Pfeffer (optional)

Zutaten für den Salat

- 1 großes Bund Spinat, gewaschen und in mundgerechte Stücke geschnitten
- ¼ Tasse Walnusshälften, roh oder pfannengeröstet (Vorsicht vor dem Feuermelder, wenn man einen Telefonanruf entgegennimmt und dabei vergisst, was da in der Pfanne vor sich hin qualmt)
- ½ Orange, in Schnitze geteilt
- ½ Grapefruit, in Schnitze geteilt
- 2 grüne Zwiebeln, gehackt

Öl, Essig, Honig und Cayennepfeffer in eine kleine Schüssel geben und gut verrühren. Bei Bedarf mit Salz und Pfeffer abschmecken. Den Spinat mit dem Dressing und den Walnüssen vermischen und auf Tellern anrichten; Orangen- und Grapefruitschnitze darauf verteilen, mit den grünen Zwiebeln garnieren und servieren.

Und das ist drin

Fett	17 g
Gesättigte Fette	1,9 g
Gesunde Fette	14,4 g
Ballaststoffe	6,8 g
Kohlenhydrate	21 g
Zucker	7,6 g
Protein	8 g
Natrium	138 mg
Kalzium	218 mg
Magnesium	169 mg
Selen	3,6 µg
Kalium	1203 mg

SALAT MIT CRANBERRYS, WALNÜSSEN UND HÜTTENKÄSE

2 PORTIONEN 304 KALORIEN PRO PORTION

Zutaten fürs Dressing

- 1 EL Olivenöl
- 1 EL Balsamico-Essig
- ½ TL Dijon-Senf
- 1 Knoblauchzehe, zerdrückt
- ¼ TL Sojasoße
- Salz und frisch gemahlener schwarzer Pfeffer (optional)

Zutaten für den Salat

- 3 Tassen abgepackter grüner Mischsalat
- ¼ Tasse getrocknete Cranberrys
- ¼ Tasse Walnusshälften, roh oder pfannengeröstet
- ½ Tasse (57 g) Hüttenkäse

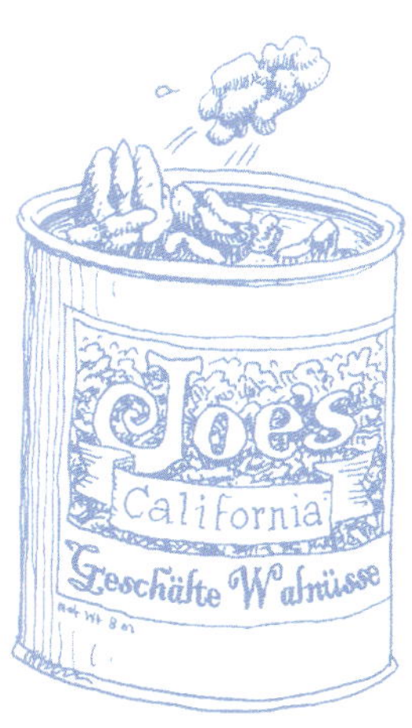

Öl, Essig, Senf, Knoblauch und Sojasoße in eine kleine Schüssel geben und gut verrühren. Bei Bedarf mit Salz und Pfeffer abschmecken. Den Salat gut mit dem Dressing, den Cranberrys und den Walnüssen vermischen und auf Tellern anrichten. Dann den Hüttenkäse darauf verteilen und servieren.

Und das ist drin

Fett	22,7 g
Gesättigte Fette	6 g
Gesunde Fette	15,6 g
Ballaststoffe	4,7 g
Kohlenhydrate	19,6 g
Zucker	11,9 g
Protein	10 g
Natrium	183 mg
Kalzium	146 mg
Magnesium	57 mg
Selen	3 µg
Kalium	391 mg

RUCOLA-SALAT MIT WASSERMELONE UND FETA

2 PORTIONEN ▪ 190 KALORIEN PRO PORTION

Zutaten fürs Dressing

- 1 EL Olivenöl
- 1 EL Balsamico-Essig
- 1 kleine Schalotte, zerdrückt
- Salz und frisch gemahlener schwarzer Pfeffer (optional)

Zutaten für den Salat

- 1 großes Bund Rucola (entspricht 3 Tassen), gewaschen und trockengeschleudert
- 1 Tasse kernlose Wassermelone, in Würfel geschnitten
- ½ Tasse (57 g) zerbröckelter Feta

Öl, Essig und Schalotte gut miteinander vermischen. Bei Bedarf mit Salz und Pfeffer abschmecken und 5 Minuten ziehen lassen. Rucolasalat auf zwei Tellern anrichten, die Wassermelone und den Käse darübergeben und das Dressing darauf verteilen.

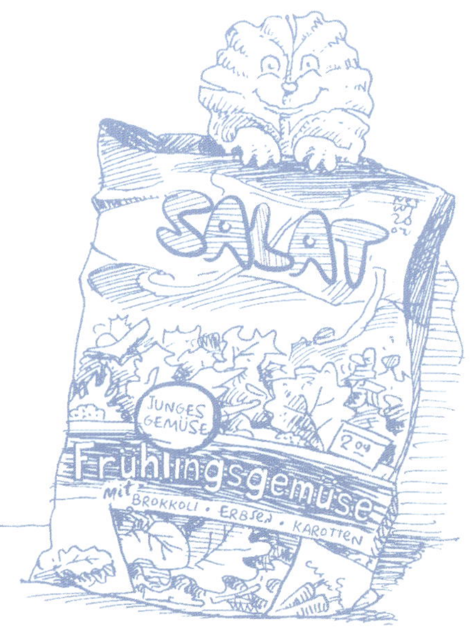

Und das ist drin

Fett	13,3 g
Gesättigte Fette	5,3 g
Gesunde Fette	7,3 g
Ballaststoffe	1,1 g
Kohlenhydrate	13 g
Zucker	6,9 g
Protein	6,4 g
Natrium	334 mg
Kalzium	235 mg
Magnesium	41,8 mg
Selen	5 µg
Kalium	377 mg

GRIECHISCHER SALAT MIT FETA, PAPRIKA UND OLIVEN

2 PORTIONEN 305 KALORIEN PRO PORTION

Zutaten fürs Dressing

- 1 EL Olivenöl
- 1 EL Rotweinessig
- 1 EL Zitronensaft
- ½ TL getrockneter Oregano
- 1 Knoblauchzehe, zerdrückt
- ½ TL Honig
- Salz und frisch gemahlener schwarzer Pfeffer (optional)

Zutaten für den Salat

- 1 Kopf Romana-Salat, zerpflückt
- 1 Tomate, geviertelt
- 4 Pfefferonen
- 1 kleine Gurke, in Scheiben geschnitten
- ½ Tasse (57 g) zerbröckelter Feta
- mehrere Zweige frischer Dill, gehackt
- ½ grüne Paprika, in Ringe geschnitten
- 8 Kalamata-Oliven

Alle Zutaten für das Dressing gut miteinander verrühren. Bei Bedarf mit Salz und Pfeffer abschmecken und 5 Minuten ziehen lassen. Alle Salatzutaten in eine große Schüssel geben und mischen; das Dressing dazugeben und gut unterheben.

Und das ist drin

Fett	16 g
Gesättigte Fette	5,7 g
Gesunde Fette	9,6 g
Ballaststoffe	10,9 g
Kohlenhydrate	35,8 g
Zucker	17,9 g
Protein	12 g
Natrium	510 mg
Kalzium	324 mg
Magnesium	108 mg
Selen	619 µg
Kalium	1593 mg

TÜRKISCHER HIRTENSALAT

2 PORTIONEN ▪ 153 KALORIEN PRO PORTION

- 1 kleine Gurke
- 1 Tomate
- 1 kleine süße Zwiebel
- 1 EL Olivenöl
- 1 EL Rotweinessig
- Salz und frisch gemahlener schwarzer Pfeffer (optional)
- ½ Tasse (57 g) zerbröckelter Feta

Gurke, Tomate und Zwiebel grob hacken und in eine Schüssel geben. Essig und Öl dazugeben und alles gut vermischen. Bei Bedarf mit Salz und Pfeffer abschmecken. Dann alles auf zwei Tellern anrichten und den Käse darauf verteilen.

Und das ist drin

Fett	8,6 g
Gesättigte Fette	4,6 g
Gesunde Fette	3,6 g
Ballaststoffe	2,2 g
Kohlenhydrate	14,7 g
Zucker	9 g
Protein	6,1 g
Natrium	329 mg
Kalzium	186 mg
Magnesium	39 mg
Selen	5,1 µg
Kalium	479 mg

SALAT »ORIENTEXPRESS« MIT GEHACKTEN ERDNÜSSEN

2 PORTIONEN | 200 KALORIEN PRO PORTION

Zutaten fürs Dressing

- 1 EL Olivenöl
- 2 EL Orangensaft
- 1 EL Reisweinessig
- 1 TL frisch geriebener Ingwer
- 1 TL Sojasoße
- ½ TL geröstetes Sesamöl
- Salz und frisch gemahlener schwarzer Pfeffer (optional)

Zutaten für den Salat

- 2 kleine Kopfsalate, zerpflückt
- 1 kleine Gurke, in Scheiben geschnitten
- 1 kleines Bund Koriandergrün, grob gehackt
- 1 Karotte, fein gerieben
- 2 EL gehackte Erdnüsse
- 2 grüne Zwiebeln, gehackt

Alle Zutaten für das Dressing (außer Salz und Pfeffer) gut miteinander verrühren. Bei Bedarf mit Salz und Pfeffer abschmecken. Kopfsalat, Gurke, Koriandergrün und Karotte in eine Schüssel geben, das Dressing dazugeben und alles gut vermischen, das Dressing dazugeben und gut unterheben. Auf Tellern anrichten, die Erdnüsse und die grünen Zwiebeln darauf verteilen.

Und das ist drin

Fett	13,1 g
Gesättigte Fette	1,8 g
Gesunde Fette	10,6 g
Ballaststoffe	5,1 g
Kohlenhydrate	17,7 g
Zucker	7,9 g
Protein	7,1 g
Natrium	458 mg
Kalzium	121 mg
Magnesium	72 mg
Selen	2,3 µg
Kalium	936 mg

MEDITERRANER BLUMENKOHLSALAT

4 PORTIONEN 94 KALORIEN PRO PORTION

- 1 Blumenkohl, 5 Minuten blanchiert
- 1 kleine Dose Sardellen, gehackt (optional)
- 1 EL Kapern, abgetropft
- 2 EL frisch gepresster Zitronensaft
- 1 EL Olivenöl
- 1 Knoblauchzehe, fein gerieben oder zerdrückt
- 1 EL gehackter frischer Oregano oder 1 TL getrockneter Oregano

Blumenkohl aus dem Wasser heben, abtropfen lassen und in kleine Röschen zerteilen. Blumenkohl, nach Wunsch auch die Sardellen und Kapern in eine mittelgroße Schüssel geben. Die restlichen Zutaten gut miteinander verrühren, ebenfalls in die Schüssel geben und vorsichtig unterheben.

Und das ist drin

Fett	4,6 g
Gesättigte Fette	0,7 g
Gesunde Fette	3,7 g
Ballaststoffe	3,8 g
Kohlenhydrate	8,8 g
Zucker	3,7 g
Protein	6,2 g
Natrium	519 mg
Kalzium	63 mg
Magnesium	31 mg
Selen	8,7 µg
Kalium	514 mg

SALAT MIT ROTER BEETE UND GORGONZOLA

4 PORTIONEN | 106 KALORIEN PRO PORTION

- 6 mittelgroße Rote-Beete-Knollen, geputzt
- 1 EL Olivenöl
- 1 EL Balsamico-Essig
- 1 TL Honig
- 1 Knoblauchzehe, fein gerieben oder zerdrückt
- ½ TL Sojasoße
- ½ Bund Schnittlauch, fein gehackt
- 2 EL Gorgonzola-Käse, zerbröckelt

In einer großen Pfanne die Rote Beete in ausreichend Wasser so, dass die Knollen bedeckt sind, etwa 30 Minuten köcheln lassen, bis das Gemüse gar, aber noch bissfest ist. Aus dem Wasser heben und abkühlen lassen, anschließend schälen. In der Zwischenzeit Essig, Öl, Honig, Knoblauch und Sojasoße in eine mittelgroße Schüssel geben. Die Rote Beete in etwa 2,5 Zentimeter große Würfel schneiden und ebenfalls in die Schüssel geben. Mit dem Dressing und dem Schnittlauch vorsichtig vermischen. Auf Tellern anrichten und den Käse darauf verteilen.

Und das ist drin

Fett	4,8 g
Gesättigte Fette	1,3 g
Gesunde Fette	3,3 g
Ballaststoffe	3,5 g
Kohlenhydrate	13,7 g
Zucker	9,8 g
Protein	3,1 g
Natrium	239 mg
Kalzium	45 mg
Magnesium	31 mg
Selen	1,6 µg
Kalium	424 mg

PALMHERZEN-SALAT MIT TOMATE UND PILZEN

2 PORTIONEN ▪ 132 KALORIEN PRO PORTION

- 1 Dose (454 g) Palmherzen, abgetropft
- 1 Tomate, gehackt
- 1 Schalotte, gehackt
- 6 Champignons, in Scheiben geschnitten
- 1 kleines Bund Petersilie, gehackt
- 2 EL Rotweinessig
- 1 EL Olivenöl
- Salz und frisch gemahlener schwarzer Pfeffer (optional)

Die Palmherzen der Länge nach halbieren und auf einem Teller anrichten. Bis auf Salz und Pfeffer alle übrigen Zutaten in eine kleine Schüssel geben und gut miteinander verrühren. Bei Bedarf mit Salz und Pfeffer abschmecken. Die Mischung über die Palmherzen geben und servieren.

Und das ist drin

Fett	8 g
Gesättigte Fette	1,2 g
Gesunde Fette	6,2 g
Ballaststoffe	5 g
Kohlenhydrate	12,2 g
Zucker	2,6 g
Protein	6,2 g
Natrium	632 mg
Kalzium	102 mg
Magnesium	72 mg
Selen	6 µg
Kalium	632 mg

KAROTTENSALAT MIT JOGHURT UND ROSINEN

2 PORTIONEN 193 KALORIEN PRO PORTION

- 4 Karotten, gerieben
- 1 kleines Bund Koriandergrün, gehackt
- 1 Tasse fettarmer Naturjogurt
- ¼ Tasse Rosinen
- 1 Knoblauchzehe, zerdrückt
- 1 TL Zitronensaft
- 1 Spritzer Worcestersoße
- Salz und frisch gemahlener schwarzer Pfeffer (optional)

Alle Zutaten in eine Schüssel geben und gut miteinander vermischen. Bei Bedarf mit Salz und Pfeffer abschmecken.

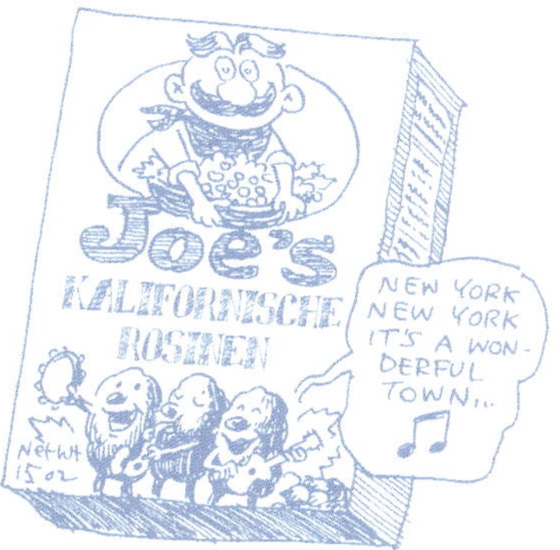

Und das ist drin

Fett	4,5 g
Gesättigte Fette	2,7 g
Gesunde Fette	1,4 g
Ballaststoffe	5,1 g
Kohlenhydrate	35 g
Zucker	23 g
Protein	6,5 g
Natrium	166 mg
Kalzium	2,5 mg
Magnesium	41 mg
Selen	3,3 µg
Kalium	850 mg

GURKENSALAT MIT SESAM

2 PORTIONEN ■ 187 KALORIEN PRO PORTION

- 1 EL Reisweinessig
- 1 TL Olivenöl
- ½ TL geröstetes Sesamöl
- ½ TL Sojasoße
- Prise Cayennepfeffer
- 2 Gurken, in ca. ½ cm dünne Scheiben geschnitten
- ½ Bund Schnittlauch, gehackt
- 1 TL Sesamsamen

Essig, Olivenöl, Sesamöl, Sojasoße und Cayennepfeffer in eine mittelgroße Schüssel geben und gut vermischen. Gurke, Schnittlauch und Sesam dazugeben und alles gründlich miteinander verrühren.

Und das ist drin

Fett	6,8 g
Gesättigte Fette	1 g
Gesunde Fette	5,3 g
Ballaststoffe	3,2 g
Kohlenhydrate	29 g
Zucker	8,2 g
Protein	6,2 g
Natrium	180 mg
Kalzium	90 mg
Magnesium	85 mg
Selen	18,1 µg
Kalium	750 mg

ASIATISCHER LACHS MIT PILAW AUS BRAUNEM REIS

4 PORTIONEN ▪ 674 KALORIEN PRO PORTION

Zutaten fürs Dressing

- 1 EL Olivenöl
- ½ Zwiebel, gehackt
- ½ rote Paprika, gehackt
- 1 Tasse Wasser
- 1 Tasse brauner Rundkornreis, ungekocht
- ¼ Tasse Petersilie, fein gehackt
- Salz und frisch gemahlener Pfeffer (optional)

Zutaten für den Salat

- 4 Lachsfilets (pro Stück 113 g), ohne Haut
- 1 EL Olivenöl
- 1 Knoblauchzehe, fein gerieben oder zerdrückt
- 1 EL frischer Ingwer, gerieben
- 1 TL Sojasoße
- 1 TL Ahornsirup
- 2 grüne Zwiebeln, gehackt

Für den Reis das Öl in einer mittelgroßen Pfanne erhitzen. Zwiebeln und Paprika hineingeben, 3 Minuten anbraten. Wasser und Reis dazugeben, aufkochen lassen. Hitze reduzieren und zugedeckt etwa 50 Minuten köcheln lassen, bis der Reis fertig und die Flüssigkeit verdampft ist. Mit einer Gabel den Reis auflockern und die Petersilie einrühren. Bei Bedarf mit Salz und Pfeffer abschmecken. In der Zwischenzeit die Lachsfilets in eine Auflaufform oder eine flache Schüssel geben. Die verbleibenden Zutaten für den Lachs miteinander mischen und diese als Marinade über den Lachs geben; 15 bis 20 Minuten ziehen lassen. Eine Grillpfanne auf mittlerer Stufe erhitzen. Den Lachs gut abtropfen lassen; wenn die Pfanne heiß ist, die Fischfilets pro Seite 3 bis 4 Minuten braten, bis sie gar sind und auf Druck nicht mehr nachgeben. Mit dem braunen Reis servieren.

Und das ist drin

Fett	20,5 g
Gesättigte Fette	3,4 g
Gesunde Fette	15 g
Ballaststoffe	2,6 g
Kohlenhydrate	45,9 g
Zucker	4,9 g
Protein	71 g
Natrium	411 mg
Kalzium	81 mg
Magnesium	165 mg
Selen	145 µg
Kalium	1421 mg

PIKANTES CHILI

4 PORTIONEN 390 KALORIEN PRO PORTION

- 1 EL Olivenöl
- 227 g Putenhack oder eine vegetarische Alternative dazu (z. B. aus Soja)
- ½ Zwiebel, gehackt
- 2 Knoblauchzehen, zerdrückt
- 1 Dose (794 g) Tomatenwürfel mit Saft
- 1 Dose (454 g) Kidneybohnen, abgetropft
- ½ TL Chilipulver
- Prise Cayennepfeffer
- 1 TL Ahornsirup
- 1 TL Weinessig
- ½ TL gemahlener Koriander
- ½ TL Kurkuma

Pilaw aus braunem Reis (Rezept auf Seite 293)

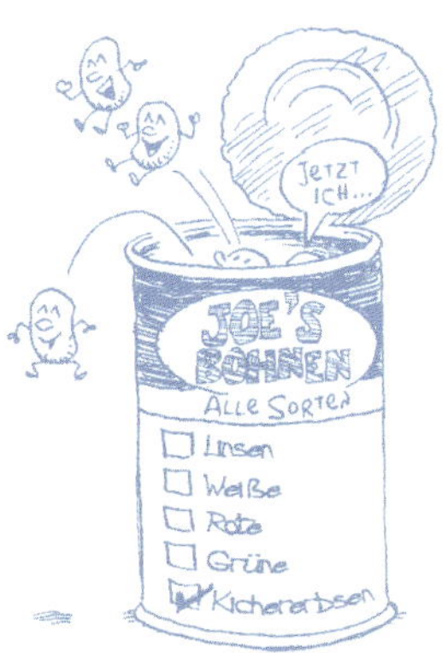

Öl in einer großen Pfanne erhitzen. Putenhack, Zwiebel und Knoblauch hineingeben; unter häufigem Rühren 5 Minuten braten. Die übrigen Zutaten hinzufügen und ohne Deckel 25 Minuten köcheln lassen. Mit Pilaw aus braunem Reis servieren.

Und das ist drin

Fett	8,9 g
Gesättigte Fette	1,9 g
Gesunde Fette	6,2 g
Ballaststoffe	10,7 g
Kohlenhydrate	31,5 g
Zucker	2,2 g
Protein	18,8 g
Natrium	646 mg
Kalzium	86 mg
Magnesium	73 mg
Selen	13,3 µg
Kalium	838 mg

Wie man Pizzateig selbst herstellt

Wenn Sie selbst Pizzateig aus Vollkornmehl herstellen möchten, wird sich die Zubereitungszeit inklusive Ruhezeit für die Hefe um 25 bis 70 Minuten verlängern. Mischen Sie in einer kleinen Schüssel einen Esslöffel getrockneter Hefe und ⅛ Teelöffel Zucker mit 1½ Tassen warmem Wasser. Lassen Sie diese Mischung 10 Minuten ruhen. In einer anderen, großen Schüssel mischen Sie in der Zwischenzeit 1½ Tassen Vollkornmehl mit 1½ Tassen normalem Weizenmehl.

Sobald Sie dieses Rezept einige Male erfolgreich im Familienkreis getestet haben, können Sie langsam, aber sicher – in Schritten von jeweils einer halben Tasse – das Verhältnis von Vollkornmehl zu normalem Weizenmehl so verändern, dass am Schluss auf 2½ Tassen Vollkornmehl ½ Tasse normales Weizenmehl kommt.

Geben Sie einen Teelöffel Salz dazu. Gut durchmischen. Dann fügen Sie die Hefemischung hinzu und kneten alles gründlich mit der Hand durch. Einen Esslöffel Olivenöl dazugeben und etwa zwei Minuten durchkneten, bis der Teig glatt ist. Die Schüssel abgedeckt an einem warmen Ort aufgehen lassen, bis sich der Teig im Umfang etwa verdoppelt hat (dies wird etwa 20 bis 60 Minuten in Anspruch nehmen). Bearbeiten Sie den Teig nach der Ruhezeit mit Ihrer Faust, und kneten Sie ihn weitere 1 bis 2 Minuten durch. Teilen Sie den Teig in vier gleich große Portionen, die nicht benötigten Portionen können im Kühlschrank gelagert werden. Den Teig zu Kugeln formen und den Ofen auf 220 Grad vorheizen. Ein Backblech dünn mit Olivenöl bestreichen. Mit einer Teigrolle eine der Teigkugeln auf der Arbeitsfläche oder dem Backblech ausrollen. Wenn der Teig zu stark an der Rolle haften bleibt, verwenden Sie zusätzliches Mehl. Den Teig zu einem Pizzaboden mit einem Durchmesser von zirka 30 Zentimetern ausrollen. Vier- bis sechsmal mit einer Gabel einstechen. 5 Minuten backen. Dann aus dem Ofen nehmen und mit den Zutaten belegen.

VOLLKORNPIZZA

4 PORTIONEN (2 SCHEIBEN PRO PERSON) 322 KALORIEN PRO PORTION
IN DEN ERSTEN ZWEI WOCHEN KÖNNEN SIE SICH BIS ZU EINER HALBEN PIZZA GENEHMIGEN, ABER DIE MEISTEN VON IHNEN WERDEN NICHT SO VIEL BENÖTIGEN, UM SATT ZU WERDEN

- Kochspray
- 450 g frisches Gemüse, das sich gut zum Kurzbraten eignet, zum Beispiel Spargel, Brokkoli, Blumenkohl, Pilze, Paprikas in verschiedenen Farben, rote und weiße Zwiebeln und Zucchini, alles klein geschnitten
- 2 Knoblauchzehen, zerdrückt
- Salz und frisch gemahlener Pfeffer (optional)
- 1 Tasse Pizza- oder Tomatensoße
- 2 EL Olivenaufstrich oder Tapenade
- 2 EL sonnengetrocknete Tomaten, klein geschnitten
- ein fertiger Pizzaboden aus Vollkornmehl, 30 cm Durchmesser oder 283 g schwer
- ½ Tasse (57g) Mozzarella, fein gerieben

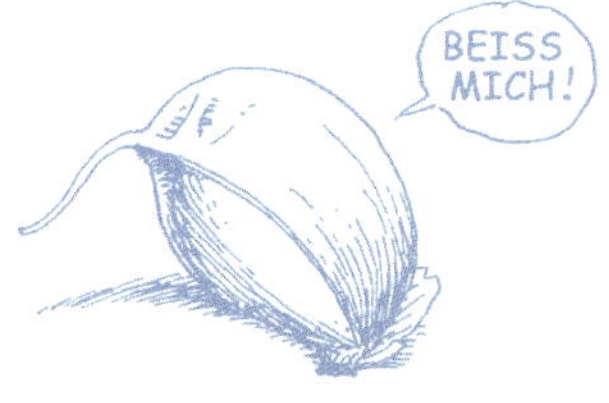

Ofen auf 220 Grad erhitzen. Eine große beschichtete Pfanne auf mittlerer Stufe erwärmen, bis sie heiß ist. Mit Kochspray besprühen. Gemüse und Knoblauch in die Pfanne geben, 2 bis 5 Minuten anbraten beziehungsweise sautieren, bis das Gemüse gar, aber noch bissfest ist. Bei Bedarf mit Salz und Pfeffer abschmecken. Pizzasoße, Olivenaufstrich und Tomatenstücke miteinander mischen, den Pizzateig damit bestreichen und das gekochte Gemüse und den Käse darauf verteilen. Die Pizza für 10 bis 15 Minuten direkt auf dem Backrost backen, bis der Teigrand goldbraun ist und der Käse geschmolzen. Die Pizza in 8 Stücke schneiden.

Und das ist drin

Fett	11,5 g
Gesättigte Fette	3,5 g
Gesunde Fette	7,9 g
Ballaststoffe	5,7 g
Kohlenhydrate	44,2 g
Zucker	3,5 g
Protein	12,2 g
Natrium	682 mg
Kalzium	151 mg
Magnesium	44 mg
Selen	2,9 µg
Kalium	481 mg

MEDITERRANES HUHN MIT TOMATEN, OLIVEN UND WEISSEN KRÄUTERBOHNEN

2 PORTIONEN 567 KALORIEN PRO PORTION

Fürs Huhn

- 2 Hähnchenkeulen ohne Haut
- 1 Tomate, gehackt
- ½ Zwiebel, gehackt
- 8 entkernte Kalamata-Oliven, halbiert
- 1 EL Olivenöl
- 1 TL Weinessig oder Balsamico-Essig
- 1 kleines Bund frisches Basilikum, gehackt

Für die Bohnen

- 1 EL Olivenöl
- 2 Knoblauchzehen, zerdrückt
- 1 Dose (425 oder 454 g) weiße Bohnen, abgespült
- 1 Tomate, gehackt
- ¼ Tasse frische Kräuter, gehackt
- 1 TL Rotweinessig oder Balsamico-Essig
- Salz und frisch gemahlener Pfeffer (optional)

Für das Huhn den Ofen auf 190 Grad vorheizen. Die beiden Hähnchenkeulen auf je ein großes Stück Alufolie legen. Die verbleibenden Zutaten fürs Huhn miteinander mischen und über die Keulen verteilen. Die Alufolie zu Päckchen falten, damit das Huhn im Ofen nicht austrocknet und kein Saft austritt. 25 Minuten beziehungsweise so lange backen, bis das Huhn gar ist. In der Zwischenzeit die Bohnen vorbereiten; das Öl hierzu in einer mittelgroßen Pfanne auf mittlerer Stufe erhitzen. Knoblauch dazugeben und 2 Minuten anschwitzen. Die verbleibenden Zutaten für die Bohnen hinzufügen und weitere 5 Minuten braten, bis alles gut erhitzt ist. Die Hühnerkeulenpäckchen vorsichtig öffnen und den Inhalt auf zwei Tellern verteilen, die Bohnen als Beilage dazureichen.

Und das ist drin

Fett	19,2 g
Gesättigte Fette	3,1 g
Gesunde Fette	15 g
Ballaststoffe	15,2 g
Kohlenhydrate	67,4 g
Zucker	5,1 g
Protein	34,4 g
Natrium	313 mg
Kalzium	243 mg
Magnesium	171 mg
Selen	14,3 µg
Kalium	1715 mg

PASTA PRIMAVERA PROVENÇALE

2 PORTIONEN | 451 KALORIEN PRO PORTION

- 170 g Rigatoni oder Linguine aus Vollkorn
- 1 kleine getrocknete Chilischote
- 1 Tasse (113 g) ungeschälte Aubergine, in ½ cm große Würfel geschnitten
- 1 TL Olivenöl
- 1 kleine gelbe Zwiebel, grob gehackt
- 3 Knoblauchzehen, in dünne Scheiben geschnitten
- 2 Dosen (je 411 g) eingekochte Tomaten mit Saft, grob gehackt
- 1 Tasse abgepackter grüner Mischsalat
- 1 TL frischer Thymian oder Zitronenthymian, gehackt
- Salz und frisch gemahlener Pfeffer (optional)

Die Pasta nach der Packungsanleitung kochen, dabei auf Salz und Fett verzichten. In der Zwischenzeit eine große, tiefe Pfanne auf mittlerer Stufe erwärmen. Wenn sie heiß ist, die Chili hineingeben. Die Pasta nun etwa 2 Minuten unter gelegentlichem Rühren rösten, bis sie aromatisch duftet. Vom Herd nehmen. Wenn die Chili abgekühlt ist, den Strunk entfernen und die Samen zur Garnierung beiseitelegen. Die Schote fein hacken.

Die Aubergine in die heiße Pfanne geben und unter häufigem Rühren braten, bis sie gebräunt ist. Öl, Zwiebel, Paprika und Knoblauch dazugeben; unter gelegentlichem Rühren weitere 3 Minuten braten. Tomaten und gehackte Chili dazugeben. Hitze reduzieren und ohne Deckel 10 Minuten köcheln lassen beziehungsweise so lange, bis das Gemüse weich ist und die Soße eingedickt. Von der Herdplatte nehmen, Salat und Thymian einstreuen. Bei Bedarf mit Salz und Pfeffer abschmecken. Die Pasta abtropfen lassen, auf zwei Tellern anrichten, die Soße darauf verteilen und servieren.

Und das ist drin

Fett	4,3 g
Gesättigte Fette	0,6 g
Gesunde Fette	2,9 g
Ballaststoffe	6,3 g
Kohlenhydrate	95,2 g
Zucker	15,4 g
Protein	17,6 g
Natrium	533 mg
Kalzium	179 mg
Magnesium	183 mg
Selen	65,5 µg
Kalium	1163 mg

APRIKOSENHUHN UND GRÜNE BOHNEN MIT MANDELSTIFTEN

2 PORTIONEN 430 KALORIEN PRO PORTION

Fürs Huhn

- 2 Hühnerbrustfilets ohne Haut und Knochen (113 g pro Stück, es kann stattdessen auch mageres Schweinefleisch verwendet werden)
- 4 getrocknete Aprikosen, gehackt
- 2 EL Weißwein
- 2 Schalotten, gehackt
- 1 EL Olivenöl
- ⅛ TL gemahlenen Zimt

Für die Bohnen

- 1 Tasse grüne Bohnen
- 3 Schalotten, in dünne Scheiben geschnitten
- 1 EL Olivenöl
- 1 TL Weinessig
- 1 TL Ahornsirup
- ¼ Tasse Mandelstifte
- Salz und frisch gemahlener Pfeffer (optional)

Den Ofen auf 190 Grad vorheizen. Das Huhn in eine Auflaufform aus Glas geben. Die übrigen Zutaten dafür in einer Pfanne köcheln lassen, bis alles gar ist; in einen Mixer oder eine Küchenmaschine füllen und pürieren.

Die Aprikosenmasse über die Brustfilets verteilen und zirka 15 bis 20 Minuten backen, bis das Huhn fertig ist. In der Zwischenzeit die Bohnen vorbereiten: Die Bohnen dämpfen oder blanchieren, bis sie gar, aber noch knackig und kräftig grün sind. Die Schalotten in Olivenöl, Essig und Ahornsirup glasig dünsten. Die Mandelstifte dazugeben und leicht karamellisieren lassen, dann vorsichtig unter die Bohnen heben. Bei Bedarf mit Salz und Pfeffer abschmecken. Zu den Hühnerbrustfilets erreichen.

Joe's
California
GANZE MANDELN
PIKANT GENUG! REIF FÜR DEN LAUFSTEG!

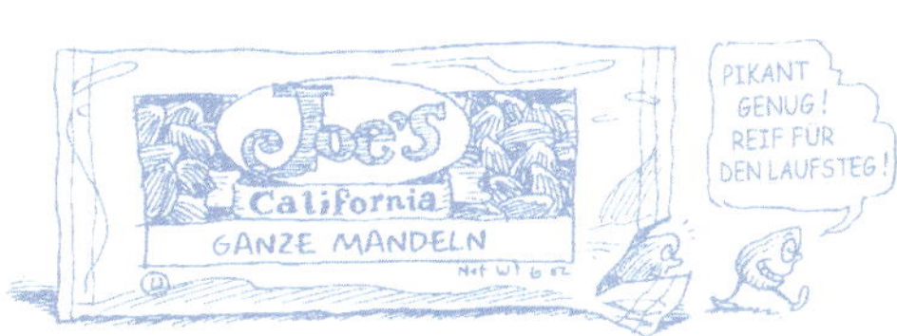

Und das ist drin

Fett	22 g
Gesättigte Fette	2,8 g
Gesunde Fette	18,1 g
Ballaststoffe	4,6 g
Kohlenhydrate	25 g
Zucker	3,5 g
Protein	32,7 g
Natrium	89 mg
Kalzium	95 mg
Magnesium	100 mg
Selen	22,4 µg
Kalium	813 mg

PUTEN-TORTILLA-WRAP MIT ROTER BACKKARTOFFEL

2 PORTIONEN 497 KALORIEN PRO PORTION

Für die Kartoffel

- 1 große rote Kartoffel, gesäubert, mit einer Messerspitze mehrfach in die Knolle einstechen
- 2 EL Marinara-Soße oder eine andere Tomatensoße

Für den Putenwrap

- 2 Vollkorntortillas (mit jeweils etwa 15 cm Durchmesser)
- 4 Scheiben gegrillte Putenbrust
- 4 Romana-Salatblätter
- 4 Scheiben Tomate
- 2 dünne Scheiben rote oder gelbe Zwiebel
- Senf oder Chilis (optional)

Die rote Kartoffel auf hoher Stufe etwa 8 bis 9 Minuten in der Mikrowelle erhitzen beziehungsweise so lange, bis sie auf Gabeldruck nachgibt. Der Länge nach halbieren und einen Esslöffel Soße über jede Hälfte geben. In der Zwischenzeit die Putenwraps zubereiten. Die Tortilla mit allen Zutaten für das Wrap belegen und aufrollen.

Und das ist drin

Fett	14,5 g
Gesättigte Fette	4,5 g
Gesunde Fette	10 g
Ballaststoffe	7 g
Kohlenhydrate	64 g
Zucker	6,5 g
Protein	28,5 g
Natrium	1654 mg
Kalzium	180 mg
Magnesium	71 mg
Selen	11,3 µg
Kalium	1596 mg

GEGRILLTE FORELLE (GOLDBRASSE, WOLFSBARSCH) MIT ROSMARIN UND ZITRONE

2 PORTIONEN 182 KALORIEN PRO PORTION

- 225 g ganzer Fisch (am besten eine Forelle, Goldbrasse oder ein Wolfsbarsch)
- Salz und frisch gemahlener Pfeffer (optional)
- 2 Knoblauchzehen, in dünne Scheiben geschnitten
- 4 frische Rosmarinzweige
- 1 Zitrone, in Scheiben geschnitten

Den Grill vorheizen. Forelle der Länge nach aufklappen; bei Bedarf mit Salz und Pfeffer abschmecken und eine Seite mit Knoblauch, Rosmarin und Zitronenscheiben belegen; zuklappen und auf ein gefettetes Backblech legen. Etwa 5 Minuten lang ungefähr 10 bis 15 Zentimeter von der Hitzequelle entfernt grillen. Wenden und weitere 4 bis 5 Minuten grillen beziehungsweise bis der Fisch gar ist.

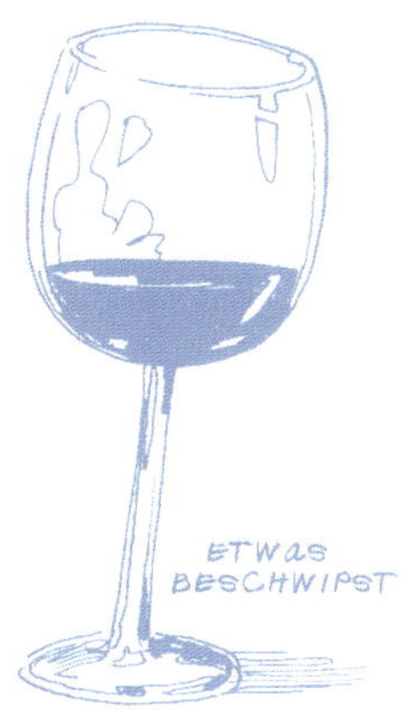

Und das ist drin

Fett	7,3 g
Gesättigte Fette	1 g
Gesunde Fette	4,9 g
Ballaststoffe	2,7 g
Kohlenhydrate	10,3 g
Zucker	4,9 g
Protein	15,8 g
Natrium	126 mg
Kalzium	76 mg
Magnesium	43 mg
Selen	10,7 µg
Kalium	688 mg

HÜHNER-KEBAPS MIT TABBOULEH

2 PORTIONEN ▪ 397 KALORIEN PRO PORTION

Für das Huhn

- 2 Hühnerbrustfilets ohne Haut und Knochen (113 g pro Stück), in ca. 2½ cm große Würfel geschnitten
- 1 TL getrockneter Oregano
- ½ TL getrockneter Salbei
- 1 rote Chilischote, zerdrückt (optional)
- 1 Zwiebel, geviertelt
- 1 Tomate, geviertelt
- 1 Paprika, ohne Kerngehäuse und Samen, geviertelt
- 4 Champignons

Für das Tabbouleh

- ¾ Tasse Bulgurweizen
- 1½ Tassen kochendes Wasser
- 1 Tomate, gehackt
- 1 Bund grüne Zwiebeln, gehackt
- 1 großes Bund Petersilie, fein gehackt
- 1 kleines Bund frische Minzblätter, fein gehackt
- 2 EL Zitronensaft
- 1 EL Olivenöl
- Salz und frisch gemahlener Pfeffer (optional)

Den Grill vorheizen. Das Huhn in Oregano, Salbei und – falls erwünscht – Chili wenden. Abwechselnd Huhn, Zwiebel, Tomate, Paprika und Champignons auf Metallspieße fädeln. Pro Seite 3 bis 4 Minuten grillen, beziehungsweise so lange, bis das Huhn gar ist und das Gemüse zart. Für die Zubereitung des Tabbouleh in der Zwischenzeit den Bulgurweizen in eine mittelgroße Schüssel geben; kochendes Wasser hineinfüllen und gut verrühren. Ziehen lassen, bis das Wasser vollständig absorbiert ist; dies wird zirka 30 Minuten dauern. Eventuell noch vorhandenes, überschüssiges Wasser abgießen. Alle weiteren Zutaten dazugeben und alles gründlich durchmischen. Bei Bedarf mit Salz und Pfeffer abschmecken. Das Tabbouleh zu den Huhn-Gemüse-Spießen reichen.

Und das ist drin

Fett	9,4 g
Gesättigte Fette	1,5 g
Gesunde Fette	7,1 g
Ballaststoffe	5,6 g
Kohlenhydrate	72,1 g
Zucker	12,1 g
Protein	14,2 g
Natrium	22,4 mg
Kalzium	93 mg
Magnesium	148 mg
Selen	68 µg
Kalium	1121 mg

ZITRONEN-KAPERN-HUHN MIT SÜSSKARTOFFELBREI

2 PORTIONEN 273 KALORIEN PRO PORTION

Fürs Huhn

- 2 Hühnerbrustfilets ohne Haut und Knochen (113 g pro Stück)
- Saft einer Zitrone
- 1 EL Olivenöl
- 2 Schalotten, zerdrückt
- 1 EL Kapern, abgetropft
- 1 TL Dijon-Senf

Für die Süßkartoffeln

- 2 Süßkartoffeln, im Ofen oder in der Mikrowelle gar gekocht
- 2 EL Orangensaft
- ¼ Tasse Rosinen
- ¼ TL gemahlener Zimt
- Salz und frisch gemahlener Pfeffer (optional)

Den Grill vorheizen. Das Huhn in eine flache Auflaufform geben. Alle weiteren Zutaten fürs Huhn miteinander vermischen und über dem Fleisch verteilen. Etwa 15 Zentimeter von der Hitzequelle entfernt 12 bis 15 Minuten grillen, bis das Huhn gar ist. Die Süßkartoffeln halbieren und auslöffeln, die heiße Masse in eine Schüssel geben. Alle verbleibenden Zutaten für die Süßkartoffeln hinzufügen und alles gut durchmischen. Bei Bedarf mit Salz und Pfeffer abschmecken und zum Huhn reichen.

Und das ist drin

Fett	10,9 g
Gesättigte Fette	2 g
Gesunde Fette	7,9 g
Ballaststoffe	1,4 g
Kohlenhydrate	20,6 g
Zucker	12,7 g
Protein	24,7 g
Natrium	336 mg
Kalzium	39,5 mg
Magnesium	41 mg
Selen	16,5 µg
Kalium	494 mg

SCHARFER WILDLACHS

2 PORTIONEN ▪ 397 KALORIEN PRO PORTION

- 2 Wildlachsfilets mit Haut (113 g pro Stück) oder Lachssteaks (vorzugsweise mit der Leine gefangen)
- 2 EL Ingwer, fein gehackt
- 1 EL Wasabi-Paste
- ¼ TL Kurkuma

Spargel (siehe Rezept Seite 308)

Den Grill vorheizen. Den Lachs auf der hautlosen Seite mit einer Mischung aus Ingwer, Wasabi und Kurkuma bestreichen, dann mit der Hautseite nach unten 10 bis 12 Minuten etwa 10 bis 15 Zentimeter von der Hitzequelle entfernt grillen, bis er gar ist. Während des Grillens nicht wenden. Den Lachs mit Spargel servieren.

Und das ist drin

Fett	14,5 g
Gesättigte Fette	2,3 g
Gesunde Fette	10,6 g
Ballaststoffe	0,4 g
Kohlenhydrate	2,7 g
Zucker	0,2 g
Protein	45,2 g
Natrium	11 mg
Kalzium	31 mg
Magnesium	73 mg
Selen	82,5 µg
Kalium	1176 mg

GEGRILLTE ERDNUSSGARNELEN MIT SESAM-KAISERSCHOTEN

2 PORTIONEN 163 KALORIEN PRO PORTION

Für die Erdnusssoße

- 1 EL ungesüßte Erdnussbutter
- 1 EL fettarme Kokosmilch aus der Dose
- 1 TL frischer Limettensaft
- Prise Cayennepfeffer
- 1 TL Honig
- ¼ TL Sojasoße
- ¼ Tasse Wasser
- 1 Knoblauchzehe, geschält
- 10 mittelgroße, rohe Garnelen, geschält und gesäubert

Für die Kaiserschoten

- 1 Tasse frische Kaiserschoten
- 1 Knoblauchzehe, zerdrückt
- 1 TL Sesamsamen
- 1 EL Olivenöl
- ½ TL Sesamöl

Den Grill vorheizen. Für die Erdnusssoße alle Zutaten mit Ausnahme der Garnelen in einen Mixer oder eine Küchenmaschine füllen und pürieren. Die Mischung über die Garnelen verteilen, 15 Minuten ruhen lassen. Die Garnelen auf Spieße fädeln und überschüssige Marinade abtropfen lassen. Spieße 2 bis 3 Minuten auf jeder Seite grillen, bis die Garnelen gar sind. In der Zwischenzeit die Kaiserschoten 2 Minuten in kochendem Wasser blanchieren, abtropfen lassen und mit kaltem Wasser abspülen. Knoblauch und Sesam 2 Minuten in einer Olivenöl-Sesamöl-Mischung anbraten. Die abgetropften Kaiserschoten dazugeben. Alles gut gründlich schwenken und erhitzen. Dann mit den Garnelen anrichten.

Und das ist drin

Fett	10,5 g
Gesättigte Fette	2,9 g
Gesunde Fette	7 g
Ballaststoffe	1,9 g
Kohlenhydrate	8,8 g
Zucker	5,1 g
Protein	9,5 g
Natrium	128 mg
Kalzium	51,5 mg
Magnesium	40,6 mg
Selen	13,1 µg
Kalium	220 mg

TOFU-GEMÜSE-PFANNE

2 PORTIONEN | 602 KALORIEN PRO PORTION

- 1 EL Olivenöl
- ½ TL Sesamöl
- ¼ TL Chiliflocken, zerstoßen
- ½ Zwiebel, in dünne Scheiben geschnitten
- 2 Knoblauchzehen, in dünne Scheiben geschnitten
- 1 Tasse Brokkoliröschen
- ½ rote Paprika, in dünne Scheiben geschnitten
- 6 große Champignons, halbiert
- 1 TL Sojasoße
- 4 kleine Stücke gebackener Tofu (etwa 57 g pro Stück), gewürfelt
- 2 grüne Zwiebeln, gehackt
- 1 kleines Bund Koriandergrün, gehackt
- 1 TL Sesamsamen

In einem Wok oder einer großen Pfanne das Olivenöl, Sesamöl und die Chiliflocken auf mittlerer Stufe erhitzen. Zwiebeln und Knoblauch hinzufügen und 2 Minuten anbraten. Brokkoli, Paprika, Champignons und Sojasoße dazugeben. 2 bis 3 Minuten anbraten, bis das Gemüse glasig ist. Tofu, grüne Zwiebeln, Koriandergrün und Sesam hinzufügen und gründlich schwenken, bis alles gut erhitzt ist.

Und das ist drin

Fett	23 g
Gesättigte Fette	3,3 g
Gesunde Fette	18,9 g
Ballaststoffe	11,1 g
Kohlenhydrate	43 g
Zucker	16,4 g
Protein	62,2 g
Natrium	873 mg
Kalzium	400 mg
Magnesium	273 mg
Selen	13,5 µg
Kalium	2403 mg

TOFU- ODER PUTEN-HOTDOGS MIT SAUERKRAUT

2 PORTIONEN 208 KALORIEN PRO PORTION

- 4 Hotdogs aus Tofu (vegetarisch) oder Putenfleisch
- 1 Tasse Sauerkraut
- Vollkornbrötchen (optional)
- 2 EL Senf, je nach Vorliebe mittel oder scharf

Die Hotdogs im Wasserbad erhitzen, das Sauerkraut ebenfalls erwärmen, beides wird etwa 5 Minuten dauern. Alles gut abtropfen lassen und mit Senf reichen, eventuell noch mit dem Vollkornbrötchen dazu.

Und das ist drin

Fett	26 g
Gesättigte Fette	9 g
Gesunde Fette	15,4 g
Ballaststoffe	0,7 g
Kohlenhydrate	3,8 g
Zucker	2,1 g
Protein	11,2 g
Natrium	1219 mg
Kalzium	158 mg
Magnesium	27 mg
Selen	1,9 µg
Kalium	160 mg

SPARGEL

4 PORTIONEN 38 KALORIEN PRO PORTION

- 454 g Spargelspitzen, abgewaschen, getrocknet und zurechtgeschnitten
- 1 TL Natives Olivenöl extra
- grobes Meersalz zum Abschmecken (optional)
- jeweils ¼ TL der folgenden getrockneten Kräuter und Gewürze: Thymian, Oregano, Basilikum und schwarzer Pfeffer
- zum Garnieren (optional): gewürfelte Tomate

Den Ofen auf 175 Grad vorheizen. Den Spargel in einen Bräter oder eine flache Auflaufform geben und mit dem Olivenöl, Salz (bei Bedarf), Thymian, Oregano, Basilikum und dem schwarzen Pfeffer vermischen. Ohne Deckel backen, bis das Gemüse gar, aber noch bissfest ist. Dünner Spargel benötigt etwa 12 bis 13 Minuten, dickerer Spargel ungefähr 15 bis 18 Minuten. Nach Wunsch mit Tomatenwürfeln garnieren.

Und das ist drin

Fett	1,5 g
Gesättigte Fette	0,2 g
Gesunde Fette	1,1 g
Ballaststoffe	1,4 g
Kohlenhydrate	5 g
Zucker	1,8 g
Protein	2,9 g
Natrium	5 mg
Kalzium	27 mg
Magnesium	22 mg
Selen	4 µg
Kalium	352 mg

TOMATEN-AVOCADO-SALSAMOLE

2 PORTIONEN   90 KALORIEN PRO PORTION

- ¼ Tasse fein gehackte rote Zwiebel
- 1 TL Jalapeño-Chilis oder auch mehr, je nach Bedarf
- 1 EL Limettensaft
- 1 EL Apfelessig
- 1 TL Knoblauch, zerstoßen
- ¼ TL Salz
- 1 reife Avocado, geschält, entkernt und grob zerdrückt
- 1 mittelgroße Tomate, gehackt
- ¼ Bund Koriandergrün, gehackt

Zwiebelwürfel, Chili, Limettensaft, Essig, Knoblauch und Salz in eine kleine Schüssel füllen und miteinander vermischen. Avocado, Tomate und Koriander dazugeben und alles gut verrühren. Sofort servieren. Mit einem leicht getoasteten Vollkornfladenbrot servieren, das wie Tortilla-Chips in kleine Ecken geschnitten ist.

Tipp: Heben Sie den Avocadokern auf, man kann ihn dann zur Mischung dazugeben, um den Oxidationsprozess zu verlangsamen. In diesem Fall alles in Frischhaltefolie packen und kühl stellen.

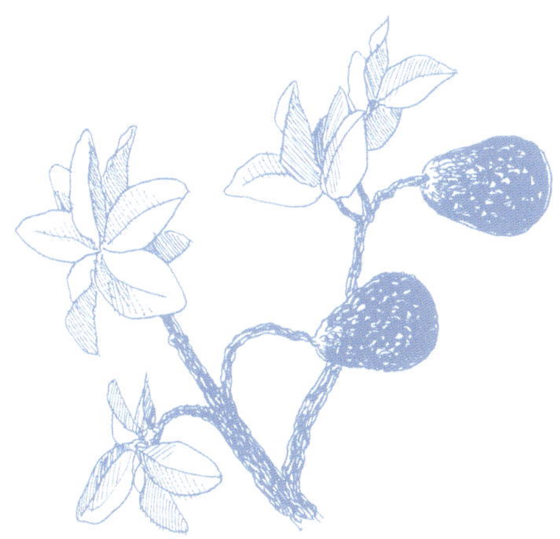

Und das ist drin

Fett	8 g
Gesättigte Fette	2,1 g
Gesunde Fette	5,3 g
Ballaststoffe	3,1 g
Kohlenhydrate	8 g
Zucker	2 g
Protein	2 g
Natrium	25 mg
Kalzium	20 mg
Magnesium	54 mg
Selen	0 µg
Kalium	805 mg

GEBACKENE ZIMTÄPFEL MIT MANDARINEN UND CRANBERRIES

4 PORTIONEN 146 KALORIEN PRO PORTION

- 2 große, säuerliche Äpfel wie McIntosh oder Rome Beauty (ersatzweise können auch Birnen verwendet werden)
- 1 ¼ Tassen ungesüßter Apfelsaft, vorzugsweise naturtrüb aus biologisch angebauten Äpfeln
- ½ Tasse (57 g) getrocknete Cranberrys (oder Kirschen)
- ¼ TL gemahlener Zimt
- ¼ TL gemahlene Nelken
- 2 kernlose Clementinen oder Mandarinen, geschält und in Schnitze geteilt

Den Ofen auf 200 Grad vorheizen. Die Äpfel der Länge nach halbieren und von Kerngehäuse, Kernen und Strunk befreien. ¼ Tasse Apfelsaft in einen 20 cm großen Bräter oder eine Auflaufform geben. Die Äpfel mit der Schnittfläche nach unten auf den Saft legen und etwa 15 bis 20 Minuten backen, bis sie gar sind. In der Zwischenzeit die verbleibende Tasse Apfelsaft in einer kleinen Pfanne auf mittlerer Stufe etwa 5 Minuten köcheln lassen. Cranberrys, Zimt und Nelken dazugeben; die Hitze reduzieren und ohne Deckel unter gelegentlichem Rühren ungefähr 10 Minuten köcheln lassen, bis die Cranberrys zusammengefallen sind. Von der Herdplatte nehmen und die Clementinenstücke einrühren. Die Apfelhälften mit der Schnittfläche nach oben auf Tellern anrichten, eventuell beim Backen ausgetretene Flüssigkeit von der Auflaufform in die Cranberrymischung geben und diese auf die Äpfel löffeln.

Und das ist drin

Fett	0,6 g
Gesättigte Fette	0,1 g
Gesunde Fette	0,3 g
Ballaststoffe	4,1 g
Kohlenhydrate	37,7 g
Zucker	30,4 g
Protein	0,7 g
Natrium	15 mg
Kalzium	30 mg
Magnesium	13 mg
Selen	0,1 µg
Kalium	281 mg

SAUTIERTER ZIMTAPFEL À LA MODE

2 PORTIONEN 220 KALORIEN PRO PORTION

- 2 kleine Äpfel wie Jonagold oder Ambrosia
- 1 EL Apfelmus (noch besser: Apfelmark)
- 1 EL ungesüßter Apfelsaft oder -süßmost, vorzugsweise aus biologisch angebauten Äpfeln
- ½ TL gemahlener Zimt
- 6 Walnusshälften, geröstet und grob gehackt
- ½ Tasse fettfreies oder fettarmes Vanille-Joghurt-Eis

Die Äpfel vierteln, Strünke, Kerngehäuse und Kerne entfernen. Die Apfelviertel in dünne Scheiben schneiden. Eine große beschichtete Pfanne auf mittlerer Stufe erwärmen, bis sie heiß ist. Die Äpfel hineingehen und etwa vier Minuten lang gründlich schwenken, bis sie braun werden. Das Apfelmark, den Apfelsaft und den Zimt einrühren. 5 bis 8 Minuten unter häufigem Wenden weiterkochen beziehungsweise so lange, bis die Apfelscheiben gar sind und die Soße eingedickt ist. Auf Tellern anrichten, Nüsse darüber verteilen. Mit dem Joghurteis reichen.

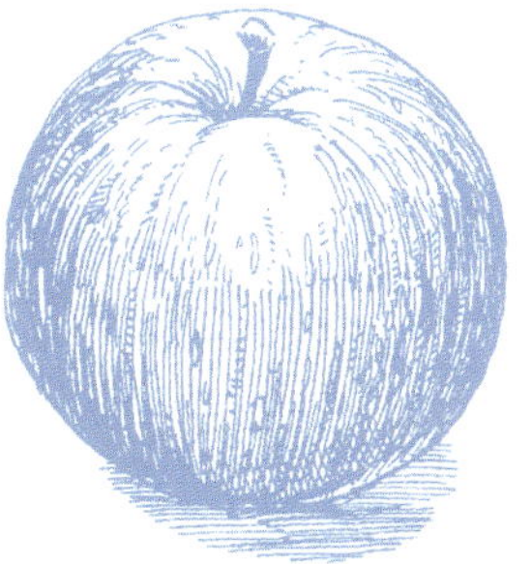

Und das ist drin

Fett	8,4 g
Gesättigte Fette	0,8 g
Gesunde Fette	7,0 g
Ballaststoffe	6,7 g
Kohlenhydrate	38 g
Zucker	27,6 g
Protein	3,6 g
Natrium	23 mg
Kalzium	83 mg
Magnesium	35 mg
Selen	2 µg
Kalium	346 mg

GEBACKENE BIRNE MIT HIMBEER-COULIS, SCHOKOLADE UND PISTAZIEN

2 PORTIONEN 184 KALORIEN PRO PORTION

- 1 große rote Birne
- ½ Tasse Weißwein (hochwertig)
- 170 g gefrorene, ungesüßte Himbeeren (aufgetaut) oder 1 Tasse frische Himbeeren
- 1 EL zartbittere Schokostückchen
- 1 ½ EL Pistazien, geröstet und grob gehackt

Den Ofen auf 200 Grad vorheizen. Die Birne halbieren, das Kerngehäuse mit einem Kugelausstecher oder einem Löffel aus Metall entfernen. Die Birnenhälften mit der Schnittfläche nach unten in eine flache Auflaufform geben. Den Wein darübergeben. 18 bis 20 Minuten backen, bis die Birnen auf leichten Druck hin nachgeben. In der Zwischenzeit die Himbeeren in einem Mixer verarbeiten, die Fruchtmasse anschließend durch ein Sieb passieren und die Kerne entsorgen. Die gebackenen Birnen mit der Schnittfläche nach oben auf Tellern anrichten, die Schokostückchen über die Birnen verteilen; da die Birnen noch warm sind, wird die Schokolade schmelzen. Das Himbeerpüree und die Flüssigkeit, die sich noch in der Auflaufform befindet, in eine kleine Pfanne geben. Auf hoher Stufe erhitzen, bis die Soße leicht eindickt. Die Soße auf und um die Birnen herum verteilen. Pistazien darüberstreuen, heiß oder warm servieren.

Und das ist drin

Fett	5,2 g
Gesättigte Fette	1,4 g
Gesunde Fette	3,3 g
Ballaststoffe	4,9 g
Kohlenhydrate	31,8 g
Zucker	24 g
Protein	2,7 g
Natrium	7 mg
Kalzium	45 mg
Magnesium	32 mg
Selen	2 µg
Kalium	344 mg

PFIRSICHSCHEIBEN MIT HIMBEEREN, HEIDELBEEREN UND SCHOKOSTÜCKCHEN

2 PORTIONEN 46 KALORIEN PRO PORTION

- 2 kleine reife Pfirsiche, in Scheiben geschnitten
- ½ TL gemahlener Zimt
- Prise Muskat
- ¼ Tasse (28 g) frische Himbeeren
- ¼ Tasse (28 g) frische Heidelbeeren
- 1½ EL zartbittere Schokostückchen

Die in Scheiben geschnittenen Pfirsiche in Zimt und Muskat wenden, auf zwei Tellern anrichten. Dann die Himbeeren, Heidelbeeren und Schokostückchen über die Pfirsiche verteilen.

ICH ESSE MILCHSCHOKOLADE ZUM FRÜHSTÜCK!
BILL'S
BITTER, BITTER, BITTER
SCHOKOLADE

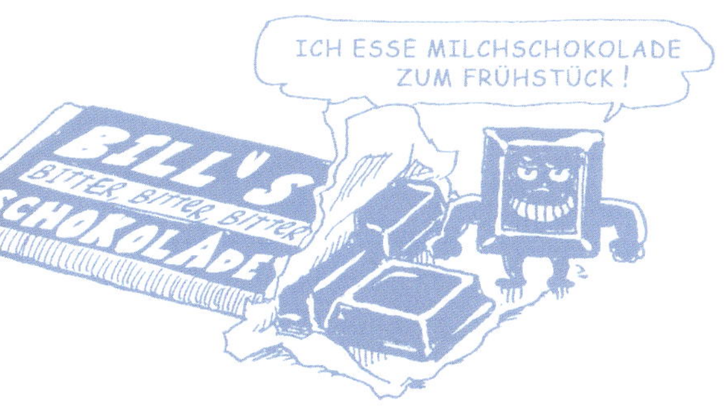

Und das ist drin

Fett	0,4 g
Gesättigte Fette	0,1 g
Gesunde Fette	0,28 g
Ballaststoffe	2,6 g
Kohlenhydrate	11,5 g
Zucker	8,9 g
Protein	1 g
Natrium	0,5 mg
Kalzium	22 mg
Magnesium	11,5 mg
Selen	0,1 µg
Kalium	202 mg

SIMONS POPCORN

4 PORTIONEN 61 KALORIEN PRO PORTION, 10 PROZENT STAMMEN VOM FETT

- ½ Tasse Popcornmais
- aromatisiertes Kochspray (mit Butter-, Olivenöl- oder Knoblaucharoma)
- Knoblauchsalz oder Zimt

Den Popcornmais in einen zirka 2½ Liter großen, mikrowellengeeigneten Behälter geben, dann zugedeckt auf hoher Stufe 4 bis 5 Minuten erhitzen, bis das Popcorn aufgegangen, aber noch nicht verbrannt ist. Wenn die Mikrowelle keinen Drehteller hat, nach 3 Minuten den zugedeckten Behälter mit Ofenhandschuhen greifen und gut durchschütteln. Das Popcorn sofort auf ein Backblech geben und mit Kochspray besprühen. Um den Geschmack des Popcorns zu verstärken, sofort mit dem Lieblingsgewürz bestreuen, zum Beispiel Knoblauchsalz oder Zimt.

Und das ist drin

Fett	0,8 g
Gesättigte Fette	0,1 g
Gesunde Fette	0,7 g
Ballaststoffe	0,4 g
Kohlenhydrate	5 g
Zucker	0 g
Protein	1 g
Natrium	0 mg
Kalzium	1 mg
Magnesium	0 mg
Selen	1 µg
Kalium	0 mg

Anhang

Die Möglichkeiten der Medizin

Was Sie tun können, wenn die Pfunde aufhören zu purzeln oder gesundheitliche Probleme auftreten

Bitte beachten Sie ...

... dass Sie alle im folgenden Anhang A bis C vorgestellten medizinischen Maßnahmen und Medikamente selbstverständlich nur in Betracht ziehen, wenn diese in enger Absprache mit einem Arzt tatsächlich für Ihre Situation empfehlenswert sind. Ihr Arzt sollte bei einer Einnahme von Medikamenten zur Gewichtsabnahme unbedingt vor dem Verschreiben eines Medikamentes ausführlich mit Ihnen Rücksprache gehalten haben und auch stets darüber informiert sein, ob Sie daran denken, dieses Medikament abzusetzen oder die Therapie anderweitig zu verändern. Auch für alle operativen Maßnahmen ist die äußerst sorgfältige Diagnose und enge Absprache mit Ihrem Arzt unbedingte Voraussetzung.

Über den Anhang

Wir wissen, was Sie jetzt denken. Wenn jemand zugibt, dass er beim Abnehmen medizinisch ein wenig nachhilft, ob nun medikamentös oder chirurgisch, betrachten viele dies als Hintertürchen und billige Ausrede. Aber für manche Menschen sind diese sogenannten Ausreden echte Lösungen. Zum Beispiel für alle, die an einem toten Punkt angelangt sind, mit einer geistigen Blockade kämpfen oder es einfach nicht schaffen, die letzten 15 Kilogramm abzunehmen. Ebenso auch für alle, die völlig die Kontrolle über ihr Gewicht und ihre Ernährung verloren haben. Für alle diese Menschen gibt es medizinische Lösungen, den Prozess der Gewichtszunahme stoppen – und sogar umkehren können. Die Bandbreite reicht von vergleichsweise harmlosen Lösungen wie zeitlich begrenzter Medikamenteneinnahme hin zu massiven Eingriffen wie etwa einer Magenverkleinerung. Abhängig von der jeweiligen Situation und vom noch abzunehmenden Gewicht können diese Maßnahmen dabei sehr hilfreich sein. Hätte man Prostata- oder Brustkrebs, würde man schließlich auch medizinische Hilfe in Anspruch nehmen. Wenn man aber stattdessen im Alter von 50 Jahren 25 bis 40 Kilo Übergewicht hat, stellt das ein ebenso großes Gesundheitsrisiko dar. Im Ernst: Ein solches Übergewicht verdoppelt die Gefahr, in den nächsten sieben Jahren zu versterben oder zumindest eine massive körperliche Beeinträchtigung zu erfahren. Wir sind zwar davon überzeugt, dass der Großteil aller Gewichtsprobleme mit der hier beschriebenen Diät und dem Trainingsplan bewältigt werden kann, zugleich wollen wir aber auch Ihr Bewusstsein dafür schärfen, dass es Menschen gibt, für die medizinische Maßnahmen durchaus sinnvoll sein können. Diese Maßnahmen, die wir im folgenden Anhang kurz umreißen werden, fallen in drei Kategorien:

- **Medikamente:** werden als Starthilfe verwendet oder um Menschen zu helfen, die beim Abnehmen einen toten Punkt erreicht haben.
- **Plastische Chirurgie:** Feintuning für den Körper, das zum Einsatz kommt, *nachdem* man abgenommen hat.
- **Bariatrische Chirurgie:** operative Eingriffe für Menschen, die extrem fettleibig sind, wiederholt dabei gescheitert sind, ihre Ernährung in den Griff zu bekommen und sich mehr zu bewegen, und deren Leben deshalb in Gefahr ist.

Selbst wenn Sie selbst nur ein wenig Gewicht verlieren müssen – vielleicht gibt es in Ihrem Bekanntenkreis jemanden, der schon von einer oder mehreren der genannten Behandlungsmethoden profitiert hat. Die nachfolgenden Erklärungen sind keineswegs eine pauschale Aufforderung zu Extremmaßnahmen für jedermann, sondern sollen als Wissensgrundlage verstanden werden, die Ihnen verstehen helfen, wie medizinische Lösungen funktionieren, damit Sie herausfinden können, ob diese Möglichkeiten eventuell für Sie, für einen Freund oder ein Familienmitglied infrage kommen.

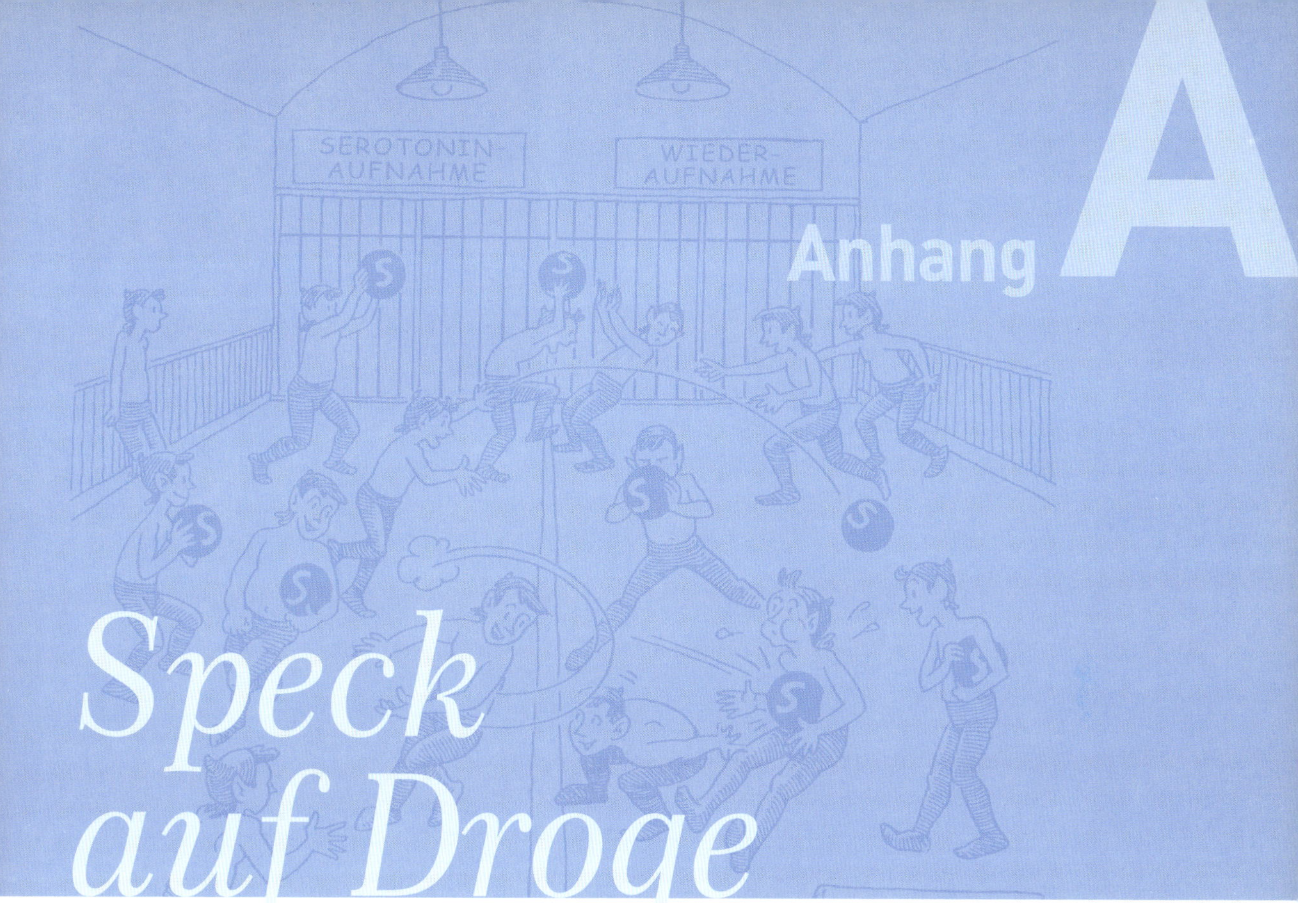

Der Einsatz von Medikamenten bei der Taillenkontrolle

Diät-Mythen

- Wenn man das Abnehmen mit Medikamenten unterstützt, ist das ein Zeichen von Schwäche.
- Frei verkäufliche Präparate sind ungefährlich.
- Koffein macht hungrig.

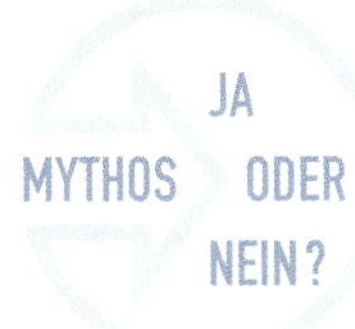

Medikamente einzusetzen ist in den verschiedensten Bereichen des Lebens ein Thema: Im Sport gelten eine Reihe von Medikamenten und Stimulanzien als Doping. In der Musikbranche gehören Drogen und bestimmte »Medikamente« für viele quasi »dazu«. Und in Zusammenhang mit einer Diät haftet Medikamenten der Ruf eines unanständigen Hintertürchens an.

Wenn Pharmazeutika, die das Gewicht beeinflussen, unter fachgerechter Aufsicht korrekt eingesetzt werden, können sie den Hormonhaushalt im Gehirn so beeinflussen, dass Sie Ihre Ziele leichter erreichen. Es kommt immer wieder vor, dass Patienten anfangs gut auf unseren Diät- und Bewegungsplan ansprechen, dann jedoch stagniert die Gewichtsabnahme vollkommen. In diesem Fall kann ein medikamentöser »Kickstart« die Sache wieder ins Rollen bringen.

JA
MYTHOS ODER
NEIN?

Heureka! Wir reden hier nicht von frei verkäuflichen Mittelchen. Verschreibungspflichtige Medikamente zur Gewichtskontrolle jedoch können dabei helfen, die Botenstoffe in Ihrem Gehirn zu regulieren. Damit denken Sie weniger ans »Diäthalten«, wenn es darum geht, über einen Stillstand hinwegzukommen. Solche Medikamente wirken wie ein Trainer, der einem Sportler dabei helfen möchte, einen Durchhänger zu überwinden. Es sollte Ihnen aber auch bewusst sein, dass diese Medikamente keine Wundermittel sind. Sie werden Ihr Hüftgold nicht in null Komma nichts wegschmelzen. Aber die Medikamente können Ihnen dabei helfen, fünf bis zehn Prozent Körpergewicht zu verlieren – solange sie vorschriftsmäßig eingenommen werden. Das ist eine Menge, vor allem wenn man vorher eine ganze Weile in puncto Gewichtsabnahme nicht vorangekommen ist. Diese Veränderung können Sie jedoch auch nur dann langfristig erhalten, wenn Sie die neuen Verhaltensweisen in Ihren Alltag einbauen und konsequent fortführen, die im Rahmen unseres allgemeinen Plans zur Taillenreduktion erläutert wurden. Hier einige harte Fakten für einen durchschnittlichen Menschen: Mit einer Veränderung des Lebensstils erreicht man normalerweise ohne größere Schwierigkeiten eine Gewichtsabnahme von etwa sieben Prozent. Noch einmal so viel kann man im Schnitt mithilfe von Medikamenten abnehmen. Kombiniert man beide Möglichkeiten miteinander, kann man also insgesamt 14 Prozent seines Gesamtgewichts verlieren.

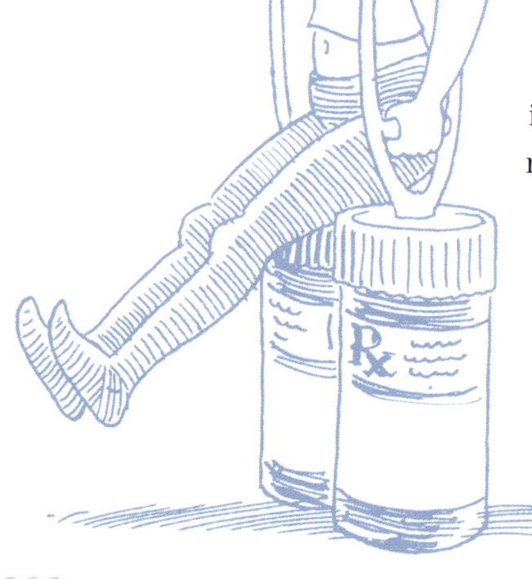

Weil Medikamente Nebenwirkungen haben können, sollten verschreibungspflichtige Medikamente nur von Patienten eingenommen werden, bei denen die Auswirkungen der Fettleibigkeit gravierender sind als die möglichen Nebenwirkungen der Medikamente. Diese werden also nicht aus kosmetischen Gründen eingesetzt, etwa um unschöne Pölsterchen los-

Schlechte Drogen – gute Wirkung?

Schon bald wird es immer mehr Medikamente geben, die das Hungergefühl dämpfen. Viele davon basieren auf denselben biochemischen Wirkmechanismen wie illegale Drogen. Einige der neuesten Appetitzügler – Cannabinoid-Blocker mit dem Wirkstoff Rimonabant – blockieren Cannabinoid-Rezeptoren. Diese Rezeptoren im Gehirn werden aktiviert, wenn man Marihuana raucht (Cannabis ist die wissenschaftliche Bezeichnung für Marihuana), sodass man anschließend den Kühlschrank plündert – Cannabiskonsumenten haben deshalb oft einen ausgesprochen großen Appetit. Marihuana blockiert CCK und Leptin und fördert somit unkontrollierte Essanfälle. Und genau hier setzen diese neuen Medikamente an: Sie besetzen die Cannabinoid-Rezeptoren im Gehirn und stoppen so Heißhungerattacken. Cannabinoid-Rezeptoren kommen auch in der Leber, den Muskeln und dem Bauchfett vor und beeinflussen die Art und Weise, wie der Körper Nahrung nutzbar macht und speichert. Wenn diese Rezeptoren blockiert werden, führt dies zu weniger Fett im Blut (Triglyzeride), einem geringeren Diabetesrisiko und mehr gesundem HDL-Cholesterin.

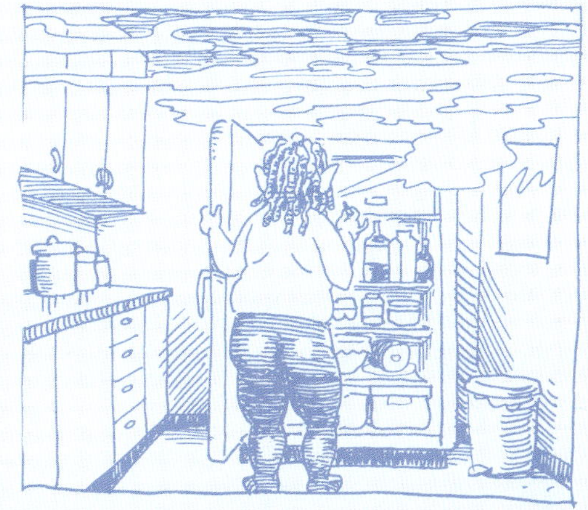

zuwerden. Sondern sie sollten nur für Menschen infrage kommen, die einen Body-Mass-Index von mehr als 30 haben (siehe Abbildung auf Seite 323), oder für Patienten mit einem BMI über 27 und durch das Übergewicht bedingten Symptomen wie Bluthochdruck und Diabetes. Bei vielen Menschen verursacht Fettleibigkeit körperliche Veränderungen, die auch medizinische Konsequenzen haben. Wir verschreiben Medikamente überwiegend Frauen mit einem Taillenumfang von mehr als 91 Zentimetern, Männern mit einem Taillenumfang über 99 Zentimetern oder Patienten, die an Diabetes, Depression, Schlafapnoe, Arthritis, hohem Blutdruck, vermindertem Selbstwertgefühl oder massiven Arterienerkrankungen leiden. Aber die entscheidende Voraussetzung ist, dass die jeweilige Person zuvor ernsthaft versucht haben muss, ihre Ernährungsweise und ihr Bewegungsverhalten zu verändern. Bislang gibt es keinen Hinweis darauf, dass diese Medikamente auch nach dem Absetzen nachwirken, aber die Gewichtsabnahmen, die während der Einnahme erzielt wurden, haben noch einen Zusatzeffekt: Nach unserer Erfahrung wie auch der unserer Kollegen, trägt dieser Abnehmerfolg dazu bei, den Patienten mehr Selbstbewusstsein zu verleihen, den Stillstand aufzuheben und Schuldgefühle sowie schlechtes Gewissen abzubauen, die oft mit Fettleibigkeit einhergehen.

Mit verschiedenen Präparaten ist es möglich, das Gleichgewicht zwischen den verschiedenen Botenstoffen im Gehirn herzustellen und so zu verhindern, dass der Appetit völlig außer Kontrolle gerät. Der Nachteil daran ist, dass man möglicherweise in alte Verhaltensweisen verfällt, sobald man sie wieder absetzt.

Maße wie Barbie und Ken?

Um die gesundheitlichen Risiken von Fettleibigkeit zu prognostizieren, eignet sich neben dem BMI auch der Wert, den Sie errechnen, wenn Sie Taillenumfang und Körpergröße ins Verhältnis miteinander setzen. Teilen Sie dafür den Taillenumfang durch die Körpergröße. Der errechnete Wert (englisch: *wasit height odds*, kurz WHO) sollte etwas weniger als 50 Prozent betragen. Im Durchschnitt liegt er bei Männern bei etwa 58 Prozent, bei Frauen um 54 Prozent. Die berühmte Barbiepuppe hat übrigens einen WHO-Wert von nur 25 Prozent und Ken lediglich einen von 36 Prozent. Die beiden sind also kein realistisches Vorbild für Menschen aus Fleisch und Blut.

Normalerweise werden Medikamente zur Gewichtsreduktion anhand ihres Wirkmechanismus unterschieden. Viele – wie zum Beispiel die nachfolgend aufgezählten – funktionieren, indem sie die Nervenbahnen im Gehirn beeinflussen, und zwar durch die Botenstoffe, die wir in Teil III (siehe ab Seite 165) dieses Buches besprochen haben. Andere Mittel, die wir später in diesem Anhang vorstellen werden (siehe ab Seite 345), bewirken Veränderungen im Verdauungsprozess.

Medikamente, die das Norepinephrin beeinflussen: Einige Antidepressiva wirken auch bei Essstörungen, indem sie Angstzustände und Stimmungsschwankungen lindern, die oft dem zu vielen Essen vorausgehen bzw. erst dazu führen. Manche Antidepressiva machen eher dick, doch mindestens ein Wirkstoff mit der Bezeichnung Bupropion hat sich in Sachen Gewichtsverlust als wirkungsvoll erwiesen, da er den Norepinephrin- und den Dopaminspiegel erhöht. Buproprion erschafft damit quasi einen synthetischen Säbelzahntiger: Der Anstieg des Stresshormons Norepinephrin (das den Hunger unterdrückt) verursacht überdies einen Anstieg der Herzfrequenz und des Blutdrucks, wodurch der Stoffwechsel angekurbelt wird. Eine Studie zeigte, dass Menschen, die Bupropion einnahmen, einen Gewichtsverlust von drei bis neun Kilogramm

Fakt ist …

Allgemeinärzte sind in der Regel keine Spezialisten in Sachen Gewichtskontrolle und können diesem Thema oft nicht ausreichend Zeit widmen. Sie werden zum Teil auch durch die Erfahrung entmutigt, dass sie zwar intensiv mit ihren Patienten übers Abnehmen sprechen, dies jedoch zu keinem dauerhaften Erfolg führt. Nicht selten haben fettleibige Menschen gewichtsbedingte Erkrankungen wie Hypertonie, Diabetes, Osteoarthritis und Schlafapnoe, und eine oder mehrere Erkrankungen bleiben oft lange unentdeckt. Möglichst umfassend über die gesundheitlichen Konsequenzen von Übergewicht informiert zu sein kann auch eine Form von Motivation sein. Wenn Sie das Gefühl haben, dass Sie mit Ihrem Hausarzt nicht vom Fleck kommen und weiterführenden medizinischen Rat benötigen, sollten Sie einen Diätexperten konsultieren – auch Facharzt für Bariatrie genannt. Im Internet finden Sie auf einschlägigen Webseiten auch Listen mit Organisationen und Ansprechpartnern, die Ihnen weiterhelfen können.

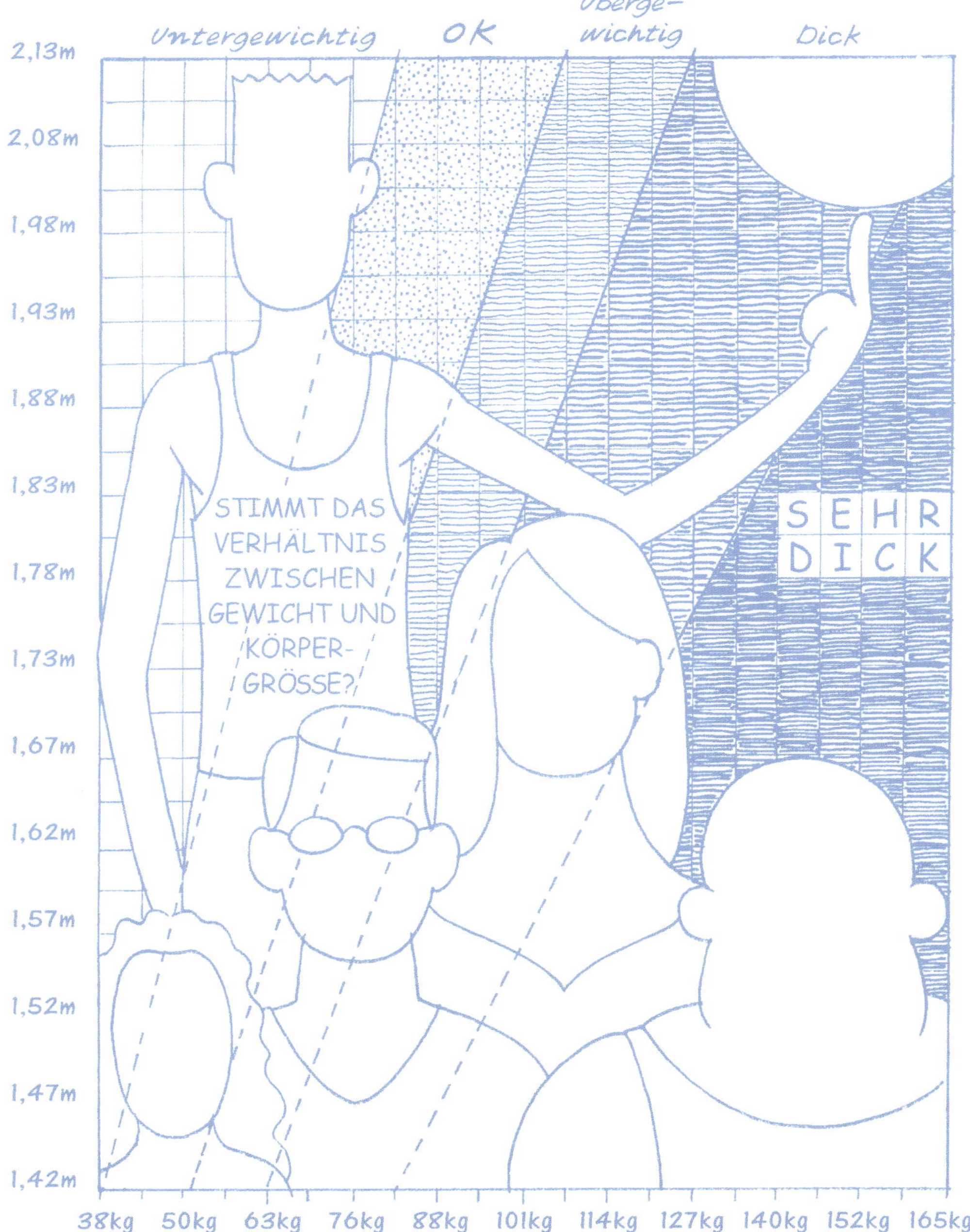

Der BMI

Der Body-Mass-Index (BMI) gibt das Verhältnis von Körpergröße zu Körpergewicht an. Die folgende Tabelle stellt den Body-Mass-Index dar und zeigt Ihnen, in welche Kategorie Sie fallen. Suchen Sie Ihr Gewicht auf der unteren Linie und Ihre Körpergröße auf der seitlichen Linie, und überprüfen Sie, wo sie sich überschneiden. Viele Gesundheitsbehörden und Ärzte überprüfen das Gewicht der Bevölkerung anhand solcher BMI-Tabellen.

Tückische Nebenwirkungen

Sie glauben, Sie tun das Richtige: Sie sind übergewichtig, haben deshalb einen hohen Blutdruck und dementsprechend nehmen Sie Medikamente, um ihn zu senken. Oder vielleicht haben Sie wegen Ihres Übergewichts Depressionen und nehmen ein Antidepressivum, um mit Ihren psychischen Problemen fertig zu werden. Die Ironie des Ganzen: Viele der Medikamente, die zur Behandlung dieser Probleme eingesetzt werden, führen oft geradewegs zur weiteren Gewichtszunahme. Beta-Blocker, eine der Medikamentengruppen, die am häufigsten bei Bluthochdruck genommen werden, fördern die Gewichtszunahme und reduzieren den Stoffwechsel um zehn Prozent. Es hat sich auch gezeigt, dass zahlreiche Arten von Antidepressiva das Körpergewicht erhöhen, und auch Insulin hat diese Wirkung. Das Fazit: Glauben Sie nicht, dass eine medikamentöse Behandlung Ihnen automatisch auch beim Abnehmen hilft, selbst wenn diese entwickelt wurde, um ein bestimmtes Problem zu beheben. Wir empfehlen, Ihren Arzt zu fragen, welche Auswirkungen Ihre Medikamente auf das Gewicht haben. Sie sollten unbedingt versuchen, Gewichtsprobleme durch Ernährung und Bewegung in den Griff zu bekommen, bevor Sie auf Medikamente zurückgreifen, die eventuell genau zu jener Gewichtszunahme führen, die Sie gerade vermeiden möchten.

ein Jahr lang halten konnten. Der Haken an der Sache ist, dass die Studie mit einer Bupropion-Dosis von 300 bis 400 Milligramm unternommen wurde, was ein erhöhtes Risiko für Krampfanfälle mit sich bringt. Bupropion wird oft in Kombination mit einem Medikamententypus namens SSRI (Selektive Serotonin-Wiederaufnahmehemmer) verwendet, um Gewichtszunahme und Libidostörungen wie verringerte sexuelle Lust und verzögerten Orgasmus zu beheben, die manchmal bei der Einnahme von SSRIs wie Zoloft® in Erscheinung treten. Es hat sich gezeigt, dass manche SSRIs wie Celexa® und Lexapro® den Appetit dadurch reduzieren, dass sie einen Anstieg von CCK und Oxytocin herbeiführen.

Koffein und Nikotin funktionieren als Appetitzügler auf ähnliche Weise – indem sie den Norepinephrinspiegel erhöhen, den Appetit unterdrücken und den Stoffwechsel sowie die Herzfrequenz ankurbeln. Diese Mittel können in einem Plan zum Taillenmanagement durchaus eingesetzt werden, nur eben nicht in Form tatsächlicher Zigaretten. Das Gewächs Meerträubel (Ephedra), das in vielen »Diät-Wunderpillen« vorkommt, funktioniert auf dieselbe Weise, kann allerdings auch Herzinfarkte auslösen. Nur weil etwas natürlich ist, heißt das also noch lange nicht, dass es auch gut für Sie ist – Wirbelstürme und die Pest sind schließlich auch natürliche Phänomene.

Medikamente, die den Serotoninhaushalt beeinflussen: Es hat sich gezeigt, dass das Medikament Sibutramin (Reductil®) den Appetit zügelt, weil es ähnlich funktioniert wie das Gute-Laune-Hormon Serotonin, also die Gehirnbotenstoffe immer im Gleichgewicht hält. Dadurch kommt es seltener zu Heißhungerattacken. Durch Reductil® allein nimmt man jedoch kaum mehr als sieben Prozent seines Gewichts ab. Übrigens: Das beliebte Abnehmmittel Fen-Phen® wirkt auf dieselbe physiologische Weise, nur wurde es inzwischen vom Markt genommen, weil es mit pulmonaler Hypertonie in Verbindung gebracht wurde, also einem hohen Blutdruck in den Arterien, die die Lunge versorgen. Eine interessante Randnotiz: Ein höherer Serotoninwert

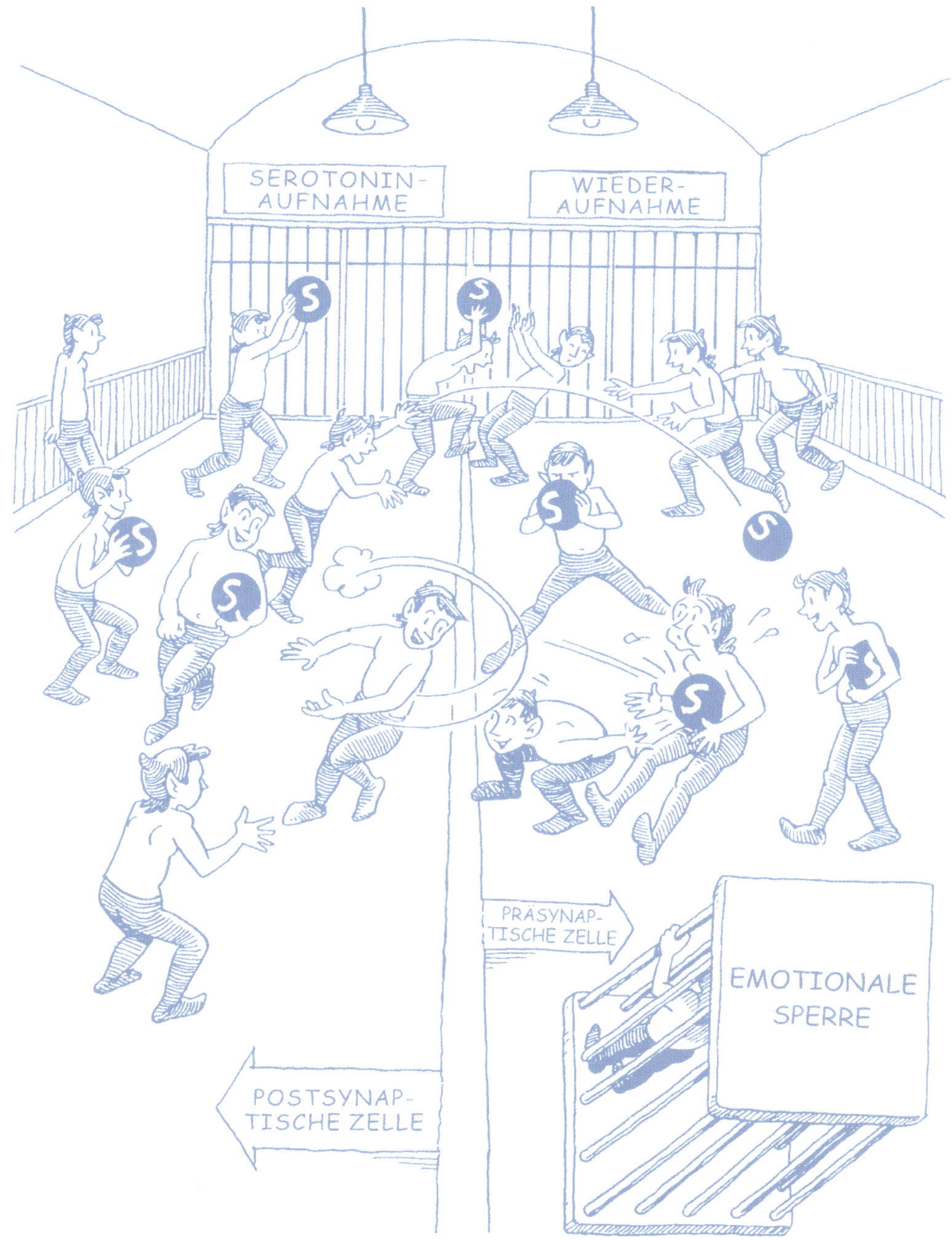

Nachricht angekommen?

Neuronen verständigen sich untereinander, indem sie chemische Botschaften senden und empfangen. Serotonin zum Beispiel bewirkt eine Stimmungsaufhellung, wenn es den Synapsen ausreichend zur Verfügung steht. Bekommen die Neuronen jedoch nicht genug davon, dann fühlt man sich depressiv. Medikamente, die diesen Gute-Laune-Faktor fördern, können zur Gewichtsreduktion beitragen.

Fakt ist …

Amphetamine sind zwar eine Form von Appetitzügler, aber sie sind im Kampf gegen die Fettleibigkeit nicht zu empfehlen – und zwar aus demselben Grund wie Zigaretten. Diese Substanzen könnten vielleicht beim Abnehmen helfen, aber sie sind sehr gesundheitsschädlich, weil sie ein hohes Suchtpotenzial haben und psychologische Dysfunktionen wie Wut- oder Panikanfälle verursachen können.

führt zu reduzierter Kohlenhydrataufnahme, also erwächst daraus die Frage, was zuerst da war – die Henne oder das Ei: Können kohlenhydratreiche Speisen und Snacks Depressionen eindämmen? Oder essen wir, weil wir unter Depressionen leiden?

Medikamente, die den Dopaminhaushalt beeinflussen: Derzeit gibt es kein Medikament, das über die Ausschüttung von Dopamin (das Glückshormon) zu einer Gewichtsreduktion führt. Aber mehr über Dopamin zu wissen hilft vielleicht zu erklären, warum wir Appetit auf Lebensmittel haben, die uns gute Laune verschaffen. Es hat sich gezeigt, dass Zucker den Dopaminspiegel hebt – und das führt geradewegs in einen Kreislauf der Abhängigkeit. Man isst Zucker und fühlt sich sofort wie auf Wolke sieben. Wenn dieses Gefühl abflaut, bekommt man erneut Lust auf Zucker, damit man sich wieder besser fühlt … und so geht es weiter. Natürlich wäre es aber viel besser, Probleme oder Sorgen direkt anzugehen und aufzuarbeiten, statt Nahrung als emotionale Krücke zu verwenden.

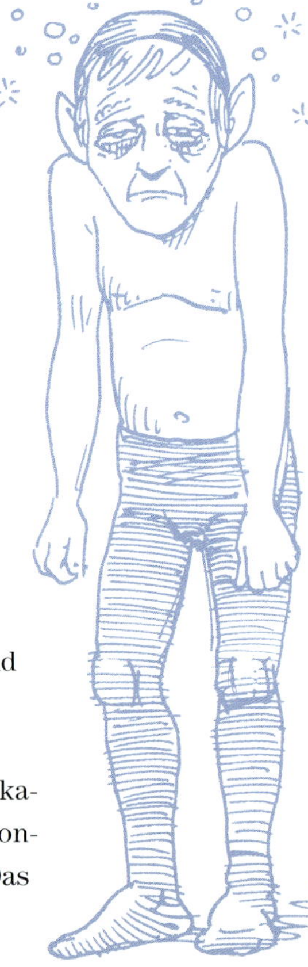

Medikamente, die Gamma-Aminobuttersäure (GABA) beeinflussen: Medikamente, die den Spiegel an Gamma-Aminobuttersäure (GABA) beeinflussen, werden als Anästhetikum und zur Behandlung von Epilepsie verwendet, weil GABA eine drosselnde Wirkung hat, beruhigt und schlaffördernd wirkt. Wir möchten natürlich keine lebenslange Anästhesie als Mittel zur Gewichtskontrolle empfehlen, aber zwei Mittel gegen Epilepsie – Topiramat (Topamax®) und Zonisamid (Zonegran®) – haben sich als gewichtsreduzierend erwiesen. Sie wirken beruhigend auf diejenigen Nervenaktivitäten im Gehirn, die das Signal zum Essen geben. Und außerdem ist es nur schwer möglich, ein Dutzend Donuts zu essen, während man auf dem Sofa ein Schläfchen macht. Topiramat wird von manchen Ärzten gern verschrieben, aber es kann auch einige Nebenwirkungen haben. Diese Medikamente können zu Desorientierung führen und die Reaktionsfähigkeit stark beeinträchtigen.

Medikamente, die Ihren Verdauungsapparat beeinflussen: Neben Medikamenten, die die Schaltung im Gehirn verändern, um das Gewicht zu kontrollieren, gibt es auch solche, die auf den Verdauungsapparat wirken. Das

Die Zukunft von Darmpräparaten

Einer der vielversprechendsten medikamentösen Ansätze betrifft die Zuführung von CCK oder anderen Substanzen, die chemisch ähnlich aufgebaut sind wie das besagte Peptid. Nicht vergessen: CCK sorgt dafür, dass die Nahrung lange Zeit im Magen bleibt, und sendet dem Gehirn über den Vagusnerv die Botschaft, dass man satt ist. Der Körper produziert spezielle Enzyme im Dünndarm, um CCK immer wieder abzubauen, aber neue Entwicklungen zeigen, dass man diesen Vorgang unterbinden kann. Die Einnahme oder Inhalation von CCK, das so in die Blutbahn gelangt, kann dazu beitragen, den Sättigungspegel zu erhöhen.

Medikament Orlistat (auch bekannt als Xenical®) ist ein solches. Es verhindert die Fettverdauung, indem es speziell das Enzym Lipase blockiert, das für die Aufspaltung von Nahrungsfetten verantwortlich ist, um sie für Gallenflüssigkeit und die anschließende Absorption vorzubereiten. Wenn das Fett nicht aufgespaltet wird, kann der Körper es nicht aufnehmen, weswegen man weniger Kalorien aufnimmt. Orlistat scheint ungefährlicher zu sein als andere Medikamente zur Gewichtsabnahme und kann dazu beitragen, etwa zehn Prozent des Körpergewichts zu verlieren. Und neben der Aufnahme von Fett scheint es zugleich auch das Cholesterin zu reduzieren. Ein Nachteil von Orlistat ist allerdings, dass man logischerweise auch weniger der fettlöslichen Vitamine A, D und E aus dem Essen aufnimmt, sodass man abends ein Multivitaminpräparat einnehmen muss. Als ein weiterer Nebeneffekt verändert sich die Verdauung in gleich dreifacher Hinsicht: häufigere Stuhlgänge, verstärkte Blähungsneigung und Schmierkot. Glücklicherweise kann man dem mit natürlichen Ballaststoffen in Form von Psylliumschalen entgegenwirken, die die Symptome zu verringern scheinen, indem sie den Kot voluminöser machen. Man kann die Nebenwirkungen auch reduzieren, indem man jeder Mahlzeit bewusst eine kleine Menge Fett hinzufügt, statt seinen täglichen Fettbedarf auf einmal (etwa in Form eines üppigen Abendessens) aufzunehmen. Wer unter dem Einfluss von Orlistat zu viel Fett isst, wird schnell zum Rekordhalter im Toilettensprint.

Dieses Medikament wirkt also, indem es dem Körper nicht gestattet, Fett zu absorbieren, wodurch man wirkungsvoll lernt, welche Lebensmittel Fett enthalten. Für viele Patienten ist dies so hilfreich, wie eine brennende Kerze im Umgang mit offenem Feuer sein kann. Diese lehrt Sie herauszufinden, wie nahe man dem Feuer kommen kann, ohne sich zu verbrennen. Nur weil auf der Verpackung eines Lebensmittels Begriffe wie fettfrei oder etwas Ähnliches stehen, heißt das noch lange nicht, dass es auch wirklich fettfrei ist. Sie werden das dadurch merken, dass das Fett Sie auf dem schnellsten Wege wieder verlässt. Viele Ärzte finden Orlistat gerade deshalb so hilfreich, weil es Sie lehrt, welche Nahrungsmittel versteckte Fette enthalten – und so den Alterungsprozess vermeiden, den versteckte gesättigte Fette und Transfette verursachen. Ein zusätzlicher positiver Effekt, der zum Gewichtsverlust hinzukommt. Viele Experten sind auch der Meinung, dass Orlistat ein sehr gutes Hilfsmittel ist, wenn man bereits erfolgreich mit einem Diätplan begonnen hat, sich dann aber eine Phase der Stagnation einstellt. Hier einige weitere Medikamente, die auf den Verdauungsapparat wirken und die Ihnen möglicherweise gute Dienste leisten:

- Weil das Medikament Glucophage® (mit dem Wirkstoff Metformin) die Insulinempfindlichkeit erhöht, scheint es Entzündungen in der Leber zu reduzieren, sodass das hormonelle Wechselspiel bewahrt wird, das so wichtig ist, um das Metabolische Syndrom oder das Polyzystische Ovarialsyndrom zu verhindern. Der Zuckerspiegel normalisiert sich üblicherweise, wenn das Insulin den süßen Stoff in die Zellen transportieren kann, wo er verbraucht wird. Zu den Nebenwirkungen von Metformin zählen Durchfall und Übelkeit – immerhin wenigstens keine schlechte Kombination, wenn es darum geht, die Kalorienaufnahme zu drosseln. Sollte man aufgrund der Übelkeit aber zu viel Wasser verlieren, kann dieses Medikament durchaus ernsthafte Probleme verursachen – deshalb ist es nicht zu empfehlen, wenn man aktiv ist, also zum Beispiel länger als zwei Stunden auf einmal trainieren möchte.
- Acarbose (in Europa Precose®, Glucobay®) funktioniert ähnlich wie das Medikament Orlistat, nur für Zucker. Orlistat behindert die Fettabsorption, Acarbose verhindert, dass Kohlenhydrate im Verdauungstrakt aufgespaltet und vom Körper aufgenommen werden. Die dazugehörige Nebenwirkung ist, dass die diversen Zuckerarten Durchfall verursachen und auch fermentieren können, was zu mehr Flatulenzen führt. Betrachten Sie dies als subtilen Hinweis darauf, die richtigen Dinge zu essen.

Fakt ist ...

Das Supplement »Hoodia« wurde ursprünglich von afrikanischen Stammesoberhäuptern verwendet, die so auf lange Wanderungen gehen konnten, ohne dabei hungrig zu werden. Es scheint zu wirken, indem es den Hypothalamus stimuliert und so den körpereigenen Energievorrat (ATP genannt) besser nutzbar macht oder vergrößert. Eine frühe Studie hat gezeigt, dass Menschen, die Hoodia einnahmen, pro Tag 1000 Kalorien weniger aufnahmen als die, die dieses Mittel nicht nahmen. Aber es gibt einen Haken: Allein im vergangenen Jahr wurde mehr Hoodia verkauft, als in der gesamten Geschichte des afrikanischen Kontinents jemals produziert wurde – was bedeutet, dass nicht überall Hoodia drin sein kann, wo Hoodia draufsteht. Das Kürbisgewächs Garcinia scheint (bei einer Dosierung von 300 mg) dieselbe Wirkung zu entfalten, also ebenfalls den ATP-Spiegel zu erhöhen. Eine Studie hat gezeigt, dass sich mit Garcinia in acht Wochen das Körpergewicht um fünf Prozent reduzieren ließ.

Fett-weg-Tipps

Fakt ist …

Eines der neueren Mittel zur Gewichtsreduktion ist Zantac® (Wirkstoff: Ranitidin), ein rezeptfreies Medikament gegen Sodbrennen. Auch Zantac® scheint CCK zu aktivieren, wodurch man sich satter fühlt. Einige Studien haben gezeigt, dass die verschreibungspflichtige Form von Zantac®, Cimetidin, den Taillenumfang um fünf Prozent reduzieren kann, wenn man dreimal täglich 400 mg davon einnimmt.

Medikamente? Denken Sie gut darüber nach. Alle Medikamente, die wir in diesem Anhang besprochen haben, sind praktische Starthilfen, die man verwenden kann, wenn man einen Gewichtsstillstand erreicht hat oder Hilfe benötigt, um über den Berg zu kommen. Wenn Sie also mit Ihrer Diät beginnen, sollten Sie mit Ihrem Arzt einen Termin vereinbaren, den Sie am besten auf einen Zeitpunkt verlegen, an dem Sie voraussichtlich diesen Berg erreichen werden – was ungefähr nach einem Monat der Fall sein dürfte. Sofern Ihr BMI (siehe Seite 323) und Ihr Taillenprofil in Ordnung sind, empfehlen wir Ihnen und Ihrem Arzt, Wellbutrin® in Erwägung zu ziehen. Man nimmt an, dass dieses Medikament bei Frustessern die Heißhungerattacken reduziert. Es hilft dabei, sich nicht allzu sehr mit den Themen Essen und Diät zu befassen. Es kann unseren Körper so umprogrammieren, dass wir die Tafel Schokolade nicht mehr als Ersatz betrachten für einen Partner, der nicht zuhört, einen Vorgesetzten, der kein Verständnis zeigt, oder ein Kind, das mit Vorliebe im Supermarkt Suppendosen durch die Gänge rollt. Sehr bald schon wird es immer mehr neuartige Medikamente geben, die dabei helfen können, Heißhungerattacken und Essanfälle einzudämmen, und es lohnt sich, darüber mit Ihrem Arzt zu sprechen. Aber sie können Ihnen auf Ihrem langen Pfad nur einen kurzfristigen Schub verleihen.

Versuchen Sie einen Cocktail. Viele Menschen, die mit dem Rauchen aufhören, beschweren sich als Erstes darüber, dass sie anschließend deutlich zugenommen haben. Da ist durchaus etwas dran. Zigaretten sind für die Lungen zwar reines Gift, aber sie scheinen Menschen dabei zu helfen, ihr Gewicht im Griff zu behalten. Möglicherweise liegt das auch daran, dass die Geschmacksknospen zerstört werden. Aber die Wirkung des Rauchens scheint auch den Stoffwechsel zu steigern und den Appetit zu reduzieren.

Nun, die Wahrscheinlichkeit, dass wir Zigaretten als Methode zur Taillenkontrolle empfehlen, ist etwa genauso hoch wie die Wahrscheinlichkeit, dass der Kassettenrekorder ein Comeback feiert. Wir möchten allerdings nicht ausschließen, dass Nikotin dabei hilfreich sein kann, einen Gewichtsstillstand zu überwinden, indem es den Stoffwechsel ankurbelt und den Appetit reduziert. Studien haben gezeigt, dass Nikotin – in Form von Pflastern und Kaugummis, *nicht* in Form von Zigaretten – zur Gewichtsreduktion beitragen kann, wenn man es mit einer moderaten Koffeindosis kombiniert (wie sie in zwei Tassen Kaffee enthalten ist). Es ist keine langfristige Lösung, aber eine, die dabei hilft, sich anzupassen und die ersten Hürden zu überwinden. Wir haben schon einigen Patienten ein 7 mg Nikotinpflaster verordnet, kombiniert mit zwei Tassen Kaffee, um ein solches Hindernis zu überwinden. Die Mengenangabe bezieht sich auf normalen Filterkaffee. Falls Sie Espresso bevorzugen, trinken Sie bitte nur etwas mehr als eine halbe Espressotasse. Natürlich achten wir darauf, dass der Patient keine Nebenwirkungen hat, wie sie gelegentlich durch Koffein verursacht werden, etwa migräneartige Kopfschmerzen, GERD (siehe Seite 77), schnellerer Herzschlag oder Angstzustände. Koffein wird den Stoffwechsel nur minimal erhöhen, wodurch man mehr Kalorien verbrennen kann. Kombinieren Sie also diese beiden legalen Drogen, falls Sie beim Abnehmen nicht weiter vorankommen. Sie können als Hilfsmittel dienen, um über den Berg zu kommen. Dies ist ein Tipp, den Sie wie alle anderen in diesem Anhang mit Ihrem Arzt besprechen sollten, um auf Nummer sicher zu gehen. Hinzu kommt, dass Sie für die meisten Medikamente ohnehin ein Rezept benötigen.

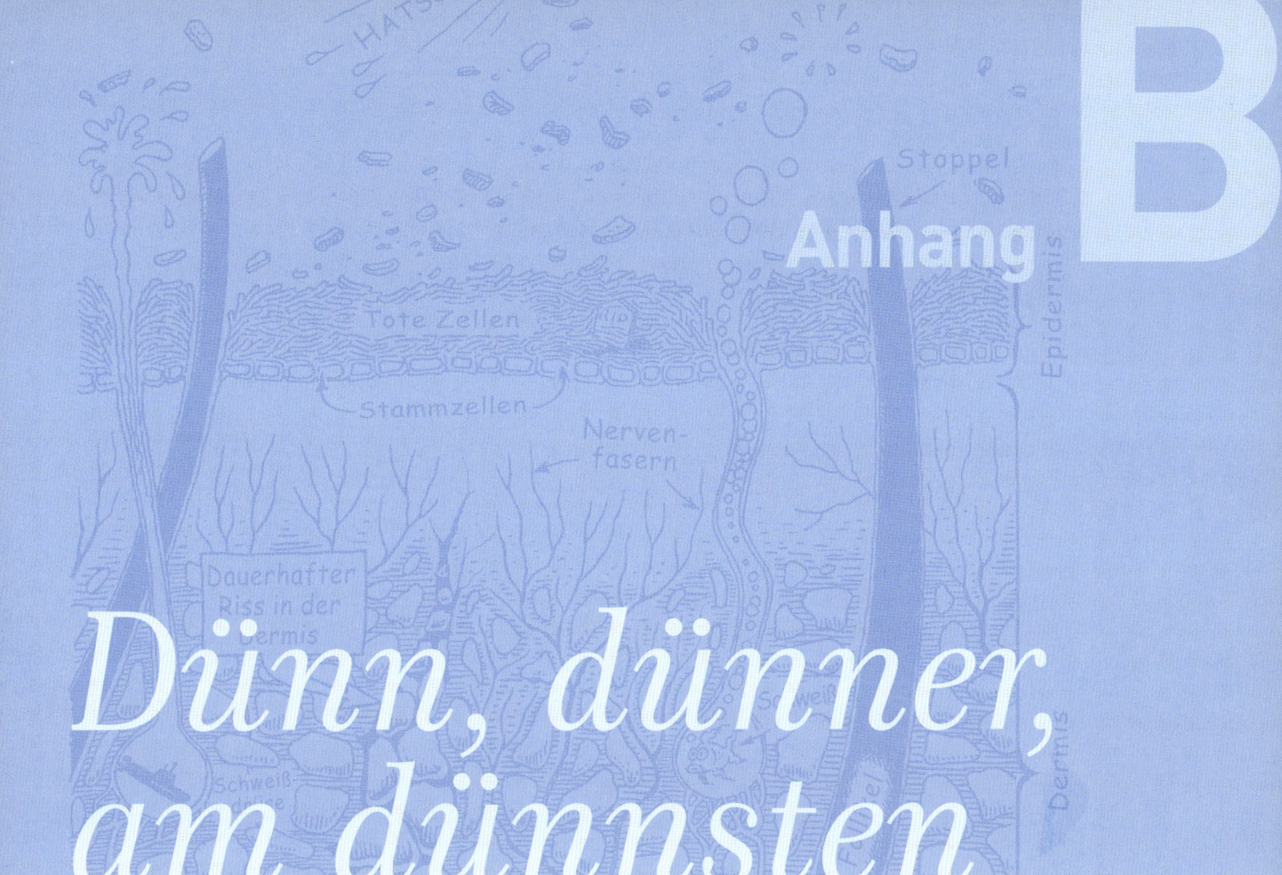

Anhang B

Dünn, dünner, am dünnsten

Wann plastische Chirurgie infrage kommt

Diät-Mythen

- Kompetent ausgeführte plastische Chirurgie ist ein Garant für körperliche Zufriedenheit.
- Mit Fettabsaugen kann man schnell eine Menge Fett loswerden.
- Bestimmte Methoden können Cellulitis beseitigen.

Viele Menschen nehmen hauptsächlich deshalb ab, weil sie besser aussehen wollen. Aber manchmal sieht man eben nicht wirklich besser aus, selbst nachdem man abgenommen hat. Vor allem, wenn das Fett, das man die ganze Zeit mit sich herumgeschleppt hat, die Haut enorm gedehnt hat und diese nun schlaff herunterhängt. Aber anders als bei manchen anderen Nebenwirkungen des Übergewichts kann man hier Abhilfe schaffen. Wenn Sie Ihren Körper auf Vordermann gebracht haben und nun an schlaffer, überdehnter Haut leiden, könnten Sie einen Fachmann ins Boot holen, der dieses Problem beheben kann: den plastischen Chirurgen.

MYTHOS JA ODER NEIN?

Wie ein Libero im Fußball kann der plastische Chirurg bei Bedarf einspringen, um Ihrem neuen äußeren Erscheinungsbild den letzten Schliff zu verleihen, indem er Ihren Körper modelliert, formt und aufbaut. Bevor wir uns damit befassen, sollten wir zwei Dinge klarstellen. Erstens: In der plastischen Chirurgie geht es nicht um Perfektion. Zweitens: Sie hat durchaus ihre Risiken. In der Realität ist es oft so, dass man mit plastischer Chirurgie den Teufel (schlaffe Haut) mit dem Beelzebub (einer langen Narbe) austreibt. Für manche Patienten ist dies aber trotzdem genau die richtige Lösung.

Wir wissen, was Sie jetzt denken: Nur egozentrische Menschen unterziehen sich einer sogenannten Schönheitsoperation, weil sie äußerlich perfekt sein wollen. Nur: Erzählen Sie das einmal jemandem, der sehr viel Gewicht verloren und nun eine Hautschürze hat, die ihm bis zu den Knien reicht. Insgesamt gilt, dass nicht nur selbstverliebte Egomanen, die sich hier oder dort aufmöbeln lassen wollen, von plastischer Chirurgie profitieren. Bei vielen Menschen kann nach einer Gewichtsreduktion der eine oder andere plastische Eingriff nicht nur das äußere Erscheinungsbild verbessern, sondern auch den Gesundheitszustand. Natürlich ist plastische Chirurgie nicht jedermanns Sache, und wir möchten Sie auch nicht zu etwas bewegen, was Ihnen gar nicht entspricht. Aber wer sich einem plastischen Eingriff unterzieht, wird nicht automatisch zum Betrüger oder zu einer eitlen, selbstverliebten Barbie, die nur noch um ihr Äußeres besorgt ist. Wenn Sie also kein Problem mit plastischer Chirurgie an sich haben, können Sie diese Maßnahme durchaus auch als Tüpfelchen auf dem »I« betrachten. Sie kann Menschen helfen, sich in ihrem neuen, gesund programmierten Körper rundum wohlzufühlen.

Fakt ist ...

Jeder, der behauptet, er könne Fettzellen ohne chirurgischen Eingriff entfernen, lügt schamloser als ein Scheckbetrüger. Werbeanzeigen für »Mesotherapie« erscheinen in den Gelben Seiten, auf Telefonmasten und im E-Mail-Postfach und behaupten, diese Methode könne Fett dadurch entfernen, dass im Laufe von zehn bis zwanzig Sitzungen ein bestimmtes Mittel unter die Haut gespritzt wird. Die Medikamente, die in diesen Behandlungen verwendet werden, haben sich aber nicht als effektiv erwiesen. Also lassen Sie die Finger davon. Natürlich können manche Wirkstoffe – wie Schwefelsäure – tatsächlich funktionieren, aber wir empfehlen Ihnen, diese Chemikalie lieber für Ihren verstopften Abfluss zu verwenden.

Dehnen bis zum Limit

Jeder, der schon einmal viel zu- oder abgenommen hat, weiß, welche Folgen das für die Haut haben kann: Legt man zu viel Gewicht zu, bekommt man Dehnstreifen, die aussehen wie eine Familie von Regenwürmern. Verliert man viel Fett, hängt die Haut schlaff vom Körper herab. Natürlich wissen wir alle, dass die Haut elastisch wie ein Gummiband ist und die Fähigkeit besitzt, sich auszudehnen und wieder zurück in Form zu kommen; es genügt ein Blick auf eine junge Mutter, die innerhalb weniger Monate nach der Geburt ihres Kindes wieder einen flachen Bauch bekommt, um diese Behauptung zu belegen. Alle, die eine Menge Gewicht verlieren, fragen sich deshalb: Warum bildet sich meine Haut nicht auch wieder zurück, nachdem sich das Gewicht normalisiert hat?

Fakt ist …

Die Anzahl der kosmetischen Eingriffe in den Vereinigten Staaten liegt inzwischen bei 12 Millionen pro Jahr (das umfasst chirurgische und nichtchirurgische Eingriffe, wie zum Beispiel Botox-Spritzen und Enthaarung per Laser). Laut der Amerikanischen Gesellschaft der Plastischen Chirurgen sind die am häufigsten durchgeführten chirurgischen Eingriffe:

- **Liposuktion (Fettabsaugung):** etwa 475 000-mal jährlich (Kosten: bis zu 2000 $ für einen Körperbereich und 10 000 $ für fünf Bereiche)
- **Brustvergrößerungen (mittels Implantaten):** etwa 325 000-mal jährlich (Kosten: zwischen 5000 und 8000 $)
- **Augenlidkorrektur:** etwa 290 000-mal jährlich (Kosten: 4000 bis 5000 $)
- **Rhinoplastik (Nasenkorrektur):** etwa 165 000-mal jährlich (Kosten: 5000 bis 6000 $)
- **Facelifting:** etwa 155 000-mal jährlich (Kosten: 7000 bis 9000 $)

Stellen Sie sich Ihrer Haut wie eine große Mülltüte vor. Wenn man sie aus der Verpackung nimmt, ist sie straff und sauber zusammengefaltet. Wenn man dann Abfall hineingibt, füllt sie sich und dehnt sich aus. Die meisten Mülltüten sind langlebig und dehnbar, deshalb halten sie es auch aus, wenn man sie mit Dosen, Papier, Geflügelknochen und allem anderen Erdenklichen vollstopft. Ihre Haut funktioniert auf ähnliche Weise. Sie ist langlebig, dehnt sich aus und hält selbst eine große Belastung aus. Aber was geschieht, wenn man zu viel Gewicht zugelegt? Wenn man die körpereigene »Mülltüte« mit Kuchen, Nachos und Brathähnchen füllt? Bis zu einem gewissen Punkt kann sie sich ausdehnen, aber irgendwann einmal reißt die Haut genauso wie eine Tüte (siehe Abbildung Seite 334). Und zwar reißt sie auf der Ebene der Dermis – das ist die untere Hautschicht, die die neuen Zellen bildet, nicht die obere Hautschicht namens Epidermis, obwohl die Dehnstreifen auch äußerlich sichtbar werden.

Die Haut verhält sich also ähnlich wie eine Tüte, die gedehnt wird, bis sie reißt – und dann kann sie natürlich nicht mehr ihre ursprüngliche Form annehmen. Selbst wenn Sie also den Müll aus der Tüte nehmen – also indem Sie abnehmen –, können Sie diese nicht wieder in den Ursprungszustand zurückversetzen, also eine schöne, straffe Haut zurückerhalten. Es ist demnach sehr wahrscheinlich, dass Sie immer noch die Haut Ihres 115-Kilogramm-Körpers haben, selbst wenn Sie nur noch 70 Kilogramm wiegen.

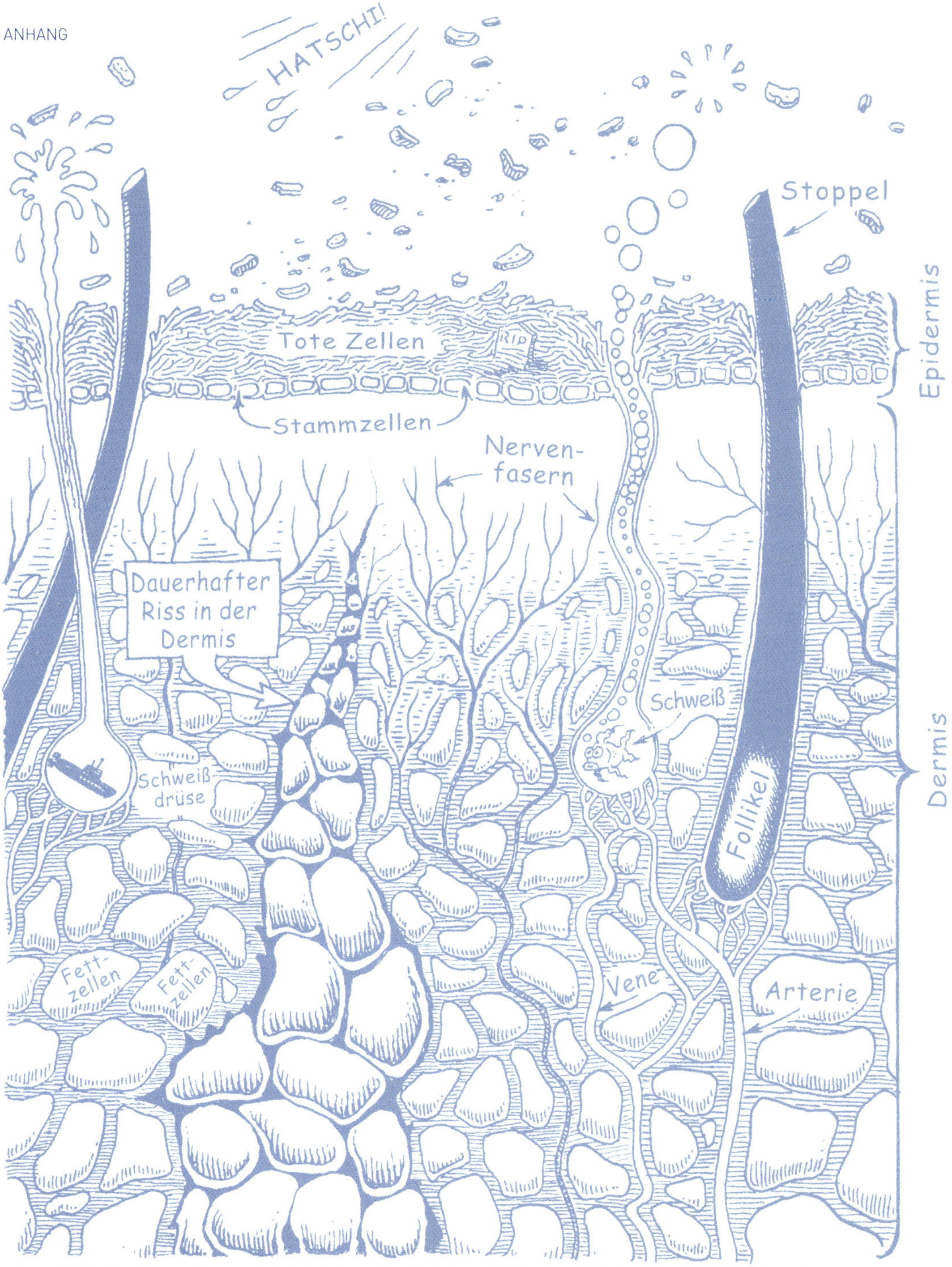

Dickhäutig

Dehnung zerreißt die Haut auf der Ebene der Dermis. Das ist die untere Hautschicht, die neue Zellen bildet, nicht die äußere Schicht (Epidermis). Leider sind die Dehnstreifen, die bei Gewichtszunahme auftreten und in dieser tiefer liegenden Schicht entstehen, auch auf der äußeren Schicht sichtbar.

Die Möglichkeiten der plastischen Chirurgie

Ob Sie nun viel oder wenig Gewicht verloren haben, mit einigen kleinen Eingriffen können Sie anschließend Ihre Haut wieder in Bestform bringen. Nachfolgend die gebräuchlichsten und sinnvollsten Lösungen für sehr spezielle Probleme.

Bauchdeckenstraffungen: Betrachtet man die vielen Fernsehsendungen zum Thema Schönheitsoperationen, dann ist diese Operationsmethode offenbar allgegenwärtig. Bauchdeckenstraffungen sind aber nicht primär für Menschen gedacht, die viel abgenommen haben, sondern vor allem für solche Patienten, die einen fußballgroßen Bauch unterhalb des Nabels ausbilden. Dies betrifft zum Beispiel manche Frauen nach einer Schwangerschaft.

Und so funktioniert eine Bauchdeckenstraffung: Die gesamte Haut am Bauch wird zusammengezogen und das überschüssige Hautstück entfernt. Über dem Rectus-Abdominis-Muskel – das ist der, der für einen Waschbrettbauch sorgt – befindet sich eine zellophanartige Schicht. Es ist eine dicke, lederartige Hülle, die die Eingeweide zusammenhält, ähnlich wie eine Wurstpelle. Wenn man zunimmt, dehnt sich nicht nur die Haut, sondern auch diese Hülle. Bei der Bauchdeckenstraffung wird also nicht nur die Haut und das darunterliegende Unterhautfettgewebe aufgeschnitten und neu miteinander verbunden, die Ärzte werden auch diese Hülle straffen, damit sie fest und flach anliegt. Bei Frauen, die große Babys zur Welt gebracht haben, sind oft die Bauchmuskeln während Schwangerschaft und Geburt geschwächt worden oder haben sich geteilt – und auch noch so viele Sit-ups werden das nicht mehr sichtbar verändern. Plastische Chirurgie jedoch vermag dies zu leisten. Ein weiterer Vorteil: Weil die geraden Bauchmuskeln an den schrägen befestigt sind, das sind die Muskeln, die sich seitlich am Rumpf be-

Fakt ist …

MYTHOS JA ODER NEIN?

Cellulitis loszuwerden ist etwa genauso »einfach«, wie ein verdächtig aussehendes Muttermal mit einem Plastiklöffel zu entfernen: Es ist nicht möglich.

Etwa 90 Prozent aller Frauen haben an den Oberschenkeln oder am Gesäß Orangenhaut, und das ist auch völlig normal! Die menschliche Haut ist durch Kollagen-Verbindungsstränge mit den darunterliegenden Muskeln verbunden – und das verhindert übermäßige Bewegungen. Hunde haben diese Verbindungsstränge nicht; deshalb lässt sich ihre Haut so leicht bewegen. Keine Cremes (die meisten enthalten Koffein als Wirkstoff), keine medizinische Maßnahme, kein Laser und keine Massage können hier Abhilfe schaffen. Ein Verfahren, das aus Frankreich stammt und intensiv beworben wird, ist die sogenannte Endermologie. Sie kann das Erscheinungsbild der Cellulitis kurzzeitig verbessern. Aber die Wirkung hält nicht lange an und lohnt unserer Meinung nach den häufig hohen finanziellen Aufwand nicht.

finden, wird diese Straffung ganz allgemein die Spannung der gesamten Bauchmuskulatur verbessern. Dadurch werden möglicherweise auch Rückenschmerzen vermindert, und die Haltung verbessert sich.

Gesichts- und Kinnstraffungen: Es ist harte genetische Realität, dass manche mehr als nur einfach ein Doppelkinn haben. Wenn Sie zu den Menschen gehören, die das Fett im Nacken- und Kinnbereich speichern, selbst wenn Ihr übriger Körper so geschmeidig ist wie der eines Jaguars, dann haben Sie das einzig und allein Ihren Vorfahren zu verdanken. Aber immerhin lassen sich Doppelkinn und Walrossnacken entfernen. Um die Gesichtshaut zu straffen, wird der Chirurg Schnitte vornehmen, die knapp hinter der Haarlinie seitlich die Stirn hinunter und dann parallel zur Haarlinie die Schläfen entlang verlaufen, dann weiter vor den Ohren, anschließend wieder bis hinter die Ohrläppchen führen und von dort bis zum Haar hinter den Ohren reichen. Der Arzt kann auch einen Schnitt unter dem Kinn vornehmen, um den Hals zu bearbeiten. Zunächst wird die Haut vom Gewebe und den Muskeln darunter gelöst. In den meisten Fällen werden diese auch gestrafft. Dann entfernt der Chirurg durch Absaugen überschüssiges Fett aus dem Gesicht, zieht die Gesichtshaut nach oben und hinten, schneidet überschüssige Haut ab und näht sie dort wieder zusammen, wo der Schnitt ursprünglich vorgenommen wurde. Wenn Sie schönes volles Haar haben und einen guten Chirurgen, wird es schwer sein, später die Narbe auszumachen – anders als bei einer Bauchdeckenstraffung.

Fakt ist …

Sie können Dehnungsstreifen möglicherweise vorbeugen, indem Sie die Haut mit einer Lotion oder einem geeigneten Öl pflegen. Viele Frauen kennen diese Empfehlung wahrscheinlich: Sie wird zur Vorbeugung gegen Schwangerschaftsstreifen gegeben. Dies funktioniert jedoch wirklich nur vorbeugend: Wenn die Dermis jedoch einmal gerissen ist, kann man nichts mehr dagegen tun. Oft werden zur Vorbeugung Lotionen mit Alpha Tocopherol (Vitamin E) oder Aloe empfohlen. Es gibt bislang aber noch keine Studien, die beweisen, dass Vitamin E und seine Derivate oder Aloe diese Dehnstreifen entfernen können. Wenn die Unterhaut erst einmal gerissen ist, kann man theoretisch nichts anderes tun, als zu verhindern, dass der Schaden schlimmer wird. Aber manche unserer Freunde, die ebenfalls im medizinischen Bereich tätig sind, schwören aus der Erfahrung mit Patienten, dass Aloe und/oder Vitamin E die Größe und das Erscheinungsbild der Dehnungsstreifen verbessert. Was Dehnungsstreifen verschlimmert: weitere Gewichtszunahme und Bewegungsmangel. Steroide und Sonnenbrand schwächen ebenfalls das Kollagen der Haut. Übrigens: Walking unterstützt ganz maßgeblich die Heilung der Haut, obwohl die Dehnstreifen dadurch natürlich trotzdem nicht verschwinden. In einer Studie heilten identische Wunden bei Walkern in 29 Tagen, bei Nichtwalkern in 39 Tagen.

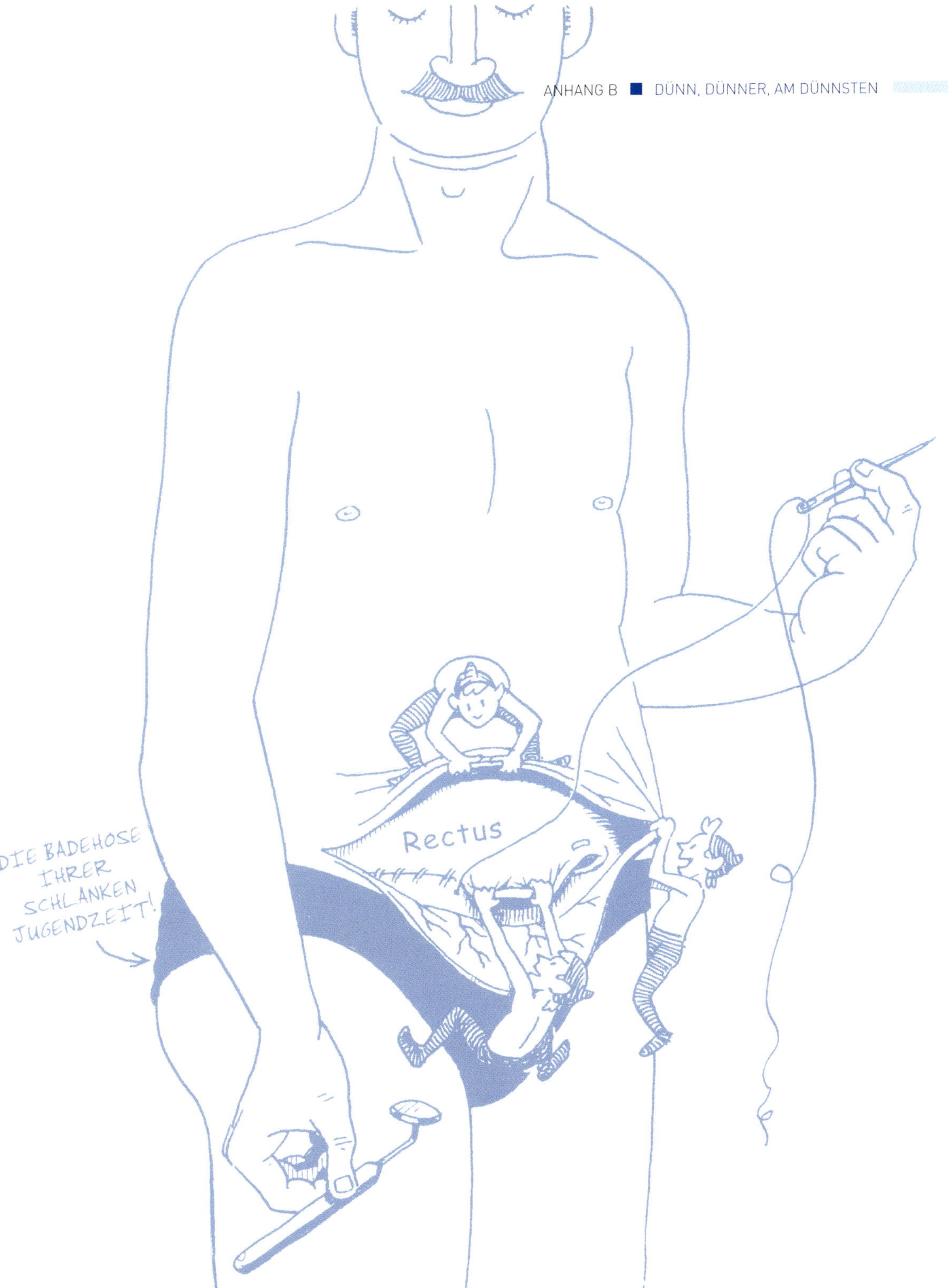

Bauchdeckenstraffung

Hierbei wird nicht nur überschüssige Haut entfernt, sondern auch der darunterliegende Muskel gestrafft, um dem Patienten zu einem knackigen Bauch zu verhelfen.

Liposuktion: Mit Strohhalmen kann man Cola aus Gläsern saugen, mit Staubsaugern kann man Brösel aus Teppichfasern ziehen, aber wenn es um Fettentfernung geht, ist die Liposuktion das Mittel der Wahl.

MYTHOS JA ODER NEIN?

Die Liposuktion oder Fettabsaugung ist ein relativ sicheres Verfahren, wenn man sich danach konsequent drei bis fünf Tage lang schont.

Heureka! Aber bedenken Sie Folgendes: Liposuktion ist als Maßnahme zum Abnehmen nicht besser als eine Beinamputation. Mit Liposuktion kann man den Körper modellieren; sie hilft dabei, Fett aus Problemzonen zu entfernen, aber man kann mit ihr nicht von heute auf morgen eine große Menge an Gewicht loswerden. Bevor Sie also eine Liposuktion in Erwägung ziehen, sollten Sie sich folgende Frage stellen: Gibt es etwas an Ihrem Körper, das Sie so sehr stört, dass eine Korrektur Sie wirklich zufriedener machen würde? Sind etwa ihre Körperproportionen unausgewogen, tragen Sie beispielsweise oberhalb der Taille Konfektionsgröße 36, darunter aber Größe 42? Oder konzentriert sich der Großteil Ihres Übergewichts in einer bestimmten Zone? Bei Männern sind das zum Beispiel oft die »Rettungsringe«, die sich vor allem in der Körpermitte bilden.

Liposuktion hat nur eine geringe Auswirkung auf das Gesamtgewicht eines Menschen, weil Fett leicht ist. Sicher erinnern Sie sich an das Sprichwort »Fett schwimmt«. Ein Liter Fett wiegt etwa 900 Gramm – und bei einer Fettabsaugung werden maximal fünf Liter Fett entfernt. Der ideale Patient für eine Fettabsaugung liegt etwa zehn Prozent über seinem idealen Körper-

Fakt ist …

Sie werden Ihre Krankenkasse fragen müssen, ob ein Eingriff in Ihrer Versicherung inbegriffen ist – das heißt, ob die Leistung komplett von der Kasse gezahlt wird oder wie hoch der Prozentsatz ist, der übernommen wird. Da viele plastische Operationen auch dazu beitragen, gravierende Gesundheitsprobleme zu beheben oder zu verhindern, also nicht nur der Schönheit dienen, werden sie möglicherweise von der Versicherung mitgetragen. Das betrifft zum Beispiel Brustverkleinerungen bei starken Rückenbeschwerden. Wenn Ihr Erstantrag abgelehnt wird, können Sie Widerspruch einlegen. Eine Umfrage hat ergeben, dass etwa die Hälfte der Patienten, die einen abgelehnten Antrag anfochten, beim zweiten Mal Erfolg hatten. Was auf jeden Fall hilft: Holen Sie Ihren Hausarzt mit ins Boot. Lassen Sie ihn ein Gutachten schreiben, in dem erklärt wird, warum Sie diesen Eingriff benötigen. Informieren Sie sich über die neuesten Entwicklungen im Bereich der Chirurgie, die für Sie infrage kommen. Der plastische Chirurg ist vielleicht in der Lage, Ihrem Arzt dabei zu helfen, dieses Gutachten zu verfassen. Zu guter Letzt sollten Sie versuchen, einen medizinischen Berater der Krankenkasse von Ihrem Fall in Kenntnis zu setzen. Ein Arzt wird normalerweise Ihrer Situation mit Verständnis begegnen und sich für eine gute Patientenbetreuung einsetzen.

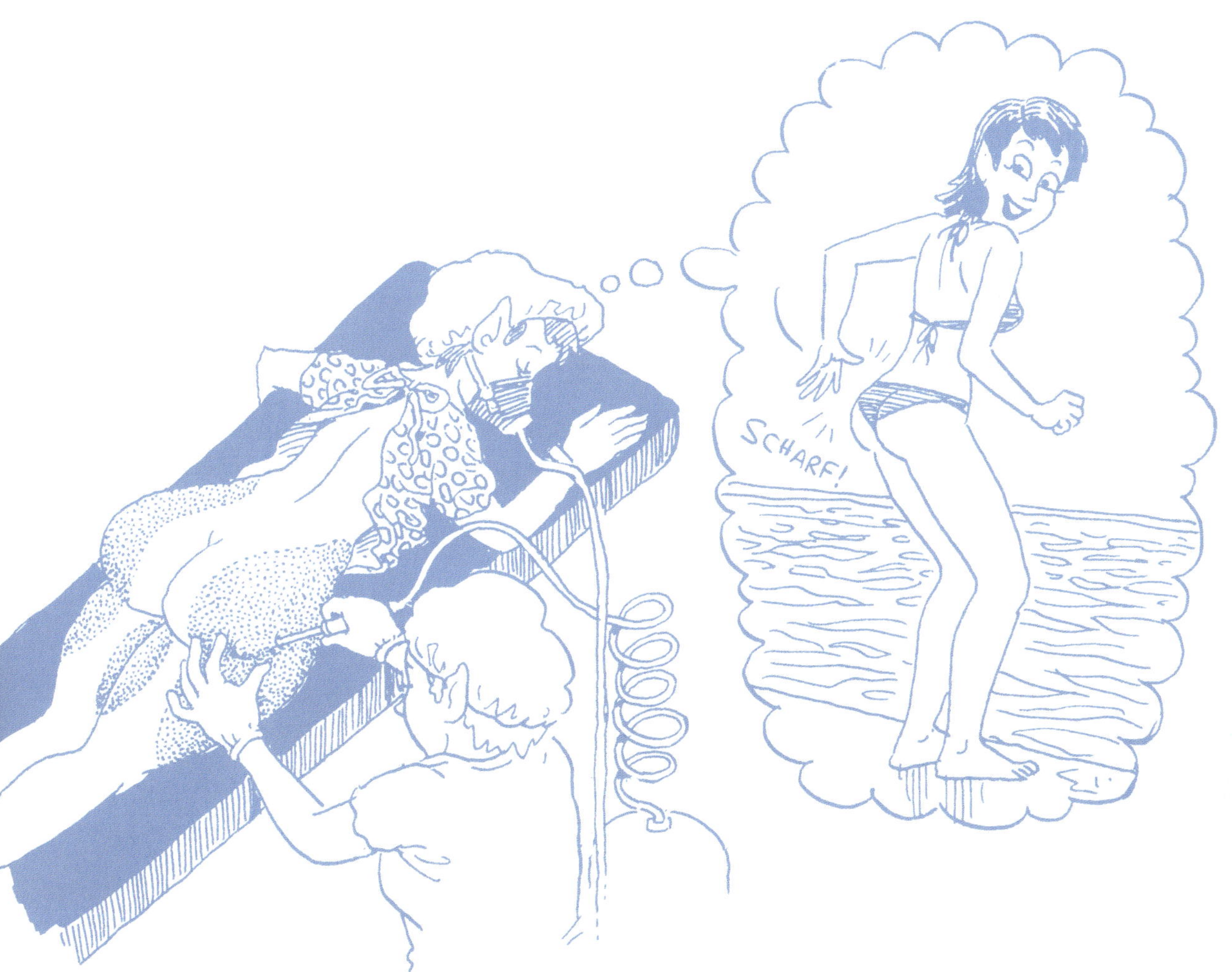

Fettabsaugung

Bei einer Liposuktion kann der Körper mittels einer Kanüle modelliert werden, die das Fett aus bestimmten Körperpartien löst und absaugt.

gewicht und hat eine spezielle Problemzone, aus der das Fett entfernt werden soll. Und diese Zone ist oft genetisch vorbestimmt. Das heißt also, dass alle Familienmitglieder ungefähr an derselben Stelle überschüssiges Fett haben. Menschen, die schon erheblich an Gewicht verloren haben, können sich immer noch einer Liposuktion unterziehen, aber sie sollte mit anderen Verfahren kombiniert werden, damit die erwünschten Körperproportionen erreicht werden.

Fakt ist …

Am besten ist es, wenn Sie eine Operationsnarbe mit einer milden Feuchtigkeitscreme geschmeidig halten, aber übertreiben Sie es nicht. Eine Grundregel: Sie sollten Ihre Haut nur mit Medikamenten oder anderen Präparaten behandeln, die Sie auch für Ihr Auge anwenden würden. Aber: Eine Studie hat gezeigt, dass das Abdecken einer Narbe mit Wundverschlussstreifen (wie Steri-Strips) für sechs Monate die Wahrscheinlichkeit einer hässlichen Narbe verringern kann – vermutlich weil der Streifen dabei hilft, die heilende Wunde feucht zu halten.

Und so funktioniert's: Ungefähr 15 Minuten vor der eigentlichen Absaugung, wenn der Patient sich bereits in Narkose befindet, wird in die zu behandelnde Problemzone eine Flüssigkeit eingespritzt. Diese Flüssigkeit enthält zum einen eine Salzlösung, Epinephrin, die dafür sorgt, dass sich die Blutgefäße im Fettgewebe zusammenziehen, sodass es zu weniger Blutungen kommt. Außerdem enthält die Flüssigkeit auch Lidocain, um den Schmerz zu betäuben. Wenn Sie den Eingriff unter Vollnarkose durchführen lassen, werden Sie diese Medikamente in einer etwas anderen Zusammensetzung erhalten. Das ist wichtig, weil eine zu hohe Dosis Lidocain im Rahmen einer Liposuktion gefährliche Komplikationen verursachen kann. Wenn die Flüssigkeit in den Körper gepumpt wird, quillt man auf wie ein Michelin-Männchen, weil in etwa so viel Flüssigkeit eingeführt wird, wie später Fett abgesaugt werden soll, abhängig von der angewandten Technik wird für einen Liter entferntes Fett etwa ein Liter Flüssigkeit zugeführt.

Dann gibt es zwei Möglichkeiten, um die Flüssigkeit und mit dieser auch das Fett abzusaugen. Im ersten Verfahren nimmt der Arzt eine strohhalmähnliche Metallröhre, schiebt sie unter die Haut und führt sie an die entsprechende Stelle. Dann bewegt er die Röhre hin und her und schneidet so kleine Tunnel in das Fett, das sich daraufhin löst und abgesaugt wird. Im zweiten Verfahren kommt ein elektrisches Gerät zum Einsatz, das etwa 4000-mal pro Minute vibriert. Dabei zerstört es die Fettzellen und saugt sie auf. Beide Verfahren sind gut erprobt, in den richtigen Händen relativ sicher, und sie erlauben eine genaue Konturierung des Körpers. Was an diesem Satz besonders wichtig ist? Die Formulierung »in den richtigen Händen«. Um einen geeigneten plastischen Chirurgen zu finden, lesen Sie bitte den nachfolgenden Tipp »Nehmen Sie Ihren eigenen Check-up vor« (siehe Seite 342).

Fakt ist …

Rauchen verschlimmert die Risse, die in der Dermis entstehen, indem es sich negativ auf die mikroskopischen Heilprozesse auswirkt und das kurzlebige Gas Stickstoffmonoxid verbraucht, das bei Nichtrauchern die Elastizität der Haut erhält. Deshalb bekommen Raucher Falten im Lippenbereich und Entzündungen in den Gefäßen.

Fett-weg-Tipps

Achten Sie auf eine gesunde Lebensweise. Bevor Sie sich einer plastischen Operation unterziehen und sich Haut entfernen lassen, sollte Ihr Arzt darauf bestehen, dass Sie eine gesunde Ernährungsweise einhalten – in erster Linie, damit Ihre Haut nach der OP gut verheilen kann. Auch werden Sie viel bessere Ergebnisse erzielen, wenn Sie sich auf die Operation ebenso vorbereiten wie auf einen Langstreckenlauf – indem Sie nämlich Sport treiben. Nach der OP werden Sie eine Zeit lang in Ihren Bewegungen beeinträchtigt sein. Wenn Sie zuvor also gut in Form sind, wird das Ihrer Haut nach dem Eingriff helfen. Ihr Arzt wird Ihr Ernährungs- und Bewegungsprogramm auch heranziehen, um zu beurteilen, ob Sie dazu in der Lage sind, Ihr aktuelles Gewicht zu halten. So wird er zum Beispiel wissen wollen, ob Ihr Gewicht in den letzten sechs bis zwölf Monaten konstant geblieben ist. Gibt es zu starke Schwankungen, dann hat eine OP keinen Sinn. Denn wenn Sie wieder zunehmen, wird sich auch Ihre Haut einfach wieder ausdehnen und das Ergebnis der Operation zunichte machen. Und falls der Abnehmprozess noch gar nicht abgeschlossen ist, dann ist ein solcher Eingriff eine größere Verschwendung als eine Wahrsager-Telefonberatung, weil Ihre Haut Gefahr läuft, nach der Operation noch weiter zu erschlaffen.

Stellen Sie sich der Realität. Es klingt alles so schön wie der Genuss einer Piña Colada am Strand: kein Fett mehr, keine schlaffe Haut, kurz: der ersehnte Traumkörper. Aber vielen Menschen fällt es nach einer plastischen Operation schwer, sich an ihr neues Leben zu gewöhnen. Und zwar aus psychologischen Gründen: Gewichtszunahme vollzieht sich langsam; und meist geht der Gewichtsverlust ebenfalls langsam vonstatten. Im Falle einer plastischen chirurgischen Operation aber (vor allem, wenn Teile der Haut entfernt werden) geschehen diese Veränderungen schnell, drastisch – und in manchen Fällen emotional bewegend. Es dauerte zehn Jahre, um dermaßen zuzunehmen und sich allmählich ein stabiles Selbstbild aufzubauen, aber wenn dann jemand acht Kilogramm überschüssiges Fett und Haut von Ihrem Körper entfernt und Sie sofort wieder zusammenflickt, braucht man plötzlich eine ganz andere Haltung zu sich selbst, um mit dieser Veränderung fertig zu werden.

Sicher, es war schon immer Ihr Wunsch, lästige Extrapfunde und überschüssige Haut loszuwerden. Aber Sie müssen auch auf Narben, körperliche Veränderungen sowie die Aufmerksamkeit gefasst sein, die Ihnen mit einem Mal zuteil wird. Manche Menschen genießen es, wenn ihr neuer Körper mit Komplimenten bedacht wird, anderen wiederum sind die positiven Rückmeldungen peinlich oder unangenehm, weil ihnen dadurch vor Augen geführt wird, wie übergewichtig sie einst waren. Viele fettleibige Menschen betrachten sich nie im Spiegel. Auch diese werden etwas Zeit brauchen, bis sie sich an ihren neuen Körper und das neue Körpergefühl gewöhnt haben.

Es gibt aber auch körperliche Gründe, warum Menschen nach einer plastischen Operation enttäuscht sein können. Diese Eingriffe haben es in sich. Oft ziehen sie Blutergüsse, Schwellungen, Schmerzen, Unbeweglichkeit und andere Beschwerden nach sich. Manche Patienten erwarten, nach einer plastischen OP auszusehen, als wären sie wieder 25 Jahre alt. Das ist schlichtweg unrealistisch. Die Wahrheit ist: Wenn Sie nach einem solchen Eingriff fitter, besser ausgeruht und zehn Jahre jünger aussehen, dann können Sie schon sehr zufrieden sein.

Nehmen Sie einen eigenen Check-up vor. Leider tummeln sich auf dem Gebiet der so genannten Schönheitschirurgie etliche schwarze Schafe. Wenn es aber um solche Eingriffe wie eine Bauchdeckenstraffung oder eine Fettabsaugung geht, benötigen Sie einen von der Ärztekammer anerkannten, ausgebildeten Facharzt für plastische Chirurgie. Der Begriff Schönheitschirurg ist nicht geschützt, deshalb kann sich praktisch jeder Arzt so nennen. Wählen Sie einen Arzt, der mindestens hundert Liposuktionen pro Jahr durchführt bzw. mindestens einmal im Monat eine Hautstraffung oder ein Lifting – am besten natürlich noch öfter. Dieser etablierte, von der Ärztekammer anerkannte plastische Chirurg hat auch die nötige Ausrüstung, falls es einmal zu Komplikationen kommt. Man darf nicht vergessen, dass bei Fettabsaugungen das Fett mit einer scharfen Kanüle bearbeitet wird, und dabei läuft man Gefahr, lebenswichtige Organe und Blutgefäße zu verletzen.

Was die Hygiene betrifft, spielt es keine Rolle, ob Sie sich dazu entschließen, den Eingriff in einem Krankenhaus oder im Operationsraum einer Ärztepraxis vornehmen zu lassen. Wichtig ist, dass sich die entsprechende Einrichtung an den Leitlinien der Deutschen Gesellschaft für Krankenhaushygiene (DGKH) (www.dgkh.de) orientiert und diese einhält. Die DGKH ist eine Organisation, die im Gesundheitswesen eine Kontrollfunktion übernimmt und die Qualitätsstandards in Krankenhäusern aufstellt und überprüft. Um sicherzugehen, können Sie auch bei Ihrer Krankenkasse oder beim Bundesverband Deutscher Hygieniker (www.hygiene-bv.de) nachfragen, ob über die Einrichtung Ihrer Wahl eventuell Beschwerden vorliegen. Diese Informationsquellen geben Ihnen die Sicherheit und die Unterstützung, die Sie benötigen, wenn jemand eine beträchtliche Menge Haut aus Ihrem Körper schneiden will.

Nur weil der Doktor um die Ecke das angeblich »neueste«, »aktuellste« oder »fortschrittlichste« Verfahren anbietet, heißt das noch lange nicht, dass Sie dieses auch gleich ausprobieren müs-

Fakt ist …

Wenn Sie in der Küche ein neues Rezept ausprobieren, dann entscheidet der Geschmackstest, ob das Gericht gelungen ist. Wenn Sie sich plastischer Chirurgie unterziehen, lässt sich der Erfolg an Vorher-Nachher-Fotos messen. Computer können alles manipulieren, deshalb sollten computergenerierte Bilder oder Simulationen des voraussichtlichen Endergebnisses nicht ausschlaggebend dafür sein, ob Sie sich unters Messer legen. Solche Bilder können zur Veranschaulichung im Gespräch zwischen Ihnen und Ihrem Arzt dienen, aber bestehen Sie darauf, Vorher-Nachher-Fotos von anderen Patienten zu sehen. Jeder, der in diesem Bereich tätig ist, weiß von der Wichtigkeit dieser Bilder. Ein Arzt, den Sie wegen einer plastischen Operation konsultieren, sollte also so professionell sein und über eine entsprechend große Auswahl an Bildern mit Patienten verfügen, die sich mit Ihnen und Ihrem Anliegen vergleichen lassen.

sen. Auf dem Gebiet der plastischen Chirurgie gibt es viele Scharlatane, und Sie möchten gewiss nicht als Testperson für einen Hochstapler herhalten. Achten Sie darauf, dass die Geräte, das Verfahren oder die Eingriffmethode wissenschaftlich anerkannt sind. Ein guter Ausgangspunkt: Suchen Sie die Website des Chirurgen auf, und betrachten Sie seine Arbeit, oder fragen Sie nach dem Fotoalbum mit Bildern, die Fälle wie den Ihren enthält. Manche plastischen Chirurgen haben sich auf Patienten spezialisiert, die sehr viel Gewicht verloren haben, und können Ihnen beeindruckende Vorher-Nachher-Fotos zeigen, zum Beispiel Patienten vor der OP mit Fettschürze oder schlaffen Oberarmen und danach. Aber vergessen Sie nicht, dass niemand gerne Bilder von Komplikationen oder schlechten Ergebnissen zeigt. Auch wird ein wirklich erfahrener Arzt nicht mit der Anzahl seiner Operationen prahlen – weil es so viele sind, dass er sie nicht mehr zählen kann. Es ist hilfreich, wenn der Chirurg eingetragenes Mitglied eines Dachverbandes wie der Deutschen Gesellschaft der Plastischen, Rekonstruktiven und Ästhetischen Chirurgen (DGPRÄC) (www.plastische-chirurgie.de) ist. Das bedeutet nämlich auch, dass er sich immer auf dem neuesten Stand hält und mit den besten Verfahren vertraut ist. Und fragen Sie nach Referenzen. Nur weil der plastische Chirurg um die Ecke sich eine extrem teure Praxiseinrichtung leistet, heißt das noch lange nicht, dass Sie ihn bei dieser Investition unterstützen müssen. Wertvolle Informationen rund um das Thema plastische und ästhetische Chirurgie bieten auch die Verbraucherverbände sowie die Deutsche Stiftung für Gesundheitsinformation auf ihrer Internetseite www.aesthetischplastische-chirurgie.de.

Lassen Sie es gut sein. Wir alle haben schon Bilder von Menschen gesehen, die sich gern unters Messer legen und kosmetische Operationen so regelmäßig wie Massagen über sich ergehen lassen. Je mehr sie hinter haben, desto besser fühlen sie sich. Aber die Wahrheit ist, dass diese Menschen eher so etwas wie eine ständige Baustelle sind. Ja, es ist verlockend, noch die eine oder andere Sache richten zu lassen, aber plastische Chirurgie kann süchtig machen. Wenn Sie die nächste OP schon planen, kaum dass Sie eine überstanden haben, ist das ein sicheres Zeichen dafür, dass Sie auf der ständigen Suche nach – bitte beachten Sie die Anführungszeichen – »Perfektion« sind. Benennen Sie Ihre Problemzonen, und überlegen Sie, welche Veränderungen Sie glücklich machen könnten. Suchen Sie sich dann einen Endpunkt, an den Sie mit Ihrem Körper gelangen wollen, und malen Sie sich aus, wie Sie aussehen werden, wenn Sie erst einmal diesen Punkt erreicht haben. Betrachten Sie sich im Spiegel, machen Sie sich klar, welche Änderungen Sie befriedigen würden. Und beenden Sie dann Ihre imaginäre Reise in die Zukunft. Wenn Sie das nicht können – wenn Sie ständig darüber nachdenken, hier noch etwas abzusaugen und dort noch etwas wegschneiden zu lassen –, dann muss nicht Ihre Haut untersucht werden, sondern Ihr Kopf. Fazit: Bevor Sie sich dazu entschließen, einen Eingriff vornehmen zu lassen, müssen Sie die Tatsache akzeptieren, dass Sie nicht auf dem Weg zur Vollkommenheit sind. Sie versuchen lediglich, Ihren Körper etwas zu verbessern, objektiv vorhandene Probleme zu beseitigen – und ein bisschen zufriedener mit sich zu werden.

SATTIGUNGS-
ZENTRUM
OH YEAH...
ICH SPIELE
DIE TROMPETE IN DER
MAGENBAND!
NERVUS
VAGUS

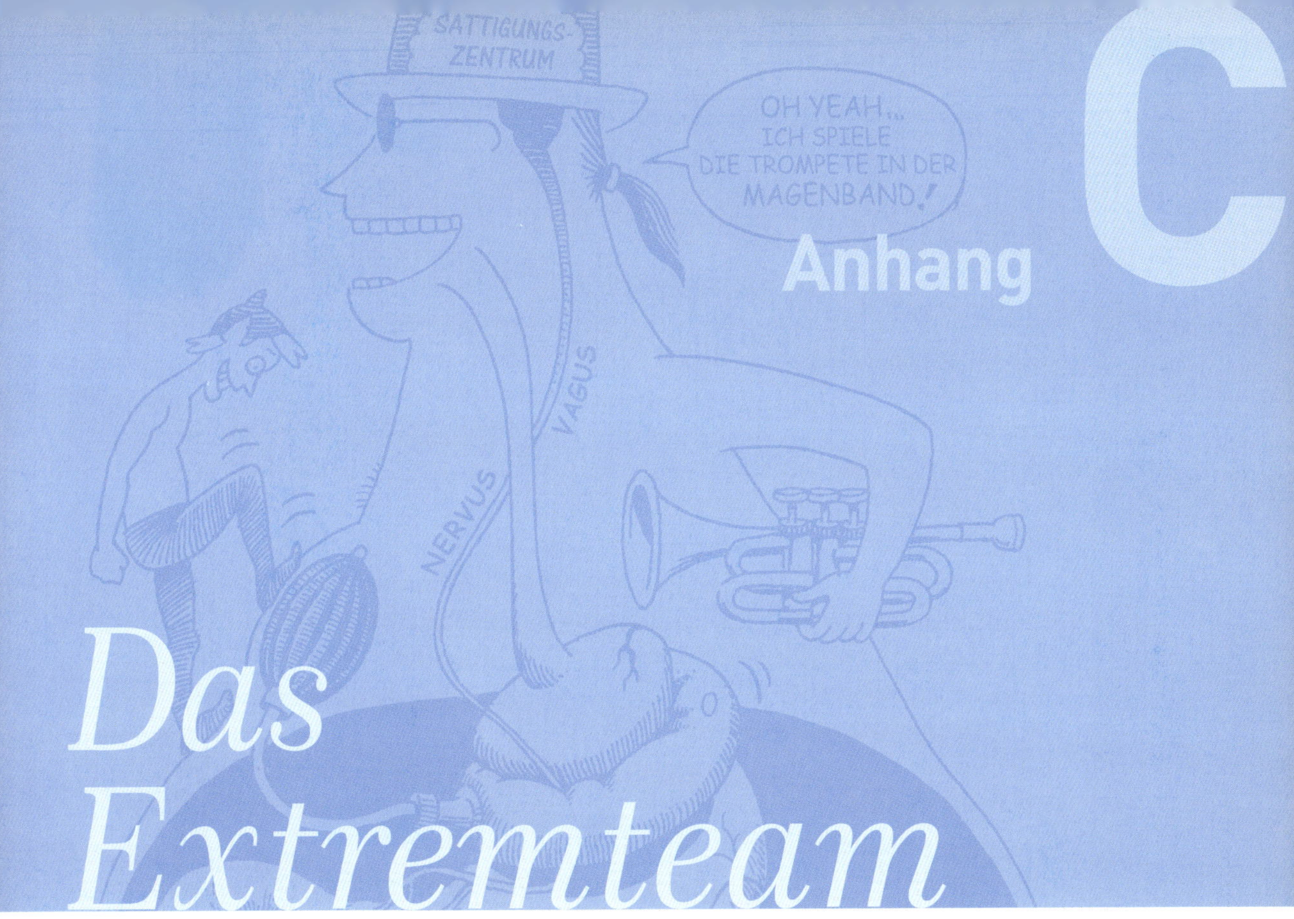

Anhang C

Das Extremteam

Maßnahmen, wenn das Gewicht völlig außer Kontrolle geraten ist

Diät-Mythen

- Operative Eingriffe sind nur ein billiger Ausweg.
- Wenn man eine Magenverkleinerung vornimmt, muss man sich nie wieder Gedanken übers Diäthalten machen.
- Wenn man die Operation erst einmal hinter sich gebracht und sich davon erholt hat, ist das Schlimmste überstanden.

Verzweiflung stellt sich in den unterschiedlichsten Lebenssituationen ein: angesichts eines uneinholbaren Rückstandes in einem Basketballspiel, einer unerledigten Steuererklärung kurz vor dem Abgabetermin oder einer defekten Sponge-Bob-DVD auf einem Kindergeburtstag. Bei Menschen, die mit Gewichtsproblemen zu kämpfen haben, stellt sich Verzweiflung ein, wenn sie nicht mehr einfach nur ein wenig Übergewicht haben, sondern krankhaft fettleibig sind. Aber es gibt einen Unterschied zwischen den meisten Situationen, in denen man Verzweiflung erlebt, und dieser: Während Basketballspieler kaum in den letzten fünf Sekunden noch zwölf Punkte holen können und sich Steuererklärungen auch nicht in einer Minute erledigen lassen, haben Menschen mit extremem Übergewicht einen Rettungsanker, an den sie sich klammern können: die chirurgische Gewichtsreduktion.

Die meisten Menschen haben gegen die chirurgische Gewichtsreduktion ähnliche Vorurteile wie gegen Anabolika im Sport: Das sei Mogelei, unnatürlich, ein unfairer Vorteil, ein schäbiges Hintertürchen. Aber es gibt viele Menschen – viel zu viele, um ehrlich zu sein –, die eine extrem gefährliche Fettleibigkeit in Form eines Body-Mass-Index von 35 und mehr aufweisen, was in aller Regel auch Diabetes und Bluthochdruck mit sich bringt. Und für diesen Teil der Bevölkerung kann die chirurgische Gewichtsreduktion eine effektive Lösung sein, vor allem wenn Betroffene immer wieder erfolglos versucht haben, ihr Übergewicht mittels Diäten und Bewegung zu verringern.

Manchen Menschen gelingt es einfach nicht, auf dieselbe Weise abzunehmen wie alle anderen, und deshalb maßregeln sie sich selbst dafür, dass sie zu undiszipliniert sind oder sich einfach nicht selbst beherrschen können. Viele sind in anderen Lebensbereichen sehr diszipliniert, erfolgreich und beherrscht, aber wenn es ums Gewicht geht, bekommen sie ihre Probleme einfach nicht in den Griff. Deshalb stellt die chirurgische Gewichtsreduktion eine echte Alternative für diejenigen Menschen dar, die es anders einfach nicht schaffen.

MYTHOS JA ODER NEIN?

In fast jeder anderen Situation in unserem Leben, in der uns ein gesundheitliches Problem plagt, nehmen wir ein Symptom wahr, versuchen dann zunächst, es selbst zu heilen, und wenn wir damit nicht weiterkommen, suchen wir fachmännische Hilfe. Wir müssen endlich damit anfangen, Fettleibigkeit wie jedes andere Gesundheitsproblem zu betrachten, das einen veranlasst, einen Arzt zu konsultieren – ob es nun eine Schussverletzung ist, ein Knoten in der Brust oder astronomisch hohe Cholesterinwerte.

Die Wahrheit ist, dass viele Menschen bereits alle herkömmlichen Mittel ausgeschöpft haben, um ihre Fettleibigkeit zu bekämpfen. Sie haben ganze Schränke voller Diätbücher, eine Garage voller Sportgeräte – und sie sind bereits völlig frustriert. Aber was auch immer sie versuchen, um abzunehmen, sie werden die Pfunde einfach nicht los – oder jedenfalls nicht wirklich dauerhaft. Bei diesen Menschen helfen die herkömmlichen Ansätze nicht, weil man bei Fettleibigkeit größere Geschütze auffahren muss als eine dreitägige Fastenkur oder ein Fitnessgerät, das vorgibt, den Bauchspeck mittels Elektroden zum Schmelzen zu bringen. Schwere Körper erfordern schwerwiegende Maßnahmen. Und das ist absolut in Ordnung so. Wenn Sie – oder jemand, der Ihnen nahesteht – in diese Kategorie gehören, dann besteht ein ernstes Problem. Und Sie sollten alles in Ihrer Macht Stehende tun, um es abzuwenden. Technisch gesehen, wird Fettleibigkeit definiert als ein Übergewicht, das bei Männern 45 Kilogramm und bei Frauen 36 Kilogramm über dem Idealgewicht liegt. Fettleibig sind außerdem Männer ab 122 Zentimetern und Frauen ab 104 Zentimetern Taillenumfang.

Überlegen Sie einmal für einen Augenblick: Wenn Sie Prostata- oder Brustkrebs hätten, dann würden Sie nicht zögern, sondern umgehend Maßnahmen ergreifen. Und für Menschen über 50 ist das Risiko, an diesen Krankheiten zu sterben, genauso hoch wie die Wahrscheinlichkeit, dass eine Frau mit einem Taillenumfang von 96 Zentimetern oder ein Mann mit einem Taillenumfang von 114 Zentimetern hohen Blutdruck, Schlafapnoe, Diabetes und Cholesterinprobleme bekommt. Bei einer Krebserkrankung würden Sie zum Arzt gehen, den Tumor entfernen lassen, und Sie würden Ihr Leben so verändern, dass sich die Chance reduziert, jemals wieder daran zu erkranken. Sie würden keine Hustenpastillen oder ähnlich harmlose Mittelchen einnehmen. Sie würden professionelle – und wenn es sein muss auch radikale – Hilfe in Anspruch nehmen. Aber Sie würden andererseits niemandem erlauben, Sie aufzuschneiden, wenn die Therapie nicht Erfolg versprechend wäre.

Es ist ein Fehler anzunehmen, dass Sie ein Schwächling oder ein Narr sind, wenn Sie eine Operation bei Übergewicht ernsthaft in Betracht ziehen. Krankhafte Fettleibigkeit (tatsächlich krankhafte!) ist eindeutig ein Gesundheitsproblem, ebenso wie ein verstauchter Knöchel, ein Herzproblem oder Krebs. Mindestens fünf Prozent aller krankhaft fettleibigen Menschen haben einen Gendefekt, aufgrund dessen ihr Gehirn nicht in der Lage ist, die Sättigungssignale des Leptins zu empfangen. Ganz gleich, was der Grund für Ihr Gewichtsproblem ist: Es ist keine Schande, eine der wirkungsvollsten Heilmethoden für Fettleibigkeit in Anspruch zu nehmen, die die moderne Medizin kennt. Chirurgische Gewichtsreduktion funktioniert. Und sie funktioniert bei Menschen mit krankhafter Fettleibigkeit effektiver und schneller als jede traditionelle Abnehmmethode. Mit Medikamenten kann man höchstens fünf bis sieben Prozent des Körpergewichts abnehmen, und das auch nur, solange man die Medikamente nimmt. Ein gesunder Lebensstil mit viel Bewegung und gesunder Ernährung verschafft Ihnen im Durchschnitt eine Reduktion von sieben Prozent des Gesamtgewichts – aber auch nur, wenn Sie sich vorbildlich verhalten. Mit Chirurgie kann man hingegen die Hälfte seines Übergewichts verlieren.

Fakt ist …

In der Regel werden bariatrische Eingriffe nur in sehr gravierenden Fällen verordnet. Erkundigen Sie sich also bei Ihrer Krankenkasse, ob für Sie ein Magenband oder ein Magen-Bypass infrage kommt und welche Kosten dabei von Ihrer Versicherung übernommen werden, auch in Bezug auf eventuell im Anschluss notwendige Kuren und Ähnliches. Hier können Unterschiede zwischen gesetzlichen und privaten Krankenkassen bestehen.

Der Erfolg der chirurgischen Gewichtsreduktion wird durch die Menge des überschüssigen Gewichts definiert, das man verliert – es geht also nicht darum, wie viel man insgesamt abnimmt, sondern darum, wie groß der Unterschied zwischen dem aktuellen und dem idealen

Gewicht ist. Für eine 1,52 Meter große Frau beträgt das Idealgewicht 47,5 kg, plus gute zwei Kilo mehr für jeweils weitere 2,5 Zentimeter Körpergröße. Für Männer beträgt das Idealgewicht bei 1,52 m 48 Kilogramm und 2,7 Kilogramm mehr für jeweils weitere 2,5 Zentimeter Körpergröße. Diese Richtlinie gilt für Menschen mit einem mittleren Körperbau. Wenn man schmaler oder kräftiger gebaut ist, muss man das in der Berechnung entsprechend berücksichtigen.

Chirurgische Maßnahmen sind nicht für Menschen vorgesehen, die nur ein bisschen Übergewicht haben. Sie sind auch nicht für Menschen gedacht, die sich Sorgen machen, dass sie nicht mehr als Model arbeiten könnten oder ihre Kleidung nicht mehr gut sitzt. Sie sind geeignet für Menschen, deren Gesundheit in großer Gefahr ist und die nur einen Schritt davon entfernt sind, sich ihr eigenes Grab zu schaufeln, weil ihre Fettleibigkeit dramatisch das Risiko vergrößert, schleichende Krankheiten zu entwickeln wie koronare Gefäßerkrankungen, Bluthochdruck, Schlafapnoe, Unfruchtbarkeit, chronische Rückenschmerzen, Leistenbruch, Entzündungen, Gallensteine und Depressionen.

Dennoch sind diese Optionen auch eine Art Grundstein für eine neue Generation fettreduzierender Eingriffe, die es in Zukunft einmal geben wird – Operationen, die auch bei Menschen zur Anwendung kommen werden, die noch keine extremen Gewichtsprobleme haben. Natürlich möchten wir immer noch, dass Sie Ihren Lebensstil zum Besseren verändern, indem Sie regelmäßig walken und sich gegen Fritten und Burger entscheiden. Damit eine Operation wirklich erfolgreich ist, müssen Sie Ihren Lebensstil sogar ganz drastisch verändern. Aber Sie sollten auch wissen, dass es Hilfe gibt, die Sie retten und Ihre Lebensqualität verbessern kann, wenn Sie Ihr Gewicht überhaupt nicht mehr in den Griff bekommen.

Alternative Möglichkeiten: Welche gibt es?

Wenn Sie eine Straße entlangfahren und im Radio hören, dass einige Kilometer vor Ihnen ein langer Stau ist, würden Sie sicher die nächste Ausfahrt nehmen, einige Schleichwege fahren, an Tankstellen halten und versuchen, den Schlamassel zu umgehen. Sie würden alles unternehmen, um zu vermeiden, dass Sie stundenlang nicht vom Fleck kommen. Und Sie würden vermutlich davon ausgehen, dass Sie auf den Landstraßen schneller an Ihr Ziel kommen als auf dem Parkplatz an einer Autobahnraststätte.

Wenn Sie jedoch ein extremes Gewichtsproblem haben, dann stehen Sie auf dem Parkplatz. Sie stecken fest und kommen nicht weiter. Ihnen geht möglicherweise sogar der Sprit aus. Und es gibt einfach kein Wundermittel wie etwa einen Hubschrauber mit Abschleppvorrichtung, der Sie aus dem misslichen »Gewichtsstau« befreien und Sie direkt an Ihr Wunschziel – das wunderbare Schlankadien, das Land hinter den sieben Kühlschränken – bringen könnte. Es gibt aber einige Alternativrouten, die Sie zumindest aus dem verheerenden Teufelskreis von Jo-Jo-Effekt und Fettleibigkeit befreien können. Besser noch, diese Routen sind die Grundlage für zukünftige Verfahren zur Taillenkontrolle und werden vermutlich dafür sorgen, dass Sie das Thema mit ganz neuen Augen betrachten können.

Am wichtigsten ist, dass diese Lösungen echte Optionen sind, deren Resultate Ihr Leben verändern können. Überdenken Sie kurz diese Statistiken:

1. Ein fettleibiger 25-jähriger Mann mit einem Taillenumfang von 102 Zentimetern oder mehr hat eine um 22 Prozent verkürzte Lebenserwartung, das heißt, er verliert etwa zwölf Jahre seines Lebens.
2. Ein Gewichtsverlust von 9 Kilogramm führt dazu, dass sich das Risiko der durch Fettleibigkeit verursachten Sterblichkeit um 53 Prozent verringert – und die meisten Verfahren sind so angelegt, dass die Menschen fünfmal so viel Gewicht verlieren.
3. Eine chirurgische Gewichtsreduktion reduziert diabetesbedingte Todesfälle um 80 Prozent. Manche Verfahren können in 90 Prozent aller Fälle Diabetes sogar *heilen*.

Am erstaunlichsten ist, dass sich Risikofaktoren wie Bluthochdruck und Cholesterin, aber vor allem Diabetes schon in den ersten Tagen nach der Operation verändern, noch bevor man wirklich viel Gewicht verloren hat. Wir wissen, dass das wie die Schlagzeile eines Revolverblatts klingt: »Senken Sie Ihren Cholesterinwert um die Hälfte! Bis 15 Uhr!« Aber Ihr Körper, dieser schlaue kleine Teufel, erkennt die Tendenz, die Richtung, in die sich Ihr Gewicht oder Taillenumfang entwickelt, und dass diese Entwicklung wichtiger ist als das tatsächliche Körpergewicht oder der Taillenumfang. Ihr Taillenumfang oder Ihr Gewicht spielt für die Risiken also eine geringere Rolle als die Richtung, in die sich Ihr Körper entwickelt. Immer wieder konnten Patienten nur einen Monat nach der OP ihr Insulin oder blutdrucksenkende Medikamente absetzen. Nach der OP beginnt sich der Körper so zu verhalten, wie sich ein normaler Körper verhalten würde. Das heißt, er reguliert den Ghrelin- und Leptin-Zyklus und andere Schaltkreise, über die der Verdauungstrakt Sättigung und Appetit signalisiert. Eine Patientin berichtete ihrem Chirurgen, sie hätte schwören können, er habe ihr Gehirn operiert und nicht ihren Magen, weil die Stimme, die ihr ständig sagte, sie sei hungrig, zum ersten Mal verstummt war. Chirurgische Gewichtsreduktion funktioniert eventuell auch deshalb, weil sie die Marker für Entzündungen (wie C-reaktives Protein) fast sofort reduziert. Die genauen Mechanismen spielen hier keine große Rolle, die Wirkung ist eindeutig – und tritt vor allem schnell ein.

Wenn Fettleibigkeit also eine eminente Gefahr darstellt, besteht kein Grund, einen chirurgischen Eingriff nicht in Erwägung zu ziehen. Wie gesagt: Eine solche OP ist keine Zauberei und wird ohne entsprechende Änderungen im Lebensstil auch keinen dauerhaften Erfolg mit sich bringen, aber sie wird auf jeden Fall eine enorme Veränderung mit sich bringen. Unser Verständnis von der Funktionsweise des Magens hat es uns gestattet, Verfahren zu entwickeln, die die Physiologie des Magens und des Verdauungsprozesses manipulieren, damit Menschen ihr Übergewicht besser kontrollieren können. Es gibt zwar eine ganze Reihe verschiedener chirurgischer Eingriffstechniken, aber sie fallen alle in zwei Kategorien. Sie sind entweder restriktiv – was bedeutet, dass das Verfahren das Volumen des Magens verkleinert und somit auch die Menge an Nahrung verringert, die man aufnehmen kann. Das ist so ähnlich, als wenn man versucht, eine unbestimmte Menge an Menschen in eine Telefonzelle zu pressen: Diese fasst nun einmal nur eine begrenzte Anzahl. Oder die OP-Verfahren sind malabsorptiv. Das bedeutet, sie verändern Ihren Körper so, dass Sie überschüssige Kalorien nicht aufnehmen können. Fast alle lassen sich über ein flexibles Endoskop oder laparoskopisch durchführen, ohne dass man die Muskelschicht durchtrennen muss. Manche Verfahren kombinieren die Vorteile beider Taktiken. Nachfolgend werden wir skizzieren, wie sie funktionieren. Nähere Informationen und Einzelheiten über die verschiedenen Optionen zur chirurgischen Gewichtsreduktion sowie die Vorbereitung darauf finden Sie auf www.realage.com.

Aber lassen Sie uns eines klarstellen: Dies alles sind große Eingriffe, die, wie Fallschirmspringen oder Rennfahren, ebenso viele Risiken wie Vorteile mit sich bringen. Vor allem müssen Sie sich im Klaren darüber sein, dass Sie sich ausführlich auf den Eingriff vorbereiten und nach der Operation Ihr Leben mit einer entsprechenden Ernährung und Verhaltensweise komplett umkrempeln müssen. Wenn Sie sich darauf einlassen, dann wird sich ein solcher chirurgischer Eingriff als sehr effektiv erweisen. Es geht schließlich nicht nur darum, Ihr Aussehen zu verbessern oder Ihren Bürostuhl zu schonen – es geht vor allem darum, Ihren Gesundheitszustand zu verbessern. Und zwar erheblich.

JA MYTHOS ODER NEIN?

Und Sie müssen auch darauf vorbereitet sein, für sich selbst neu zu definieren, was Erfolg bedeutet. Erfolg wird nicht dadurch gemessen, wie glücklich Sie sind oder wie schlank. Er wird definiert über einen kontinuierlichen bzw. dauerhaften Verlust von 50 Prozent Ihres überschüssigen Gewichts. Aus dieser Sicht haben chirurgische Eingriffe eine Erfolgsquote von über 90 Prozent im Jahr, auf fünf Jahre hochgerechnet, relativiert sich die Quote auf 55 bis 70 Prozent.

Ihnen muss bewusst sein, dass zwei dieser Verfahren dauerhaft und nicht umkehrbar sind, und Sie müssen bestimmte Routinen in Ihr Leben bringen, um für den Rest Ihres Lebens gesund zu bleiben. Dazu gehört zum Beispiel die tägliche Einnahme von Multivitaminpräparaten oder B12. Außerdem müssen Sie viel Wasser trinken, aber wenig Alkohol, koffeinhaltige oder andere Limonade. Auch stark säurehaltige Lebensmittel sollten Sie meiden. Und Sie können während der Mahlzeiten praktisch nichts trinken. Sie müssen auch wissen, dass jeder Patient ein wenig anders reagiert. Es kann also sein, dass ein Patient keine Umstellungsprobleme hat, während ein anderer eine Menge Anpassungen vornehmen muss, um seine Vitalität zurückzugewinnen.

JA MYTHOS ODER NEIN?

Magenband: restriktiv

Bei diesem Verfahren führt ein Chirurg ein gürtelähnliches Band um den Magen – und zwar ziemlich weit oben. Wenn der Gürtel gestrafft wird, zieht er den Magen so zusammen, dass er wie eine Sanduhr aussieht (siehe Abbildung auf der rechten Seite) – was bedeutet, dass im oberen Teil des Magens nur sehr wenig Platz für die Nahrung bleibt, wenn sie aus der Speiseröhre dorthin gelangt. Das Band schafft einen sehr engen Durchgang, eine Art Flaschenhals, der die Bewegung der Nahrung durch den gastrointestinalen Trakt verlangsamt. Also ist es körperlich völlig ausgeschlossen, dass man den Magen vollständig füllen kann. Wenn die Nahrung den schmalen Durchgang passiert hat und in den Verdauungstrakt gelangt, bleibt man lange Zeit satt

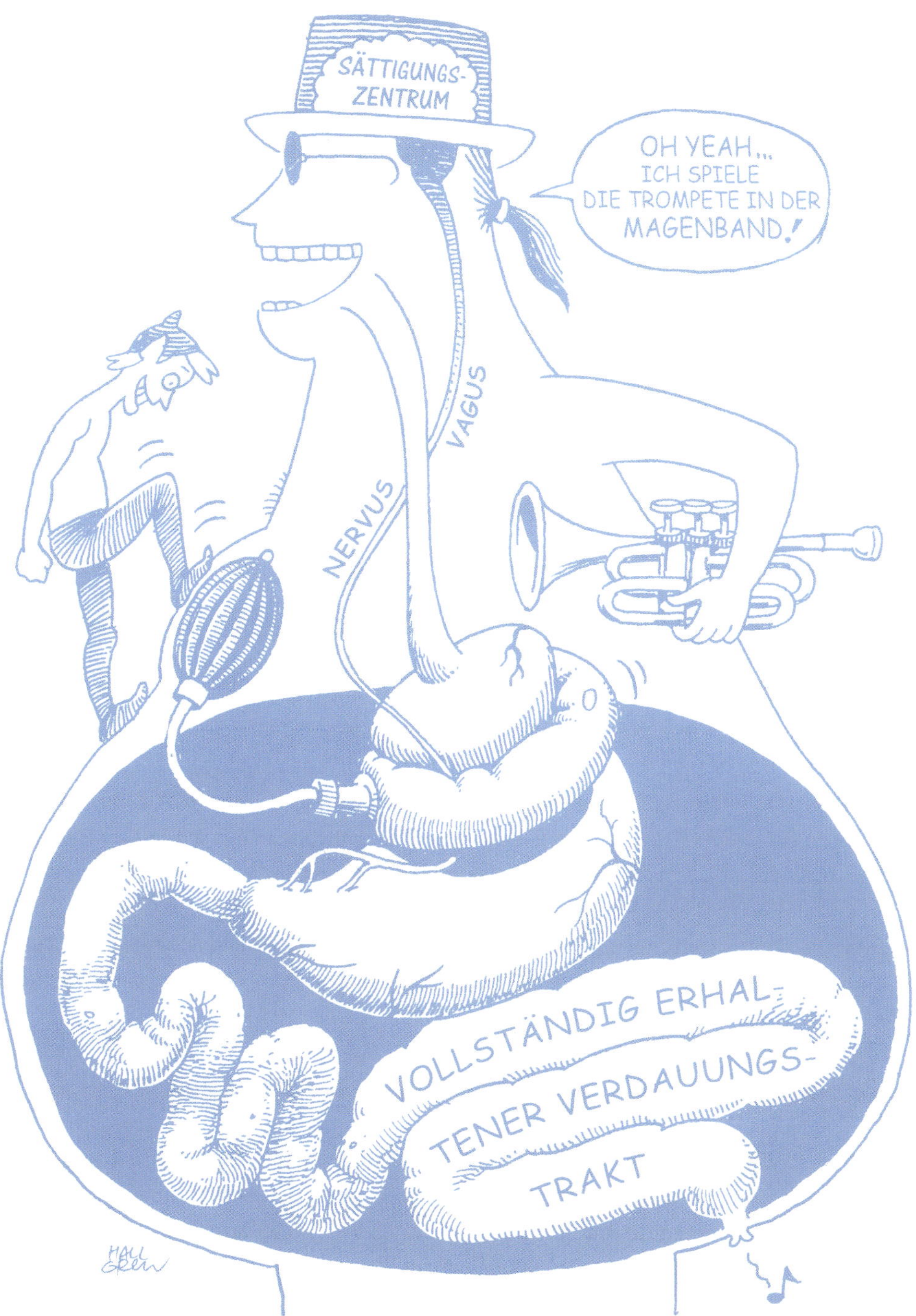

Magenband

Ein Magenband beschränkt die Menge an Nahrung, die in den Magen gelangen kann, indem um den Magen ein aufblasbarer Schlauch angebracht wird.

und kann dann später auch wieder nur eine kleine Mahlzeit zu sich nehmen. Das zwingt Sie auch dazu, langsam zu essen und gründlich zu kauen.

Das Band funktioniert also, indem es schlichtweg die Menge an Nahrung begrenzt, die in den Magen passt, sodass man automatisch keine überschüssigen Kalorien mehr isst (und speichert). Abhängig davon, wie viel Sie abnehmen können und wollen und wie viel anschließend überhaupt noch in Ihren Magen passt, kann Ihr Arzt das Band anziehen oder lockern. Also ist dieses Verfahren auch bis zu einem gewissen Grad flexibel. Sicher erinnern Sie sich an die alten Zeichentrickfilme, in denen Popeye Blutos Hals zusammendrückt. Wenn er drückt, wird Blutos Kopf größer – und wenn das Band verengt wird, bläht dies den Magen zwangsläufig stärker auf und verkleinert zugleich das Loch in der Mitte der Sanduhr.

Die Vorteile des Magenbands: Es ist reversibel und birgt das niedrigste Risiko von allen chirurgischen Eingriffen. Der Nachteil dieser Maßnahme ist, dass man aufgrund der kleineren Magengröße nur noch eine sehr geringe Nahrungsmenge aufnimmt, was bedeutet, dass man möglicherweise wieder versucht ist, auf ungesundes Essen zurückzugreifen, statt auf voluminöse, gesunde Nahrungsmittel.

Duodenalswitch: malabsorptiv

Stellen Sie sich eine Reise von beliebiger Länge vor, und vergleichen Sie die Unterschiede zwischen einer gedachten Route 1 und einer gedachten Alternativroute 2. Route 1 führt Sie geradewegs ins Stadtzentrum, damit Sie zum Shoppen an allen angesagten Trendgeschäften haltmachen können, sich das historische Rathaus und den malerischen Marktplatz ansehen und gemütlich über alle 35 Ampeln an der Strecke zuckeln können. In manchen Fällen mag das auch in Ordnung sein. Aber wenn Sie zügig ans andere Ende der Stadt gelangen wollen, würden Sie wohl lieber die Alternativroute 2 nehmen: die Schleife, die um die Stadt herumführt, wodurch man die Ampeln vermeidet und von A nach B kommt, ohne sich durch das Stadtzentrum zu schlängeln. Ein malabsorptives Verfahren ist eine solche Alternativroute: Es vermeidet die gastrointestinale Hauptstraße, damit die Nahrung ohne große Verzögerungen und Staus zügig verarbeitet werden kann.

Bei einem Duodenalswitch (siehe Abbildung Seite 354) werden die Eingeweide zerschnitten und neu zusammengesetzt, um die Verweildauer der Nahrung im Verdauungstrakt zu verkürzen, damit nicht alle Nährstoffe voll aufgenommen werden können. Die Strecke, die die Nahrung in den Eingeweiden zurücklegt, wird um 80 Prozent verkürzt – also von 600 Zentimetern auf 100 Zentimeter. Durch den Switch wird der Nahrungsfluss vom Fluss der Verdauungssäfte (wie etwa Galle) getrennt, und dadurch wird vermieden, dass Sie alle Kalorien aus der Nahrung aufnehmen. Weiter unten im Verdauungstrakt werden die zwei Pfade wieder miteinander verbunden. Essen und Fettsäfte vermischen sich hier kurzzeitig, bevor sie in das Abflusssystem (den Dickdarm) gelangen. In der Zeit, in der die beiden Pfade getrennt sind, wird weniger Fett in den Blutstrom aufgenommen und somit letzten Endes auch weniger davon im Omentum (siehe Seite 96) gespeichert. Es ist eine einfache physiologische Tatsache: Wenn man keine überschüssigen Kalorien absorbieren kann, kann man sie auch nicht speichern.

Auf eine gewisse Weise ähneln restriktive Verfahren wie ein Magenband ein wenig einem zu kleinen Treibstofftank. Wenn man die Größe des Tanks auf ein Zehntel seiner Ursprungsgröße reduziert, kann Ihr Wagen einfach nicht so viel Benzin fassen. Aber ein mit einem Switch verändertes Verdauungssystem ähnelt einem Tank, der ein Leck hat. Mit einem solchen Leck wird dem Motor einfach nicht genug Treibstoff zugeführt, ganz gleich, wie viel man auch hineinfüllt. Bei malabsorptiven Verfahren erhält Ihr Körper keine überschüssigen Kalorien, die er als Fett anlegen könnte – und gewissermaßen tropfen sie wie unverbrannter Sprit aus Ihrem Körper.

Der Switch ist zwar das effektivste Verfahren und erlaubt den Patienten, normal große Portionen zu essen. Aber Sie werden möglicherweise für den Rest Ihres Lebens Supplemente nehmen müssen (siehe www.realage.com)*, weil Ihr Körper die Nährstoffe nicht verdauen kann, die Sie essen. Weil diese Operation so radikal ist, führt sie außerdem von allen beschriebenen Eingriffen zur Gewichtsreduzierung auch am häufigsten zu Komplikationen.

Magenbypass: Restriktiv und malabsorptiv

Wie ein gutes Zweierteam, eine harmonische Ehe oder Hafergrütze mit Obst vereint der Magenbypass in sich die Vorteile zweier Welten. Traditionelle Bypassoperationen kombinieren das Beste aus restriktiven und malabsorptiven Verfahren – und das ist für viele Menschen, die sich operativ behandeln lassen wollen, die richtige Lösung. Bei einem Magenbypass trennen die Chirurgen eine kleine Magentasche (in der Größe eines Hühnereis) vom Rest des Magens ab, und nur dieser kleine Teil nimmt von nun an die Nahrung auf (siehe Abbildung Seite 357). Das ist eine restriktive Maßnahme, da man nicht so viel auf einmal essen kann, ohne dass sich Übelkeit einstellt. Der Rest des Magens mündet zwar in den ersten Dünndarmabschnitt, aber hierhin gelangt nun keine Nahrung mehr, weshalb auch keine Absorption der Nährstoffe mehr stattfinden kann. Um diese zumindest teilweise zu gewährleisten, wird ein weiter unten gelegener Teil des Darms oben am abgetrennten Magenteil angebracht. So kommt die Nahrung in die kleine Magentasche und gelangt von dort direkt in das Mittelstück des Dünndarms, von wo aus sie dann ganz normal eine Strecke von etwa 200 Zentimetern zurücklegt, bevor sie in den Dickdarm gelangt. Letztendlich wird etwa ein Drittel des Dünndarms umgangen, was aber deutlich weniger ist als beim Duodenalswitch. Das ist das malabsorptive Element. Indem die Hauptkomponenten der Verdauung quasi deaktiviert werden, wird man also nicht nur davon abgehalten, große Mengen an überschüssigen Kalorien aufzunehmen, es kommt darüber hinaus auch zu einer Veränderung der hormonellen Reaktion auf Nahrung, die einen Sättigungsimpuls auslöst.

* Diese Website ist nur auf Englisch verfasst.

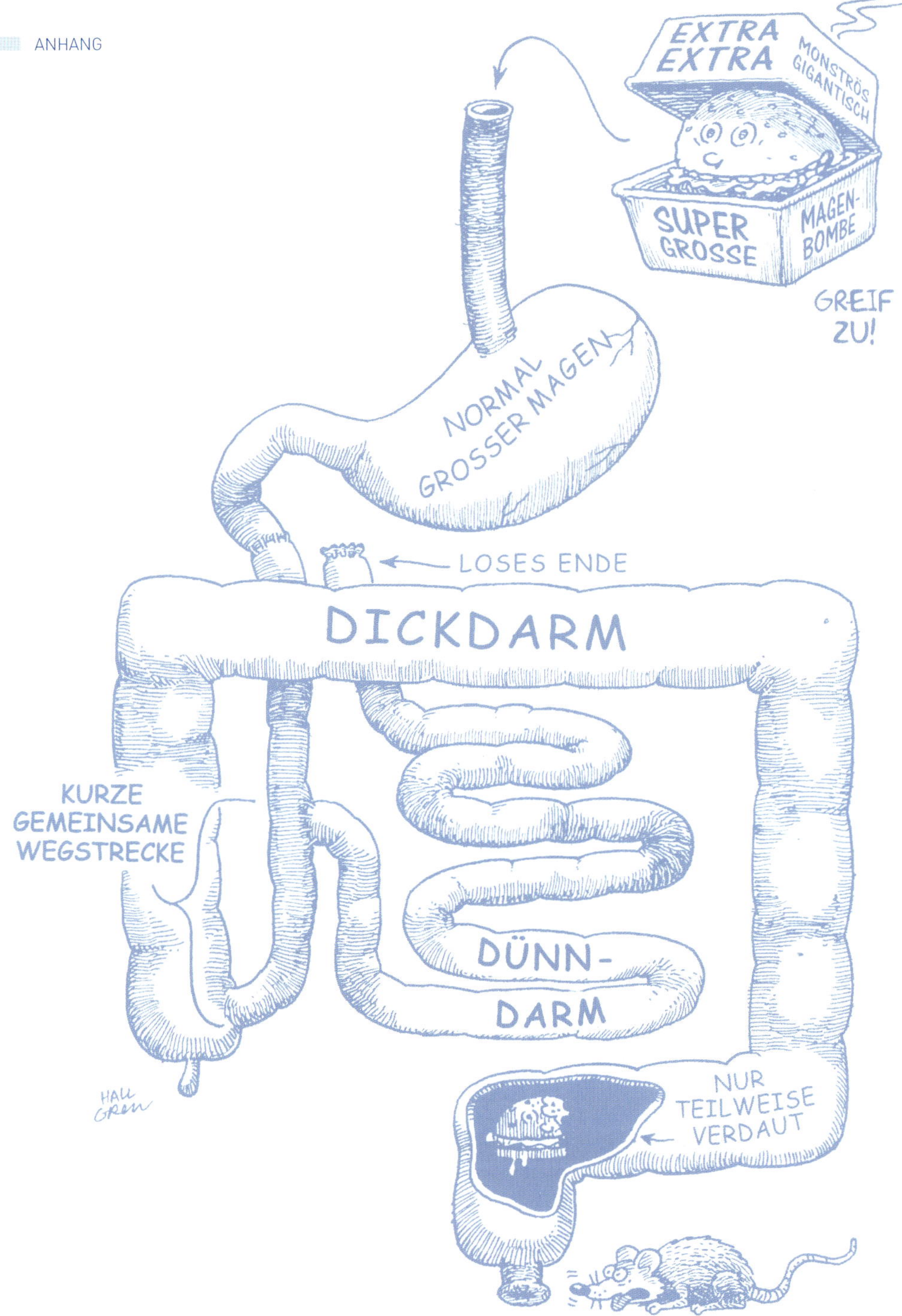

Umgehungsstraße

Malabsorption wird herbeigeführt, indem der Darm unmittelbar hinter dem Magen durchtrennt und der größte Teil des Dünndarms umgangen wird. Auf diese Weise bleibt nur eine kurze Strecke, auf der Nährstoffe aufgenommen werden können. Die große Menge an unverarbeiteter Nahrung kann allerdings den Kolon überlasten und weichen Stuhl verursachen.

Aber woher stammt nur diese verrückte Idee der Abnehmchirurgie? Das Verfahren entstand, als Ärzte Patienten mit schweren Magengeschwüren große Teile des Magens entfernen oder stilllegen mussten, also zu einer Zeit, als es noch keine Säurebinder, H2-Blocker oder Protonenpumpenhemmer gab. Die Chirurgen gingen wie Spezialeinheiten an die Sache heran und entfernten gezielt alles, was Probleme verursachte. Aber sie stellten fest, dass die Patienten bestimmte Symptome entwickelten und oft nichts mehr essen konnten, wenn die Nahrung den Magen umging und direkt in den Darm wanderte; in diesem Szenario traten die Nährstoffe zu schnell in den Blutstrom ein, da sie direkt und ohne Umwege in die empfindlichen absorptiven Bereiche des Verdauungstraktes gelangten. Dieses Leiden wurde als Dumping-Syndrom bezeichnet, die Patienten litten an Übelkeit und kalten Schweißausbrüchen. Das klingt in etwa so reizvoll wie die Aussicht auf ein schales Bier – es sei denn, Sie versuchen gerade Gewicht zu verlieren. Die Chirurgen fanden heraus, dass auch jene Patienten, die keine größeren Verdauungsprobleme hatten, kleinere Portionen aßen – und zwar gesundes Essen, da ein hoher Zuckergehalt normalerweise das Dumping-Syndrom verstärkte. Dies veranlasste Forscher zu der Annahme, dass sie den Appetit auf chirurgischem Wege eindämmen konnten, indem sie den Magen während des Verdauungsprozesses umgingen.

Wenn man die Nahrung dazu zwingt, einen Teil des Dünndarms zu umgehen, wird dies Ihre Stoffwechselprobleme umgehend beheben, weil sofort hormonelle Veränderungen eingeleitet werden, die hohen Blutzucker und Bluthochdruck umkehren. Fazit: Die Gewichtsabnahme vollzieht sich zwar schnell (etwa zwei bis drei Kilogramm in der ersten Woche), dieses Verfahren hat aber eine höhere Komplikationsrate als das häufiger zum Einsatz kommende Magenband.

Der Magenschrittmacher: das Verfahren der Zukunft?

Im Laufe eines Tages erhalten wir eine Menge Signale, die uns zum Essen verleiten: Fernsehwerbung für Fast-Food-Ketten, Sparangebote für Buffetgelage, Tüten mit frischen Knabbereien, die uns jedes Mal anlachen, wenn wir unseren Vorratsschrank aufmachen. Die Zukunft der chirurgischen Gewichtsreduktion könnte nun aber so aussehen, dass sie die Gestalt eines Nachrichtenübermittlungssystems annimmt, das uns permanent mit Signalen versorgt, welche uns zu verstehen geben, dass wir satt sind oder uns zumindest so fühlen. Dieses System wurde so ähnlich wie die Bypassverfahren entwickelt – von Chirurgen, die an Geschwüren arbeiteten. Sie fanden heraus, dass das Gehirn aufhörte, den Magen zur Säureproduktion anzuregen, wenn der Vagusnerv durchtrennt wurde, und dass sich in der Folge auch die intestinalen Kontraktionen verlangsamten. Die Unterbrechung der Reizleitung des Vagusnervs führte dazu, dass eine Botschaft ausgesendet wurde, die den Darm in einen Ruhezustand versetzte. Die Ärzte erkannten, dass man das Gefühl von Hunger und Sättigung kontrollieren konnte, wenn man diese Botschaft manipulieren konnte.

Um dies zu erreichen, entwickelten die Wissenschaftler einen Magenschrittmacher, der an der Außenseite des Magens in der Nähe des Vagusnervs angebracht werden kann. Dieser Schrittmacher sendet dem Gehirn permanent die Nachricht, dass man satt ist, indem es die Aktivitäten des CCK nachahmt – Sie erinnern sich daran: CCK unterdrückt den Hunger (siehe Seite 74). Das bedeutet, dass Sie deutlich weniger Kuchen benötigen, um sich satt zu fühlen – und Sie werden insgesamt deutlich weniger Kalorien aufnehmen, weil der Schrittmacher das Signal aussendet, dass Sie gerade ein üppiges Festmahl genossen haben, obwohl es in Wahrheit vielleicht nur eine kleine trockene Brezel war. Derzeit werden klinische Versuche mit dem Magenschrittmacher durchgeführt. Und das wirklich Spannende an dieser Methode ist, dass sie eine Option für alle darstellt, die sich im Mittelfeld befinden – jene Patienten, die einen so großen Taillenumfang haben, dass sie ein Gewichtsstillstand bei einer Diät sofort aus der Bahn wirft, aber nicht füllig genug sind, dass für sie solch massive Eingriffe wie ein Magenband oder ein Magenbypass sinnvoll wären. Mehr noch, der Schrittmacher könnte je nach aktuellen Bedürfnissen individuell eingestellt werden und auf jedes Szenario genau abgestimmte Signale aussenden. Wie gut er funktioniert? Wir wissen es noch nicht, aber die ersten Ergebnisse zeigen bereits, dass er nicht ganz so große Erfolge ermöglicht wie die restriktiven Verfahren. Der Magenschrittmacher ist jedoch weniger invasiv, weil keine Organe verändert werden. Möglicherweise könnte er auch mittels eines Endoskops eingeführt werden, es wären somit also überhaupt keine größeren Schnitte notwendig. Am wahrscheinlichsten ist, dass seine Abkömmlinge als Grundlage für Hybridverfahren und neue Technologien dienen werden, die für Menschen mit den unterschiedlichsten Gewichtsproblemen geeignet sind.

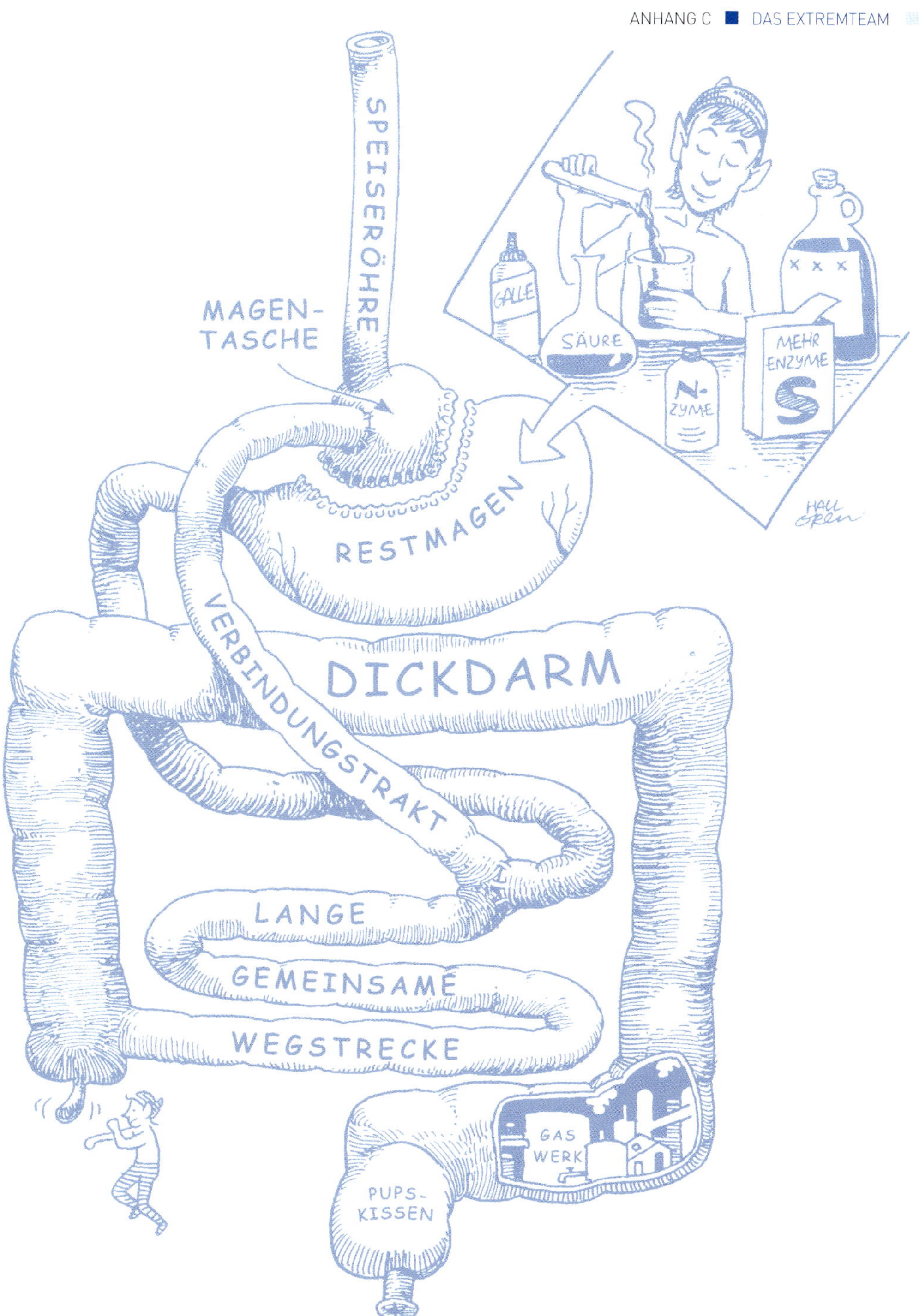

Clevere Abkürzung

Die Kompromisslösung, ein Magenbypass, macht den Magen kleiner und umgeht einen Teil des Darms, aber es bleibt im Dünndarm eine deutlich längere gemeinsame Wegstrecke erhalten als beim Duodenalswitch, der ausschließlich über die Malabsorption funktioniert.

Fett-weg-Tipps

Befragen Sie sich selbst. Wir haben nichts dagegen, Krücken zu benutzen, wenn wir uns einen Knöchel brechen, eine Kniesehne reißen oder einem Handtaschendieb das Bein stellen. Also gibt es keinen Grund, chirurgische Gewichtsreduktion nicht in Betracht zu ziehen, wenn Sie die Anforderungen dafür erfüllen. Sie sind wirksam, schnell und bergen in sich das Potenzial, aus einem massigen Körper einen schlanken zu machen. Aber sie bringen auch einige Risiken und mögliche Komplikationen mit sich, und sie erfordern langfristige Verhaltensänderungen. Gewichtschirurgie bringt Ihnen mehr als die nötige Selbstsicherheit, um wieder ärmellose Shirts tragen zu können. Sie kann auch Ihr Leben retten. Sie müssen aber trotzdem wissen, dass sie nicht für jeden Betroffenen infrage kommt. Außerdem kann Ihnen eine solche Operation auch sehr viel abverlangen. Wenn Sie also die verschiedenen chirurgischen Möglichkeiten in Betracht ziehen, sollten Sie sich auch immer rechtzeitig über alle Maßnahmen informieren, mit deren Hilfe Sie für sich Risiken minimieren und Erfolgsaussichten maximieren können. Ihr erster Schritt sollte es daher sein, sich selbst diese beiden Fragen zu stellen:

Sind Sie auch ein Kandidat?

Für Sie kommt eine chirurgische Lösung infrage, wenn Sie eine der folgenden drei Voraussetzungen erfüllen:

- Sie sind mehr als 45 Kilogramm von Ihrem Idealgewicht entfernt.
- Sie haben einen BMI von über 40.
- Sie haben einen BMI von über 35 und leiden an Hypertonie, Diabetes, Arthritis, Schlafapnoe, stark abweichenden Blutfettwerten oder einem verzerrten Selbstbild.

In allen drei Fällen müssen Sie bereit sein, Ihr Leben grundlegend zu verändern – Bewegung und Ernährung sind die entscheidenden Faktoren –, damit diese Verfahren auch wirklich erfolgreich sind. Ohne diese Änderungen werden die Eingriffe nicht den gewünschten Effekt bringen. Nach einer anfänglichen Aufbruchsstimmung kann ein Rückfall in alte Verhaltensmuster schneller eintreten, als man glaubt. Und Sie müssen sich auch mit den möglichen sehr unangenehmen Nebenwirkungen auseinandersetzen, wie etwa Haarausfall, Sturzentleerungen, Durchfall und Übelkeit.

Wem vertraue ich mich an, wenn ich mich dazu entschließe, mir einen Duodenalswitch, ein Magenband oder einen Magenbypass einsetzen zu lassen?
Sie würden nicht wollen, dass ein Kieferorthopäde Ihnen einen Tumor entfernt, ein Orthopäde eine Herzverpflanzung vornimmt oder ein Urologe Ihre Nase richtet. Also treffen auch hier die-

selben Regeln zu: Suchen Sie sich einen Fachmann. Im Idealfall entscheiden Sie sich für eine Einrichtung und ein Team, das einen laparoskopischen und keinen offenen Eingriff vornimmt. Laparoskopie bedeutet, dass der Chirurg kleine Schnitte setzt und den Eingriff über kleine Röhrchen vornimmt (es sieht fast so aus, als würden sie mit Essstäbchen hantieren). Laparoskopische oder auch endoskopische Chirurgie bedeutet, dass Sie schneller genesen und weniger Schmerzen haben werden. Aber manchmal bleibt dem Chirurgen nichts anderes übrig, als doch auf herkömmliche Methode zurückzugreifen.

Sie sollten ein Krankenhaus aufsuchen, in dem mindestens 150 solcher Eingriffe pro Jahr durchgeführt werden. In der Regel ist hier die Komplikationsrate viel niedriger als in Häusern, die eine geringere Zahl solcher Operationen durchführen. Wer auch immer Sie operieren wird: Fragen Sie nach, und versichern Sie sich darüber, dass ihm ein ganzes Team zur Seite steht, und zwar sowohl vor dem Eingriff als auch nach der OP. Zu einem guten Kompetenzteam gehören auch ein Diätetiker sowie ein Psychiater. Jedes der genannten Verfahren lässt sich zunichte machen, wenn man seinen Ernährungsstil nicht ändert. Ein erfahrenes Ärzteteam kann einem dabei helfen, postoperative Puddingorgien zu vermeiden, und gibt einem die Möglichkeit, sich fachmännischen Rat einzuholen, wenn man sich gerade in der Eingewöhnungsphase befindet und die neuen Essgewohnheiten – und der neue Körper – noch etwas fremd sind. Erkundigen Sie sich bei Ihrer Krankenkasse oder Ihrem Arzt, welches Krankenhaus für einen solchen Eingriff am besten geeignet ist und über die meiste Erfahrung verfügt.

Danksagung

Ted, Ted, Ted. Wir können diesen Namen nicht oft genug sagen. Ted Spiker stellte die vielen komplexen Einzelteile dieses Buches auf eine verständliche und humorvolle Weise zusammen, die griffig ist und nie herablassend. Gary Hallgren verblüfft uns immer wieder aufs Neue mit seinem Witz und seinem ungezügelten kreativen Talent. Er greift komplizierte Gedanken auf und verpackt sie in bezaubernde Karikaturen, die randvoll sind mit informativen Inhalten. Betrachten Sie seine Illustrationen mit großer Aufmerksamkeit, damit Ihnen keine Kleinigkeit entgeht! Craig Wynett mit seinem Weitblick hatte die Vision, uns zusammenzubringen. Seine Ideen bahnen sich stets einen Weg selbst durch das größte Chaos hindurch und zeigen uns, wie wir denken sollten. Diese einschneidenden Ideen sind mit dem Text verflochten und machen viele unserer Heureka-Momente der Erleuchtung aus. Dr. Ellen Romes scharfer Verstand und ihre Leidenschaft, Informationen beizusteuern, die auch für eine jüngere Leserschaft verständlich sind, haben sie zu einer unserer wichtigsten Verbündeten gemacht. Jeff Roizens erstaunliche Fähigkeit, viele einzelne Daten zu sammeln und die manchmal uneinheitlichen Ergebnisse zu deuten, hilft uns dabei, die Öffentlichkeit mit den aktuellen Ergebnissen der Übergewichtsforschung vertraut zu machen. Wir danken Joel Harper für seinen unermüdlichen Einsatz, mit dem er das Workout zu einem perfekten Hilfsmittel gemacht hat, mit dem man alle Zweifler und Zauderer dazu bringt, sich zu bewegen. Dr. Keith Roachs klinische Erkenntnisse halfen uns, unser Ziel stets vor Augen zu behalten. Die Stunden der Konferenzgespräche, der Recherche und des Schreibens waren zwar manchmal anstrengend, aber dieses starke Team hat immer an einem Strang gezogen, um inhaltliche und stilistische Probleme zu lösen. Steve Phillips half uns mit seinem sehr profunden Wissen um das gefühlsgesteuerte Frustessen. Schließlich machten die erstklassigen Einblicke und der ehrliche Kommentar unserer Agentin Candice Fuhrman es möglich, dass sich unser Buchprojekt in ein ansehnliches Manuskript verwandelte, und Linda Kahns wertvolle Überarbeitungen des Manuskripts halfen dabei, das vorliegende Ergebnis zu erreichen.

Wir möchten auch der Mannschaft bei Free Press (Simon & Schuster) danken, die dieses Projekt so begeistert unterstützte und sich zum Ziel gesetzt hat, unsere Ideen in die Welt hinauszutragen. Besonderer Dank gebührt unserem einfühlsamen Redakteur Dominick Anfuso und seinem Assistenten Wylie O'Sullivan. Wir wissen auch den mutigen Einsatz von Martha Levin zu schätzen sowie die unermüdliche Unterstützung von Jill Siegel, Carisa Hays, Linda Dingler und Suzanne Donahue.

Wir schulden auch unseren wunderbaren Mitarbeitern bei RealAge.com großen Dank, dazu gehören Charlie Silver, Shelly Bowen, Jennifer Perciballi und vor allem Val Weaver – und zwar dafür, dass sie am Schluss richtig Gas gegeben haben. Und wir danken für die beiden Rezepte aus der *Vegetarian Times*. Ebenso danken wir den Mitarbeitern von Discovery Health, einschließlich Eileen O'Neil, Donald Thoms, John Grassie und natürlich Billy Campbell.

In einem Buch mit diesem breiten Spektrum an wissenschaftlichen Themen besitzt kein einzelner Mensch das komplette Wissen in allen Bereichen, deshalb haben wir den Rat vieler internationaler Fachleute gesucht, die – ganz der wahren akademischen Tradition verpflichtet – selbstlos ihr Wissen mit uns teilten. Wir zählen sie alle auf, ohne dabei ihren konkreten Beitrag zu erwähnen, um mehr Platz für das eigentliche Buch zu haben, aber wir wissen ihren Einsatz in ihrem Fachgebiet sehr zu schätzen und ihre Bereitschaft, ihre Zeit zu opfern, um ein wissenschaftlich möglichst fundiertes Buch zu schaffen. Wir danken Dr. Linda Bartoshuk, Dr. Mark Bessler, John Campodonico, Jason Conviser, Kathy Chambers, Irwin Davis, Ruth Davis, Dr. Lisa DeRosimo, Mark Eldaief, Dr. Kevin Fickenscher, Michael Gershon, Donoyan Green, Tracy Hafens, Dr. Byron Hoogwerf, Dr. William Inabnet, Gail Jolly, Evan Johnson, Paul Katz, Judith Korner, Ivan Kronenfeld, Dr. Jon Lapook, Karen Levin, Dr. Ben Lewis, Chris Malcom, Dr. Beth Mintzer, Dr. Michael O'Donnell, Dr. Arthur Perry, Susan Petre, Dr. S. Sethu Reddy, Dr. Paul Rosenberg, Sean Shilinsky, Nancy Unobskey, Sidney Unobskey, Meredith Uran-Skuro, Dr. Bernard Walsh, Jim Wharton und Dr. Jim Zins.

Michael F. Roizen und Mehmet C. Oz

Die meisten Diäten und Diätbücher scheitern deshalb, weil man wieder mehr zunimmt, als man ursprünglich abgenommen hat – und das ist eine epische Tragödie verschwendeter Liebesmüh. Ich muss mich bei allen herausragenden Menschen bedanken, die uns geholfen haben, dieses Buch so zu gestalten, dass es Sie zum idealen Taillenumfang führt. Also bin ich den vielen anderen Menschen dankbar, die uns zur Seite gestanden haben, als wir sie (manchmal verzweifelt) baten, uns zu erklären, was noch vor fünf Jahren über Hunger und Sättigung gänzlich unbekannt war. John La Puma, ein Arzt, der zugleich auch Küchenchef in Rick Bayless' Chicagoer Restaurants ist, brachte mir mehr über Essen und Kochen bei, als ich mir hätte träumen lassen. Und Donna Szymanski hatte die Geduld, mich zu korrigieren und die Rezepte immer und immer wieder nachzukochen.

Ich muss mich auch unbedingt bei den jährlich etwa 20 Medizinstudenten im vierten Jahr bedanken, die regelmäßig den alljährlich stattfindenden zehntägigen Kurs von Dan Zakri und mir belegt haben, der täglich zehn Stunden dauerte – ihr brachtet mir mehr bei als ich euch. Ich möchte mich auch bei den zahlreichen Vorkostern bedanken, die uns zu Hause besuchten und sich an der jahrelangen Suche nach geeigneten Rezepten beteiligten, die lecker schmeckten, leicht zuzubereiten sind und nur Zutaten enthalten, die gesund sind und gesund machen. Und den Wattels von Lettuce Entertain You, die geduldig und engagiert blieben, selbst als in den späten 1990ern ihre eigenen Gäste das Essen zunächst verschmähten. Unsere Familie war voll eingespannt – Jeff war unser Arzt, Forscher und wissenschaftlicher Assistent, Jennifer und Nancy waren kritische Tester und Leser, manchmal auch verstärkt von der »vergrößerten Familie« der Unobskeys und Campodonicos sowie Dr. Axel Goetz, Ruth Klein und Irwin Davis. Vor allem Ruth ist es zu verdanken, dass das Kapitel zur Diät selbst leichter zu befolgen ist, und sie half auch dabei, die Einkaufslisten zu erstellen. Ich muss mich auch bei Tracy Hafen bedanken, die mir eine Menge über Sport und Bewegung beigebracht hat. Sukie Miller und Anita Shreve danke ich für die Rückmeldung, dass die ersten Kapitel genau das waren, was sie lesen wollten. Ich danke den vielen Gerontologen und Internisten, die einige Teile des Buchs auf Richtigkeit hin gelesen haben, und den Mitarbeitern des RealAge-Teams, die den Inhalt bestätigten oder veränderten und ihr Fachwissen in das Buch einbrachten. Ebenso danke ich Shivani Chadha und Kate Poneta, den Mitgliedern des Forschungsteams, die unermüdlich arbeiteten, um die Nährstoffe aller Rezepte zu analysieren, die wir getestet haben.

Ich möchte auch die Leidenschaft und das kompromisslose Engagement hervorheben, die mir seitens der Belegschaft des Centers for Partnership Medicine am Northwestern Memorial Hospital in Chicago zuteilwurde, vor allem durch Dr. Dan Dermann, Drew Palumbo und Dean Harrison. Und meinen Partnern, die mir die Zeit gaben, das Buch fertigzustellen: Dr. Aaron Gerber und Mike Kessel.

Auch meine Verwaltungsassistentin Beth Grubb leistete einen wichtigen Beitrag zu diesem Buch: Sie stellte sicher, dass die Wochenenden (und die meisten Nächte) frei von meinen heiß geliebten Rollenspielen blieben, damit ich am Buch und seinen einzelnen Rubriken arbeiten konnte. Ich hätte das alles nicht schaffen können, wenn die Abteilung für Anästhesiologie, Notfallmedizin und Schmerztherapie an der Cleveland-Klinik nicht die beste auf der Welt wäre. Aber sie ist es und mit ihr die Belegschaft. Es ist kein Zufall, dass die Cleveland-Klinik von der *U.S. News & World Report* seit zwölf Jahren regelmäßig zur Nummer eins im Bereich Herzgesundheit gekürt wird: Toby Cosgrove, Joe Hahn, Mike O'Boyle, Roberto Llamas und Jim Blazer sind die Besten ihres Fachs und bestehen auf Fortschritt und schlichter Erstklassigkeit – sie verstehen das Bedürfnis, Krankheiten vorzubeugen und Wohlbefinden zu fördern. Mein Dank gilt auch meinen herausragenden Kollegen der Klinik, die viele unserer Fragen beantwortet haben. Ebenso meinen Vorgesetzten sowie den anderen derzeitigen Mitarbeitern: Anne-Marie Ruthrauff, Michelle Lewis und Candy Lawrence verdienen alle einzeln meinen Dank, ebenso auch die folgenden Mitarbeiter von RealAge: Martin Rom und Charlie Silver sowie auch Diane Reverand, die mir sagte, ich solle mir keine Gedanken darüber machen, ob ich Medizinerkollegen auf den Schlips treten würde: Solange die wissenschaftlichen Fakten korrekt seien, würden sie bemerken, dass wir sie dazu motivieren wollten nachzuvollziehen, dass man seine Gene und die Jeansgröße im Griff haben kann.

Ich danke Nancy und unseren Kindern Jeffrey und Jennifer: Ich möchte euch für mehr danken als für eure persönliche Meinung und euer Fachwissen. Eure aufmunternden Worte und Geduld, ständige Liebe und Unterstützung sind wirklich engelsgleich. Danke, heilige Nancy.

Ich hoffe und glaube, dass dieses Buch Ihnen dabei helfen wird, die Kontrolle über Ihre Taille zurückzuerlangen. Das wäre die beste Belohnung, die sich jeder Arzt wünschen könnte.

Michael F. Roizen

Ich danke meinen Kollegen in der Herzchirurgie dafür, dass sie die Überzeugung unterstützen, dass Chirurgen nicht nur mit dem kalten Stahl eines Skalpells heilen können, sondern auch mit dem Stift. Sie gaben mir den nötigen Freiraum, um zu schreiben und meine Gedanken zu ordnen, vor allem Dr. Eric Rose, Dr. Craig Smith, Dr. Yoshifuma Naka, Dr. Mike Argenziano, Dr. Henry Spotnitz, Dr. Allan Stewart, Dr. Barry Esrig und die anderen hervorragenden Chirurgen in unserem Team. Die Assistenten, vor allem Laura Baer und die Schwestern im Operationssaal, in der Notaufnahme und auf der Station, kümmerten sich so hervorragend um meine Patienten, dass ich mich in meiner Freizeit völlig diesem Buch widmen konnte, ohne immer wieder an meine Arbeit in der Klinik denken zu müssen. Meine Sekretärin in der Klinik, Lidia Nieves, hat einen scharfen Verstand (und ein gutes Gedächtnis) und dafür gesorgt, dass kein Patient vernachlässigt wurde. Meine Verwaltungskoordinatorin Michelle Washburn sorgte nicht nur dafür, dass alle Aufgaben, die im Zusammenhang mit dem Buch anstanden, termingerecht erledigt wurden, sondern las auch zahllose Textentwürfe und gab mir unglaublich hilfreiche Anregungen. Schließlich danke ich auch unserer Abteilungsadministratorin Diane Amato, die mir ihr großes Wissen zuteilwerden ließ, ohne dass Zeit für sie eine Rolle gespielt hätte, und die inhaltlich wichtige Kürzungen vornahm und mir ihre Meinung darüber mitteilte, in welche Richtung unser Buch gehen sollte. Ohne ihren Rat und ihre Unterstützung hätten wir kein so gutes Buch vorlegen können.

Dank gilt auch allen meinen Kollegen aus anderen Fachgebieten, die eine Qualitätskontrolle anboten, indem sie ein Feedback zu unserer Schreibarbeit lieferten. Wir listen sie in unseren gemeinsamen Danksagungen auf, aber ihre unermüdlichen Antworten auf manchmal anstrengende Fragen werden mir immer in dankbarer Erinnerung bleiben. Dank auch den wunderbar talentierten (und viel beschäftigten) Mitarbeitern der Abteilung für öffentliche Angelegenheiten am New York Presbyterian, einschließlich Bryan Dotson, Alicia Park und Myrna Manner, die mir beigebracht haben, komplexe Sachverhalte in einfache Worte zu packen. Danke auch an Ivan Kronenfeld für seine Beratung.

Meinen Eltern Mustafa und Suna Oz, die mir beigebracht haben, hart zu arbeiten, um meine Lebensziele zu erreichen, und niemals aufzugeben, selbst wenn Erfolg unwahrscheinlich ist. Meinen Schwiegereltern Gerald und Emily Jane Lemole, mit denen ich ein starkes Wertesystem und den Wunsch teile, auf der Suche nach Wahrheit nach tiefer gehenden Antworten zu suchen. Danke auch meiner Frau und Mitautorin Lisa, die der kluge Kopf der Familie ist, wie alle unsere Freunde unisono bestätigen. Es macht Spaß, mit seinem Seelengefährten verheiratet zu sein – und noch dazu mit ihm zusammenzuarbeiten. Unsere Geschwister – Seval, Nazlim, Laura, Emily, Michael, Samantha und Christopher – haben stets selbstlos ihre ehrliche Meinung zu unserer Arbeit geäußert. Unseren vier Kindern – Daphne, die es ihren Eltern gleichtat und ihr erstes Buch geschrieben hat, Arabella, Zoe und Oliver –, sie bringen mit jedem Atemzug Freude in unser beider Leben. Danke dafür, dass ihr zahlreiche Wochenende dem Thema »Taillenmanagement« geopfert habt.

Mehmet C. Oz

Autorenviten

Dr. Michael F. Roizen ist Internist und Professor für Anästhesie. Er ist außerdem Leiter der Abteilung für Anästhesie und Innere Medizin an der University of Chicago. Er entwickelte das RealAge-Konzept und ist Autor des Bestsellers »RealAge«.

Dr. Mehmet C. Oz ist Professor und stellvertretender Leiter der Abteilung für Chirurgie an der Columbia University sowie Direktor des Instituts für Herzerkrankungen und des Integrated Medical Center am New York Presbyterian Hospital.

Register

C

D

E

F

G

H

I

J

K

L

M

N

O

T

U

V

W

X

Y

Z

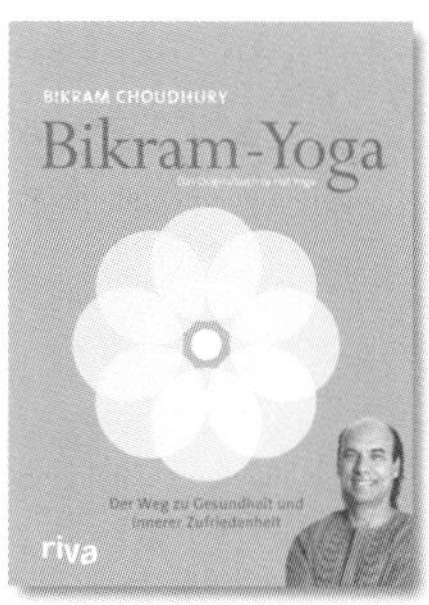

Preis: 19,90 €
ISBN 978-3-936994-93-3

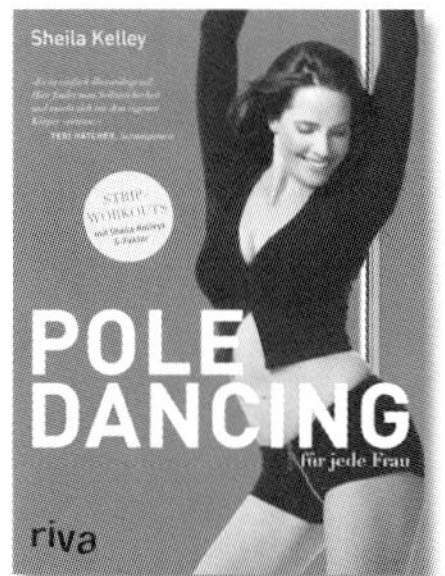

Preis: 19,90 €
ISBN 978-3-936994-91-9

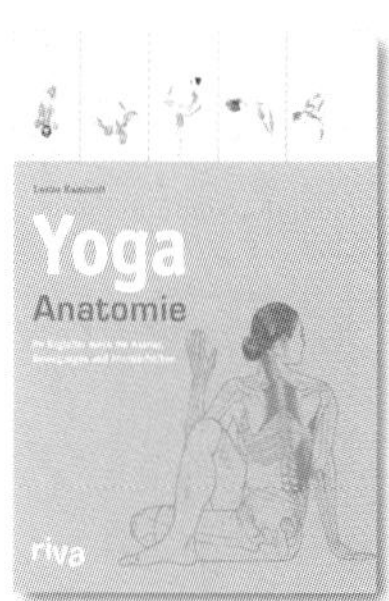

Preis: 22,00 €
ISBN 978-3-936994-79-7

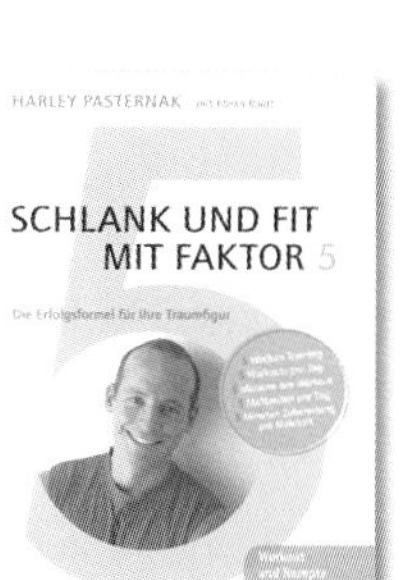

Preis: 18,90 €
ISBN 978-3-936994-80-3

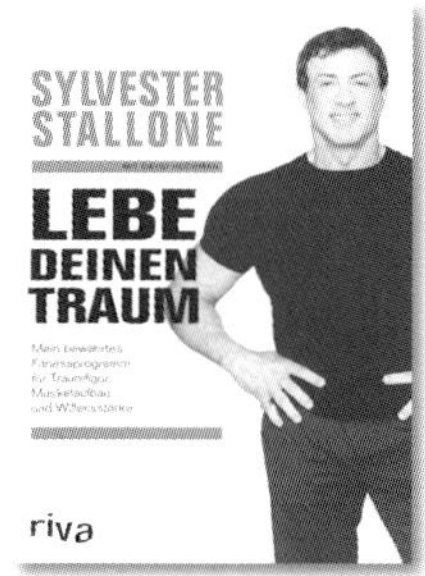

Preis: 19,90 €
ISBN 978-3-936994-75-9

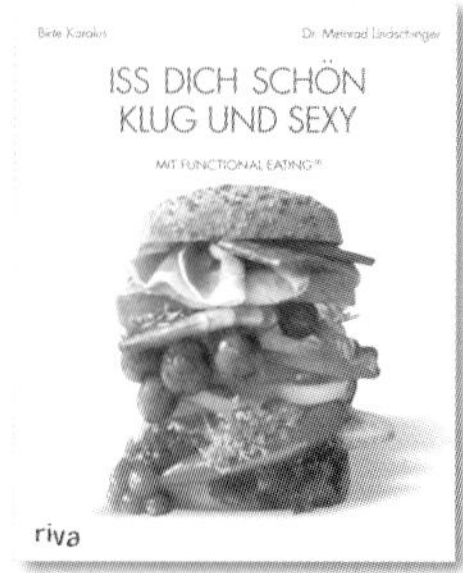

Preis: 19,90 €
ISBN 978-3-936994-55-1

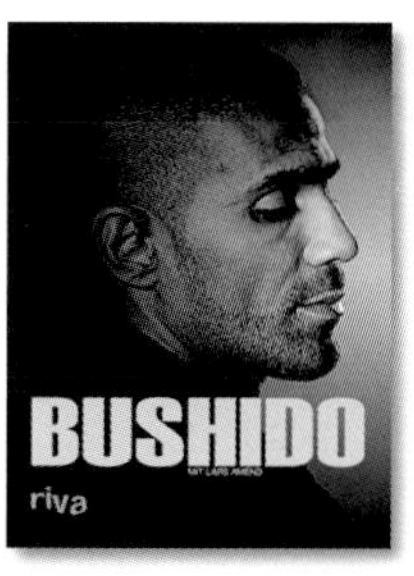

Preis: 19,90 €
ISBN 978-3-936994-88-9

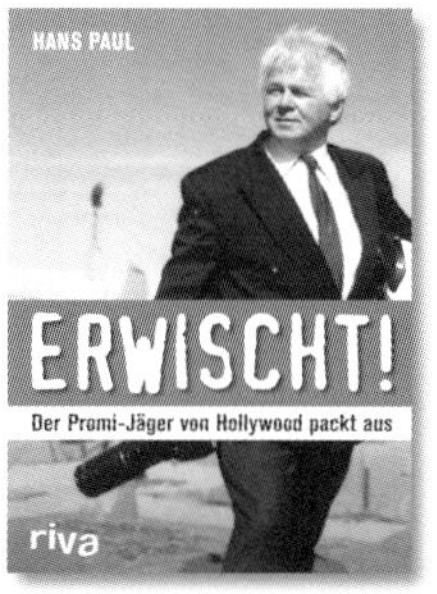

Preis: 19,90 €
ISBN 978-3-936994-74-2

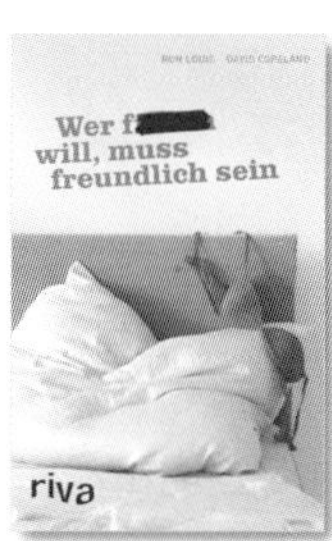

Preis: 16,90 €
ISBN 978-3-936994-89-6

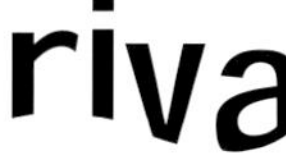